Musik und Medizin 2

Anton Neumayr

Musik und Medizin

Am Beispiel der deutschen Romantik

2. Auflage 1991

ISBN 3-85058-036-9

Umschlag: Hans Schaumberger
Satz: LetraSatz, Alsfeld
Druck und Bindung: Wiener Verlag, Himberg

Inhalt

MEDIZINISCHE STECKBRIEFE DER BEHANDELNDEN ÄRZTE

BIBLIOGRAPHIE ZU:

Vorwort

Die überaus freundliche Aufnahme dieses Bandes meiner dreiteiligen Reihe „Musik und Medizin“ hat in kurzer Zeit eine zweite Auflage erforderlich gemacht, die nur geringfügig ergänzt werden mußte.
Waren es im ersten Band die großen Komponisten der Wiener Klassik, die aus der Sicht des Mediziners unter die Lupe genommen wurden, so sind es in diesem Buch die großen Meister der deutschen Romantik. Gewissermaßen als Bindeglied zwischen Klassik und Romantik bot sich dabei J. N. Hummel an, der als Schüler Mozarts. Nachfolger Haydns in Eisenstadt und Freund Beethovens zunächst die klassischen Formen nachvollzog, um später mit seinem kompositorischen Wirken richtungsweisend für die Musik der Romantik zu werden – von F. Chopin über C. M. von Weber, F. Mendelssohn Bartholdy und R. Schumann bis hin zu F. Liszt.
In der Folge sollen nicht nur die jeweiligen Erkrankungen sowie die letzten, zum Tod führenden Leiden der besprochenen Meister – entsprechend dem Wissensstand der modernen Medizin – einer abschließenden Diagnose zugeordnet werden, soweit dies aus den uns heute noch erreichbaren Quellen überhaupt möglich ist. Vielmehr wird auch wieder analog der medizinischen Besprechung der großen Meister der Wiener Klassik der Versuch unternommen, die verschiedenen erblichen und umweltbedingten Faktoren herauszuarbeiten, die prägend für die Entwicklung der jeweiligen Persönlichkeitsstruktur und der psychischen Eigenart des Künstlers verantwortlich zeichnen. Schießlich soll überall dort, wo sich dies quellenmäßig hinreichend belegen läßt, die gegenseitige Vernetzung zwischen Leiden und kreativem Schaffen an konkreten Beispielen aufgezeigt werden.
Mein verbindlicher Dank für die wertvolle Unterstützung bei der Quellenbeschaffung und Bilddokumentation gilt Herrn Dr. Biba, Leiter des Archivs der Gesellschaft der Musikfreunde in Wien, Herrn Prof. Dr. Jung, Leiter des Staatsarchivs in Weimar, Herrn Prof. Dr. Neuhaus, Direktor des Schumannhauses in Zwickau, Herrn Prof. Dr. Schadewaldt, Direktor des Instituts für Geschichte der Medizin der Universität Düsseldorf sowie Frau Dr. Stellamor, Mitarbeiterin am Institut für Geschichte der Medizin der Universität Wien.
Wien, im Dezember 1991

Der Verfasser

JOHANN NEPOMUK HUMMEL

Das Phänomen Johann Nepomuk Hummel, der nur acht Jahre jünger als Beethoven war und zu den Schülern Mozarts, Haydns und Salieris zählte, wurde von der Nachwelt lange Zeit durch die vergleichende Zuordnung zu diesen Meistern regelrecht erdrückt und weit unter seinem Wert dargestellt. So wurde Hummel, gemessen mit Kriterien höchster künstlerischer Meisterschaft der großen Wiener Klassiker, schon am Ausklang seines Lebens durch Schumann, Chopin und Liszt an den Rand des Interesses der musikalischen Welt gedrängt. Im Gegensatz dazu erfreute sich Hummel in seinen Wiener Jahren bei seinen Zeitgenossen einer hohen Wertschätzung. In der Reichshauptstadt Wien, dem damaligen Mittelpunkt des musikalischen Lebens, galt Hummel in Künstlerkreisen als der einzige wirkliche Rivale Beethovens, wenngleich auch hier, ähnlich wie bei anderen Zeitgenossen, seine künstlerischen produktiven Leistungen bald in den Schatten des alles überstrahlenden Genius Beethovens gerieten.
In einem allerdings waren sich die Kritiker Hummels zu allen Zeiten einig, nämlich in seiner eminenten Bedeutung als Klaviervirtuose. Aufbauend auf die von J.S. Bach begründete und von dessen Sohn Carl Philipp Emanuel und später von Clementi, Cramer und Haydn bis zu Mozart weitergeführte Kunst des Klavierspiels führte er die Wiener Schule zu einem absoluten Höhepunkt. Seine im Jahre 1828 bei Tobias Haslinger in Wien erschienene „Ausführliche theoretisch-practische Anweisung zum Piano-Forte-Spiel" stellte ohne Zweifel die Ausgangsbasis für die höchste Stufe des Klavierspiels dar, wie sie durch Clementi, Czerny, Chopin, Schumann und Liszt schließlich erreicht wurde. Wie sehr gleichzeitig aber auch die Klavierkompositionen dieses Antipoden Beethovens von den hervorragendsten Künstlern seines Zeitalters geschätzt wurden, bezeugt der bekannte Satz von Franz Liszt: „Kein ordentlicher Pianoforte-Virtuose der Gegenwart kann und darf die Hummel'schen Hauptwerke ignorieren, wenn seine Ausbildung eine allseitige sein soll."
Ungeachtet solch anerkennender Worte fiel bald nach Hummels Tod die Mehrzahl seiner Werke der Vergessenheit anheim, sodaß Carl Richter bereits 1883 konstatieren mußte, daß selbst seine „...einst so berühmt und beliebt gewesenen großen Clavierconcerte ... gegenwärtig fast ganz aus der Öffentlichkeit verschwunden, und ... in Vergessenheit geraten" seien. Erst in den letzten Jahrzehnten bemühte man sich, das kompositorische Schaffen Hummels aus objektiv-kritischer Sicht neu zu bewerten und aufzuzeigen, wie sehr bestimmte stilistische Eigenheiten und musikalisch-technische Neuerungen, aber auch einige seiner Werke anregend auf Komponisten der jüngeren nachfolgenden Generation – unter ihnen neben Schubert vor allem Chopin – gewirkt haben. Es ist das Verdienst vor allem von Hans Rudolf Jung und seiner Mitarbeiter in Weimar, sich mit dem Leben und Schaffen Hummels wissenschaftlich beschäftigt und gezeigt zu haben, daß auch heute noch die wertvollsten Werke dieses Meisters zum Bestand unseres Musiklebens gehören. Im folgen-

den soll das Leben und Wirken Hummels auch aus der Sicht des Mediziners betrachtet werden, umso mehr, als bisher ein derartiger Versuch noch nicht unternommen wurde.

Erste Jugendjahre

Der kleine Nepomuk wurde am 14. November 1778 in Preßburg, der ehemaligen Hauptstadt Ungarns, geboren. Seine wahrscheinlich aus dem Frankenlande stammende Familie lebte in Unterstinkenbrunn, einer kleinen niederösterreichischen Gemeinde, wo sein Großvater eine Gastwirtschaft betrieb. In dieser im Bezirk Mistelbach gelegenen Gemeinde erblickte am 31. Mai 1754 der Vater Johannes das Licht der Welt, der wegen seiner ungewöhnlichen musikalischen Begabung schon in jungen Jahren in die Hauskapelle des Fürsten Anton Grassalkovich aufgenommen wurde und schon am 9. November 1776 als Zweiundzwanzigjähriger zum Orchesterdirektor des soeben eröffneten „Neuen Theaters" in Preßburg ernannt wurde. Die ersten Eindrücke des kleinen Nepomuk wurden von jener Stadt geprägt, in der zu jener Zeit nicht nur königliche Pracht herrschte, sondern die auch über ein Theater verfügte, das als eines der ersten Häuser der österreichisch-ungarischen Monarchie galt und auf dessen Bühne Shakespeares „Othello" und „König Lear" erstmalig in deutscher Sprache aufgeführt wurden.

In den biographischen Notizen aus dem Archiv der Freimaurerloge „Amalia" in Weimar ist vermerkt, daß Nepomuk schon mit drei Jahren ein ungewöhnliches musikalisches Gehör besessen habe und wegen seines auffallenden Interesses an jeder Art von Musik von seinem Vater in seinem fünften Lebensjahr ein kleines Klavier zum Geschenk erhielt, das er übrigens noch bis kurz vor seinem Tode pietätvoll aufbewahrte. Von Vater Johannes erfahren wir hierzu folgendes: „Mein Nepomuk war noch ganz jung, da trat seine Neigung zur Musik schon ganz auffällig hervor. Er fand Gefallen am Geigenspielen, das ich nun freilich viel handhabte und war ganz Ohr und mäus'chenstill, wie ich meine Violine vornahm und spielte. Und da ließ er mir nicht Ruhe, bis ich ihm einzelne Griffe zeigte und sie ihm selbst tun ließ. Ich fing dann mit ihm auch a bißl zum Unterricht an und es ging so halbwegs... Mit der Geige kam er hernach auseinander, weil ihn's Klavier mehr anzog und das wurde nun sein Steckenpferd; er machte unter meiner Anweisung gute Fortschritte und in seinem sechsten Jahre spielte er schon ganz fertig und geläufig." Wahrscheinlich erhielt das Kind auch von seinem Großvater Kaspar Melchior Balthasar, der mehrere Instrumente spielte und vielfach als der Begründer der in Österreich so eifrig gepflegten Dorfmusikkapellen gilt, einige musikalische Anregungen. Der von Hummel in seinen späteren Klavierquintetten verwendete Kontrabaß mag mit Erinnerungen an die Dorfmusikabende im Gasthaus seines Großvaters in Zusammenhang stehen; hier wurde dieses Instrument zusammen mit Streich- und Blasinstrumenten gerne verwendet.

Wegen der ungewöhnlichen Begabung des Kindes wurde der Vater von Freunden der Familie bedrängt, den kleinen Nepomuk von Mozart unterrichten zu lassen, der allerdings bekanntlich für einen regelmäßigen Unterricht wenig übrig hatte. Als Vater Johannes nach anfänglichem Zögern es wagte, eines Tages zusammen mit seinem kleinen Sohne, der unter seinem Arm ein Notenpäckchen trug, in der damaligen Wohnung Mozarts in der Großen Schulerstraße zu erscheinen, antwor-

tete der Meister, der eben an der Oper „Figaros Hochzeit“ arbeitete, auf die vorgetragene Bitte auch prompt, wenngleich freundlich mit den Worten: „Wissen S' lieber Freund, ich befaß' mich halt nicht gern mit Unterrichten; es nimmt mir zuviel von meiner Zeit und stört mich in meinen Arbeiten.“ Als er das Spiel des Kindes aufmerksam verfolgte, soll er nach der Erzählung Vater Hummels ausgerufen haben: „Den Bub müssen S' mir dalassen: den laß ich nicht aus; aus dem kann was werden... aber er muß bei mir wohnen, daß ich ihn immer unter meinen Augen habe. Er soll alles frei haben: Lehre, Logis und Kost....“
Wir wissen heute nicht mehr, ob der kleine Nepomuk bei Mozart tatsächlich einen geregelten Unterricht genossen hat. Fest steht, daß er sozusagen als „Vorspieler“ die verschiedenen neuen Kompositionen, die zu Mozart gebracht wurden, am Klavier vorzutragen hatte. Für die musikalische Entwicklung des Kindes wichtiger als jeder geregelte Unterricht dürfte die einmalige Gelegenheit gewesen sein, Mozart immer wieder mit Augen und Ohren am Pianoforte erlebt zu haben. Mozart nahm den ihm liebgewordenen Knaben überallhin mit, wenn er öffentlich oder in privatem Kreise musizierte. Aber auch in der Familie Mozart selbst wurde er wie das eigene Kind aufgenommen, denn nach Aussage von Vater Hummel nahm sich „... Wolfgang seiner wie ein Vater an und die Konstanze sorgte für ihn wie eine Mutter.“ Nur einmal geschah es, wie Nepomuk später einmal seinem Schüler Ferdinand Hiller erzählte, daß er von Mozart, der in der Regel die Güte selbst gewesen sei, eine Ohrfeige erhielt: Das war an einem Abend, an dem er – auf die Rückkehr des Meisters wartend – sich am Billardtisch zu schaffen machte und versehentlich mit dem Billardstab ein Loch in die grüne Tuchdecke stieß.
Inzwischen vollkommnete sich das Klavierspiel des kleinen Hummel so, daß Mozart anläßlich eines vierhändigen Spiels mit ihm bescheiden dem Zuhörerkreis gegenüber bemerkte, der neunjährige Knabe würde ihn im Klavierspiel bald übertreffen. Tatsächlich scheint Hummel schon damals sein Instrument auf eine ganz besondere Weise behandelt zu haben, da Mozart im März 1789 anläßlich eines Konzertes, das Nepomuk in Dresden in Anwesenheit seines verehrten Meisters spielte, zu ihm gesagt haben soll: „... Du lockst deinem Instrumente Töne ab, die ich zu finden mich vergebens bemüht habe. Du wirst all denen, die dich hören und die sich diesem Instrumente künstlerisch widmen wollen, einen neuen Weg bahnen...“ – eine Prophezeiung, die sich für die nachfolgende Generation bewahrheitet hat. Für Hummel, der mit kindlicher Liebe an Mozart hing und bis an sein Lebensende einer der größten Verehrer des Meisters blieb, wirkte sich das Erlebnis der persönlichen Nähe mit diesem wahrscheinlich größten musikalischen Wunder des gesamten Abendlandes als unauslöschlicher Eindruck aus, sodaß er den dominierenden Einfluß Mozarts auch in seinen späteren Werken niemals verleugnen konnte. Umgekehrt versuchte Mozart, seinem jungen Schüler den dornigen Weg eines aufstrebenden freischaffenden Künstlers zu ebnen und ihn zu fördern, soweit es in seiner Macht stand.
Als Nepomuk im Dezember 1788 zusammen mit seinem Vater die erste Konzertreise antrat, war es wahrscheinlich der Vermittlung Mozarts zu danken, daß er bei seinem Debut in Prag von der mit Mozart eng befreundeten Familie Duschek nicht nur freundlichst aufgenommen, sondern auch gleich in die vornehmsten Kreise der Stadt eingeführt wurde. Auf der Weiterreise nach Dresden kam es zu einem verhängnisvollen Unfall, bei dem der Reisewagen umstürzte und der kleine Nepomuk um ein Haar im Schnee erstickt wäre. Glücklicherweise hinterließ dieser

Zwischenfall keine nachhaltigen Folgen, sodaß er schon am 10. März 1789 unter größtem Beifall das schon damals besonders geschätzte Klavierkonzert in C (KV 467) von W. A. Mozart vortragen konnte. Nach Fortsetzung der Reise über Magdeburg und Braunschweig kam es in Kassel, wo er besonderen Erfolg erntete, zu einer ersten schweren Erkrankung, den „schwarzen Blattern". Ähnlich wie Haydn, Mozart und Beethoven überstand auch Hummel diese gefährliche Infektionskrankheit, die im 18. Jahrhundert in Europa weit verbreitet war. Voltaire erklärte schon im Jahre 1727 in seinem elften philosophischen Brief, daß „von hundert Personen in der Welt mindestens sechzig die kleinen Pocken haben". Sie waren deshalb so gefürchtet, weil rund siebzig Prozent der Erkrankten unweigerlich mit dem Tod zu rechnen hatten. Allein die 1719 in Paris herrschende Pockenepidemie forderte vierzehntausend Tote, und die Gesamtzahl der zwischen 1700 und 1800 in Europa an dieser Infektionskrankheit gestorbenen Personen wird auf sechzig Millionen geschätzt. Ob es sich bei Hummel, dessen Gesicht stark mit Blatternnarben übersät war und beide Hälften seines Gesichtes deshalb als unregelmäßig beschrieben werden, um eine längerdauernde Erkrankung oder um eine, ähnlich wie bei Mozart, eher milde verlaufene Form handelte, entzieht sich unserer Kenntnis.
Im Frühjahr 1791 trafen Vater und Sohn wohlbehalten in London ein, wo sie alsbald Haydn trafen, dessen Konzerte vom englischen Publikum mit ungeheurer Begeisterung aufgenommen wurden. Als eines Tages der dreizehnjährige Hummel wegen Erkrankung eines Künstlers von Haydn gebeten wurde, an seine Stelle zu treten, trug er eine schwierige Sonate von Haydn in solcher Vollendung vor, daß ihn Haydn dem Publikum als Wunderkind vorstellte. Wohl durch Vermittlung Haydns wurde dem jungen Hummel die Gelegenheit geboten, am 5. Mai 1792 sein erstes öffentliches Konzert im Rahmen der berühmten Salomonkonzerte in London zu geben, wo der junge Künstler neben Werken von Mozart auch bereits eine eigene Sonate zum Vortrag brachte.
Im Sommer 1792 wurde endlich an die Heimreise gedacht. War schon die Hinfahrt von Dänemark nach Schottland durch einen fürchterlichen Sturm gefährdet, so waren sie auf der Rückfahrt durch noch stürmischere Wetter dem Untergang nahe. Vor ihrer letztlich doch noch geglückten Landung im Hafen von Den Haag wurden sie nicht nur in einer vierzehntägigen Irrfahrt bis an die Küsten Norwegens verschlagen, sondern sie gerieten zu allem Überfluß auch noch in ein Kanonengefecht mit einem französischen Schiff. Wie wir einem Brief Vater Hummels an seine Frau entnehmen können, waren Vater und Sohn in dieser verzweifelten Situation gezwungen worden, mit der Schiffsbesatzung mitzukämpfen: „Sie machten uns, mich und den Hansl, zu Kanonieren und ich sage dir, man bekommt wider Willen Courage; aber der Untergang des französischen Kutters war mir das schrecklichste. Nur zwei Matrosen und zwei Seesoldaten wurden gerettet, die wir als Gefangene einnahmen; die übrigen verschlang die stürmische See." In seinem „Tagebuch der Konzertreise 1788–1793" beschreibt Vater Hummel auch andere Stationen dieser erlebnisreichen und vielfach sehr strapaziösen Tournee in zum Teil recht eigenwilligem Deutsch, wobei er neben den Sehenswürdigkeiten der besuchten Städte und den zahlreichen Begegnungen mit bedeutenden Persönlichkeiten vor allem auch die finanziellen Erträge peinlichst genau festhielt.
Im Jahre 1793 finden wir Johann Nepomuk Hummel wieder in Wien; sein Vater hatte seit 1788 die Stelle des Musikdirektors des im Jahre 1786 im Starhember-

gischen Freihaus errichteten Theaters auf der Wieden inne. In den ersten Jahren seines Aufenthaltes in der Kaiserstadt trat Nepomuk öffentlich wenig in Erscheinung, da er sich vorwiegend mit seinen musikalischen Studien beschäftigte. Zunächst brachte ihn sein Vater zum Kontrapunktstudium zu Johann Georg Albrechtsberger, einem der Lehrer Beethovens, und später zu Hofkapellmeister Antonio Salieri, bei dem er Gesangsunterricht nahm und der im Jahre 1813 als einer seiner engeren Freunde sogar als sein Trauzeuge fungierte. Seit August 1795 wurde er schließlich noch Schüler von Joseph Haydn, der ihn mit der Orgel näher vertraut machen sollte. Obwohl er in diesen Jahren als Pianist nur gelegentlich in privaten Kreisen zu hören war, galt er 1799 bereits als einer der berühmtesten Klaviervirtuosen seiner Zeit, dessen Klaviervortrag nach zeitgenössischen Berichten einmalig gewesen sein soll und nicht einmal von Beethoven erreicht wurde. Dabei verbarg sich diese meisterhafte Interpretationskunst hinter einer nicht gerade als schön zu bezeichnenden äußeren Erscheinung: Er war von kleiner Statur, etwas korpulent, mit einem eher grob geformten Gesicht, dessen Wangen von Blatternnarben übersät waren und das durch ein häufiges nervöses Zucken der Zuhörerschaft eher unangenehm aufzufallen pflegte, da diese hinter dessen anfangs recht provinzieller äußeren Aufmachung alles andere als einen prominenten Künstler erwartete. Wie sehr er dann mitunter nach Beginn seines Klaviervortrages sein Auditorium überraschte, können wir einem Augenzeugenbericht des berühmten Klaviervirtuosen Carl Czerny entnehmen, der einmal in sein Tagebuch notierte: „Unter den vielen eleganten Herren und Damen bemerkte ich einen jungen Mann, dessen Äußeres mir sehr auffiel. Ein gemeines, unangenehmes Gesicht, mit dem er beständig zuckte, eine höchst geschmacklose Kleidung ließen irgendeinen Dorfschulmeister vermuten. Aber dagegen stachen wunderbar eine Menge kostbarer brillantene Ringe ab, die er fast an allen Fingern trug. Es wurde wie gewöhnlich musiziert und endlich dieser junge Mann ... aufgefordert, etwas zu spielen. Aber welch einen Meister hörte ich da! Noch nie hatte ich so neue, glänzende Schwierigkeiten, eine solche Reinheit, Eleganz und Zartheit des Vortrages und eine so geschmackvoll zusammengesetzte Phantasie gehört; und als er später einige Sonaten Mozarts mit Violine, wozu ihn Krommer akompanirte, vortrug, waren mir diese längst bekannten Tonstücke eine neue Welt."
Hummel begann in diesen Jahren aber auch bereits mit eigenen Kompositionen hervorzutreten. Ließen schon seine Fugen op. 7 sowie seine Variationen op. 8 aufhorchen, so machte ihn sein heute noch gerne gespieltes Rondo op. 11 geradezu populär. Anläßlich der Veröffentlichung dieses Jugendwerkes schrieb ein Rezensent: „Herr Hummel gehört unter die vorzüglichsten Klavierspieler in Wien und hat sich auch schon durch bedeutendere Kompositionen dem Publikum empfohlen."
Hummel zählt zu jenen musikalischen Wunderkindern, die schon in ihren frühen Jugendjahren mit Kompositionen an die Öffentlichkeit treten und nicht nur als Instrumentalvirtuosen die Welt in Erstaunen versetzen. So wurden bereits während seiner großen Konzertreise 1792 in London drei Variationszyklen für Klavier als sein Opus 1 veröffentlicht, dem noch im gleichen Jahr – also in seinem vierzehnten Lebensjahr – sein Opus 2, ein Klaviertrio und eine Violin- und eine Klaviersonate, folgte, das in Amsterdam gedruckt wurde. Wenn er sich im Titel seines Opus 6, den Variationen für Klavier und kleines Orchester, als Schüler Mozarts bekannte, dann geschah dies sicher nicht mit der Absicht einer vordergründigen Werbung. Stand er doch in seiner gesamten frühen Periode seines kompositorischen Schaffens ganz

unter dem dominierenden Einfluß seines über alles geliebten und verehrten großen Lehrers und Meisters Mozart. Sowohl in der Erfindung wie auch in der Behandlung der Themen läßt sich immer wieder Mozarts Einfluß deutlich erkennen, etwa in der Sonate in Es-Dur für Klavier und Bratsche op. 5, um eines seiner frühesten Werke als Beispiel zu nennen.

Am Hofe des Fürsten Esterházy

Der Freundschaft, die sich seit 1795 zwischen Hummel und Joseph Haydn entwikkelte, ist es wohl zuzuschreiben, daß sich seit dem Jahre 1803 engere Kontakte zum Fürstlich Esterházyschen Hof in Eisenstadt feststellen lassen. Der Sekretär des Fürsten, Joseph Carl Rosenbaum, notierte in seinem Tagebuch am 1. Jänner 1804, daß an diesem Sonntag unter anderem das Trompetenkonzert von Hummel aufgeführt wurde, dessen autographes Manuskript mit 8. Dezember 1803 datiert ist und das er eigens für den Trompeter der Esterházyschen Kapelle, Anton Weidinger, komponierte. So ist es nicht verwunderlich, daß angesichts der nachlassenden Schaffenskraft Haydns dieser den jungen Künstler, den er ursprünglich dem Herzog von Württemberg als Musikdirektor vorgeschlagen hatte, schließlich dem Fürsten Nikolaus II. von Esterházy als Kapellmeister empfahl. In einem Schreiben Hummels an den Sekretär des Wiener Musikvereines Joseph Sonnleitner vom 22. Mai 1826 berichtet er im Rahmen seiner kleinen Selbstbiographie über diesen Vorschlag Haydns: „... da aber der Herzog [von Württemberg, Anm.d.Verf.] nochmals seinen Sinn änderte (aus einem Grund, der nur wenigen Personen bekannt ist) und keinen Kapellmeister mehr von Wien engagieren wollte, so empfahl mich Haydn dem regierenden Fürsten Esterházy, seinem Herrn, als Concertmeister, um ihn bei seinem herannahenden schwächlichen hohen Alter im Dienste zu supliren."

Mit Vertrag vom 12. Jänner 1804 wurde Johann Nepomuk Hummel mit „Baaren jährlichen 1200 Gulden und freies Quartier in Eisenstadt" als Konzertmeister an den Eisenstädter Hof engagiert. Da Haydn, der auf Ersuchen des Fürsten 1795 erneut die Leitung der fürstlichen Kapelle übernahm, aber dieser Aufgabe nicht mehr voll gerecht werden konnte, wurde schon damals der Aufgabenbereich geteilt: die Leitung der Kirchenmusik wurde dem Vizekapellmeister Johann Nepomuk Fuchs und jene der Kammermusik dem ersten Konzertgeiger der Kapelle, Luigi Tomasini, anvertraut. Von dieser Regelung wurde Hummel bei seinem Eintritt in die fürstlichen Dienste auch alsogleich durch eine genaue Arbeitsanweisung des Fürsten vom 23. Juni 1804 unterrichtet, in der es unter anderem hieß „In Abwesenheit des Herrn Kapellmeisters Haydn soll dem Vicekapellmeister Fuchs die Direction in Chor und Kirchendiensten, und dem Concertmeister Louigi Tomasini dem älteren die Direction bei der Kammermusik auch ferners anvertrauet bleiben ... Concertmeister Hummel [hat] bei Cantaten, Oratorien und derley außer dem Kirchenmusikfach zu betrachtenden Musik Piecen, und überhaupt bei Proben und Producirungen seiner eigenen Werken, die Direction zu führen ... es solle zwischen dem Vice Kapellmeister, und dem Concertmeister, ohne daß einer dem anderen Subordiniret ist, in allen vorkommenden Dienstesangelegenheiten jederzeit das nötige Einverständnis gepflogen werden."

Schon unmittelbar nach seinem Amtsantritt schlug Hummel seinem Fürsten eine Reihe fortschrittlicher Projekte vor, zu deren Verwirklichung ihm die fürstliche Kasse in großzügigster Weise zur Verfügung stand. Schon bald erreichte er verschiedene Privilegien beim Fürsten, etwa 1805 in der Bewilligung eines eigenen Reitpferdes, wenngleich er sich als Reiter „mehr als einmal lächerlich" gemacht haben soll. Seine ersten großen Erfolge erntete er schon im Sommer 1804 mit einer Aufführung von Mozarts „Zauberflöte", und für den 30. September desselben Jahres plante er bereits die Erstaufführung von Haydns „Schöpfung" in Eisenstadt, die von Haydn selbst geleitet werden sollte. Der alte Meister konnte allerdings aus Gesundheitsgründen die Reise nach Eisenstadt nicht mehr antreten, weshalb er Hummel brieflich bat, an seiner Stelle die Aufführung zu leiten. Dieser Brief, der zugleich die hohe Wertschätzung Haydns für seinen ehemaligen Schüler wiederspiegelt, ist mit dem 28. Juni 1804 datiert und lautet: „Liebster Hummel! Bedaure von Herzen, daß ich das Vergnügen nicht haben kann, mein kleines Werck zum letztenmal selbst zu Dirigieren: indessen aber bin ich überzeugt, daß sich alle, keines ausgenommen, die mühe geben werden Ihren alten Papa nach Kräften zu unterstützen, besonders da Sie den verdienstvollen Hummel zum Anführer haben. Ihr aufrichtigster Joseph Haydn." Umgekehrt brachte Hummel seinem väterlichen Freund und Gönner uneingeschränkte Verehrung entgegen, die er unter anderem mit seiner Haydn gewidmeten Klaviersonate Es-Dur op. 13 zum Ausdruck bringen wollte, einer Sonate, die „sowohl im Geiste als auch in der Substanz von Beethovens zwei c-Moll Sonaten Opus 10/1 und Opus 13 beeinflußt" wurde. Zusammen mit der „Alleluia"-Sonate in f-Moll op. 20 und der Fantasie für Klavier op. 18, die in gewisser Hinsicht bereits Robert Schumann vorwegnimmt und mit der Hummel 1806 nach einem Konzert Cherubinis im Pariser Konservatorium mit einem Schlage in Frankreich berühmt wurde, haben diese drei wichtigen Klavierwerke „eine voll entwickelte Klavierhandschrift ... und eine starke Neigung zu Beethoven" als gemeinsames Merkmal.
Als 1805 Heinrich Schmidt, der in Weimar bei Goethe gearbeitet hatte, als Theaterdirektor nach Eisenstadt verpflichtet wurde, begann man am Eisenstädter Hof das Musikleben mit regelmäßigen Aufführungen auf der neuerrichteten Bühne im großen Saal des Schlosses zu beleben, wovon wir von Heinrich Schmidt eine lebendige Darstellung besitzen. Nach seiner Schilderung stand „... das Theater, worauf jedoch nur Opern gegeben wurden, keineswegs auf einem gewöhnlichen oder kleinen Fuß. Joseph Haydn, Hummel und Fuchs waren Kapellmeister über ein sehr ausgezeichnetes Orchester, an dessen Spitze der rühmlich bekannte Violinspieler Tomasini als Director stand; ein Knabeninstitut für Chorgesang, außerdem zahlreiche Männer- und Frauenchöre, alle musikalisch gebildet; Sänger und Sängerinnen ... Die Vorstellungen fanden ... mit einem Aufwand statt, wie er dem Glanze dieses fürstlichen Hauses entsprach. Das Auditorium war wohl durchaus das glänzendste, das man sich wünschen konnte; denn fast der ganze hohe Adel und das diplomatische Corps Wiens waren gewöhnlich anwesend. Alle Sänger und Sängerinnen wurden in eigenen großen Theaterwagen, bei schlechtem Wetter auch der größere Theil des Publicums ins Theater geführt, das sich in einem ungeheuren Saal des Schlosses befand; von einer Kasse und also auch von Eintrittsgeld war nicht die Rede, im Gegenteil wurden auf dem Theater und zu weilen auch im Publicum alle erdenklichen Erfrischungen dargereicht". Unter diesem Aspekt versteht man, daß Hummel gezwungen war, zu fast allen damals üblichen Genres

– von der Musik zu verschiedenen Dramen, Märchenspielen und Balletten bis zur ernsten Oper – Beiträge zu liefern. Dieses musikdramatische Schaffen Hummels konzentrierte sich deshalb vorwiegend auf seine in Eisenstadt verbrachten Jahre, also die Zeitspanne von 1804 bis 1811, und nur wenig auf die ersten Jahre nach seiner Rückkehr nach Wien. Da alle diese Werke, vermutlich ausschließlich auf Bestellung, meistens unter erheblichem Zeitdruck und dem damals herrschenden Publikumsgeschmack angepaßt entstanden sind, waren tiefgründige Überlegungen – was etwa die Qualität der Texte betrifft – kaum möglich, weshalb seinen Opern ein dauerhafter Erfolg versagt blieb. Aber wenn auch Hummel, ähnlich wie Franz Schubert, der ersehnte „große Wurf" in seinem Opernschaffen nicht gelang, so hat er doch zumindest vorübergehend mit einigen seiner Werke beim musikliebenden Theaterpublikum des damaligen Wien Erfolge erzielen können, was die Klavierauszüge vieler seiner Werke beweisen.
Der Spielplan der Esterházyschen Kapelle beschränkte sich jedoch nicht nur auf Konzerte und Bühnenwerke, wie uns das „Inventarium der Hochfürstlich Esterházy'schen Kammer und Theatermusikalien wie auch Musicalischen Instrumente von 1806" deutlich zeigt. Ob bei der Ordnung dieses fürstlichen Musikarchivs, die dem jungen Konzertmeister Hummel schon bald nach seinem Amtsantritt anvertraut wurde, tatsächlich einige wertvolle Autographen in seine private Sammlung gelangten, kann heute nicht mehr mit Sicherheit beantwortet werden. Fest steht allerdings, daß tatsächlich einige Autographen aus Hummels Besitz, die im Jahre 1883 von seinen Erben nach London veräußert wurden, auf nicht geklärtem Weg in seinen Besitz gekommen sein dürften. Ein erster Verdacht einer Veruntreuung tauchte ja bereits im März 1811 auf, der dazu führte, daß Fürst Nikolaus II. seinem Konzertmeister Hummel die Verwaltung des Musikalienarchivs unverzüglich entzogen hatte. Diese etwas peinliche Angelegenheit einer Entwendung angeblich „wertloser" Autographen aus dem fürstlichen Besitz findet eine Entsprechung aus dem ersten Dienstjahr Hummels, wo ihm die etwas zu großzügige Regelung „privater Angelegenheiten" auf Kosten seines Fürsten eine Ermahnung der Hofbuchhaltung eintrug. Überhaupt zeigte sich schon bald, daß er zu seinen Kollegen kein allzu gutes Verhältnis gehabt haben dürfte, wie wir unter anderem einer Zurechtweisung durch den Fürsten entnehmen können, die dieser auf einer Beschwerdeschrift seines alten Kapellmeisters Fuchs vermerkt hatte. Dieser schloß seine Beschwerdeschrift mit den Worten: „Ich bitte daher Euer Wohlgeboren, gehorsamst mir einmal eine Ruhe von diesem Menschen zu verschaffen, denn ich bin das Necken wirklich satt, jeder Mensch hat ohnehin schon vieles zu dulden, also um so viel mehr sind mir seine überfliessigen Neckereyen wirklich ganz unerträglich."
In seiner Eisenstädter Zeit beschäftigte sich Hummel erstmals auch mit der Komposition geistlicher Werke. Stand doch im Mittelpunkt der vom fürstlichen Hause stets mit großer Pracht begangenen Familienereignisse ein prunkvolles Hochamt, an dem der Fürst mit Vorliebe eine neue Messe aufzuführen bestrebt war. So kam es, daß Hummel, ähnlich wie vor ihm Haydn, schon bald von Nikolaus II. beauftragt wurde, Messen zu komponieren. Auf diese Weise entstand noch im Jahre 1804 seine erste Messe, die „Missa solemnis" in Es-Dur, die ähnlich wie seine folgenden ganz dem Vorbild Haydns folgten, der ja das eigentliche Modell der „Missa solemnis" des beginnenden 19. Jahrhunderts entworfen hatte. So war die 1805 komponierte „Missa solemnis" in d-Moll deutlich an Haydns „Nelson-Messe" angelehnt, und auch die im folgenden Jahr für die Hochzeit der Prinzessin Leopoldine

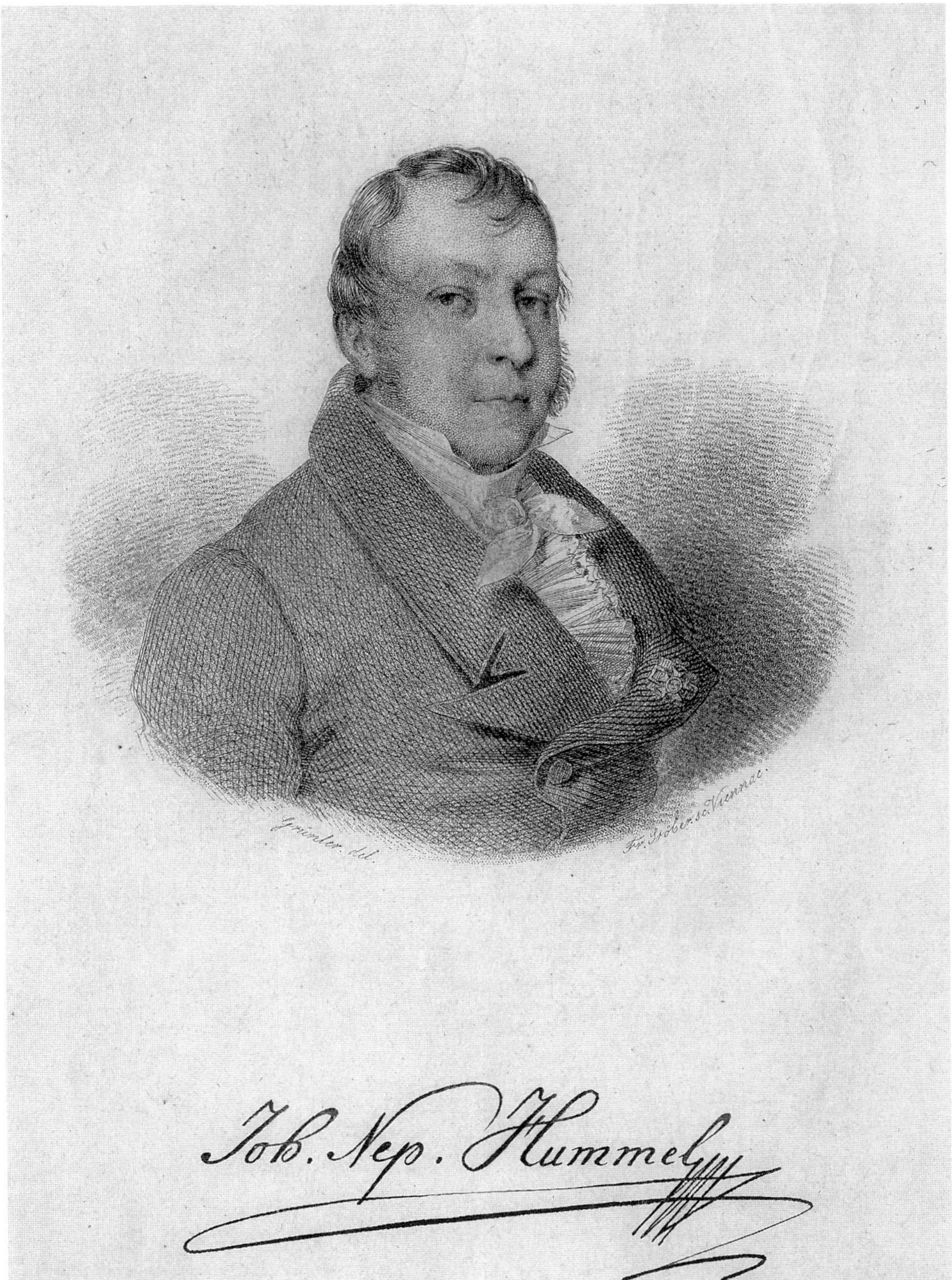

Johann Nepomuk Hummel, Frontispiz aus „Ausführliche theoretisch-praktische Anweisung zum Pianoforte-Spiel", Tobias Haslinger, Wien 1828.

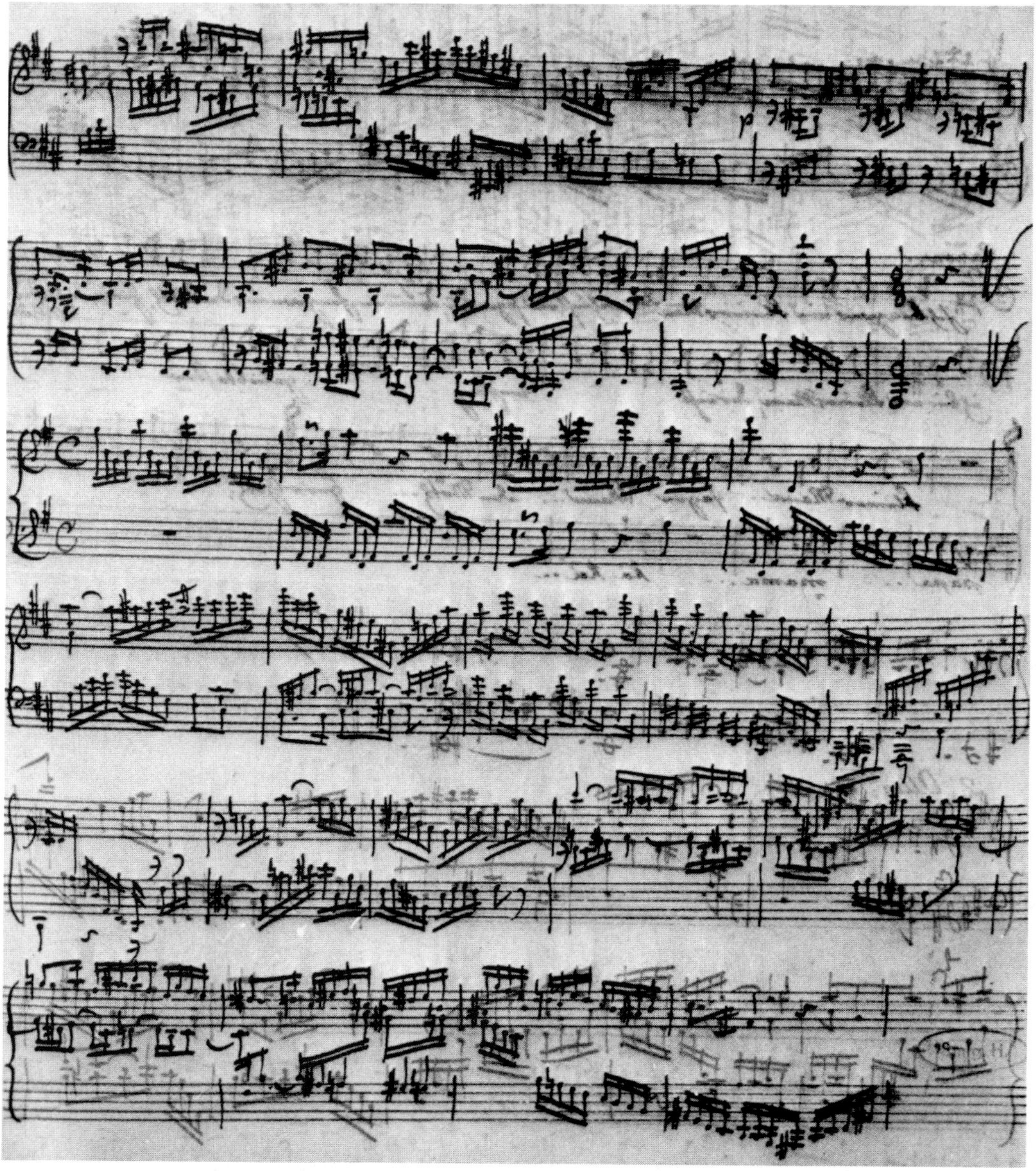

Eigenhändige musikalische Entwurfsskizze von J. N. Hummel.

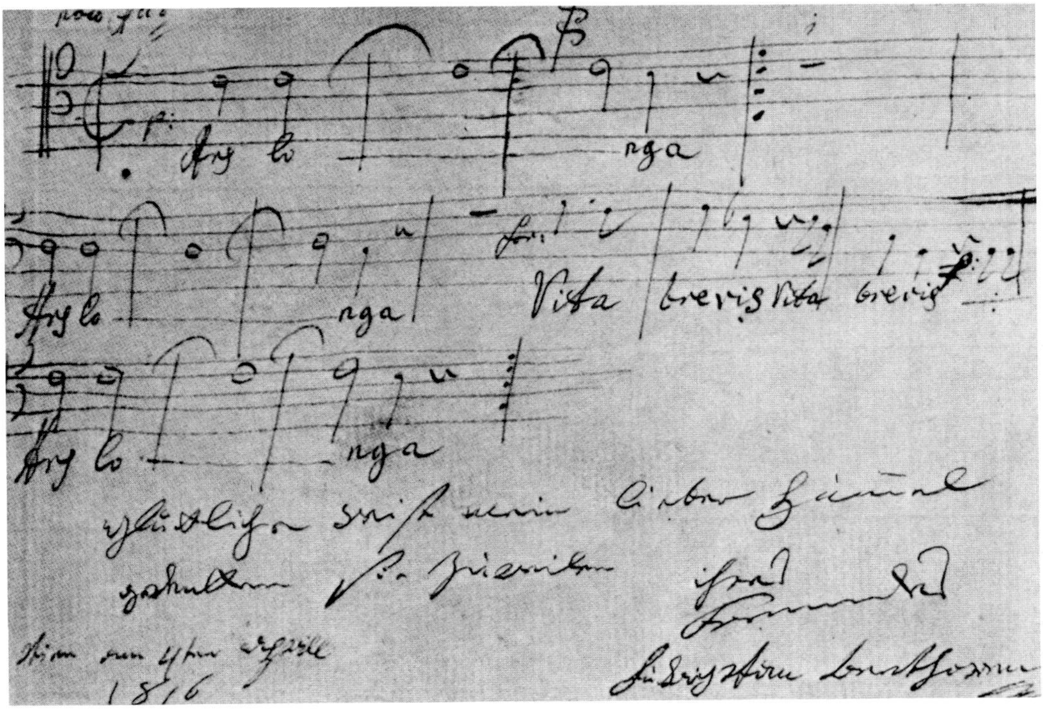

Oben: Stammbuchblatt Ludwig van Beethovens an Hummel vom 4. April 1816.

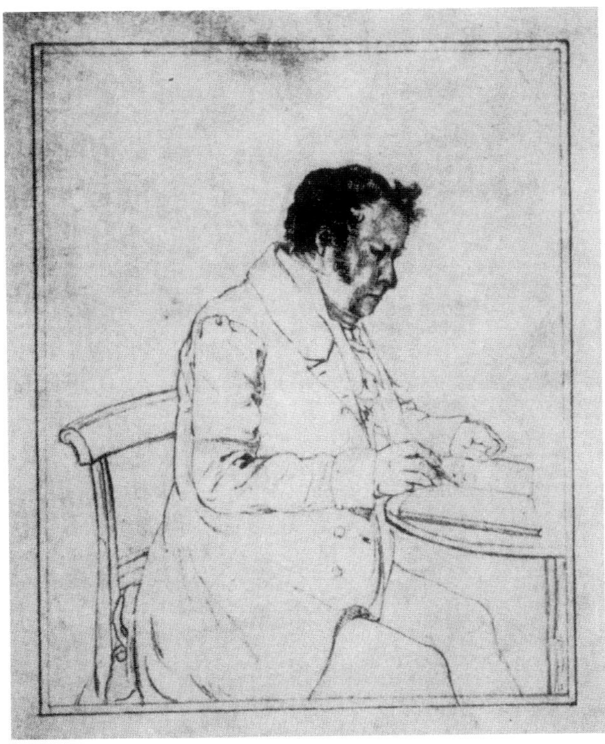

J. N. Hummel beim Komponieren.

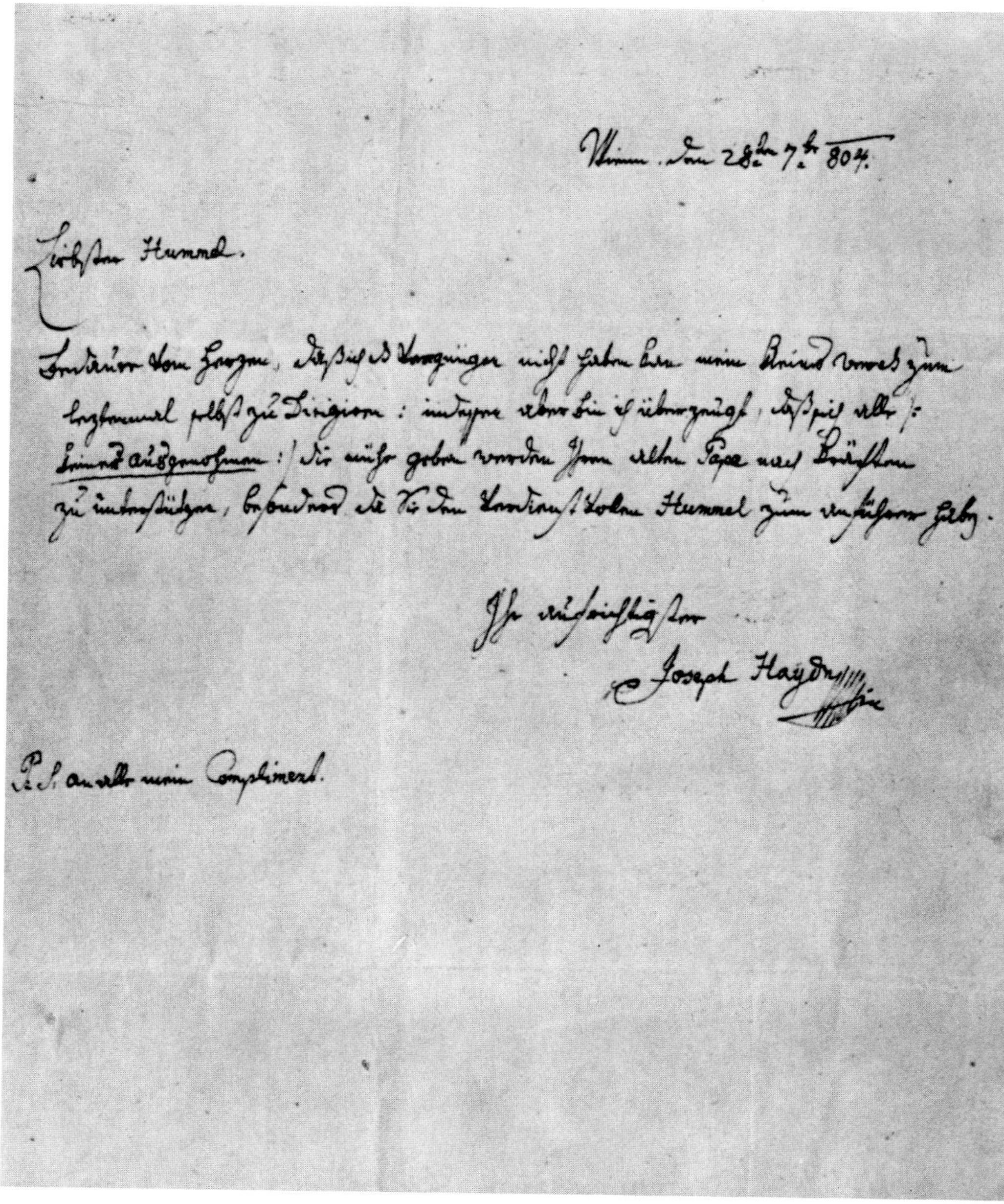

Wien den 28ten 7ber 804.

Liebster Hummel.

Ich bedaure vom Herzen, daß ich das Vergnügen nicht haben kann meine Kinder noch zum letztenmal selbst zu Dirigiren: indessen aber bin ich überzeugt, daß sie alle (: keinen ausgenohmen :) sich mühe geben werden ihren alten Papa nach Kräften zu unterstützen, besonders da sie den verdienstvollen Hummel zum anführer haben.

Ihr aufrichtigster
Joseph Haydn

P. S. an alle meine Compliment.

Brief Joseph Haydns an Hummel.

geschriebene „Messe in C“ orientierte sich ganz am Vorbild seines früheren Lehrers. Wenn allerdings Vincent Novello in seinem englischen Tagebuch eine Erzählung des berühmten Wiener Klavierbauers und Freundes Nepomuk Hummels, Andreas Streicher, wiedergibt, daß „als Hummel Haydn eine seiner frühen Messen zeigte, sich dieser genötigt sah, soviel zu ändern, daß letztlich fast nichts mehr übrig blieb“, dann ist dies wohl eine scherzhaft gemeinte Übertreibung. Wissen wir doch, daß Hummels Messen nicht nur beim Publikum allgemeines Gefallen ernteten, sondern ihm auch bei Haydn selbst hohes Lob einbrachten. Anläßlich einer Aufführung von Hummels Messe in D-Dur im Mai 1808 im Wiener Ursulinenkloster soll der greise Meister gesagt haben: „Nun, lieber Hummel, ich hörte schon, daß Du eine so schöne Messe schriebst und freute mich darüber. Ich habe Dir's ja öfter gesagt, aus Dir wird was Rechtes.“ Tatsächlich scheint man, zumindest am Eisenstädter Hof, die Kirchenmusik Hummels höher eingestuft zu haben als jene Beethovens, und der österreichische Musikforscher Walter Senn bezeichnet – selbst auch aus gegenwärtiger Sicht – Hummel als den „bedeutendsten Wiener Kirchenkomponisten der nachklassischen Zeit“, dessen Messen „sicher den besten von Haydn und Schubert ebenbürtig“ seien. Umso mehr ist man erstaunt zu erfahren, daß Hummel selbst – zumindest in seiner Rückschau – von der Komposition geistlicher Werke nicht besonders überzeugt war. In seinen „Persönlichen Notizen“, die sich mit den zu seiner Entlassung geführten Vorwürfen des Fürsten 1811 befassen, lesen wir nämlich: „Die Kirchen Compositionen sind bei der so häufigen Abnahme der Klöster und der musikalischen Kirchendienste überhaupt kein Artikel, wovon sich weiters Nützen für die angewandte Mühe zu schaffen wäre; diese Compositionen werden heut zu Tage dahero nur für den besonderen Liebhaber dieser Musik Gattung auf eigene Bestellung componirt ... ich hätte sonst statt diesen Kirchen Arbeiten andere nur weit einträglichere Stücke komponiren können.“ In der Tat schien ihm für andere Kompositionen und private Arbeiten nur die Wintersaison zu Verfügung gestanden zu haben. Im Winter hatte er nämlich „vom Ursprung [seines] Dienstes auch das Recht vom 13. Dec. bis Ostern in Wien zu seyn“, wofür ihm ein entsprechendes Quartiergeld zustand. Allerdings hatte er auch „in Wien ebenso pünktlich die aufgetragenen Befehle des Fürsten“ auszuführen. Immerhin verblieb ihm genügend Zeit, während der Jahre seines Dienstes am Eisenstädter Hof weitere Klavierwerke, seine drei Streichquartette und, neben zwei konzertanten Werken, die Klaviertrios op. 12, 22 und 35 zu komponieren, unter denen das erste mit seinem romantischen Mittelsatz einen besonderen, an Schubert gemahnenden Reiz ausstrahlt.
In der Allgemeinen Musikalischen Zeitung erschien in Leipzig am 12. Dezember 1804 eine Rezension dieses „Grand Trio pour le Pianoforte, Violon et Violoncelle concertant“ op. 12: „... Rezensent, ein halber Landsmann Hrn. Hummels, gestehet, dass er ihn zwar längst von seinen Reisen als vortrefflichen Klavierspieler schätzte, auch manches Gefällige von seiner Komposition kannte: aber durch dies Werk, das das g r a n d auf dem Titel nicht mit Unrecht trägt, sehr und auf das angenehmste überrascht wurde. Wahrlich, seit Mozart's schönen Trios und Quartetten für das Pianoforte erinnere ich mich keines Werks dieser Gattung, in welchem originelle Ideen mit gründlicher Ausführung, Neuheit ohne Bizarrerie, Gelehrsamkeit ohne Prunk, sehr schöne Melodie mit oft glänzender Harmonie, eine so gute Anordnung und Rundung des Ganzen, und endlich eine so erfahrene Benutzung der effektvollsten Eigenheiten aller drey Instrumente, so wie hier verbunden wären... Ich habe schon berührt, dass Hr. Hummel alle drey Instrumente sehr gut

behandelt hat. Jedem ist eine Parthie zugetheilt, die, recht vorzutragen, zwar gar nicht leicht, doch aber dadurch, dass der Komponist alle nichtsnützigen Figuren vermieden hat ... erleichtert wird; aber jedes Instrument ist auch in seinem Charakter, und zwar von der einnehmendsten Seite desselben, behandelt und das ist wirklich, nach Mozarts Zeit, etwas seltenes geworden ... Kurz, jeder Kunstkenner und gebildete Liebhaber kann ohne alles Bedenken dies Werk unter seine Lieblinge aufnehmen ... Es soll mich übrigens von Herzen freuen, wenn ich durch diese unpartheyische Anerkennung der Verdienste dieses Künstlers dazu beytragen sollte, dass auch Andere dieselben mehr, als bisher geschehen zu seyn scheint, anerkennen ... ." Solche Rezensionen zeigen, wie sehr Hummel zu seiner Zeit nicht nur als überragender Pianist, sondern auch als Komponist anerkannt wurde.
Ob tatsächlich seine Privatarbeiten, unter anderem viele Tänze für seinen im Apollosaal in Wien als Dirigent arbeitenden Vater, einen derart breiten Rahmen einnahmen, daß sein Dienst am fürstlichen Hof dadurch beeinträchtigt würde, erscheint eher fraglich. Die zunehmenden Schwierigkeiten, die sich nicht nur mit seinen Kollegen, sondern auch mit dem Fürsten selbst anbahnten und in der nachlässigen und widerwilligen, störrischen Art seiner Dienstauffassung ihre Ursache hatten, führten schließlich dazu, daß ihn Fürst Nikolaus II. wegen respektlosen Verhaltens während einer ernsten Aussprache noch am Weihnachtsabend des Jahres 1808 fristlos aus seinen Diensten entließ, um ihn allerdings – wahrscheinlich dank der Fürsprache Joseph Haydns – bald wieder einzustellen. Die kriegerischen Ereignisse des Jahres 1809 brachten es mit sich, daß sich die fürstliche Familie vor den herannahenden Franzosen nach Buda bzw. nach Pest in Sicherheit brachte, um erst nach dem Frieden von Schönbrunn am 14. Oktober wieder nach Eisenstadt zurückzukehren. Hummel, der in dieser Zeit bei seinem Vater in Wien weilte, traf erst anfangs 1810 in Eisenstadt ein, wo er den Auftrag erhielt, die Musikalien des 1809 verstorbenen Haydn bei der Auktion des Nachlasses des Meisters zu erwerben. Dieser Auftrag sollte zum endgültigen Bruch mit seinem Dienstherrn führen; es entstand das Gerücht, Hummel habe aus dem Esterházyschen Archiv Autographen unrechtmäßig entnommen und sich angeblich am Nachdruck von Unikaten beteiligt, ein Vorwurf, der allerdings heute als zu Unrecht bestehend erkannt wurde. Dazu kamen Reibereien und Beschuldigungen aus seinen ersten Jahren in Eisenstadt, über die noch nicht genügend Gras gewachsen war: er habe sich stets zu wenig um seinen Dienst gekümmert, wäre zu viel auf Reisen gewesen und hätte die fürstliche Kasse des öfteren zu großzügig bemüht. Auch sein Lebenswandel in Eisenstadt wurde kritisch unter die Lupe genommen; eine Sängerin namens Josepha Schull beklagte sich über eine angebliche „Verfolgung durch Concertmeister Hummel", und Joseph Carl Rosenbaum, der Sekretär des fürstlichen Hauses, notierte in sein Tagebuch schon am 10. Oktober 1804: „Hummel drang sich wieder auf. Besoff sich, schlief ein". Schließlich wurde am 11. Mai 1811 endgültig die Entlassung Hummels aus dem fürstlichen Dienst verfügt, wobei es zwischen ihm und dem Fürsten fast zu einem gerichtlichen Prozeß gekommen wäre.

Zwischenstationen in Wien und Stuttgart

Nach Wien zurückgekehrt, widmete sich Hummel zunächst ausschließlich der Kompositionstätigkeit und dem Klavierunterricht, während er in dieser Zeit nur

selten als Pianist vor die Öffentlichkeit trat. Eine Ausnahme bildete ein großes Konzert, das auf Wunsch von Kaiser Franz anläßlich des Wiener Kongresses im Winter 1814/1815 veranstaltet wurde und in dem unter anderem auch die große vierhändige Sonate op. 51 von Hummel vorgetragen wurde. In den wenigen Jahren dieses Wiener Aufenthaltes bis 1816, die zur mittleren Schaffensperiode gerechnet werden, versuchte sich Hummel auch als Verleger eigener Werke. So erschienen im „Repertoire de Musique pour les Dames" in 24 Heften im Selbstverlag mehr als die Hälfte seiner zwischen 1811 und 1818 erschienenen Werke in unterschiedlichen Besetzungen und Schwierigkeitsgraden. Da die Kammermusik damals weitgehend identisch mit der Hausmusik war, mußte er sich – wenn er geschäftlich Erfolg haben wollte – weitgehend den Wünschen eines breiten Publikums anpassen. Mit seinem berühmten Septett op. 74, das erstmalig am 28. Jänner 1816 in einem vom königlich-bayrischen Kammermusiker Rauch bei Hofrat Zisius veranstalteten Hauskonzert mit größtem Erfolg aufgeführt und als die beste und vollendetste Komposition Hummels bezeichnet wurde – nach Hans v. Bülow das „glücklichste Spezimen der Vermischung zweier Musikstile, nämlich des Konzert- und des Kammerstils, das die Musikliteratur aufzuweisen hat" –, begann er die in seinem letzten Schaffensabschnitt häufiger geübte Praxis eigener Bearbeitungen seiner neuen Werke für unterschiedliche Besetzungen. Damit kam er, ähnlich wie Beethoven, unerwünschten Bearbeitungen aus fremder Hand zuvor.
Dieses Septett op. 74 in d-Moll, das 1816 bei Artaria in Wien erschien, wurde wenige Zeit später in einer eigenen Bearbeitung eines Klavierquintettes mit Streichern veröffentlicht, einer Besetzung also, die Schubert bekanntlich für sein „Forellenquintett" wählte. Tatsächlich ist es auch dokumentarisch belegt, daß die ungewöhnliche Besetzung des 1819 in Steyr entstandenen Forellenquintetts op. 114 auf jene Hummels zurückzuführen ist. Schuberts Jugendfreund Albert Stadler, der zu jener Zeit in Steyr als Konzeptspraktikant am Kreisamt tätig war, berichtet über die Entstehung dieses Werkes folgendes: „Schuberts Quintuor für Pianoforte, Violine, Viola, Cello und Kontrabaß mit den Variationen über seine ‚Forelle' ist Ihnen wahrscheinlich bekannt. Er schrieb es auf besonderes Ersuchen meines Freundes Sylvester Paumgartner, der über das köstliche Liedchen ganz entzückt war. Das Quintuor hatte nach seinem Wunsche die Gliederung und Instrumentierung des damals noch neuen Hummelschen Quintetts, recte Septuors, zu erhalten." Paumgartner wählte somit eindeutig die Hummelsche Komposition als Vorlage für die musikalische Ausführung seines Auftragswerkes für Schubert, der dies hinsichtlich Besetzung und Satzfolge auch getreulich berücksichtigte. Bei der kompositorischen Verwirklichung selbst ging Schubert allerdings völlig eigene Wege.
Am 16. Mai 1813 heiratete Hummel Elisabeth Röckel, eine Sängerin am Wiener Hoftheater und Schwester des durch seine Beziehungen zu Beethoven bekannt gewordenen Opernsängers Josef August Röckel, des zweiten Florestan im „Fidelio". Diese Heirat trug wesentlich dazu bei, daß Hummel in Wien von nun an wesentlich stärker in den Blickpunkt des öffentlichen Interesses rückte. Als er im Frühjahr 1816 nach Beendigung der kriegerischen Ereignisse eine Konzertreise nach Prag, Dresden, Leipzig, Berlin und Breslau antrat, wo er unter anderem mit Carl Maria von Weber zusammentraf, wurde in den durchwegs hervorragenden Kritiken vermerkt, daß „seit Mozart kein Klavierspieler das gesamte Auditorium so entzückt hat, wie Hummel."
An dieser Stelle muß noch auf das Verhältnis Hummels zu Ludwig van Beethoven

eingegangen werden, das häufig nicht ganz richtig interpretiert wird. Sicher haben sich beide als Schüler Albrechtsbergers und Salieris seit 1793, also der Rückkehr Hummels von seiner großen Konzerttournee, häufig getroffen, und es scheint sich relativ bald auch ein freundschaftliches Verhältnis angebahnt zu haben, das allerdings wegen des etwas schwierigen Charakters Beethovens wiederholt Belastungsproben ausgesetzt gewesen sein dürfte, wie wir einem erstmals 1845 veröffentlichten Briefwechsel entnehmen können. Dort schreibt Beethoven, der bekanntlich aus geringfügigen Anlässen leicht in Aufregung geriet: „Komme er nicht mehr zu mir! Er ist ein falscher Hund und falsche Hunde hole der Schinder. Beethoven.“ Aber schon tags darauf sandte der inzwischen von seinem Unrecht überzeugte Beethoven an Hummel folgende Zeilen: „Hertzens Natzerl! Du bist ein ehrlicher Kerl und hattest recht, das sehe ich ein; komm also diesen Nachmittag zu mir, Du findest auch den Schuppanzigh und wir Beide wollen Dich rüffeln, knüffeln und schütteln, daß Du Deine Freude daran haben sollst. Dich küßt Dein Beethoven, auch Mehlschöberl genannt.“ Solche Mißverständnisse konnten sicher das freundschaftliche Verhältnis der beiden nicht trüben. Hingegen scheint ein anderer Vorfall folgenschwerer gewesen zu sein: Als nämlich am 13. September 1807 in der Schloßkapelle zu Eisenstadt die von Fürst Nikolaus II. in Auftrag gegebene Messe in C von Beethoven aufgeführt wurde, erntete dieser wenig Beifall, und der Fürst soll sich damals geäußert haben: „Die Messe von Beethoven ist unerträglich, lächerlich und scheußlich, ich bin wütend und beschämt.“ Da während dieser abfälligen Bemerkung der neben dem Fürsten stehende Hummel eben lächelte, bezog offenbar Beethoven dieses Lächeln auf sich und deutete es als Schadenfreude. Das Faktotum Beethovens, Anton Schindler, schreibt in seiner Biographie des Meisters über diesen Vorfall: „Sein Haß auf Hummel diesher wegen wurzelte so tief, daß ich kein zweites Beispiel aus seinem ganzen Lebenslauf kenne. Noch 14 Jahre nachher erzählte er mir diese Begebenheit mit solcher Erbitterung, als hätte sie sich erst den Tag vorher ereignet.“ Mag sein, daß Beethoven durch dieses unliebsame Ereignis nachhaltig verärgert und gekränkt war; ein bleibendes Haßgefühl Hummel gegenüber kann jedoch sicher ausgeschlossen werden, da schon wenige Jahre später, nach der Vermählung Hummels mit Elisabeth Röckel, Beethoven zusammen mit dem neugebackenen Ehepaar bei dem berühmten Gitarristen Giuliani fröhlich feierte. Das gute Verhältnis zwischen den beiden Künstlern kommt auch anläßlich der Aufführung von Beethovens Tondichtung „Wellingtons Sieg oder die Schlacht bei Vittoria“ op. 91 im Jahre 1813 zum Ausdruck, an der die größten Musiker Wiens aktiv mitwirkten: Salieri dirigierte die „Kanonaden“, und Hummel schlug die große Trommel. Wegen des außerordentlichen Erfolges dieses künstlerisch eher unbedeutenden Werkes fanden 1814 mehrere Wiederholungen statt. Beethoven schrieb damals an Hummel: „Allerliebster Hummel! Ich bitte Dich, dirigiere auch dieses Mal die Trommel-Fell und Kanonaden mit Deinem trefflichen Kapellmeister- und Feldzeugherrenstab – thue es, ich bitte Dich, falls ich Dich einmal kanonieren soll, stehe ich Dir mit Leib und Seele zu Dienst Dein Freund Beethoven.“

Als Hummel nach seinem Weggang aus Wien aus dem Bekanntenkreis Beethovens ausschied, widmete ihm Beethoven zur Erinnerung an die gemeinsame in Wien verbrachte Zeit einen Kanon „Ars longa vita brevis“ zusammen mit einer Eintragung in Hummels Stammbuch, die folgenden Wortlaut hatte: „Glückliche Reise mein lieber Hummel, gedenken Sie zuweilen Ihres Freundes Ludwig van Beethoven. Wien am 4. April 1816.“

Die Darstellung Schindlers entspricht somit sicher nicht den Tatsachen, wie daraus ersichtlich wird. Am eindrucksvollsten aber geht die ungetrübte und echte Freundschaft zwischen beiden aus der rührenden Zuwendung Hummels während der letzten Lebenswochen Beethovens hervor: Als Hummel im Zuge einer Konzertreise zusammen mit seiner Gattin und seinem Schüler Ferdinand Hiller am 7. März 1827 in Wien eintraf, eilte er schon am nächsten Tag zu dem todkranken Beethoven, um ihn zu umarmen. Noch dreimal, zuletzt am 23. März – also drei Tage vor dem Tod des Meisters – wiederholte er seine Besuche, worüber sich Beethoven sichtlich sehr freute, denn er schrieb noch am 21. März an Ignaz Moscheles nach London: „Hummel ist hier und hat mich schon einige Male besucht." Gemäß einem Versprechen, das Hummel bei seinem vorletzten Krankenbesuch dem Sterbenden gab, wirkte er am 7. April 1827 an einem Benefizkonzert im Josefstädter Theater mit. Er ließ zu diesem Zwecke einen Zettel anschlagen, auf dem zu lesen war, es gereiche ihm „zum besonderen Vergnügen, den Wunsch seines verewigten Freundes Beethoven, der ihn noch auf dem Sterbebette ersucht hat, an seiner Statt den Unterzeichneten bei dieser Benefize Vorstellung zu unterstützen, erfüllen zu können." Zeugen dieses Konzertes erzählten, er hätte über verschiedene Themen Beethovens phantasiert, und alle hätten darin übereingestimmt, daß man Beethovens Leichenfeier nicht edler hätte begehen können. Diese wenigen Hinweise mögen genügen, um zu zeigen, daß entgegen mancher Behauptungen zwischen Hummel und Beethoven bis zum Schluß eine ungetrübte Freundschaft bestanden hat.
Nach einem fünfjährigen Aufenthalt als Musiklehrer in Wien erreichte ihn am 16. September 1816 ein Ruf als Hofkapellmeister nach Stuttgart, wo er sich an der dortigen Oper vor allem für Mozart, Beethoven, Cherubini und Salieri einsetzte und auch als Pianist öffentlich auftrat. Schon nach seinem ersten Konzert schrieb der Sänger und Schauspieler Eduard Genast begeistert in sein Tagebuch: „Hummel ist ein Meister auf seinem Instrument, wie es in Europa keinen zweiten gibt." Leider kam es schon bald zu Spannungen zwischen ihm und dem Intendanten des Hoftheaters, der ihm seine Unterstützung für Hummels Gattin Elisabeth, die früher als Sängerin am Wiener Hoftheater wirkte, an der Oper in Stuttgart versagte. Während des kurzen Aufenthaltes in Stuttgart unternahm Hummel zwei Konzertreisen: 1817 nach Mannheim und nach Frankfurt am Main und 1818, gemeinsam mit dem Cellisten Nikolaus Kraft, an den Niederrhein und nach Hamburg. In Frankfurt erkrankte er laut eines ärztlichen Gutachtens an einer „heftigen, den Unterleib und beide untere Extremitäten vorzüglich affizierenden rheumatischen Krankheit", deren genaue Natur heute nicht mehr zu klären ist. Infolge zunehmender Spannungen zwischen ihm und der Intendanz, die sich durch eine seit dem Eintreffen Hummels in Stuttgart bestandene Voreingenommenheit des gesamten Hofes noch verstärkten, wurde seine Stellung immer unhaltbarer. Am 27. Dezember 1818 schrieb er voller Enttäuschung an den Verleger Peters: „Hier ist kein Platz für einen Künstler, der die Welt mit seinen Arbeiten bereichern soll; sondern nur für einen alltags Menschen, der mit Essen und trinken Vorlieb nimmt und sich überhaupt alles gefallen lassen will."
Schon am 12. November 1818 hatte Hummel deshalb die Hofintendanz in Kenntnis gesetzt, daß er sich „vom heutigen Tage an von seiner Dienstleistung für enthoben betrachte." Dieser Entschluß fiel ihm umso leichter, als durch Freiherrn von Vitzthum die Einladung eintraf, die Stelle des großherzoglichen Kapellmeisters in Weimar zu übernehmen, die durch den Tod August Eberhard Müllers schon 1817

vakant wurde. Carl Maria von Weber in Dresden und Peter Joseph von Lindpaintner, damals Musikdirektor am Isartor-Theater in München, haben Hummel dem Herzog für diesen Posten empfohlen, der ihm immerhin 1600 Thaler jährlich eintrug und mit drei Monaten Urlaub im Jahr genügend Gelegenheit bot, Konzertreisen zu unternehmen. Schon am 23. Februar 1819 trat er das neue Amt an, das er bis zu seinem Tode bekleidete.

Meisterpianist und Hofkapellmeister

Weimar hatte nun neben dem ungekrönten Dichterfürsten Goethe in dem berühmten Hummel eine weitere Attraktion erhalten. Der Biograph Hummels, K. Benyovszky, meint „... in Weimar gewesen zu sein und Hummel nicht gehört zu haben, war gleichbedeutend, wie in Rom gewesen zu sein, ohne den Papst gesehen zu haben." Tatsächlich kamen auch bald Schüler aus aller Welt zu ihm, zu denen unter anderen Julius Benedict, Ferdinand Hiller und Adolph Henselt gehörten. Sein Ruf als Klavierpädagoge war so groß, daß allein die Tatsache, ein Schüler von ihm gewesen zu sein, für die weitere Laufbahn eines jungen Musikers von Bedeutung sein konnte. So berichtete auch Robert Schumann seiner Mutter am 12. Dezember 1830 aus Leipzig: „Ich gehe künftige Michaelis nach Weimar zu Hummel um des pfiffigen Grundes wegen, nur ein Schüler von ihm zu heißen." Hummel verstand aber nicht nur, seine Schüler zu fesseln, sondern auch seine Zuhörer zu begeistern. Sein Schüler Ferdinand Hiller gibt uns in einer Erzählung ein anschauliches Bild von der entwaffnenden Natürlichkeit, mit der Hummel gelegentlich unvorhergesehene Schwierigkeiten während seiner Improvisationen am Klavier zu meistern imstande war: „Der Meister war ein leidenschaftlicher Schnupfer, was zur Folge hatte, daß das Taschentuch zu häufiger Nutzanwendung kam. Während des Fantasirens konnte letzteres leicht verhängnisvoll werden, wenn Hummel nicht in solchem Falle – sei es mit der linken, sei es mit der rechten Hand – weitergespielt hätte, während die andere Hand, dem Schnupftuche verbunden, ihre Schuldigkeit tat. Aber die gefährliche Operation rief bei den Zuhörern höchstens ein leichtes zustimmendes Lächeln hervor und lockerte ebenso wenig die gute Stimmung, als es die schwarz-seidene Nachtmütze tat, die er aus Erkältungsfurcht nach jeder Konzertleistung eiligst aufstülpte."
In seiner Weimarer Zeit gelangte Hummel zu höchstem europäischen Ruhm, wenngleich dieser während seiner letzten Lebensjahre bereits wieder zu verblassen begann. Anders als Liszt, der angesichts der Undurchführbarkeit seiner künstlerischen Pläne seinen Kapellmeisterposten rechtzeitig aufgab, fand sich Hummel während der letzten Jahre seiner Tätigkeit als Hofkapellmeister mit der zunehmenden Einschränkung seiner künstlerischen Arbeit ab, weshalb seine kompositorischen Leistungen auch keine kontinuierliche Weiterentwicklung erkennen lassen. Franz Liszt, der dies ebenso wie andere junge Künstler dieser Zeit bedauernd feststellen mußte, schrieb deshalb in einem Brief an den Großherzog Carl Alexander vom 6. Februar 1860: „Was ist der Erfolg des Systems vom Status quo bei Hummel gewesen, einem gewiß hochbegabten Künstler? Daß man ihn zur Maschine gemacht hat, ihn abgestumpft und ihn in der Kunstwelt entwertet hat, wo seine Kapellmeistertätigkeit soviel wie nichts gilt."
Trotz dieser Einschränkung gelang Hummel mit Beginn seiner Tätigkeit in Weimar

„der eigentliche Durchbruch zu einem bemerkenswerten neuen Stil … nach den schöpferisch recht unfruchtbaren Jahren in Stuttgart.“ Dies begann schon mit der Komposition seiner berühmten Klaviersonate in fis-Moll op. 81, die nach Robert Schumann alleine ausreichen würde, um Hummel unsterblich zu machen. „Im leidenschaftlichen, subjektiv erregten, phantastischen Ausdruck und in der hochromantischen Diktion eilt sie ihrer Zeit um nahezu zwei Jahrzehnte voraus und antizipiert im fis-Moll Bereich Klangwirkungen, die dem Vorstellungkreis der späteren Romantiker angemessen sind.“ Aber auch die drei Klaviertrios seiner letzten Schaffensperiode, vor allem das am Anfang stehende op. 83, enthalten durchaus neue stilistische Merkmale; über seine Vorbilder Haydn und Mozart hinausgehend, wendet er sich hier mehr dem „brillanten“ Spiel zu. Besonders hervorzuheben ist schließlich noch das vermutlich 1820 fertiggestellte Klavierquintett in es-Moll op. 87, in welchem weniger die improvisatorischen Elemente und ornamentalen Verzierungen, als vielmehr die thematisch-motivische Arbeit das Grundprinzip der musikalischen Gestaltung darstellt. Die Verwendung ungarischer folkloristischer Elemente, die Bevorzugung extrem hoher Lagen des Klaviers und die freiere Handhabung der Tonarten sind hier einige der musikalischen Eigenheiten, die den Spätstil Hummels auszeichnen. Die volksmusikalischen Anregungen, die in seiner Kindheit auf ihn einwirkten, waren in seiner österreichisch-ungarischen Heimat ja recht vielfältig und wurzelten in den musikalischen Traditionen der Familie Hummel bis zurück zu seinem Großvater. Besonders deutlich wird dies in seinen kaum stilisierten Tänzen, die sich eng an folkloristische Vorbilder anlehnen und gelegentlich auch die Zigeuner-Molltonleiter verwenden.
Im Jahre 1828 erschien Hummels berühmte Klavierschule mit dem Titel „Ausführliche theoretisch-practische Anweisung zum Piano-Forte-Spiel“ im renommierten Musikverlag Tobias Haslinger. Von den Zeitgenossen wurde dieses umfangreiche Werk mit Begeisterung aufgenommen. In der „Allgemeinen Musikalischen Zeitung“ bezeichnete es der Rezensent bereits im März 1829 als ein „wahrhaft bedeutendes, überall Achtung findendes, denkwürdiges, und in seinen Einflüssen und Wirkungen gar nicht zu übersehendes Unternehmen.“ Hummel selbst begründete sein Vorhaben und die Zielstellung seiner Klavierschule in der Vorrede so: „Das Pianoforte ist jetzt unter allen Instrumenten das gebräuchlichste, und dies mit Recht; denn nicht nur, daß man auf ihm alle Fülle der Harmonie, auch der in mehreren Stimmen regelmäßig ausgearbeiteten, leicht erlangen kann; nicht nur, daß sich auf ihm jede Art von Musik überhaupt, bis auf einen gewissen Grad genügend vortragen läßt, so daß es nicht nur als Instrument für sich, sondern auch als Repräsentant Aller zusammen, betrachtet und behandelt werden kann; nicht nur, daß es eben deshalb auch der ausreichendste, angemessenste und bequemste Begleiter, wie für den Gesang, so für andere Instrumente ist … Diese Vorzüge und auch der bedeutende Umfang, den dieses Instrument seit etwa zwanzig Jahren erhalten hat, haben wohl besonders dazu beigetragen, daß es so allgemein und überall eingeführt, und auch ein so hoher Grad von Kunstfertigkeit darauf von Vielen erlangt worden ist.“ Trotzdem regten sich bald auch kritische Stimmen gegen verschiedene textliche Ausführungen und gegen die Weitläufigkeit der zahlreichen Notenbeispiele. So sah etwa Robert Schumann in Hummels Klavierschule „neben vielem Nützlichen so viel Zweckloses und blos Angehäuftes, neben guten Winken so viel Bildungshemmendes“, daß er beim Studium dieses Werkes darüber „ordentlich erschrak“. Aus heutiger Sicht muß man diese Klavierschule wohl

einordnen in die klavierpädagogischen Bestrebungen, die mit Carl Philipp Emanuel Bachs im Jahre 1753 erschienenen Werk „Die wahre Art das Clavier zu spielen" in der zweiten Hälfte des 18. Jahrhunderts begannen. So wie die Klavierschule C. Ph. E. Bachs die spieltechnischen Möglichkeiten seiner Epoche zusammenfaßt, so muß auch der Versuch Hummels als das Konzentrat aller spieltechnischen Möglichkeiten seiner Zeit aufgefaßt werden. Leider erschien Hummels Klavierschule erst zu einer Zeit, als sich durch Chopin, Mendelssohn und Liszt bereits eine neue, bahnbrechende Richtung des Klavierspiels und seiner Möglichkeiten abzeichnete.
Um seine Klavierschule vor illegalen Nachdrucken zu schützen, ließ er sich die Urheberrechte von mehreren europäischen Staaten zugleich sichern. Hummel gehörte zu jenen Musikerpersönlichkeiten, die sich schon in den zwanziger Jahren des 19. Jahrhunderts vehement für die Wahrung der Urheberrechte einsetzte, eine Bestrebung, in der ihn unter anderem auch Beethoven kräftigst unterstützte. Seine Bemühungen waren von Erfolg gekrönt, denn schon in den dreißiger Jahren wurden in Deutschland ähnliche Autorengesetze verabschiedet wie in England und Frankreich, sodaß von dieser Zeit an das Erscheinen illegaler Ausgaben weitgehend vereitelt werden konnte. Ferdinand Hiller erzählt in seinen Memoiren, daß anläßlich des Besuches Hummels bei seinem schwerkranken Freund Beethoven am 8. März 1827 mit diesem das so wichtige Anliegen einer Eingabe an die Deutsche Bundesversammlung besprochen wurde. Durch eine gesetzliche Verfügung sollen unerlaubte Nachdrucke für alle Zukunft unterbunden werden. Um die Bedeutung dieses Schriftstückes zu unterstreichen, wurde die Eingabe als ein persönliches Produkt Beethovens abgefaßt und von diesem auch persönlich unterzeichnet. Hummel selbst wird darin nur als Repräsentant der Unterzeichneten angeführt, der „den Bescheid einer hohen Bundesversammlung ehrfurchtsvoll erwarten" wird.
Obwohl Goethe in seinen letzten Lebensjahren kein besonderes Interesse an Musik bekundet hat, schien er vom Klavierspiel Hummels von Anfang an gefesselt gewesen zu sein. Eckermann, der aus immer tieferer Einfühlung in Goethes Gedankenwelt 1836 die ersten beiden Bände der „Gespräche mit Goethe in den letzten Jahren seines Lebens" veröffentlichte – ein Werk, das von Nietzsche als „das beste deutsche Buch überhaupt" bezeichnet wurde –, berichtet anläßlich einer Improvisation während einer Abendunterhaltung bei Goethe am 5. November 1822 über die Art und Weise, wie Hummel am Klavier spielte, „... mit einer Kraft und einem Talent, wovon es unmöglich ist, sich einen Begriff zu machen, wenn man ihn nicht gehört hat." In späteren Jahren verkehrte Hummel zu wiederholten Malen im Hause Goethes, und er war auch Zeuge, als der elfjährige Felix Mendelssohn am 4. November 1822 bei Goethe vorspielte. Wie sehr Hummel vom Dichterfürsten geschätzt wurde, können wir wieder einem Gespräch mit Eckermann entnehmen, das dieser mit 7. April 1829 datierte und in welchem Goethe gesagt haben soll: „Napoleon behandelt die Welt wie Hummel seinen Flügel. Beides erscheint uns wunderbar, wir begreifen das eine so wenig wie das andere und doch ist es so und geschieht vor unseren Augen." Hummel seinerseits zollte Goethe seine uneingeschränkte Bewunderung. Als Goethe starb, komponierte er anläßlich der Begräbnisfeierlichkeiten am 26. März 1832 einen Gesang nach einem Text von Friedrich Wilhelm Riemer, der 1803 Lehrer von Goethes Sohn August wurde und bis 1812 im Hause des Dichters lebte, dem er als Philologe ein geschätzter Berater war.
Als Kapellmeister am Weimarer Hof nahm Hummel schon im März des Jahres 1820

seinen ersten Urlaub, um eine Konzertreise nach Prag und anschließend auch nach Wien anzutreten. Auf der Rückreise gab er im großen Theater zu München ein besonders erfolgreiches Konzert. Schon zwei Jahre später ging es nach Rußland, 1823 nach Holland und Belgien und 1825 nach Paris, wo er anläßlich eines Konzertes am 23. Mai als der „moderne Mozart Deutschlands" bezeichnet wurde. Das Jahr 1828 führte ihn nach Warschau, und bei einem seiner Konzerte war auch der junge Chopin, der sich durch das Klavierspiel des Meisters besonders angezogen fühlte. Bald entwickelte sich zwischen den beiden eine herzliche, freundschaftliche Zuneigung. Am 1. Dezember 1830 berichtete Chopin an seine Familie, daß Hummel, der schon 1826 zum Ehrenmitglied der „Gesellschaft der Musikfreunde" in Wien gewählt wurde, ihm die Wege zum Leiter des Kärtnerthor-Theaters in Wien geebnet habe.

Erste Krankheitssymptome

Aus einem Brief vom 2. Februar 1830 an den Verleger Thomson in Edinburgh, mit dem er wegen der Veröffentlichung schottischer Lieder in Verbindung trat, erfahren wir, daß Hummel drei Wochen lang krank war. Über die Art dieser Erkrankung kann heute nichts mehr in Erfahrung gebracht werden, doch scheint sie verglichen mit der 1818 in Frankfurt berichteten, eher leichterer Natur gewesen zu sein, da er schon im März die für Anfang des Jahres geplante Konzertreise über Paris nach London antreten konnte. Seine letzte Konzerttournee unternahm er zusammen mit seiner Gattin im Frühjahr 1834 nach Wien; bei dieser Gelegenheit besuchte er auch seine Vaterstadt Preßburg sowie Schloß Esterházy in Eisenstadt. Im Jahre 1835 verzichtete er, wahrscheinlich schon aus gesundheitlichen Gründen, auf seinen Urlaub und ließ sich statt dessen einen Musiksalon an sein Haus in Weimar anbauen.

Aus Briefen des Hofschauspielers und Regisseurs am Weimarer Hoftheater Max Johann Seidel an den Oberhofmarschall von Spiegel aus dem Jahre 1833 ist zu vermuten, daß Hummel zu dieser Zeit gesundheitlich nicht mehr ganz auf der Höhe gewesen sein dürfte. Während des Englandaufenthaltes in diesem Jahre, das ihn als Operndirigent am King's Theatre sah und in welchem Hummel auch die Ehre zuteil wurde, die Musik anläßlich der Trauerfeierlichkeiten in Windsor für die verstorbene Prinzessin Louise zu leiten, schrieb Seidel am 2. Juni 1833 an Freiherr von Spiegel: „Von Hummel ist auch heute kein Schreiben eingetroffen, ich fürchte am Ende schlimme Neuigkeiten aus England zu vernehmen, Gott gebe, daß ich mich täusche." Aus diesen Worten spricht deutlich eine ernste Sorge um den Zustand Hummels, und sichtlich erleichtert teilte Seidel dem gleichen Adressaten fünf Tage später mit: „Heute nach Tisch kam von London Nachricht, durch den Sohn des Herrn Röckel, ich eile Ihnen Hummel's Brief an Sie zugleich zu schicken. Hummels sind wohl und durch die verzögerte Abreise dieses jungen Röckels kam es, daß er so lange schwieg und auch, daß Parry ihm erst den 25. Mai mein Paket zuschickte. Hummel habe ich poste restante, wie er es erwartet, nach Frankfurt gemeldet, daß Er Euer Hochwohlgebohren und das edle Fürstenpaar in Wilhelmsthal treffen wird, und ich mit Ihrer Erlaubnis ihm bis Eisenach entgegenkomme."

Die Sorge um Hummels Gesundheitzustand war nicht unbegründet. Seine Atembeschwerden, die schon längere Zeit bestanden haben dürften, begannen ärger zu werden und sich allmählich auch störend bei der Ausübung seines Berufes bemerkbar zu machen. Aus einem Brief vom 5. Mai 1836 an den berühmten Klavierbauer Streicher in Wien erfahren wir, daß er schon „seit beinah drei Monaten nicht ganz wohl" sei und deshalb auch seine letzten beiden Schüler, der Italiener Gius Unia und Rudolf Willmers, ihren kränkelnden Lehrer verlassen mußten. Im Sommer 1836 suchte er deshalb neuerlich Bad Kissingen auf, das ihm schon früher immer wieder einige Zeit Erleichterung verschaffte und auch diesmal von guter Wirkung gewesen zu sein schien. In den „Biographischen Notizen" aus dem Leben Hummels erfahren wir von M. J. Seidel hierzu: „Vom Jahre 1836 fing er an zu kränkeln, sein Athmen wurde beengter, und Beschwerden im Unterleibe, die ihn schon einige Jahre vorher verschiedene Bäder und Brunnen gebrauchen ließen, nahmen zu. Der Aufenthalt in Kissingen war für ihn von guten Folgen, er kehrte wohl und heiter zurück; doch der Keim zu einer Brustwassersucht und Krankheit der Leber lag schon in ihm."

Im Früjahr 1837 unternahm er eine Vergnügungsreise nach Wien, er besuchte zwar mehrere Theatervorstellungen, doch sein körperlicher Zustand verschlechterte sich zusehends. Hummel selbst hielt allerdings seine Beschwerden für belanglos. So ließ er sich nach einem mehrwöchigen Leiden zu Beginn des Jahres 1837 schon am 10. März wieder öffentlich hören in dem von ihm selbst gestifteten Witwenkonzert im großherzoglichen Hoftheater zu Weimar. Seidel schreibt über dieses Ereignis: „Rauschende Zeichen der Anerkennung seines Talentes empfingen ihn. Er führte zugleich seinen ältesten Sohn Eduard den höchsten Herrschaften und allen anwesenden Zuhörern vor, der sich das erstemal auf dem Pianoforte, nicht ohne Glück hören ließ. Hummel, so war diesen Abend die allgemeine Meinung, schien in seinen Fantasien das Herrlichste, das Allerhöchste geleistet zu haben. Ein fast unaufhörliches Bravo-Rufen und der ungetheilteste Beifall krönten ihn dafür. Die vorhergegangene Kränklichkeit, die bange Sorge, ob sein Sohn auch die Aufgabe durchführen werde, alles wirkte auf sein schwaches Nervensystem, und allen war es, als hätte er in seinem Spiele Abschied auf ewig von dieser irdischen Welt genommen – Ach, leider! es war sein letztes Auftreten – es war sein Schwanengesang." Noch immer seine Krankheit für zufällige Beschwerden haltend, die sich auch bei gesunden Menschen öfters einzufinden pflegen, blieb er frohen Mutes und verbrachte im Kreise seiner Freunde manch heitere Stunde. Er freute sich schon auf die Zeit, die ihm wieder erlaubte, nach Bad Kissingen zu reisen. Leider mußte er aber diesmal feststellen, daß ihm die Badekur nicht nur keinen Erfolg brachte, sondern seinen Zustand eher verschlechterte. M. J. Seidel schrieb am 21. Juni 1837 an Freiherrn von Spiegel: „Neueste Nachrichten sind die, daß Hummel sich sehr krank fühlt in Kissingen, und seinen beiden Kindern selbst schrieb, daß sie sogleich zu ihm eilen möchten, er sehne sich so sehr, sie um sich zu haben, auch um die Pflege für ihn seinem Weibe zu erleichtern, die beiden Söhne sind gestern früh abgereist. Des Hummels Kutscher schrieb zugleich an seine Frau, daß sein Herr mit vielen Schwindel und Ohnmachten befallen sey, und der Brunnen noch keine Wirkung hervorgebracht, als eben die entgegengesetzte. Der Arme...." Wie ernst die Lage damals offenbar war, geht aus dem folgenden Brief vom 27. Juni hervor: „Herr Generalsuperintendant Döge schrieb von Kissingen, daß Hummels Zustand sehr gefährlich war, Hummels dortiger Arzt sehr die Ankunft Huschkes [Hofrat Dr. Karl Huschke war sein behandelnder Arzt in Weimar. Anm. d. Verf.] gewünscht hatte, doch befinde er sich besser, eben so erhielt auch ich gestern von Hummels

Söhnen Nachricht, daß er außer aller Gefahr sey, obgleich ihm die Obstructionen und Schwindel sehr geschwächt hätten. Der Himmel erhalte uns unsern braven Hummel!!"

Hummel selbst sah die Verschlechterung seines Zustandes nicht als Folge der Badekur in Kissingen, da sie sich schon in Weimar anzukündigen schien. Dies ist einem Schreiben des Meisters an Seidel zu entnehmen, von dem dieser am 29. Juni 1837 Freiherrn von Spiegel berichtete: „Von Hummel habe ich gestern selbst ein Schreiben erhalten, die kur soll und hat wohl keine Schuld an seinem Leiden, denn schon hier [in Weimar. Anm. d. Verf.] und hauptsächlich unter Weges ward ihn sein Brustübel empfindlicher, und woran kein Doctor dachte, daß Hämorrhoidalschmerzen die Krankheit sind, war jetzt zur Wirklichkeit, indem sie sich sogar fluit im starken Maaße und zum erstenmale in seinem Leben zeigten, worauf die Ärzte sein ganzes Übel erkannten und für ganz gehoben erklärten" – kein Wunder, daß Goethe den Ärzten der damaligen Zeit durch Mephisto im Gespräch mit Faust kein rühmliches Zeugnis ausstellte! An den Freiherrn von Spiegel richtete Hummel am 2. Juli 1837 von Kissingen aus auch ein persönliches Schreiben, in welchem er ihm – schon wieder optimistisch – ankündigte: „Ich befinde mich seit 2 Tagen auf dem Wege der Besserung und habe Ragozzi zu trinken angefangen; ich hoffe, es soll sich alles zum Guten neigen und das Ende der Kur erfreulicher werden als der Anfang gewesen.

Leider ging sein Wunsch nicht in Erfüllung. Schwerkrank kehrte er im Juli nach Weimar zurück, allerdings nach wie vor zuversichtlich gestimmt. Seidel berichtet aus diesen Tagen: „... immer heiteren Muthes, lachte er, wenn er merkte, daß man bei ihm eine Wassersucht vermuthe. Er sprach aus, ein Alter wie seine Eltern zu erreichen; seine Pläne waren für die Zukunft bis in die spätesten Lebensjahre geordnet." Diese sorglose, optimistische Stimmung Hummels erstaunt, wenn man die näheren Einzelheiten seiner Beschwerden und Symptome aus einem Brief Seidels an Freiherrn von Spiegel vom 8. August 1837 erfährt. Dort heißt es: „Hummels Anwesenheit in Weimar zog mich aus Berkas freundlichem Thale wieder in meine gewohnte Häuslichkeit zurück, denn ich vernahm brieflich von Kissingen aus, daß es mit ihm in letzter Zeit wieder bedenklich aussah, und gleich bei seiner Ankunft in seinem Hause, überzeugte ich mich selbst, indem ich von Berka herüberlief ihn zu besuchen, daß er gefährlich krank sei. Sein Zustand ist bedenklich. Seine Beine sind dick angeschwollen, und der Athem erschwert, bis Sonntag früh waren noch außerdem Zeichen vorhanden, die mich stündlich für sein Leben zittern machten, nehmlich: Kaum daß er einige Minuten gieng, saß oder sprach, ja selbst im Liegen, erfaßte ein Krampf vom Unterleib aus kommend mit Blitzesschnelle sein Herz, und erstreckte sich bis an den Hals, wo es ihm so zu sagen, die Lunge zuschnürte und der Kehle alle Luft raubte; nur durch einiges frotiren mit der Hand zum weichen gebracht werden konnte, und ihn in einem Zeitraum von 5 Minuten todt und lebendig erscheinen ließ, absonderlich hatte er von Sonnabend Abends bis Sonntag gegen 10 Uhr mehr denn 50 solcher Anfälle, so daß ich in seinem Namen um Mittag fortfuhr um den geheimen Hofrat Stark in Jena (sen.) nach Weimar zu berufen, der aber nicht allsogleich abkommen konnte und erst Montag den: ten hierher kam. Zufällig, oder sollte ich es eine Crisis benennen, wurde Hummel Sonntags Nachmittags besser und befindet sich auch gegenwärtig so, vermuthlich eine Folge der Vesicatorien, die ihn der Hofrath Huschke angeordnet hatte und die er alle anderte Tag erneuernd durch 6 bis 8 Wochen, nebst Medikamenten zu gebrauchen gezwungen ist. Der geheime Hofrath Stark untersuchte ihn, glaubt nicht, daß sein Herz zu groß sei, wie die Meinung anderer Ärzte aussprach, und indem er eine Stunde lang Conferenz mit Hofrath Huschke hatte, sprach er sich in Hinsicht des Patienten gegen alle beruhigend und hoffnungsvoll aus; jedoch den Ansatz zur Brustwassersucht hält auch der geheime Hofrath für seine eigentliche Krankheit."

Noch zwei Monate vor seinem Tode, am 18. August 1837, schrieb Hummel an seine Mutter: „Liebe Mutter, ich hoffe, daß Sie gesund sind, auch ich bin wohl. Eben heute wollte ich Sie abholen lassen; kann es aber nicht, weil Johann [sein Kutscher. Anm. d. Verf.] vorgestern Gichtschmerzen bekam und daher nicht fahren kann und nicht vor 14 Tagen wird fahren können. Nehmen Sie sich daher in Jena einen Einspänner (ich werd ihn bezahlen) und kommen Sie herüber so bald Sie wollen und die Witterung gut ist. Wir freuen uns Sie recht bald zu sehen. Ihr Sohn Hummel." Im Gegensatz zu diesen zuversichtlichen Zeilen wurde in seiner Umgebung bereits hinter vorgehaltener Hand von seinem bald zu erwartenden Tod gesprochen, und mehr oder weniger taktvolle Bewerber waren auch schon um seine Nachfolge bemüht. So schrieb der Balladenkomponist Dr. Carl Loewe schon am 13. August 1837 an seine Gattin aus Mainz: „Keferstein schreibt mir, Hummel sei sehr krank aus Kissingen zurückgekehrt, man fürchte eine baldige Auflösung... Wenn ich mich auch zu Hummels Stelle meldete, so hoffe ich nicht im Mindesten, sie zu bekommen ... Wer wird Hummels Nachfolger werden? Ich denke Mendelssohn." Als Loewe Ende August in Weimar weilte und dem kranken Hummel einen Besuch abstattete, war er deshalb wohl etwas überrascht, ihn relativ frisch und gut gelaunt vorzufinden.

Ende September klagte Hummel allerdings selbst seiner Mutter gegenüber seine Kurzatmigkeit, wenngleich er nach wie vor seiner Hoffnung Ausdruck verlieh, seine Gesundheit erhalten zu können. Der Brief vom 30. September 1837 hat folgenden Wortlaut: „Liebe Mutter, wir hoffen daß Sie gesund und wohl sind; mir geht es auch in so weit gut, nur daß mein Atem zuweilen noch nicht ganz frey ist; das liegt aber zum Theil mit an der kalten und schlechten Witterung, die wir hatten, und zum Theil mit an der Einwirkung der goldenen Ader; übrigens tröste ich mich mit anderen Leuten, die das nähmliche haben; es heißt also mit Geduld leiden was nicht zu ändern ist. Ich gehe alle Tage spazieren und es bekommt mir ganz wohl; ich thue nichts mehr, was mich im Geringsten anstrengen könnte, und somit hoffe ich mich gesund zu erhalten und es nach und nach ganz wieder zu werden. Leben Sie wohl; aufs Monat schreibe ich Ihnen wieder. Ihr Sohn Hummel."

Die letzten Tage und Wochen seines Lebens verbrachte er mit Bearbeitungen von Beethovens Streichquartetten für Klavier, die in London bestellt wurden und die er dort herauszugeben beabsichtigte. Seine Kräfte begannen ihn jedoch zu verlassen und erlaubten ihm nicht mehr, sein Vorhaben zu vollenden. Bald war er gezwungen, das Bett zu hüten. Über den Verlauf seiner letzten Lebenstage erfahren wir von Seidel: „Während der 9 Tage seiner Leiden lag er in einer beständigen Unruhe mit geschlossenen Augen, mit den Händen oder Fingern taktirend und dabei laut, bald die Viertel des Taktes, bald mehrere ganze Takte hinter einander zählend. Er vernahm das leiseste Wort und schlug sogleich die Augen auf, er kannte auch immer die ihn umgebenden." So geschah es auch, als am 13. Oktober 1837, vier Tage vor seinem Tode, seine Mutter überraschend zu Besuch nach Weimar kam: „Als er sie sah, frug er: was sie denn wünsche? Sie stammelte, ihre Thränen, ihren Schmerz unterdrückend, einige Worte der Entschuldigung, daß sie ängstlich über seine Krankheit sei, daß sie den Jahrmarkt besuche und verschiedene Wintervorräthe zu kaufen gedenke, die sie ihm benannte und worüber er noch laut und herzlich zu lachen anfing. Seine Gattin führte ihm an demselben Tage seine beiden Söhne vor (der zweite, jüngere, „Carl", ist der Leitung eines tüchtigen Malers und Meisters seiner Kunst, Friedrich Preller in Weimar anvertraut, wo er in derselben Kunst bedeutende Fortschritte macht) und bat ihn, die Kinder zu segnen. Er umarmte dieselben, verfiel aber sogleich wieder in seine Geistesabwesenheit, schlug die Augen zu und es schien, nach den Worten, die er halblaut stammelte, als ob er mit seinem verstorbenen Vater spräche." Aus dieser Schilderung Seidels wird verständlich, daß nun auch Hummel selbst jede Hoffnung sinken ließ. Nach einer Notiz in der Wiener Allgemeinen Theaterzeitung vom 29. Dezember 1837 soll Hummel auf die Frage eines Freundes, wie es ihm gehe, wenige Tage vor seinem Tode erwidert haben: „Ich glaube, dieser Frage an mich wird alle Welt bald überhoben sein."

Eine Woche etwa vor seinem Ableben kam unter anderem das Gespräch auch auf Goethe und die näheren Umstände seines Todes. Bei dieser Gelegenheit wollte Hummel wissen, ob Goethe während des Tages oder während der Nacht gestorben wäre. Die Antwort hieß: „Bei Tag". „Ja", sprach Hummel, „wenn ich einmal sterben soll, so wünsche ich es auch bei Tage." Dieser, sein letzter Wunsch ging ihm auch in Erfüllung: Am 17. Oktober 1837 um sieben Uhr morgens, just bei Anbruch des Tages, nahm ihn der Tod in seine Arme und befreite ihn von seinen Leiden.

Das Begräbnis fand am 20. Oktober unter außerordentlich starker Beteiligung nicht nur des Hofes, sondern auch breiter Bevölkerungsschichten Weimars statt. Seine irdische Hülle wurde in unmittelbarer Nähe der Fürstengruft, in der auch die Gebeine Goethes und Schillers ihre letzte Ruhestätte fanden, bestattet. Es war Hummels ausdrücklicher Wunsch, daß seine einst für den verstorbenen Großherzog Karl August komponierte Trauermusik zu den Texten Hofrat Riemers nur mehr zu seiner eigenen Beerdigung und zu jener seines Freundes Riemer erklingen sollte. Neben einer würdigen Trauerfeier der Weimarer Freimaurerloge „Amalia", der neben Hummel einst auch Goethe und der Großherzog selbst angehörten, wurde vom Verleger Tobias Haslinger auch in Wien eine Gedenkfeier abgehalten. In der Kirche Am Hof wurde unter der Leitung seines Jugendfreundes Ignaz Xaver von Seyfried, eines ehemaligen Mitschülers Mozarts, das Requiem von Mozart aufgeführt.

Diagnose aus heutiger Sicht

Die Diagnose der Erkrankung, die letztlich Hummels Tod herbeigeführt hatte, ist retrospektiv trotz der spärlichen Hinweise in den uns zur Verfügung stehenden Dokumenten nicht schwierig zu stellen. Wir hören von Max Johann Seidel, der uns in seinen „Biographischen Notizen aus dem Leben des am 17.ten October 1837 verstorbenen Großherzoglich-Sachsen-Weimarischen Kapellmeister und Ritter mehrer Orden Johann Nepomuk Hummel erster Klavierspieler seiner Zeit" einige Einzelheiten aus den letzten Lebensjahren des Meisters überlieferte, daß Hummel offenbar seit dem Jahre 1833 erste gesundheitliche Störungen erkennen ließ, weshalb er mehrmals zur Kur nach Bad Kissingen fuhr. Es scheint sich dabei vorwiegend um Atembeschwerden mit zunehmender Kurzatmigkeit gehandelt zu haben, die allmählich auch seine Tätigkeit als Dirigent und Pianist zu beeinträchtigen begann neu. Der Grund für seine Bäder- und Trinkkuren lag aber offenbar in seinen Unterleibsbeschwerden begründet, die schon längere Zeit in wechselndem Ausmaße bestanden haben dürften. In diesem Sinne spricht eine Passage aus den „Biographischen Notizen" Seidels, wonach Hummel vom Jahre 1836 an sichtlich zu kränkeln begann, „sein Atem beengter wurde und Beschwerden im Unterleibe, die ihn schon einige Jahr vorher verschiedene Bäder und Brunnen gebrauchen ließen, zunahmen." Wahrscheinlich stützte sich Seidel auf die Meinung der behandelnden Ärzte Hummels, wenn er schreibt, daß zu dieser Zeit bereits „der Keim zu einer Brustwassersucht und Krankheit der Leber in ihm lag." Im Frühjahr 1837 begann sich sein Gesundheitszustand merklich zu verschlechtern, und im Juni sprach man bereits von einem „sehr gefährlichen Zustand". Es kam zu „vielen Schwindel und Ohnmachten", die ihn „sehr geschwächt hätten", zu verstärkter Kurzatmigkeit infolge seines „empfindlicheren Brustübels" und zu Schmerzen in seinen angestauten Hämorrhoidalvenen, die „im starken Maaße" zu bluten begannen. Zu dieser Zeit bestanden auch bereits Anzeichen einer Flüssigkeitsansammlung im Bereich der unteren Körperhälfte, die Hummel selbst allerdings nicht wahrhaben wollte, denn „er lachte, wenn er merkte, daß man bei ihm eine Wassersucht vermuthe." Im August waren bereits „seine Beine dick angeschwollen und der Athem erschwert", doch stellten sich jetzt neue Symptome ein, die seine Umgebung „stündlich für sein Leben zittern" ließen „Kaum daß er einige Minuten gieng, saß oder sprach, ja selbst im Liegen, erfaßte ein Krampf vom Unterleib aus kommend mit Blitzesschnelle sein Herz, und erstreckte sich bis an den Hals, wo es ihm sozusagen die Lunge zuschnürte und der Kehle alle Luft raubte." Diese Anfälle wiederholten sich innerhalb von 12 Stunden mehr als fünfzigmal und dauerten immer nur wenige Minuten. Sie waren allerdings so intensiv, daß sie den Patienten „in einem Zeitraum von 5 Minuten todt und lebendig erscheinen ließen", was so viel heißen sollte, daß er während einer solchen Attacke leichenblaß und voller Todesangst nach Luft gerungen haben dürfte. In den letzten Tagen seines Lebens ließen seine geistigen Spannkräfte sichtlich nach, er verfiel allmählich in eine Art Benommenheit, aus der er zwar leicht erweckbar war, in der er aber unverständliche Worte murmelte und wie im Delirium mit Händen und Fingern gestikulierte. In diesem Zustand scheint Hummel eher ruhig in den Tod geschlummert zu sein.

Diese charakteristische Krankengeschichte läßt unschwer erkennen, daß sich bei Hummel ab dem Jahre 1833 allmählich zunehmend eine sogenannte Herzinsuffizienz, also ein Nachlassen der Herzkraft, einstellte, wobei sich dieses Nachlassen der Herzleistung zunächst nur auf die linke Herzkammer beschränkte. Ob die Überlastung und später das allmähliche Erlahmen der linken Herzkammer die Folge eines Bluthochdruckes war, kann nicht beantwortet werden, da es zu Hummels Zeiten noch keine Blutdruckmessung gab. Dieses Gerät wurde erst 1890 von Riva Rocci erfunden und durch Korotkow 1905 weiter ausgebaut. Patienten mit Linksherzversagen klagen zunächst über Atemnot, die sich nur nach körperlichen Belastungen einstellt, in fortgeschrittenerem Stadium aber auch bereits in Ruhe vorhanden ist. Bei ausgeprägter Linksherzschwäche kommt es meist zu einem charakteristischen Atemtyp, einem sogenannten periodischen Atmen, dem ursächlich eine verminderte Ansprechbarkeit des Atemzentrums zugrunde liegt. Bei bereits vorbestehenden Zeichen einer Arteriosklerose der Hirngefäße, wie dies vor

allem bei Patienten mit länger bestehendem Bluthochdruck schon im sechsten Lebensjahrzehnt der Fall sein kann, können auch andere Störungen im Bereiche des Gehirns auftreten, vor allem Schwindel und Kopfschmerzen sowie zunehmender Leistungsabfall in körperlicher und geistiger Hinsicht. Bei länger bestehender Linksherzschwäche kommt es allmählich durch ständige Überbelastung der rechten Herzkammer zu Zeichen einer Rechtsherzschwäche, deren Symptome durch die Stauung des Blutes im venösen Körperkreislauf entstehen. Es entwickeln sich Ödeme, also eine Flüssigkeitsansammlung, vorwiegend in den abhängigen Körperpartien, also besonders an den Beinen, eine Stauung der Leber mit beträchtlicher Größenzunahme und Druckempfindlichkeit dieses Organes sowie zu Wasseransammlung im Bereiche der Bauchhöhle oder, noch häufiger, in der Brusthöhle.
All diese Symptome waren um die Mitte des 19. Jahrhunderts den Ärzten wohlbekannt, umso mehr, als damals durch das Fehlen wirksamer Entwässerungsmaßnahmen bei Herzmuskelschwäche meist nur Digitalisblätter in Pulverform verwendet wurden. Viele Kranke starben deshalb zu dieser Zeit durch überhandnehmende Stauungserscheinungen, denn wenn es in der Bauch- oder Brusthöhle zur Ansammlung größerer Flüssigkeitsmengen kam, entstand die Gefahr, daß Herz und Lungen in so hohem Grade behindert wurden, daß schließlich der Tod eintrat. Bei derartigen Stauungen, die wir heute dank wirksamer Behandlungmöglichkeiten kaum mehr kennen, war neben den Anschwellungen der Beine und der unteren Körperhälfte sowie der Bauch- und Brustwassersucht die Erschwerung des Blutabflusses aus den Lebervenen in die gestaute untere Hohlvene von Bedeutung. Es entwickelt sich dadurch das charakteristische Bild einer Stauungsleber, bei der die Leber an Umfang beträchtlich zunehmen kann. Solche Patienten klagen dann, wie dies auch bei Hummel der Fall war, über ein Druckgefühl und über Schmerzen in der Lebergegend. Da sich diese venöse Stauung über die Leber auch auf die Pfortader fortsetzt, kommt es nicht selten auch zu einer zunehmenden Erweiterung gestauter Hämorrhoidalvenen, die dann leicht bluten können – ein Ereignis, über das Hummel selbst berichtete. Wenn Seidel in seinen „Biographischen Notizen" berichtet, daß bei Meister Hummel seit 1836 „sein Athmen beengter wurde und Beschwerden im Unterleibe ... zunahmen", dann waren dies eben bereits deutliche Anzeichen einer Flüssigkeitsansammlung in der Brusthöhle und einer Stauungsleber. So gesehen hatte Seidel nicht unrecht, wenn er bemerkte, daß „der Keim zu einer Brustwassersucht und Krankheit der Leber schon in ihm lag."
Anfang August 1837 traten neue Symptome hinzu, die, wie Seidel berichtet, ihn „stündlich für sein Leben zittern machten." Bei diesen ziemlich genau beschriebenen Anfällen, die immer nur wenige Minuten andauerten und sich bis zu fünfzigmal hintereinander wiederholten, handelte es sich um einen sogenannten „status anginosus", also um eine Serie von typischen Angina pectoris Anfällen. Sie nahmen vom Bauch ihren Ausgang, griffen blitzschnell auf das Herz über mit Ausstrahlung in die Halsregion und besaßen einen so intensiven krampfartigen Charakter, daß Hummel für Minuten, wie von einem Würgegriff umklammert, kaum zu atmen imstande war – Angina pectoris bedeutet ja „Enge der Brust". Wir wissen heute, daß die Angina pectoris Ausdruck eines Sauerstoffmangels im Herzmuskel ist, dessen häufigste Ursache die Einengung einer oder mehrerer Herzkranzarterien, basierend auf einer Arteriosklerose, also einer Gefäßverkalkung, ist. Das Krankheitsbild, das den Ärzten um die Mitte des 19. Jahrhunderts bereits recht gut bekannt war, wurde erstmalig 1768 von William Heberden meisterhaft beschrieben.

In seiner Veröffentlichung von 1772 lesen wir: „Die an Angina pectoris Leidenden empfinden beim Gehen, vor allem nach Mahlzeiten, ein sehr unangenehmes und schmerzhaftes Gefühl in der Brust. Wenn es an Heftigkeit zunimmt oder länger andauert, haben die Betroffenen das Gefühl, zu ersticken", eine Beschreibung, die auf den Bericht Seidels genau zutrifft. Es ist heute bereits allgemein bekannt, daß die als Druck, Beengung oder Krampf angegebenen Herzschmerzen bevorzugt in den linken Arm ausstrahlen, doch werden die Schmerzen nicht selten auch im Oberbauch, im Rücken zwischen den Schulterblättern oder überhaupt nur in der Halsregion oder im Unterkiefer empfunden. Heute können Angina pectoris-Beschwerden meist rasch durch Nitroglyzerinpräparate beseitigt werden. Leider gab es in der ersten Hälfte des 19. Jahrhunderts keine wirksame Behandlung von Erkrankungen der Herzkranzgefäße, da erst 1879 von Murrel das Nitroglyzerin, jenes bis heute am schnellsten wirkende Medikament bei Angina pectoris, vorgeschlagen wurde. Merkwürdigerweise war man jedoch noch Ende des 19. Jahrhunderts dieser Therapie gegenüber äußerst skeptisch, wie man einem medizinischen Lehrbuch aus dieser Zeit entnehmen kann. Dort heißt es noch: „Die Behandlung eines stenokardischen [Angina pectoris, Anm. d. Verf.] Anfalles ist ... Ruhe, leicht verdunkeltes Zimmer, frische Luft, Eisstückchen, Eisblase auf die Herzgegend und subcutane Morphiuminjektionen ... von dem innerlichen Gebrauch von Nitroglyzerin sah ich selbst keinen überzeugenden Erfolg."
Der Tod eines Patienten mit Herzmuskelschwäche infolge arteriosklerotisch bedingter Einengung der Herzkranzarterien erfolgte damals, gerechnet vom Beginn eines Herzmuskelversagens mit Auftreten zunehmender Stauungserscheinungen, in der Regel innerhalb von zwei bis drei Jahren, soferne nicht ein Herzinfarkt für ein früheres Ende sorgte. In der letzten Phase des Krankheitsverlaufes traten dabei häufig die Erscheinungen einer venösen Stauung im Bereiche des Gehirns klinisch in den Vordergrund, wobei dann die Patienten in eine Art Dämmerschlaf versanken, ähnlich wie dies auch bei Hummel beschrieben wurde.
Wenn auch die wissenschaftliche Auseinandersetzung mit dem musikalischen Schaffen Hummels erst vor wenigen Jahren systematisch eingesetzt hat, so kann doch heute schon gesagt werden, daß er von der Nachwelt lange Zeit unterschätzt wurde. Neben seiner Klaviersonate fis-Moll op. 81, seinem Septett d-Moll op. 74, seinen Klaviertrios und seinen Klavierkonzerten – hier vor allem jene in a-Moll op. 85 und in h-Moll op. 89 – verdienen zweifellos viele andere seiner Kompositionen, aus der unverdienten Vergessenheit hervorgeholt zu werden. Hummel unterschied sich von anderen zeitgenössischen Komponisten unter anderem dadurch, daß er selbstbewußt seinen ihm vorschwebenden Zielen zustrebte, ohne von den weltpolitischen Ereignissen ringsumher viel Kenntnis zu nehmen oder gar persönlich berührt zu werden, weshalb sie in seinen Kompositionen auch keinerlei Spuren zurückließen. Inmitten bedeutender geschichtlicher Umwälzungen seiner Zeit blieb er so leidenschaftsloser Komponist der Wiener Schule. Am meisten aber dürfte Hummels Bedeutung als Komponist dadurch gelitten haben, daß er ein Zeitgenosse Beethovens war. F. J. Fétis stellte deshalb wohl mit Recht in seiner Musiker-Biographie 1874 fest: „Wenn Beethoven 25 Jahre später geboren worden wäre, so hätte er Hummel unbestritten den Ruhm lassen müssen, der erste Instrumentalkomponist seiner Epoche zu sein." In der Tat genoß Hummel nicht nur als Pianist, sondern auch als Komponist ab dem Jahre 1812 in Europa einen ungewöhnlichen Ruf, und er wurde bald gefeiert wie kaum ein Musiker seiner Zeit. Wilhelm von Lenz hat

dies für die Jahre nach 1815 in dem Satz zusammengefaßt: „Damals hieß Beethoven Hummel!“ Das eigentliche Geheimnis seines ungeheuren Erfolges dürfte aber ohne Zweifel in seiner Kunst der Improvisation gelegen sein. Darin scheint er ein derart großer Meister gewesen zu sein, daß ihn der anerkannte und gefürchtete Kritiker Heinrich Dorn direkt neben Mendelssohn stellte, der bekanntlich als der schlechthin unerreichte Improvisator des gesamten 19. Jahrhunderts gilt. Diese seltene Kunst dürfte auch Goethe besonders bewundert haben, wenn er den bekannten Satz zu Eckermann sprach:
„Napoleon behandelt die Welt wie Hummel seinen Flügel.“

CARL MARIA VON WEBER

Als Graf Karl von Brühl, der leitende Intendant des Berliner königlichen Schauspielhauses, im Februar 1815 dem preußischen Staatskanzler Karl August Fürst Hardenberg Carl Maria von Weber als Dirigent für die Berliner Oper vorschlagen wollte, begründete er seine Empfehlung mit folgenden Worten: „Dieser Mann glänzt nicht allein als geistvoller, feuriger Compositeur, sondern hat auch im ganzen Umfange der Kunst, Poesie und Literatur die ausgebreitetsten Kenntnisse und zeichnet sich dadurch vor den meisten musikalischen Künstlern aus." Besser als mit diesem Satz läßt sich die Vielfalt der Begabungen Webers nicht charakterisieren. Wenn dennoch der Name Weber heute fast ausschließlich nur mit seiner Oper „Der Freischütz" in Verbindung gebracht wird, dann ist dies nicht zuletzt auf jenen Ausspruch zurückzuführen, den Hans Pfitzner, der Komponist des „Palestrina", in seiner Rede vom 5. Juni 1926 anläßlich des hundertsten Todestages des Meisters etwas unglücklich formulierte: „Weber kam auf die Welt, um den Freischütz zu schreiben." Schon zu seinen Lebzeiten hat sich Weber wiederholt dagegen verwahrt, immer wieder nur an seinem „Freischütz" gemessen zu werden, wenngleich er damit nicht verhindern konnte, daß diese romantische Stimmungsoper auch heute noch zu den herausragendsten musikalischen Leistungen des 19. Jahrhunderts zählt und als das größte Ereignis auf der deutschen Opernbühne zwischen Mozart und Wagner gilt. Aber auch mit seinen späteren Opern „Euryanthe" und „Oberon" erwies sich Weber als eine ebenso originelle wie eigenartige musikalische Persönlichkeit, der nach Ansicht Peter I. Tschaikowskis in der Meisterschaft der musikalischen Charakteristik „höchstens Mozart gleichkommt".

Ähnlich wie Bedrich Smetana mit der „Verkauften Braut" seinem Volk eine Nationaloper schenkte, schuf auch Weber mit seinem „Freischütz" die erste deutsche Oper, in der zum erstenmal das Volk die entscheidende Rolle verkörperte. Durch seine Melodien, die sich aus dem deutschen Volkslied ableiteten, war damit für alle deutschen Komponisten ein Weg vorgezeichnet, auf dem sie ihre musikalische Unabhängigkeit erreichen und sich der Vorherrschaft des italienischen Einflusses auf den deutschen Bühnen entziehen konnten. Aber nicht nur für die Schaffung einer deutschen romantischen Oper wurden Webers Anregungen aufgenommen – man denke nur an Heinrich Marschner, Albert Lortzing, Otto Nicolai oder vor allem an Robert Schumann mit seiner Oper „Genoveva" –, auch slawische Opernkomponisten begannen sich am Beispiel der nationalen Musik Webers zunehmend zu orientieren, wie sich auch englische Vertreter bemühten, eine stärkere eigene Tradition herauszubilden.

Mit der Schaffung einer deutschsprachigen Nationaloper wurde Webers Name in unserem Jahrhundert zu Unrecht auch politisch vereinnahmt. Man wollte seine Bedeutung in der Musikgeschichte vor allem darin sehen, daß er dem Begriff von Freiheit und dem erwachenden Nationalgefühl der deutschen Jugend den gültigen künstlerischen Ausdruck verlieh. Ausschlaggebend hierfür war wiederum ein fol-

genschwerer Satz in der schon erwähnten Gedenkrede Hans Pfitzners vom Juni 1926: „Webers Sendung war eine nationale – sie galt der Freiheit und Weltgeltung des Deutschtums, die er auf dem Felde der Musik eroberte. Sie war aus demselben Geiste wie vor ihm die Luthers, wie nach ihm die Bismarcks." In diesem Zusammenhang werden gerne seine patriotischen Gesänge aus Theodor Körners „Leyer und Schwert" angeführt, die durch den Sieg über Napoleon in der Völkerschlacht bei Leipzig angeregt wurden, oder die Komposition seiner Kantate „Kampf und Sieg", mit der er die endgültige Vernichtung Napoleons durch die unter Führung von Preußen und Rußland vereinigten Heere in der Schlacht bei Waterloo musikalisch feiern wollte. Ohne Zweifel fühlte sich Weber unter dem Eindruck solch gewaltiger politischer Ereignisse auch als deutscher Patriot, dem das Schicksal seines Vaterlandes ebenso am Herzen lag wie etwa Ludwig van Beethoven, dessen berühmte Schlachtensymphonie „Wellingtons Sieg" am 8. Dezember 1813 in der Aula der Alten Universität in Wien unter ungeheurem Beifall uraufgeführt wurde und vom Komponisten als Empfang der Sieger über Napoleon gedacht war. Wenn Webers Seele in dieser geschichtlich so turbulenten Zeit erstmals auch die Begriffe von Vaterland und Freiheit erwärmten, so erging es ihm dabei nicht anders als Frederic Chopin 1831 bei der Nachricht, daß Warschau von den Russen eingenommen wurde. Eigenartig, daß sowohl bei Chopin wie auch bei Weber die Stärke und Kraft ihrer Musik von Menschen stammt, die körperlich schwach und kränklich waren – man denke nur an die „Revolutionsetüde" von Chopin oder an die unerhört kraftvollen Männerchöre Webers, die im Nachklang zu den Berliner Ereignissen entstanden und ihm den Ehrentitel des „Sängers eines Volkes" einbrachten.
Es hieße Webers Bedeutung einengen, wollte man nur die Volkstümlichkeit seiner Opern würdigen. Viel wichtiger erscheint seine Fähigkeit, als neues Mittel der musikalischen Charakterisierung seiner Opernfiguren mit besonderem Geschick die Klangfarbe einzelner Instrumente als Eigenwert einzusetzen. Als echtes Kind der Romatik faßte er die Musik als eine Art Symbolsprache auf, womit er zu einer Realistik gelangte, „deren gestalterisches Beispiel für Jahrzehnte vorbildlich bleiben sollte". Schon in der Partitur des „Freischütz" finden sich Klangstrukturen von unerhörter Kühnheit, mit denen es ihm gelungen ist, einen noch überraschenderen Schritt in das „Kunstwerk der Zukunft", wie Richard Wagner sich ausdrückte, zu tun. Durch sein „Studium der Seele jedes Instruments" erzielte er neuartige Klangfarben und orchestrale Effekte, die nicht nur von Richard Wagner, sondern auch von Hector Berlioz und Gustav Mahler so bewundert und weiterentwickelt wurden. Im Grunde finden wir bei Carl Maria von Weber all das bereits vorweggenommen, was Wagner später in so großartiger Weise in seinen Werken Gestalt werden ließ, und sein Instrumentalstil wurde letztlich auch prägend für die symphonischen Dichtungen von Richard Strauss, Claude Debussy oder Igor Strawinsky, der anläßlich seines 1929 komponierten und dem Andenken Webers gewidmeten „Capriccio für Klavier und Orchester" schrieb: „Ein Komponist, der diese Form auf bewunderungswürdige Weise beherrschte, war Carl Maria von Weber. Es ist daher nicht weiter verwunderlich, wenn ich während meiner Arbeit häufig an diesen Fürsten der Musik gedacht habe. Leider wurde er mit diesem Titel zu seinen Lebzeiten nicht ausgezeichnet."
Um die Oper hat er sich aber nicht nur als Komponist Verdienste erworben. In der Realisierung seiner Vorstellungen von einem Opernbetrieb leitete er umfassende

Reformen ein, die noch heute ihre Gültigkeit besitzen. Zunächst forderte er als Dirigent, der übrigens als erster mit einem Taktstock dirigierte, eine neue Aufstellung des Orchesters wegen einer ausgewogeneren Klangwirkung, um in einem zweiten Schritt eine wahre organisatorische Großtat zu vollbringen, nämlich einen eigenen Opernchor zu gründen: den ersten in der Operngeschichte. Durch seine umfassende Einbeziehung aller poetischen, dramatischen, szenischen und musikalischen Elemente einer Oper schuf er so die Voraussetzungen für Richard Wagners Vision vom Gesamtkunstwerk. Mit Recht wird deshalb Weber als Baumeister der deutschen Oper schlechthin bezeichnet.
Er ist aber auch für die Einführung einer neuen Kategorie der Musik, der Brillanz als wesentliches Ausdrucksmittel seiner Schöpfungen, verantwortlich. Neben seiner Meisterschaft auf der Gitarre war sein Element das Klavier, auf dem er vor allem die Kunst der Improvisation demonstrierte. Er verkörperte den ersten Klaviervirtuosen des neuen Stils im 19. Jahrhundert, dessen Virtuosität weniger darauf bedacht war, durch bloße Zurschaustellung blendender Technik zu beeindrucken, als vielmehr seine Gefühle mitzuteilen, womit er sich von anderen, selbst bedeutenderen Pianisten wie Hummel oder Kalkbrenner unterschied – eine Art von Virtuosität, die auf Frederic Chopin, Felix Mendelssohn oder Franz Liszt einen nachhaltigen Einfluß ausübte.
Weber gehörte zu den wenigen Komponisten, die sich über ihr musikalisches Wirken hinaus erfolgreich bewährten. Um seine neuen Ideen von Musik und seine Auffassung von einem optimalen Opernbetrieb auch dem bürgerlichen Publikum näherzubringen, griff er auch nach der Schreibfeder. Seine „dramatisch-musikalischen Notizen", die er für Prag und später auch für Dresden publizierte, waren in ihrer Klarheit, sprachlichen Gewandtheit und fachlichen Kompetenz mehr als nur „Versuche, durch kunstgeschichtliche Nachrichten und Andeutungen die Beurteilung neu ... erscheinender Opern zu erleichtern". Neben solchen Musik-Feuilletons, mit denen er auf populär-wissenschaftliche Weise als ausübender Musiker und Theoretiker, der seine Erfahrungen und Erkenntnisse auch in die Praxis umzusetzen vermochte, einem breiteren Publikum Einführungen zu geben versuchte, betätigte er sich auch als Musikkritiker. Vor allem seine treffenden Kritiken am Opernbetrieb, die durch ihre scharfen und nicht selten satirisch gewürzten Formulierungen oft an Heinrich Heine erinnern, aber auch seine beachtlichen Aufsätze über Werke von J. S. Bach, Ch. W. Gluck und W. A. Mozart brachten der gebildeten Welt völlig neue Erkenntnisse und ließen ihn zum ersten großen Musikschriftsteller heranreifen. Neben dem 1752 geborenen Johann Friedrich Reichardt gehört Weber zu den ersten „Bildungsmusikern" des 19. Jahrhunderts, dessen direkte Erben Robert Schumann und Richard Wagner werden sollten.
Daß Weber mit der Schreibfeder nicht weniger geschickt umzugehen verstand als mit der Notenfeder, beweisen seine literarischen Arbeiten. Am deutlichsten vermittelt uns seine dichterische Begabung sein Romanfragment „Tonkünstlers Leben", das starke autobiographische Züge trägt und die Nähe Jean Pauls, Ludwig Tiecks und vor allem E. T. A. Hoffmanns erkennen läßt. Diese Synthese von Fachschrift und Dichtung bzw. von konkretem Wissen und blühender Phantasie weist Carl Maria von Weber zusammen mit seiner bemerkenswerten Novelle „Der Schlammbeitzger" als großen Dichterkomponisten aus. Was er in der Dichtkunst hätte leisten können, wenn ihm genügend Zeit dazu verblieben wäre, ist eine müßige Überlegung. Wenn man allerdings in Betracht zieht, daß er schon im Alter von

12 Jahren „in Öl und Pastell malte und die Radiernadel zu führen wußte", dann darf man bei einer so vielseitigen künstlerischen Begabung wohl nicht achtlos an seinen schriftstellerischen Leistungen vorbeigehen. Auf jeden Fall erscheint es gerechtfertigt, daß seine Zeitgenossen wie die nachfolgenden Generationen Carl Maria von Weber, diesen wahrlich universalen Künstler, für einen der wesentlichsten Repräsentanten der ersten ungestümen Tage der romantischen Bewegung hielten.
Aus medizinischer Sicht mutet es fast wie ein Wunder an, daß all die energieverzehrenden Bemühungen um eine erfolgreiche Reform des Opernbetriebes, die aufreibende Tätigkeit als reisender Konzertpianist, seine umfangreichen schriftstellerischen Arbeiten als Bildungsmusiker und Dichter und vor allem seine künstlerische Produktivität als Musiker in fast allen Sparten der Musik von einem Körper getragen werden mußten, der von früher Jugend an durch Schwächlichkeit und zarte Konstitution gezeichnet war und schon in jungen Jahren von einer heimtückischen Krankheit befallen wurde, die ihm viele Jahre seines Lebens schwer zu schaffen machte und ihm in der letzten Phase seines rastlosen, so kurz bemessenen Lebens so unsägliche Qualen bereitete.

Ruhelose Jugend

Carl Maria Friedrich Ernst von Weber kam am 18. November 1786 in Eutin, dem „Nordischen Weimar", als neuntes von zehn Kindern, die seinem Vater aus zwei Ehen geschenkt wurden, zur Welt. Über das genaue Geburtsdatum herrschte einige Unklarheit, weil sein Vater Franz Anton angab, sein Sohn sei am 18. Dezember geboren und am 20. Dezember getauft worden. Da jedoch im Taufeintrag in der Landeskirche der Tauftag unter dem 20. November geführt wird, was nach den üblichen Gepflogenheiten die Geburt am 18. November voraussetzt, und dieses Datum auch von Carl Maria selbst später immer wieder als das richtige angegeben wurde, haben sich die Musikwissenschaftler inzwischen darauf geeinigt, den 18. November 1786 endgültig als Webers Geburtstag anzusehen, was auch der Wirklichkeit entsprechen dürfte.
Eine weitere Unklarheit bestand lange Zeit darüber, woher eigentlich das Adelsprädikat der Familie Weber abzuleiten ist. Webers Sohn Max Maria, der eine umfangreiche Biographie seines Vaters verfaßte, hat zeitlebens im festen Glauben gelebt, die Familie stamme von einem um die Mitte des 16. Jahrhunderts geborenen Johann Baptist Weber, dem Kaiser Ferdinand II. im Jahre 1622 die Würde eines Freiherrn verliehen habe, ab. Obwohl jene ominöse Urkunde niemals gefunden werden konnte, fand das Prädikat „von" sogar Eingang in die Gothaischen Genealogischen Taschenbücher der Adelsgeschlechter, weshalb die Familie Weber auch heute noch guten Glaubens diesen Adelstitel führt. Inzwischen konnte allerdings durch neuere genealogische Untersuchungen der Nachweis erbracht werden, daß Webers Vorfahren aus sehr viel einfacheren Verhältnissen stammten. Die Urgroßväter waren nämlich ohne Ausnahme kleinbürgerlicher Abkunft, alle aber von dem Drange beseelt, die kleinbürgerliche Enge zu sprengen und, von innerer Unruhe getrieben, nach Höherem zu streben, und sei es nur dadurch, aus einem Tischler einen Hofschreiner oder aus einem kleinen Leutnant einen Major zu machen. Noch in Webers Sohn Max Maria ist dieses ruhelose Streben lebendig; begonnen als

Lokomotivführer, studierte er das Eisenbahnwesen und wurde schließlich Betriebsleiter der Erzgebirgsbahn und „Geheimer Regierungsrat".
Webers Großvater Fridolin, der 1691 geboren wurde, erwarb den Grad eines Baccalaureus der Philosophie und sorgte durch die Heirat mit der Freiburger Baderstochter Maria Eva Schlar dafür, daß etwas französisches Blut in die Familie kam, wofür man übrigens die Brillanz in Webers Kompositionen verantwortlich macht. Großvater Fridolin, der Geige und Orgel spielte und eine hübsche Stimme gehabt haben soll, vererbte diese musikalische Veranlagung auf seine Söhne. Fridolin II., der ebenfalls gut sang und auch vorzüglich geigte, vertauschte der Musik zuliebe seine Beamtenlaufbahn gegen eine musikalische Stellung in Mannheim als Cembalist und Korrepetitor. Von seinen Töchtern war Aloysia, die spätere Primadonna an der Wiener Hofoper, die große Jugendliebe Mozarts und Constanze dessen spätere Frau; die dritte Tochter Josepha sang die erste „Königin der Nacht" bei der Uraufführung der „Zauberflöte" in Wien und Sophie, die vierte Tochter, war Mozarts aufopfernde Pflegerin auf seinem Sterbebett.
Auch Franz Anton von Weber, der Bruder Fridolin II. und Vater von Carl Maria, besaß musikalische Begabung, wenngleich sich bei ihm schon sehr früh eine gewisse Unstetigkeit und charakterliche Labilität bemerkbar machte. Er begann seine Laufbahn als Leutnant und soll während des Siebenjährigen Krieges seine Geige sogar mit in die Schlacht genommen haben. Nach seiner Vermählung mit Maria Anna Fumetti, der Tochter des Hoffinanzrates in Hildesheim, wurde ihm vom Kurfürst Clemens August von Köln die Stelle eines Amtmannes bewilligt, die er zehn Jahre lang innehatte. Wegen verschiedener Unstimmigkeiten und Unbeständigkeit in seinen Aufgabenbereichen wurde er entlassen, um nach einem Wanderleben von sechs dunklen Jahren, in denen er den falschen Adelstitel angenommen zu haben scheint, im Jahre 1788 als Musikdirektor in Lübeck und ein Jahr später als Kapellmeister am fürstbischöflichen Hof zu Eutin wieder seßhaft zu werden. Auf einer Reise nach Wien, wo er zwei seiner Söhne als Schüler bei Joseph Haydn unterbringen wollte, lernte er Genovefa Brenner, „eine schöne, blonde, blauäugige Dame" kennen, die er, da seine erste Frau Anna 1783 gestorben war, alsbald ehelichte. Da sie eine gewandte Sängerin war, machte er sich ihre Begabung zunutze und gründete, seiner Tätigkeit als Stadtmusikus von Eutin überdrüssig geworden, kurzerhand eine Schauspielergesellschaft, deren Stützen die eigene Familie bildete und mit der er durch die deutschen Lande zog. Kurz, nachdem Genovefa am 18. November 1786 ihr erstes Kind gebaren hatte, das auf den Namen Carl Maria getauft wurde, übersiedelte die Familie schon im Frühling des darauffolgenden Jahres nach Hamburg, um dort endlich eine eigene Schauspielertruppe aufbauen zu können. In den Genuß der ersten Vorstellungen kam übrigens die Hamburger Freimaurerloge, in die Franz Anton dann auch aufgenommen wurde.
Neben der Vererbung einer Musikalität und einer Art schöpferischer Unruhe, die sich durch die ganze Familiengeschichte Webers verfolgen läßt, kommt bei Carl Maria noch hinzu, daß er den fast nomadenhaften Wandertrieb und das Umherziehen seines Vaters als Direktor einer Wanderbühne schon von frühester Kindheit an miterleben mußte. Von einem Schauspieler der Truppe, Carl Ludwig Costenoble, erfahren wir, daß das schwächliche Kind Carl Maria auf all den Reisen mitgeschleppt wurde und seine Kinderspiele zwischen den Kulissen und Theaterrequisiten treiben mußte. Wörtlich heißt es in diesem Bericht: „Carl Maria von Weber, die einzige Frucht seiner zweiten Ehe, war damals ein schwaches, kreuzloses

Knäblein von acht bis neun Jahren." In der Tat war er körperlich ein Spätentwickler, der auf Grund einer rechtsseitigen Hüftgelenkserkrankung, die ihn zeitlebens behinderte, erst mit vier Jahren selbständig laufen lernte. Dazu kam eine hochgradige Kurzsichtigkeit, die ihn schon frühzeitig zwang, eine Brille zu tragen, und das ständige Umherziehen in Wind und Wetter sowie der häufige Aufenthalt in notdürftigen Unterkünften mögen der Grund dafür gewesen sein, daß er als Kind häufig krank war. So ist es nicht verwunderlich, daß Carl Maria als Knabe nachdenklicher und zurückgezogener war als seine Spielgefährten, und es war wohl vor allem sein Hüftleiden, das ihn hinken ließ, weswegen seine Eltern einen Umgang mit ausgelassenen, wilden Altersgenossen scheuten. In seiner autobiographischen Skizze schrieb er: „... Die eingezogene Weise, in der meine Familie lebte, der stete Umgang mit erwachsenen gebildeten Menschen, die ängstliche Vorsicht, mir keine andere verwilderte Jugendgesellschaft zuzulassen, lehrten mich früh, mehr in mir selbst und der Phantasiewelt zu leben, und in ihr meine Beschäftigung und mein Glück zu suchen." Wahrscheinlich hat er, durch das Aufwachsen im Theater, das sich mit seinem Schnürboden, Winkeln und Requisiten tief in sein Bewußtsein einprägte und durch den ständigen Verkehr mit Künstlern und Schauspielern sein einmaliges Gespür für dramatische Wirkungen auf der Bühne erworben. Auch seine Gabe, später als Operndirektor stets den richtigen Umgangston mit Menschen vom Theater gefunden zu haben, dürfte in jenen Jugenderfahrungen ihre Grundlage bekommen haben.

Sein Vater hegte schon früh den Wunsch, aus einem seiner Kinder ein Wunderkind zu machen, womöglich nach dem Vorbild Mozarts. So erhielt Carl Maria schon im Alter von drei Jahren seinen ersten Musikunterricht vom Vater und von seinem musikalischen Halbbruder Fridolin, allerdings zunächst offenbar ohne jeden Erfolg. „Carl, Du kannst vielleicht alles werden, aber ein Musiker wirst Du nimmermehr", soll Fridolin einmal in seiner Verzweiflung ausgerufen haben. Dennoch bestand der Vater weiterhin auf dem Musikunterricht, wenngleich Carl Maria zur gleichen Zeit auch im Malen, Zeichnen und Kupferstechen unterwiesen wurde, wie er selbst später erzählte: „Malerei und Musik theilten sich hauptsächlich in meine Zeit. Von ersterer versuchte ich mit Glück mehrere Zweige zu pflegen, ich malte in Oel, Miniatur, Pastell und wußte auch die Radiernadel zu führen. Doch unwillkürlich entschlummerte diese Beschäftigung, und die Musik verdrängte, meiner selbst unbewußt, die Schwester endlich gäntzlich." Dies erkannte bald auch der Vater, der nun alles tat, um aus dem zarten und gebrechlichen Sohn, der für die umherwandernde Familie zunächst eher eine Last war, ein musikalisches Wunderkind zu machen.

Diesem Bestreben kam der Umstand entgegen, daß seine Mutter Genovefa bei der Ankunft der Theatertruppe in Hildburghausen an der Werra – man schrieb das Jahr 1796 – ernstlich erkrankte und auf diese Weise die Familie längere Zeit von der Schauspieltruppe getrennt leben mußte. Carl Maria wurde damals zu dem noch jungen Kapellmeister und Komponisten Johann Peter Heuschkel in die Schule gegeben, der offenbar zur rechten Zeit eingriff, um in die bisherigen verworrenen und dilettantischen Unterrichtsmethoden Ordnung zu bringen. In seinem autobiographischen Roman heißt es: „Den wahren, besten Grund zur kräftigen, deutlichen und charaktervollen Spielart auf dem Klavier und gleicher Ausbildung beider Hände habe ich dem braven, strengen und eifrigen Heuschkel in Hildburghausen (1796–97) zu verdanken." Von nun an ging es rasch aufwärts und sein Vater war immer noch beseelt vom Wunderkind-Gedanken und jetzt mehr denn je darauf bedacht, seinen Sohn nur allerbesten Händen anzuvertrauen. Als die Familie 1797 nach der Besserung des Gesundheitszustandes der Mutter nach Salzburg reiste, nützte Franz Anton die Gelegenheit, Carl Maria zu Michael Haydn in die Lehre zu schicken, der sogar kostenlos dem „für sein Alter kleinen und gebrechlichen, etwas lahmen Knaben" im Klavierspiel, Kontrapunkt und Gesang Unterricht gab. Wenn Weber später auch schrieb, daß sich beide fremd geblieben wären und er nur wenig und mit großen Schwierigkeiten gelernt hätte, entstand doch in dieser Zeit sein erstes Werk, die sechs Fughetten op. 1, die sein Vater stechen ließ und die durch Johann Friedrich Rochlitz, den führenden Kritiker der Zeit, in der „Allgemeinen Musikalischen Zeitung" eine freundliche Aufnahme erfuhren.

Am 13. März 1798 starb Genovefa Weber an den Folgen einer Lungentuberkulose, wenige Monate, nachdem sie ihr drittes Kind geboren hatte, das ihr noch im Dezember des gleichen Jahres in den Tod folgte. Die Sorge um den schwächlichen Carl Maria übernahm nun Vaters ältere Schwester Adelheid. Welchen Verlust ihm seine Mutter bedeutete, schilderte er später selbst in seinem Roman-Fragment „Tonkünstlers Leben": „Mein Vater kannte nur die Seligkeit, mit mir zu glänzen, fand Alles vortrefflich, was ich schuf, erhob mich in Gegenwart fremder Menschen an die Seite unserer ersten Künstler, und hätte so schonungslos das in jedem Gemüth liegende Bescheidenheits-Gefühl unterdrückt, wenn nicht der Himmel mir in meiner Mutter einen Engel beigesellte, der mich von meiner Nichtigkeit zwar überzeugte, aber doch den strebenden Funken, dem einst ein schönes Ziel nach hohen Anstrengungen verheissen sei, nicht unterdrückte, sondern nur auf die rechte Bahn leitete ... Nun starb meine gute Mutter; ohne einen Erziehungsplan gemacht zu haben, hatte ihr zartsinniges Rechtsgefühl sie den Weg gelehrt, mir Grundsätze einzuprägen, die ewig die Stütze meines Seins ausmachen werden."

Auf dem Umweg über Wien übersiedelte der Vater, nicht zuletzt durch die napoleonischen Wirren veranlaßt, nach München, wo sich nun auch die umsichtige und humorvolle Tante Adelheid von der Familie absetzte. Von der Großfamilie, einschließlich der Theatergruppe, blieben nur mehr Vater und Sohn Weber übrig. Franz Anton begann sich allmählich ernste Sorgen um eine reguläre Ausbildung seines Sohnes zu machen. Carl Maria erhielt Singunterricht bei Johann Evangelist Wallishauser, bekannt unter dem Namen Valesi, und Unterweisung in der Kompositionslehre beim Münchner Hoforganisten Johann Nepomuk Kalcher. Unter dessen Aufsicht entstanden ein erstes verlorengegangenes Singspiel „Die Macht der Liebe und des Weins" und der Entwurf zur sogenannten „Großen Jugendmesse" in Es-Dur. In München wurde Weber auch vorübergehend Schüler Aloys Senefelders, des Erfinders der Lithographie. Weber soll während dieser kurzen Periode sogar eine Verbesserung des Steindrucks beigesteuert haben. Er selbst formulierte das so: „Der rege jugendliche Geist, der alles Neue und Aufsehen Erregende mit Hast sich anzueignen suchte, erregte auch in mir die Idee, dem damals von Senefelder neu erfundenen Steindrucke den Rang abzulaufen..." Es gibt tatsächlich Belege dafür, daß Weber dem Artaria Verlag in Wien sein Steindruckverfahren angeboten hat. Ein erhalten gebliebenes Zeugnis seiner kompositorischen wie auch lithographischen Arbeiten aus dieser Zeit sind die „Sechs Variationen über ein Originalthema für Klavier" op. 7, über die Rochlitz wieder sehr anerkennend in seiner Musikzeitschrift berichtete.

Den ruhelosen Vater hielt es jedoch nicht lange in München, obwohl dort für seinen

Sohn das beste musische Klima geherrscht hätte. Nach einjährigem Aufenthalt im sächsischen Freiberg, wo sie 1799 eintrafen und wo im November 1800 Webers Jugendoper „Das Waldmädchen" uraufgeführt wurde, stiegen Vater und Sohn wieder in die Postkutsche und ließen sich im November 1801 erneut in Salzburg nieder. Michael Haydn nahm sich wieder seines früheren Zöglings an. Unter seiner Aufsicht wurde neben der Umarbeitung der „Großen Jugendmesse" Webers dritte Oper „Peter Schmoll und seine Nachbarn" komponiert. Michael Haydn schrieb am 2. Januar 1802 über dieses Werk: „Mit wahrem Vergnügen habe ich gestern einer freundschaftlichen Probe der von meinem lieben Zöglinge Carl Maria von Weber componierten Oper: ‚Peter Schmoll und seine Nachbarn' beigewohnt und kann nicht anders, als mit Wahrheit und meiner Einsicht und vollkommenen Überzeugung gemäß attestieren, daß diese Oper mannhaft und vollkommen nach den wahren Regeln des Contrapunkts bearbeitet, mit vielem Feuer und mit Delikatesse ... componiert und daß derselbe zugleich ein ganz ausgezeichnet starker Clavierspieler dieser Zeit sei und daher es für gerecht und billig finde, diesen meinen lieben Zögling der ganzen musikalischen ... Welt zur besten Aufnahme zu empfehlen." Tatsächlich ist diese Oper für einen erst fünfzehnjährigen Komponisten mit einer mehr als unregelmäßigen Ausbildung ein außergewöhnliches Ereignis.
In der Hoffnung auf eine Uraufführung der Oper reisten Vater und Sohn nach Augsburg, um nach ergebnislosem Zuwarten eine Konzertreise des jungen Klaviervirtuosen anzutreten. Schon damals erreichte Carl Maria mit seinen schlanken Händen und langen Fingern eine Technik und eine Spannweite, wie sie nur wenigen Pianisten eigen war. Webers Schüler Benedikt sagte später über die „wunderschönen" Hände seines Lehrers: „Mit dem natürlichen Vorteil großer Hände ausgestattet und dadurch in der Lage, Dezimen mit derselben Leichtigkeit zu spielen wie Oktaven, vermochte er die überraschendsten Klangwirkungen zu erreichen, und wie Rubinstein besaß er die Fähigkeit, eine fast vokal zu nennende Klangqualität aus dem Instrument herauszulocken." Aus demselben Grunde nahmen auch seine Kompositionen für alle Pianisten-Generationen stets eine Sonderstellung ein. Anläßlich dieser Kunstreise kam im September 1802 Carl Maria auch zum erstenmal als Sechzehnjähriger wieder in seine Geburtsstadt Eutin.
Diese Reise in den Norden Deutschlands nährte in ihm den Wunsch, „... das viele Herrliche, das die alten Meister befohlen und festgestellt hatten, nun auch in seinen Grundursachen zu erforschen und in mir zu einem abgeschlossenen Ganzen zu formen ..." Wo konnte er dies mehr erwarten als in Wien, wo Meister wie Joseph Haydn und Ludwig van Beethoven wirkten und in den Räumen adeliger Herrschaftshäuser ebenso wie in den Salons der Bürger die Hausmusik in Blüte stand. „Es drängte mich nach der Tonwelt Wiens, und zum ersten Male trat ich hinaus in diese Welt."
Franz Antons Plan, Carl Maria bei Joseph Haydn Stunden nehmen zu lassen, scheiterte an der Ablehnung des Meisters, weshalb er sich an den Abbé Georg Joseph Vogler wandte. Diese sehr umstrittene Künstlerseele, der „Rubens" unter den Tonkünstlern, der „jedesmal seinen Pinsel in Saftfarbe taucht", war Komponist, Musiktheoretiker, Organist und Pianist zugleich und in gewisser Beziehung ein Vorläufer von Franz Liszt. In einem Brief an seinen Freund Ignaz Susann schilderte Carl Maria, welchen Eindruck Vogler auf ihn machte: „Ja frei bin ich, ganz mein Herr, lebe ganz der Kunst. Ich habe das Glück gehabt, den Abbé Vogler kennen zu lernen, der nun mein bester Freund ist und bei dem ich nun sein

vortreffliches System studire." Ignaz Susann gehörte zu den Freunden, die künftig im Leben Webers wichtig werden sollten und an den er sich in seiner Vereinsamung seit dem Tod seiner Mutter und mit der beginnenden inneren Loslösung vom Vater mehr und mehr anschloß. Mit dem Eintreffen in Wien war für Carl Maria die Zeit angebrochen, erwachsen und „sein eigener Herr" zu werden. „Siebzehn Jahre alt, frühreif, talentvoll und gern gesehen, empfing er ... in vollen Zügen die Eindrücke der neuen farbenglühenden Welt. Wien war damals die Stadt des wohlfeilen Weines, des guten Gesanges, wie jetzt noch, der schönen, leicht bewegten Weiber. Carl Maria sang vortrefflich und besonders höchst liebenswürdig und verführerisch zur Guitarre ... und wurde gewahr, daß auf ihm, der klein und schwächlich unter seinen jugendfrischen Lebensgenossen stand, die Augen der Frauen wärmer ruhten, als auf den meisten jener elastischen Gestalten ... Lustiger als ehrbar trieb sich die kleine Bande singend, jubilirend, küssend und trinkend durch das singende, jubilirende, küssende und trinkende Wien." Zu dieser kleinen Bande gehörte auch Johann Baptist Gänsbacher, ein Südtiroler, der vom aktiven Freiheitskämpfer, seinen musikalischen Neigungen folgend, zum Komponisten und späteren Kapellmeister am Wiener Stephansdom wechselte und in Carl Maria die Gefühle für Freiheit und Vaterland weckte. Dazu kam noch, daß Abbé Vogler das Interesse Webers auf das Volkslied und die Volksmusik im allgemeinen lenkte und ihm auch exotische Reize in der Musik nahebrachte, vor allem die damals tonangebenden orientalischen Färbungen, wie sie in Mozarts „Entführung aus dem Serail" und später in Webers „Abu Hassan" zum Ausdruck kamen.

Bestimmend für den weiteren künstlerischen Weg Carl Marias war aber Voglers Unterweisung im Dirigieren; dies war die Voraussetzung für die Ernennung Webers zum Theaterkapellmeister in Breslau. Am 11. Juni 1804 traf er in jener Stadt ein, die für ihn ähnlich prägend werden sollte wie Wien. Sein angeborenes und durch die in einem Wandertheater verbrachten Jugendjahre geschultes Gespür für die szenischen Aufgaben eines Operndirigenten und für das musikalische Gestalten durch ein straff geführtes Orchester schaffte in ihm Maßstäbe, die grundlegende Reformen für seine Zeit zur Folge hatten und natürlich vom Orchester und dem Opernensemble nicht widerspruchslos hingenommen wurden. Der noch nicht ganz Achtzehnjährige schuf eine neue Sitzordnung im Orchesterraum, griff weitgehend in die Inszenierung, bis hin zum Entwerfen der Kostüme, ein und setzte bei Neueinstudierungen zahlreiche Einzelproben und mehrere Ensemble- und Generalproben an. Kein Wunder, daß sich ihm zunehmend Schwierigkeiten in den Weg stellten und ablehnende Reaktionen auch seitens des Publikums laut wurden. Schon über seine Zeit in Wien schrieb sein Sohn Max Maria später den bezeichnenden Absatz über den privaten Lebenswandel des Vaters in seiner Biographie: „Glühend von Phantasie, lebhaft in den Affekten, von starkem geistigen Productionsdrange, der fast stets mit Hinneigung zu den Frauen verknüpft ist, entwickelte sich in Carl Maria's Herzen und Blut zu jener Zeit eine starke Leidenschaft für Frauenschönheit und -reiz, die ihm, bis zur Verbindung mit seiner Gattin, unzählige Dornen- aber auch Rosenkränze um die Stirne flocht." Sein Lebenswandel in Breslau war nicht viel anders. Auch hier hatte er verschiedene Liebschaften am Theater, unter anderem auch mit der Primadonna Dietzel, und es ist nur zu verständlich, daß seine Finanzen trotz eines respektablen Gehaltes unter diesen Umständen nicht ausreichten und er gezwungen war, Schulden zu machen. Das Ende seiner Breslauer Zeit brach abrupt herein: Sein Vater, der im Namen

Carl Marias ebenfalls Schulden gemacht hatte, kam auf der Suche nach gewinnbringenden Möglichkeiten auf den Gedanken, sich im Kupferstechen zu versuchen. Dabei geschah es, daß er die für seine Arbeit erforderliche Salpetersäure in einer leeren Weinflasche aufbewahrte, was für Carl Maria verhängnisvoll werden sollte. Seinem Sohn Max Maria erzählte er nämlich später „daß er fröstelnd bei der Arbeit, einen Schluck Wein hätte nehmen wollen, im Halbdunkel die Säureflasche ergriffen und einen guten Zug genommen habe". Als sein Freund Friedrich Wilhelm Berner, der junge Organist an St. Elisabeth, verabredungsgemäß spät abends Weber noch einen Besuch abstatten wollte, fand er Carl Maria ausgestreckt auf dem Boden liegend. Der Geistesgegenwart des Freundes verdankt es Weber, daß er diese lebensgefährlichen Verätzungen der Mundhöhle, des Kehlkopfes und der Speiseröhre durch die rasch herbeigeholte Hilfe eines Arztes überlebte. Seine schöne Singstimme verlor er allerdings für immer und die zwei Monate, die er ans Bett gefesselt war, nutzten seine Gegner im Theater aus, um alle Weberschen Reformen kurzerhand wieder rückgängig zu machen. Als Carl Maria nach seiner Genesung seine Arbeit wieder aufnehmen wollte, fand er die bei seinem Eintreffen in Breslau vorgefundenen Verhältnisse wieder, weshalb er als einzig mögliche Konsequenz seinen sofortigen Rücktritt von seinem Kapellmeisterposten am Breslauer Nationaltheater als notwendig erachtete.

Im Dienste des Herzogs von Württemberg

Ohne Geld und bedrängt von seinen Gläubigern schien ihm als einziger Ausweg „die inzwischen klassische Webersche Lösung zu sein: schnellstens auf Reisen zu gehen." Schneller als er dachte, kam ein rettender Engel in Gestalt eines Fräuleins von Belonde, Hofdame der Herzogin von Württemberg, die ihn Herzog Eugen Friedrich von Württemberg-Öls empfahl. Carl Maria von Weber, gerade zwanzig Jahre alt, nahm auf dem tief in den Wäldern Oberschlesiens erbauten Schloß Carlsruhe die Stellung eines „Musik-Intendanten" ein, die ihm auch genügend Zeit und Muße bot, sich wieder mehr der Komposition hinzugeben. Es entstanden in der kurzen Zeit des Aufenthaltes zwischen Herbst 1806 und Februar 1807 unter anderem das Horn-Concertino op. 45 (1. Fassung verloren, revidierte Fassung 1815) sowie seine beiden einzigen Symphonien in C-Dur. Sie zeigten zwar, daß seine Begabung nicht gerade auf diesem Gebiete lag, doch offenbarte sich bereits hier seine Fähigkeit, jedem einzelnen Instrument einen spezifischen Ausdruck zu verleihen und ihm auch Gelegenheit zu solistischem Brillieren zu bieten.

Im allgemeinen bringt man Webers Abreise im Februar 1807 mit dem Heranrücken der französischen Armee unter General Vandammes und der damit verbundenen Auflösung des Orchesters in Zusammenhang. „... Der Krieg zerstörte das niedliche Theater und die brave Kapellle. Ich trat eine Kunstreise an, von den ungünstigen Verhältnissen der damaligen Zeit begleitet." In Wahrheit bestand allerdings das Orchester noch über zwei Jahre, weshalb wir auf der Suche nach den Gründen für Webers Abreise im dunkeln tappen. Sicher ist, daß Carl Maria die neue Position eines Privatsekretärs bei Herzog Ludwig, einem der drei Söhne des tyrannischen Herzogs Karl Eugen, einnehmen sollte. Um seine Reise nach Stuttgart, wo er am 17. Juli 1807 eintraf, finanzieren zu können, gab er unterwegs mehrere Konzerte und hoffte nun, eine Zeit unbeschwerter Freiheit vor sich zu haben. „Ich entsagte

also eine Zeitlang der Kunst als ihr unmittelbarer Diener, und lebte im Hause des Herzogs Louis von Württemberg."
Hatte schon Herzog Karl Eugen das Land schamlos ausgebeutet, so war der seit 1797 herrschende Herzog Friedrich, 1804 von Napoleon zum König von Württemberg erhoben, ein ebenso launischer Tyrann. Infolge seiner homoerotischen Veranlagung umgab er sich mit hübschen Stallknechten und jungen Forstschülern, die oft in bedeutende Stellungen am Hof aufrückten und stets zu intriganten Ränkespielen bereit waren. Die Stellung Carl Maria von Webers als Sekretär bei Herzog Ludwig erwies sich von Anfang an als recht kompliziert; da sein Dienstherr infolge seines prasserischen Lebens immer wieder in finanzielle Schwierigkeiten geriet, vom König – seinem älteren Bruder – aber abhängig war, mußte Weber häufig als Prellbock fungieren. Seine Hauptaufgabe bestand in der Ordnung der herzoglichen Finanzen, wozu auch Bittschriften um weitere Geldmittel gehörten. Gerade solche Briefe waren es, die Carl Maria dazu benützte, um mit gezielten Redewendungen den König, den er nicht ausstehen konnte, zu ärgern, was dieser ihn wiederum oft allzudeutlich spüren ließ. Weber hatte aber auch heikle Privatgeschäfte zu erledigen, deren Ausführung sich oft nahe an der Grenze des Betruges oder der Unterschlagung bewegten. Das verschwenderische Leben am Hof des Herzogs führte dazu, daß auch er sich der allgemeinen Vergnügungssucht nicht entziehen konnte. Er begann unverhohlen, die feudale Lebensweise zu genießen, und wenn er auch seit seiner Säureverätzung seine Singstimme weitgehend einbüßte, verstand er doch auf der Gitarre oder auf dem Klavier so geschickt zu improvisieren, daß er bei seinen Zechkumpanen – allen voran der fünfzehnjährige Sohn des Herzogs, Prinz Adam – bald ein angesehener Unterhalter war. Ja, er hielt sich sogar ein Reitpferd und einen gewissenlosen Reitknecht namens Huber, der ihm noch großen Kummer bereiten sollte. Aber auch weibliche Mitglieder des Theaters hatten es ihm angetan, „... er liebte sich durch die Stuttgarter Sängerinnen durch." Am meisten fühlte er sich zur Sopranistin Margarethe Lang hingezogen, und bald verbrachte er seine Zeit nur noch mit ihr, nicht selten darüber auch seine dienstlichen Pflichten vernachlässigend. Gretchen ihrerseits trug eifrig dazu bei, die Schuldenlast Webers kräftig aufzutürmen.
Carl Maria nahm aber auch begeistert Anteil am künstlerischen Leben Stuttgarts. In der Vereinigung „Faust's Höllenfahrt", in der jedes Mitglied zur Wahrung seiner Anonymität einen Spitznamen trug, lernte er Dichter kennen, die seinen literarischen Geschmack bildeten und von denen er Verse für seine Liedkompositionen erhielt. Besonders anregend wurde für Weber aber die Freundschaft mit dem Komponisten Franz Danzi, der als Hofkapellmeister in Stuttgart wesentlich dazu beitrug, Carl Marias Sinn für Orchestervirtuosität zu schulen. Noch wichtiger war es aber wohl, daß ihn Danzi an seine Berufung als Komponist erinnerte. Schon bald schrieb er nach monatelanger Untätigkeit einige Lieder sowie die Kantate „Der erste Ton", die er seinem Freunde Danzi widmete. In den folgenden zwei Jahren entstanden zahlreiche weitere Kompositionen, unter denen sein Klavierquartett, das „Grand Quatuor", die „Grande Polonaise pour le Pianoforte" op. 21 und die Oper „Silvana", die er Mitte 1808 begann und am 23. Februar 1810 beendete, herausragen.
„Einen unvorhergesehenen, aber sehr harten Stoß, der fast einem Gnadenstoße glich, erhielten Carl Marias pekuniäre Verhältnisse durch die plötzliche Ankunft des Vaters in Stuttgart, der Carlsruhe, wo er gut bei wohlwollenden Menschen

aufgehoben war, verlassen hatte und mit seiner Baßgeige auf dem Reisewagen und zwei bettartigen Körben für seine leidenschaftlich geliebten Pudelspitze in denselben, im April 1809 nach Stuttgart hin sich aufgemacht hatte." Carl Maria war gerade mit der Musik zu „Turandot" beschäftigt, als sein Vater eintraf und auch sofort wieder Schulden auf Kosten seines Sohnes machte. Da sich Carl Maria durch sein kavaliersmäßiges Leben am Hof und durch die vom Hof konsequent nicht bezahlten Reisekostenvergütungen, die in Anbetracht der häufigen Umzüge des Hofes von Stuttgart nach Ludwigsburg bereits zu einer ansehnlichen Summe angewachsen sind, selbst immer mehr verschuldete, bereitete sich in schnellem Tempo die Katastrophe vor: Franz Anton verwendete 800 Gulden, die er im Zimmer seines Sohnes fand und die vom Herzog zum Ankauf von Pferden bestimmt waren, zur Deckung der Schulden bei seinen Gläubigern in Schlesien. Carl Maria, der darin eine glatte Unterschlagung sehen mußte, nahm in seiner Verzweiflung ein Angebot des Reitknechtes Huber an, von einem Gastwirt für den Freikauf seines Sohnes vom Militärdienst – eine übliche Einnahmequelle für den skrupellosen König Friedrich – einen Betrag von 1000 Gulden „geliehen" zu bekommen. Da der Sohn jedoch trotzdem den Einberufungsbefehl erhielt, strengte der Gastwirt einen Prozeß an, dessen Hauptanklagepunkt „Bestechung in Tateinheit mit dem Versuch, die Militärdienstpflicht zu untergraben" allerdings vom König selbst schließlich unterdrückt wurde, wohl aus Angst, seine eigenen unsauberen Praktiken würden sonst allgemein bekannt. Nach 16 bitteren Hafttagen wurde Carl Maria mit dem Versprechen, seinen Gläubigern das geliehene Geld zurückzuzahlen, am 26. Februar 1810 mit seinem Vater unter Polizeibegleitung in Richtung Grenze zum Großherzogtum Baden abgeschoben und aus Württemberg ausgewiesen.

Ob Weber tatsächlich nichts von den Machenschaften seines Reitknechtes wußte und den Schuldschein des Gastwirts deshalb auch ohne Argwohn unterschrieb, wie von den meisten Biographen angenommen wird, wird sich wohl niemals mehr mit Sicherheit feststellen lassen. Hans Schnorr scheint diese Frage auch weniger wichtig als die Tatsache, daß Weber in Stuttgart viele Anregungen bekam, sei es durch die philosophischen, literarischen und künstlerischen Ideen durch den Cottaschen Kreis, sei es durch den Einfluß von Franz Danzi, der ihm ein musikalischer Mentor war und ihm die entscheidenden Impulse zu seinem kompositorischen Schaffen gab. Die charakterliche Seite in Webers Persönlichkeit wird in der Hinterfragung von „Gestalt und Schöpfung" Webers von Schnoor wohl am korrektesten gesehen, wenn er schreibt: „Webers Handlungen waren alles andere als berechnend und erfolgversprechend. Er hat seinem Glück, wenn es greifbar schien, so ungeschickt wie möglich entgegengearbeitet. Und damit verdoppelt sich gleichsam das Rätsel um seine Person, um sein Verhalten: Weber lebte zwar der Form nach den Stil seiner feudalen Vorbilder, aber den Inhalt des schlechten Beispiels kopierte er nicht. Weshalb in aller Welt, so darf man heute noch ausrufen, schüttelte denn nicht Weber den höfischen Staub von den Fersen, als er merkte, wohin die Fahrt ging?" Und zum Prozeß selbst heißt es: „Wirklich, die Justizkomödie war nicht mehr weit davon entfernt, sich zu einer Justiztragödie zu entwickeln. In diesem Augenblick aber hat einer, der zu den Haupttreibern der Jagd auf das kostbare Opfer zu zählen war, Angst vor den letzten Konsequenzen bekommen und das grausame Spiel abgebrochen: der König. Es wäre ihm zweifellos ein leichtes gewesen, Weber gänzlich zu vernichten. Aber er begnügte sich mit einem Vergleich: Verrätst Du uns nicht, so magst Du unbehelligt ziehen. Der König kehrte seine Jovialität hervor.

Weber aber war fürs erste ein geschlagener Mann, unfähig, seine Sache noch weiter zu verteidigen."
Wie einschneidend dieses Erlebnis für Carl Maria war, kann man daran ermessen, daß er von jenem unheilvollen 26. Februar 1810 an ein Tagebuch zu führen begann, das mit den Worten beginnt: „Zum zweiten male geboren." Durch das Empfehlungsschreiben von Danzi – er begann seine künstlerische Laufbahn in Mannheim, dem Musikzentrum des Kurfürsten Carl Theodor – fand Carl Maria eine freundliche Aufnahme. Der Geist der berühmten Mannheimer Schule, den schon Mozart bewunderte, lebte immer noch, wenn auch in abgeschwächter Form, und schon bald fanden sich Freunde. Besonders rasch freundete er sich mit Gottfried Weber, einem Namensvetter, an, der das musikalische Leben in Mannheim beherrschte und in dessen Händen unter anderem auch die Leitung der Museumskonzerte lag. Aber auch dessen jüngerer Schwager Alexander von Dusch trat in den Freundeskreis ein. Gemeinsam unternahmen sie eine Reise nach Heidelberg, dem damaligen Zentrum der Romantik und Treffpunkt des Dichterkreises um Clemens Brentano. Nach der chaotischen Zersplitterung Deutschlands war es die Bekanntschaft mit diesen jungen Romantikern, die ihn für Volkslied und Märchen begeisterten. Als Carl Maria und Alexander von Dusch anläßlich eines Besuches von Stift Neuburg das „Gespensterbuch" von Johann August Apel und Friedrich Laun in die Hände fiel, waren sie gleich von der ersten Geschichte, vom „Freischütz", so begeistert, daß sie beschlossen, diesen Stoff für eine Oper zu verwenden – ein Projekt, das allerdings bald wieder zurückgedrängt und erst viel später realisiert wurde.
In jenem Frühjahr 1810 entfaltete Weber, der mit seinen 23 Jahren innerhalb des Freundeskreises rasch eine führende Stellung eingenommen hatte, große Aktivität und wechselte wiederholt zwischen Mannheim und Heidelberg, um schließlich nach Darmstadt zu übersiedeln. In dieser Residenz, in welcher das Musikleben unter der direkten Aufsicht des Großherzogs Ludwig stand, erhoffte er sich bessere Arbeitsbedingungen. Was das Komponieren betraf, erfüllte sich diese Hoffnung allerdings nicht. Hingegen traf er in Darmstadt wieder seinen ehemaligen Lehrer Vogler und seinen alten Freund Gänsbacher, und bald lernte er auch Voglers letzten Schüler Jacob Meyer Beer, den Sohn eines Berliner Bankiers, kennen. Gemeinsam mit den dreien und mit Gottfried Weber aus Mannheim unternahm Carl Maria den Versuch, „ein Gegengewicht zur drohenden Isolierung des romantischen Künstlers in der Gesellschaft zu schaffen". Er gründete den „Harmonischen Verein", eine Art Berufsorganisation mit einer Musikzeitschrift, ähnlich den 1833 von Robert Schumann ins Leben gerufenen „Davidsbündlern". Damit ergab sich für Weber die willkommene Gelegenheit, sich musikschriftstellerisch zu betätigen. Seine Publikationen begann er mit Aufsätzen wie „Ansichten des gegenwärtigen Zustandes der Kunst und Literatur in Stuttgart" oder „Briefe über den Geschmack in der Musik". Er erhielt aber auch bald Angebote für Artikel im „Lexicon der Tonkuenstler" von Ernst Ludwig Gerber. Ähnlich wie bei E. T. A. Hoffmann wetteiferte sein Ruhm als Musiker und Komponist mit seinem Ansehen als Kritiker und Schriftsteller, wenn auch sein einziges größeres Ergebnis auf diesem Gebiet, sein Roman „Tonkünstlers Leben", nur ein Fragment blieb. Dieser brillant und amüsant geschriebene Roman trägt autobiographische Züge und gestattet uns wertvolle Einblicke in sein Seelenleben während des Komponierens. In seinen Kritiken über Beethovens „Fidelio" oder Hoffmanns „Undine" ließ er bereits seine Vorstellungen von der Anlage einer deutschen Oper erkennen als ein „in sich abgeschlossenes

Kunstwerk, wo alle Teile und Beiträge der verwandten und benutzten Künste ineinanderschmelzend verschwinden und auf gewisse Weise untergehend eine neue Welt bilden".

Am 16. September 1810 fand in Frankfurt die erfolgreiche Uraufführung seiner Oper „Silvana" statt; leider wurde die Vorstellung durch den sensationellen Heißluftballon-Aufstieg Madame Blanchards über Frankfurt etwas gedämpft. Die Titelrolle sang die blutjunge Sopranistin Caroline Brandt, die er vor kurzem in einem Konzert hörte und die später seine Frau werden sollte. Durch den Erfolg und die Anerkennung angeregt, machte er sich schon im Spätsommer an die Vertonung von „Abu Hassan"; das von Hiemer verfaßte Libretto behandelt einen Stoff aus der zu jener Zeit populären Märchensammlung „1001 Nacht". Dieses äußerst bühnenwirksame, heitere Werk blieb für zehn Jahre seine letzte Oper. In diesem Sommer vollendete er aber auch sein bisher größtes Instrumentalwerk, sein erstes Klavierkonzert in C-Dur op. 11, das bereits die technischen Schwierigkeiten seiner Klaviermusik zeigte, wahrscheinlich bedingt durch seine ungewöhnlich großen Hände. Eine zeitgenössische Radierung zeigt ja deutlich seine schmalen, langen Finger und die ungewöhlich langen Daumen. Sie werden auch ausdrücklich in der Beschreibung seines Sohnes Max Maria erwähnt. Nach dieser Schilderung war Carl Maria klein, schmächtig, hinkend, mit einem langen dünnen Hals auf schmalen Schultern, mit lebhaften Gebärden, riesigen, aber ungemein gelenkigen Händen, ausdrucksvollen blaugrauen Augen und braunen Haaren, die einen leichten Stich ins Rötliche hatten.

Weber konnte in den Monaten nach der schmachvollen Ausweisung aus Württemberg beachtliche Erfolge erzielen; so konnte er befriedigt und erleichtert am Ende des Jahres 1810 in sein Tagebuch eintragen: „Da mit dem 16. Februar d.J. eine neue Lebensepoche für mich begann, so rechne ich auch den Anfang dieses Jahres von diesem Zeitpunkte an. Gott hat mich zwar mit vielem Verdrusse und Widerwärtigkeiten kämpfen lassen, aber doch auch immer auf gute Menschen geführt, die mir das Leben wieder werth machten. Ich kann mit Beruhigung und Wahrheit sagen, daß ich in diesen 10 Monaten besser geworden bin, meine traurigen Erfahrungen haben mich gewizzigt. Ich bin endlich, in meinen Geschäften, anhaltend fleißig geworden."

Als er am 14. Februar 1811 Darmstadt verließ, um seine erste große Kunstreise durch die deutschen Lande anzutreten, war er voller Optimismus. „ ... In Frankfurt, München, Berlin etc. wurden meine Opern gegeben, meine Concerte besucht", notierte er damals voller Selbstvertrauen. Am Ende war es allerdings nur eine Tournee durch süddeutsche Provinzstädte, die am 14. März in München endete. Das kulturelle Milieu Münchens behagte ihm, und schon am 5. April fand ein Konzert statt, in welchem sein für den Klarinettisten Heinrich Joseph Bärmann in aller Eile fertiggestelltes Concertino für Klarinette mit Erfolg aufgeführt wurde. „Seit ich für Bärmann das Concertino componiert habe ist das ganze Orchester des Teufels und will Concerte von mir haben." Auch Bayerns König Max Joseph gab zwei Konzerte für Klarinette und Orchester in Auftrag, in denen er, ähnlich wie in seinen anderen Solokonzerten, dem Instrument und dem Orchester die möglichst gleiche Gewichtung zudachte. Zu weiteren Kompositionen kam es nicht, vielleicht infolge zahlreicher gesellschaftlicher Verpflichtungen und Liebesgeschichten, die der von den Damen umworbene Carl Maria in seinem Tagebuch verzeichnete, manche mit dem Vermerk „A. W. T. N.", die Abkürzung für „Alle Weiber taugen

nichts". Trotz seiner Erfolge, zu denen auch die am 4. Juni stattgefundene Uraufführung seines Einakters „Abu Hassan" zählte, beschloß er, München den Rücken zu kehren und eine „Schweizer Kunst- und Naturkneipp-Reise" anzutreten.
Als er am 11. August bei Ravensburg, das seit 1810 zum Königreich Württemberg gehörte, die Grenze überschreiten wollte, kam es zu einem Zwischenfall, der durch seine im Reisepaß vermerkte Verbannung ausgelöst wurde. „Hier plagte den Oberamtmann der Teufel, mich wegen meinem Paß nicht weiter zu lassen, weil er nicht vom Gesandten unterschrieben sei etc., auch kannte er mich noch von Stuttgart aus, und glaubte sich beim König schön zu machen, wenn er mich chicanirte, ich muß also, hol mich der Teufel, 5 Tage in dem Neste sitzen, bis denn d. 17. mein Paß zurück kam mit der Weisung, mich nur in Gottes Namen reisen zu lassen". In Wahrheit wurde er nur drei Tage in einem Nebenzimmer des einzigen Gasthofes der Stadt unter besten Bedingungen festgehalten. Die Fürsorge, die man ihm zuteil werden ließ, zeigte sich auch in der ärztlichen Versorgung, die in diesen Tagen der Arrestierung notwendig wurde. Er erkrankte nämlich an hohem Fieber, das offensichtlich mit heftigen Durchfällen verbunden war. Als er, noch nicht vollständig genesen, ein zweites Mal des Landes verwiesen und unter polizeilicher Begleitung nach Mersburg auf ein Schiff nach Konstanz verfrachtet wurde, berichtete er seinem Freund Gottfried Weber über diese Erkrankung in eher heiterer Gelassenheit: „Da ich Dir keine Stadtneuigkeiten schreiben kann, so will ich Dir Leibes Nachrichten erzählen. 1mo habe ich bei einem Haar die Ruhr bekommen , 2do habe ich mir einen Fuß verrenkt, 3^{tio} haben mich die Flöhe in Solothrun ungemein geplagt und 4to befinde ich mich recht wohl."
Schon kurze Zeit später ging er mit dem befreundeten Musiker Anton Liste auf eine mehrtägige Wanderung ins Berner Oberland. Weber bestieg sogar trotz seines Hüftleidens ohne größere Schwierigkeiten den Rigi. Nach drei Monaten kehrte er nach München zurück, um schon bald mit Bärmann eine weitere Kunstreise anzutreten, die ihm erstmals Einblicke in das musikalische Leben von Prag, der „Goldenen Stadt", geben sollte. In Prag lernte er den Theaterdirektor Carl Johann Liebich kennen, der ihn wegen eines Nierenleidens im Bett empfangen mußte und ihm immerhin die Prager Aufführungsrechte für seine Opern „Silvana" und „Abu Hassan" um 1500 Gulden Wiener Währung abkaufte.
Seine weiteren Reisepläne wurden allerdings unterbrochen durch die Einladung des Herzogs Emil Leopold August von Sachsen-Gotha, einige Zeit an seinem Hofe zu verbringen. Dieser Herzog, der für seinen kleinen Staat die Mittel statt zur Unterhaltung einer Armee besser für friedliche Zwecke verwendete und von Napoleon deshalb als der intelligenteste aller deutschen Fürsten bezeichnet wurde, war ein etwas sonderbarer Kauz. Er stand mit vielen Dichtern und Musikern in brieflichem Kontakt, schrieb selbst und versuchte sogar, seine Verse selbst in Musik zu setzen. Er liebte es, seine Umgebung durch allerlei exzentrische Scherze zu konsternieren, weshalb es an seinem Hofe häufig verrückte, bis in die Morgenstunden dauernde Feste gab. Auf diese Weise wurde Weber von diesem kunstbegeisterten und lebenslustigen Herzog so sehr in einen Strudel musikalischer und gesellschaftlicher Ereignisse gezogen, daß er schließlich, total erschöpft, glücklich war, zur Großfürstin Maria Pawlowa in das gemächlichere Leben Weimars flüchten zu können.

Erste gesundheitliche Störungen

In dem Wirbel musikalischen Treibens in Gotha zeigten sich zum erstenmal gesundheitliche Störungen, die Carl Maria bisher fremd waren. Schon im Januar 1812 klagte er in seinem Tagebuch über heftige Schmerzen in der Brust, die er, dem damaligen medizinischen Sprachgebrauch entsprechend, rheumatisch deutete. „Hundskrank auf einmal geworden, ein starkes Drükken auf der Brust, daß ich mich zu Bette legen mußte“ notierte er neben einer „sonderbar erschlafften Stimmung“ in seinem Tagebuch, und schon fünf Tage später findet sich die Eintragung „Hundskrank auf der Brust – Rheumatismus“. Diese Anzeichen deuten darauf hin, daß man den Beginn seines schließlich zum frühen Tod führenden chronischen Lungenleidens in diese Zeit datieren muß. Schon im Sommer kehrten ähnliche Beschwerden wieder, begleitet von stärkeren Schmerzen im Bereiche seiner rechten Hüfte. Sein Hüftleiden machte ihm ja seit der Kindheit zu schaffen, doch diesmal schien es besonders in Erscheinung getreten zu sein. „Ich bekam wieder heftigste Schmerzen nach dem gehen“ schrieb er in sein Tagebuch mit dem Nachsatz, daß sich nun auch „Schmerzen in der linken Hüfte bemerkbar“ machten, also auch die gegenüberliegende, bisher gesunde Hüfte betroffen war. Seit diesem Jahre 1812, in dem das Ringen Webers mit seiner Todeskrankheit begonnen hatte, hält sein Tagebuch nun regelmäßig Notizen über sein Leiden fest.
In den Weimarer Salons lernte Carl Maria noch den greisen Christoph Martin Wieland kennen, dessen „Oberon“ in einer englischen Bearbeitung seine letzte Oper werden sollte. Wieland beeindruckte ihn sehr. „Die tiefste Verehrung und Rührung muß jeden erfüllen, der sich ihm naht.“ Vom Weimarer Dichterfürsten Johann Wolfgang von Goethe war er zutiefst enttäuscht, der ihn in seiner „entschiedenen Antipathie gegen alle Musici“ äußerst unpersönlich und kalt empfangen hatte. Webers Eindruck von dieser Begegnung war dementsprechend reserviert: „Es ist eine sonderbare Sache mit der näheren Vertraulichkeit eines großen Geistes. Man sollte diese Heroen immer nur aus der Ferne anstaunen.“
Am 18. Februar reisten Weber und Bärmann nach Berlin, die Schicksalsstadt für Carl Maria. Reifer geworden und künstlerisch stärker gefestigt, trat er der neuen Umwelt in Preußens Metropole nun wesentlich selbstbewußter entgegen. Schnell bildete sich ein Freundeskreis, der sich „Webergesellen“ bezeichnete; unter ihnen war einer der Getreuesten Heinrich Lichtenstein, ein Zoologe. Als Künstler traf er in Berlin allerdings auf die schärfste Konkurrenz, die ihm je begegnete. Vor allem sein Namensvetter Bernhard Anselm Weber, der mit Vincenzo Righini das musikalische Geschehen an der Hofoper leitete, erwies sich als eifersüchtiger Gegner, der sich erst unter dem Druck der Öffentlichkeit bereit erklärte, Webers Oper „Silvana“ aufzuführen. In der Zwischenzeit erhielt Carl Maria von Gottfried Weber die Nachricht, daß sein Vater Franz Anton am 16. April 1812 im Alter von 78 Jahren gestorben war. In jenen Tagen bekannte Carl Maria in einem Schreiben an Friedrich Rochlitz: „Mit ihrem Briefe zusammen erhielt ich die Nachricht vom Tode meines geliebten Vaters, und so sehr ich bei einem 78-jährigen Greise darauf vorbereitet war, so sehr hat es mich doch erschüttert. Ich stehe nun ganz allein.“ Gerade jetzt in seinem unruhigen Wanderleben und der Suche nach einer gesicherten Existenz mußte er den Verlust der Liebe seines Vaters besonders stark empfinden. In sein Tagebuch notierte er: „Er soll ruhig entschlafen sein! Gott schenke ihm jenseits den Frieden den er hier nicht hatte. Es ist unendlich schmerzlich für mich daß ich ihm

keine glücklichen Tage mehr bereiten konnte. Gott segne ihm alle die große Liebe, die er zu mir hatte und die ich nicht verdiente und die Erziehung, die er mir geben ließ."

In diesem Frühjahr 1812 lernte Weber auch Carl Friedrich Zelter kennen, den einzigen „Du-Freund" Goethes und zugleich den einzigen Komponisten, den der Dichterfürst gelten ließ. Zelter war Gründer der „Liedertafel" und „Direktor der Singakademie" und machte Carl Maria auf den besonderen Reiz der Männerchöre aufmerksam, auch wenn er ihm persönlich nicht gerade freundschaftlich gesinnt war. Weber nahm diese Anregungen begeistert auf und schuf mit dem „Turnierbankett" das erste von vielen Chorliedern, welche die patriotischen Gefühle mit deutlichen nationalen Elementen verbanden. Mit dem geselligen Leben bei der „Liedertafel" und bei den „Webergesellen" trat auch das schöne Geschlecht wieder in Erscheinung. Trotz aller Verehrung und zärtlicher Liebe, die ihm die Damen entgegenbrachten, blieb Weber jedoch merkwürdig distanziert, vielleicht aus dem Gefühl eigener Schwäche oder auch wegen seiner noch immer höchst unsicheren Existenz. Nur so können so skeptische Zeilen in seinem Tagebuch verstanden werden: „Ich werde nie geliebt werden. Denn daß sich manchmal ein Wesen mir hingibt, ist Trieb von ihrer wie von meiner Seite." Seine finanzielle Lage wurde überdies deshalb noch prekärer, weil er nach dem Ableben seines Vaters neben den Begräbniskosten noch ansehnliche Schulden Franz Antons zu begleichen hatte. Dies war wohl auch der Grund, warum Carl Maria im Herbst erneut einen „Dienstleistungs-Aufenthalt" beim Herzog von Gotha antrat, so belastend dieser auch wieder sein mochte. Als ihm seine Freunde am Abend vor seiner Abreise nach Gotha eine kleine Feier bereiteten, soll er nach den Erinnerungen seines Freundes Lichtenstein ungewöhnlich düster und schwermütig gewesen sein.

Dennoch hat ihm der Berliner Aufenthalt gutgetan. Neben der Anknüpfung wichtiger Beziehungen zur Oper und zu verschiedenen Verlagshäusern, der Beschäftigung mit Männerchören und der Verbesserung und Überarbeitung seiner Oper „Silvana" war es vor allem auch die Klaviermusik, zu der er sich in diesen Jahren in besonderem Maße hingezogen fühlte; hier hat er mit seiner ersten großen Sonate in C-Dur tatsächlich ein neues Terrain betreten. Mit diesem richtungweisenden Werk wurde nämlich die neue Art virtuosen Klavierspiels geboren, die für das gesamte 19. Jahrhundert bestimmend werden sollte und von Chopin, Schumann und Liszt weiterentwickelt und vollendet wurde. Ähnliches gilt von seinem zweiten Klavierkonzert in Es-Dur op. 32 dessen Adagio zu den schönsten langsamen Sätzen Webers gehört und das er am 17. Dezember in Gotha erstmals aufführte. Die Schwierigkeiten in der rechten Hand schienen für Weber nicht existiert zu haben, denn er schrieb: „Es machte Furore und ging excellent, ich spielte es auch nicht schlecht."

Im Januar 1813 wollte er eine große Kunstreise in den Süden antreten, nicht ohne wehmütig auf die schöne Zeit in Berlin zurückzublicken. „Es ist mir wie ein Traum, daß ich Berlin und alles verlaßen habe, was mir so lieb und theuer geworden ist. Ich kann mich noch immer gar nicht überzeugen, daß es für eine lange Zeit ist, daß ich mich von euch trennte", beteuerte er in einem Brief seinem Freunde Hinrich Lichtenstein. Weber konnte nicht wissen, daß seine geplante Reise in den Süden schon nach wenigen Tagen ihren Abschluß finden sollte.

Musikdirektor in Prag

Als Weber nämlich am 12. Januar 1813 in Prag eintraf, überraschte ihn Gänsbacher mit der Nachricht, daß Theaterdirektor Liebich ihm den freigewordenen Posten des Musikdirektors anbieten wolle. Da er nirgends besser als in Prag seine Vorstellungen eines Musiktheaters realisieren zu können glaubte und gleichzeitig damit sich auch die einmalige Gelegenheit bot, seine Schulden in Stuttgart endgültig loszuwerden, nahm er dieses Angebot mit Freuden an. Mit wahrer Begeisterung stürzte er sich sofort auf entsprechende Reformen. Diese Pläne für eine Reorganisation der Oper sollten ihn auch für die folgenden Jahre so in Anspruch nehmen, daß ihm für seine schöpferische Tätigkeit kaum Zeit blieb, weshalb sein Sohn Max Maria diese Jahre von 1813 bis 1817 die Jahre des „Joches" seines Vaters bezeichnete.

Da er von Liebich unumschränkte Vollmacht für die Zusammenstellung eines guten Orchesters und eines einsatzfähigen Ensembles bekam, begab er sich unverzüglich nach Wien, wo er beste Kräfte zu gewinnen hoffte. Leider kam es schon bald zu einer Verschlechterung seines Gesundheitszustandes. Er fühlte sich „in quälender Weise krank" und fiel in ein „heftiges Gallenfieber". So zumindest beschrieb es Max Maria, während sich in Webers Tagebuch der Vermerk „halskrank" findet. Er brach fluchtartig seine Frühjahrsreise ab, nachdem auch seine Matinee im Redoutensaal in Wien mit seinem zweiten Klavierkonzert enttäuschend verlief – er hatte sich erst kurz vor seinem Auftreten vom Krankenlager erhoben. In Prag angekommen, fand ihn Graf Pachta anläßlich eines zufälligen Besuches bewußtlos in seiner Wohnung auf. Der Graf ließ ihn sofort auf einer Krankentrage in sein eigenes Haus bringen, wo er sich rührend um den Patienten kümmerte. Es dauerte mehrere Wochen, bis sich Weber einigermaßen erholte. Erst am 23. Mai findet sich eine Eintragung: „Zum erstenmal aus dem Bett", aber noch Monate später quälten ihn Kopfschmerzen. Die ärztliche Betreuung erfolgte durch Dr. Jungh, einem dilettierenden Geiger, mit dem Carl Maria gerne zusammen musizierte. Zwei briefliche Notizen aus dieser Zeit weisen darauf hin, daß Webers akute Erkrankung wahrscheinlich ein akuter Schub seines chronischen Leidens darstellte. An Lichtenstein schrieb er: „dumme Kränklichkeit hinderte mich daran, indem mir alles Lesen und Schreiben verboten war", und zu seinem Freund Gottfried Weber bemerkte er, „daß meine Gesundheit seit meiner Krankheit im Mai 1813 noch eine sehr wankende ist und ich erst kürzlich wieder einige Wochen das Zimmer hüten mußte". Der Ausdruck „wankende Krankheit" besagt wohl, daß Besserungen immer wieder mit Schüben des Krankseins abwechselten. Dieses akute Aufflackern seiner chronisch schwelenden Erkrankung sollte auch wirklich nicht mehr zum Stillstand kommen.

Kaum hatte er sich etwas erholt, stürzte er sich ohne einen Gedanken an Schonung in einen wahren Arbeitsrausch. Sein Arbeitstag währte von sechs Uhr morgens bis Mitternacht. Wie schon seinerzeit in Breslau, stellte er auch hier eine genaue Dienstordnung fest, die er gegen den Widerstand eines rebellierenden Orchesters diesmal durchzusetzen wußte. Er war im Theater allgegenwärtig und persönlich um jedes Detail besorgt, weshalb er auch eine Erholungskur in Eger nicht antrat: „Ich sollte um meine Gesundheit ganz zu festigen nach Eger auf 4 Wochen gehen, und kann es nicht, da der Andrang von Geschäften, die keinen Augenblick Aufschub leiden, zu groß ist."

Die Prager Krise beschränkte sich aber nicht nur auf Krankheit und Arbeitsüberbürdung, sondern wurde auch noch durch eine Reihe von Liebesgeschichten zusätzlich belastet. „Es gehört zu meinem Unglück, daß ein ewig junges Herz in meiner Brust schlägt", klagte er bisweilen, und so ist es nicht verwunderlich, daß er den Annäherungsversuchen koketter Theaterdamen nicht den nötigen Widerstand entgegenzusetzen vermochte. Besonders schlimm erging es ihm mit der mit einem Tänzer verheirateten Soubrette Therese Brunetti, einer „Rotblondine mit etwas gedrungener Gestalt, schönen blauen Augen von Feuer und Temperament, aber auch der absurdesten und peinigendsten Launen voll, und daß ihr Ruf, der ihr nachsagte, daß sie in allen Künsten der Koketterie erfahren sei, nicht log, sollte Weber zu seiner Qual inne werden". Tatsächlich war er ihr bald so verfallen, daß er sogar mit ihr und ihrem willfährigen Ehegatten einen gemeinsamen Haushalt einging. Darüber hinaus liebte sie es, ihn durch andere Liebschaften zu demütigen, sodaß er schließlich in ein unwürdiges erbärmliches Leben zwischen Eifersucht und Verzweiflung schlitterte, das allmählich seine Autorität und sein Ansehen als Musikdirektor zu untergraben drohte. Webers Briefe aus dieser Zeit sind ein beredtes Zeugnis einer völligen Verzweiflung über sich und sein Berufsleben, und es war nur natürlich, daß er nicht komponieren konnte. Dennoch war es die Arbeit im Theater, die ihm entscheidend dazu verhalf, diese schwere Krise zu überwinden. Aber es wurde ihm auch ein „rettender Engel" gesandt, der ihn allmählich wieder zur Besinnung bringen sollte: Caroline Brandt.

Caroline, deren Vater Geiger und Tenor der Kurfürstlichen Kölnischen Kapelle war und ein ähnlich bewegtes unruhiges Leben führte wie Webers Vater Franz Anton, stand schon als Achtjährige auf der Bühne. Inzwischen war sie eine gesuchte Sopranistin und aus diesem Grunde engagierte sie Carl Maria auch als erstes Mitglied seines neu aufzubauenden Ensembles. Dies um so lieber, als sie seinerzeit so erfolgreich die „Silvana" in Frankfurt gesungen hatte. Nach der Beschreibung ihres Sohnes Max Maria war sie „klein und voll von Gestalt, lebhaft in ihren Bewegungen, die von außerordentlicher Grazie und Schnellkraft waren". Durch einen kleinen Unfall auf der Bühne unerwartet in näheren persönlichen Kontakt gekommen, wurde sich Weber bald der wachsenden Zuneigung zu Caroline bewußt, die sich allerdings wissend um die unrühmliche Liebschaft Webers mit Therese Brunetti, zunächst ausgesprochen reserviert verhielt.

Die beruflichen und privaten Belastungen stellten für seinen ohnehin mehr als labilen Gesundheitszustand eine große Beeinträchtigung dar. „Es ist als ob der Himmel es sich einmal zum Gesetz gemacht habe, mich stets mit neuen Prüfungen heimzusuchen. Seit Jahr und Tag hat sich manche Sorge, mancher Kummer, mancher Verdruß verloren, dafür hat sich eine gänzliche Freudlosigkeit und Kränklichkeit eingestellt. Ich stehe jetzt vom dritten Krankenlager während meines Aufenthaltes in Prag auf. War die letzte 14-tägige nicht gefährlich, so war sie doch peinlich genug für mich, da alles gleich so heftig auf Kopf und Augen wirkt ... Es war ein Friesel, eine Kinderkrankheit, die mich packt." Ähnliches schilderte er seinen Freunden in Berlin: „Meine Gesundheit ist sehr wandelbar. Ein heftiges Erbrechen ohne alle Ursache hat mich neuerdings überfallen." Um die angeschlagene Gesundheit wiederherzustellen, verordnete ihm sein Arzt eine längere Kur in Bad Liebwerda, die er schließlich auch am 8. Juli 1814 antrat und „wo ich glücklich den 9. ankam und in der größten Ruhe meine Gesundheit pflegen, nebenbei auch einmal wieder für mich arbeiten will". In dieser beschaulichen Umgebung begannen aber auch seine Gedanken immer mehr um Caroline Brandt

zu kreisen. Seine Briefe eröffnen jenen umfangreichen Briefwechsel, dem wir die wichtigsten und aufschlußreichsten Details aus dem Leben und Leiden Webers verdanken. In diesen Briefen ist aber auch sein schmerzliches Ringen zu sehen, einen Wandel in Carolines noch unreifen, launenhaften und eifersüchtigen Charakter und den damit verbundenen häufigen Stimmungsschwankungen herbeizuführen. Wie wir den Briefen entnehmen können, gab es in der Anfangszeit oft bittere Auseinandersetzungen, die Carl Maria schließlich durch seine humanistische Lebensauffassung und seinen unverrückbaren Glauben an das Gute in Caroline beilegen konnte. Dieser zentrale Konflikt trug in letzter Konsequenz zu seiner Selbstfindung bei, und mit dem Wissen um seine künstlerische Mission und seine Bereitschaft, das persönliche Glück diesem Ziel unterzuordnen, vermochte er schließlich auch die Krise der Jahre 1814 und 1815 zu überwinden.
Am 31. Juli reiste Weber nach Berlin, wo er die Stadt – nach der vernichtenden Niederlage Napoleons in der Völkerschlacht bei Leipzig im Oktober vergangenen Jahres – in wildem Trubel vorfand. Mitgerissen vom nationalen Schwung fühlte er sich „zum erstenmal politisch als Deutscher, zum erstenmal erwärmten die Begriffe Freiheit, Vaterland, Heldentod, Bürgertugend, Tyrannenhaß seine Seele". Mit der Vertonung von „Lützows wilde Jagd" und dem „Schwertlied" aus der Sammlung nationaler Gedichte Theodor Körners „Leyer und Schwerdt" verschaffte er sich mit einem Schlag nationale Geltung. Es war dies jedoch „eine patriotische Aufwallung, für die er später bezahlen mußte", bei Friedrich Wilhelm von Preußen ebenso wie später bei Friedrich August von Sachsen – aber auch bei Caroline Brandt, die als Anhängerin Napoleons sich nicht mit diesen pathetisch patriotischen Versen anfreunden konnte. Während seines Aufenthaltes beim Herzog von Gotha, den er auf seiner Rückreise von Berlin wieder aufsuchte – auch hier komponierte er nationale Gesänge – vernehmen wir aus seinem Tagebuch, daß er vom 14. bis zum 20. August neuerlich „halskrank" war. Doch obwohl fest entschlossen, seinen ihm zustehenden Erholungsurlaub von drei Monaten diesmal zur Gänze auszunutzen, gab er dem immer heftiger werdenden Drängen seines Theaterdirektors Johann Liebich letztlich doch wieder nach und kehrte bereits am 25. September nach Prag zurück.
Während der ersten Hälfte des Jahres 1815 war seine Kreativität, sieht man von den kunstvollen und anspruchsvollen Variationen für Klavier über das russische Lied „Schöne Minka" ab, eher bescheiden. Wahrscheinlich lag die tiefere Ursache dafür in ernsten Unstimmigkeiten mit Caroline, die fast zu einer Trennung führten und Weber veranlaßten, einen vorzeitigen Urlaub anzutreten, der ihn am 6. Juni nach München führte. Seine verzweifelte Seelenlage, die ihn auch an seiner Lebensaufgabe zweifeln ließ – in dieser Zeit verzehrte er sich bereits nach Carolines Liebe –, kommt in seinen Briefen erschütternd zum Ausdruck. In diese trübe Stimmung platzte, als er in München eintraf, die Siegesnachricht von Waterloo, welche die gesamte Stadt auf den Kopf stellte, Dieses Ereignis rüttelte auch ihn aus seiner depressiven Stimmung und veranlaßte ihn zur Komposition seiner Kantate „Kampf und Sieg", die allerdings langsamer vor sich ging als geplant. Wie er an seinen Freund Rochlitz schrieb, „schienen ihn seine schöpferischen Kräfte verlassen zu haben", und seine mangelnde Konzentrationsfähigkeit zeigte sich auch in anderen Werken aus diesem Sommer, etwa dem Klarinettenquintett op. 34 und dem umgearbeiteten Horn-Concertino op. 45 von 1806.
Am 7. September war er wieder in Prag und beendete seine Siegeskantate. Aus einem Brief an Rochlitz erkennt man seine wiedererwachte Zuversicht: „Du kannst

Dir denken, wie sehr mich eine solche Arbeit, die meinen Ruf in der Welt begründen kann, Tag und Nacht beschäftigt, und – Gott sey Dank!! – seit den wenigen Tagen, die ich daran denke, fühle ich das Wiederkehren meiner Kraft und daß ich der Welt noch etwas nützen kann." Seine Aktivität äußerte sich unter anderem nun auch darin, daß er begann, sich wieder schriftstellerisch zu betätigen. Wie er seinem Freund Gänsbacher berichtete, war er am 13. Oktober „auf den Gedanken gekommen, zu jedem Werk, das er aufführen wollte, eine Einführung zu schreiben" in der Absicht, das Publikum an neue Kompositionen heranzuführen und ihm damit zu helfen, den eigenen Geschmack zu bilden. Darüber hinaus betätigte er sich ab jetzt auch als Musikkritiker, der das Prager Konzertleben in seiner wortgewandten, teils auch ironischen Weise unter die Lupe nahm. So wurde Weber in Deutschland der erste sogenannte „Bildungsmusiker".

Auch in diesem Jahr 1815 lesen wir in seinem Tagebuch über fortwährende Unpäßlichkeiten, wobei neben Kopfschmerzen jetzt vor allem auch ein Husten immer wieder erwähnt wird. Er selbst schrieb dies vorwiegend seinem Beruf zu: „Die Theaterluft hat mir so manchen rheumatischen Stoff etc. in den Körper gejagt ... Erst vor kurzem habe ich wegen einer Halsentzündung 8 Tage das Bett und Zimmer gehütet und kann mich noch immer nicht ganz erholen." Dazu kam, daß er während des feuchtkalten Prager Winters auch sehr stark an seiner kranken Hüfte litt. Neben diesen körperlichen Beschwerden steigerte sich auch sein Mißmut über die Verhältnisse am Theater, weshalb er schon im November an Rochlitz schrieb: „Mein Entschluß binnen Jahr und Tag Prag zu verlassen, steht immer noch unwandelbar fest." Wahrscheinlich störte ihn dabei am meisten der Umstand, daß unter der Last administrativer und organisatorischer Arbeiten seine schöpferische Produktivität in den Hintergrund gedrängt wurde. Nach einem Abstecher nach Berlin, wo es ihm trotz Unterstützung von Graf Brühl nicht gelang, den Titel des Hofkomponisten zu erlangen, reiste er am 9. Juli 1816 zur Kur nach Karlsbad, um dort seinen „Rheumatismus" behandeln zu lassen. Dieser Aufenthalt sollte für Webers Zukunft entscheidend werden. Unter den Kurgästen befand sich nämlich auch Heinrich Graf Vitzthum, der Hofmarschall des Königs von Sachsen, der als neuernannter Intendant des Dresdner Hoftheaters die Absicht hegte, neben der italienischen zukünftig auch eine Deutsche Oper einzurichten. Weber sollte diese Aufgabe übernehmen, und nach längeren Verhandlungen war es dann soweit: Am Weihnachtstag hielt er sein Dekret als Königlich Sächsischer Kapellmeister in den Händen.

Während der letzten Monate, die er noch an Prag gebunden war, brauchte er all seine Kräfte, um den Theaterbetrieb des im Sterben liegenden, erst 43 Jahre alten Direktors Carl Johann Liebich einigermaßen aufrechterhalten zu können. „Der Himmel hat es sich vorgenommen, mir das Ende meines Dienstes recht schwer zu machen. Ich habe drei Sängerinnen im Wochenbett, dazu das Ordnen aller Papiere und Geschäfte für meinen Nachfolger." Anläßlich einer Reise nach Berlin, wo Caroline Brandt unter anderem als Cherubin in Mozarts „Figaro" Erfolge feierte, verkündete Carl Maria im Kreise von Freunden am 19. November seine Verlobung mit ihr. Durch all diese Ereignisse angeregt, entstanden in kurzer Folge in jenem Herbst mehrere Kompositionen: die beiden großen Klaviersonaten in As-Dur op. 39 und d-Moll op. 49, das große konzertante Duo für Klarinette und Klavier op. 48 und eine Reihe von Liedern.

Dresden, die Geburtsstadt des „Freischütz"

Mit der Übernahme der Musikdirektorenstelle an der Deutschen Oper in Dresden setzte Weber einen endgültigen Schlußstrich unter seine an Irrungen, Querelen und Kabalen reichen Wanderjahre.
Er wurde nicht nur seßhaft, sondern er trennte sich auch für immer von seinen oft mehr als aufreibenden Liebschaften und heiratete am 4. November 1817 Caroline Brandt. Trotzdem war die Anfangszeit in Dresden alles andere als rosig. Dresden, das Napoleon 1813 zu seiner Operationsbasis auserkor, sah sich nach seiner Niederlage außerstande, die vielen gefallenen Soldaten zu begraben, und so kam es in den Jahren 1816 und 1817 zu einer ausgedehnten Ruhrepidemie, der unter anderem auch der Vater Richard Wagners zum Opfer fiel. Aber auch beruflich gab es Ärger. Da Weber den versprochenen Titel eines „Königlichen Kapellmeisters" nicht erhielt, war der seit 1810 mit dieser Funktion ausgestattete Francesco Morlacchi sein Vorgesetzter, ein Zustand, mit dem sich Weber nicht abfinden wollte und schließlich über Vermittlung des Grafen Vitzthum vom König auch eine Gleichstellung erreichte. Aber auch das Orchester begegnete den Reformideen Webers, die er schon in Breslau und in Prag zu verwirklichen begann, mit unverhohlener Skepsis. Es gelang ihm jedoch, sich bald das uneingeschränkte Vertrauen der Staatskapelle und des gesamten Ensembles zu erwerben, sodaß er schließlich von sich sagen konnte: „Ich habe meine Laufbahn mit viel Verdruß und Kabalen eröffnen müssen und bin ein paar Mal im Begriff gestanden, wieder abzureisen, aber das alles hat doch am Ende zum Guten geführt, nähmlich dazu, daß sie gesehen haben, daß sie es mit einem Mann zu thun haben, der nicht mit sich spielen läßt und selbständig genug ist, sich keine Art von Zurücksetzung oder Schmälerung gefallen zu lassen. Nun geht alles seinen ruhigen Gang und was mich nicht liebt, fürchtet mich wenigstens." Solche Energie und Tatkraft erwartete man wahrlich nicht von jenem „kleinen, schmalbrüstigen Mann mit etwas langen Armen, schmalem, sehr blassen Gesicht, aus dem sehr lebhafte Augen unter einer Brille hervorblitzen", wie ihn Mitglieder des Orchesters beschrieben. Von Christian Lobes besitzen wir eine ausführliche Schilderung des neuen „Königlichen Kapellmeisters" aus seiner ersten Dresdner Zeit: „Als ich ihn nun aber endlich hereintreten oder vielmehr, wenn auch nicht sehr merklich, hereinhinken sah in den Saal, fühlte ich, wie ein leises Weh sich auf mein Herz legte. Er war mir wohl als ein kleiner Mann geschildert worden, aber eine so schmächtige, so gebrechlich scheinende Gestalt mit den auffallend langen Armen, einem kürzeren und längeren Bein, hatte ich doch nicht erwartet. Dazu das schmale, längliche, bleiche Angesicht, die eingefallene Schläfe, gegen die eine ziemlich lange Nase etwas zu sehr hervortrat! Der Ausdruck in seinen Gesichtszügen war dagegen unverkennbar edel, geistvoll und wahrhaft vornehm. Ach, diesem hohen Genius ist in seinem zarten irdischen Körper gleich Mozart kein langes Verweilen und Schaffen auf dieser rauhen Welt beschieden! – das war mein erster trauriger Gedanke."
Trotz seiner schwächlichen Konstitution machte er sich mit Energie an die qualitative Verbesserung der Staatskapelle, von deren Mitgliedern er alles abverlangte, und an den Aufbau eines leistungsfähigen Chores. Gleichzeitig war er, beseelt von der Idee, eine Synthese von Musik, Regie und Ausstattung zu schaffen, intensiv um organisatorische Reformen bemüht, die er zusammenfaßte in einem „Versuch

eines Entwurfs, den Stand einer deutschen Opern-Gesellschaft zu Dresden in tabellarische Form zu bringen, mit kurz erläuternden Anmerkungen". Nach einer Neugestaltung der Sitzordnung im Orchester dirigierte er im Sommer 1817 sein Opernensemble zum erstenmal mit einem zarten Taktstock, was einem absoluten Novum entsprach. Zwar gab es seit Jean-Baptist Lully, dem berühmten Barockmeister, bereits eine Art Taktstab, mit dem man gegen den Fußboden klopfte und mit dem sich Lully bekanntlich an seinem Fuß so unglücklich verletzte, daß er an den Folgen eines Wundfiebers starb. Diese neue Form des Taktstockes jedoch, wie sie Weber verwendete und in Prag bereits mit Erfolg praktiziert hatte, war den Dresdener Künstlern im Orchester und auf der Bühne unbekannt, setzte sich aber im Musiktheater des 19. Jahrhunderts rasch durch. In Dresden gab es einen „Liederkreis", in welchem sich verschiedene Dichter und Literaten ein Stelldichein gaben und zu denen unter anderem auch Helmina von Chézy und Friedrich Kind zählten. Kind war von Weber so begeistert, daß er ihm, der schon lange nach einem geeigneten Opernstoff Ausschau hielt, sofort seine Dienste anbot. Schon am 19. Februar 1817 schrieb Carl Maria seiner Verlobten Caroline: „Heut Abend im Theater sprach ich Friedrich Kind, den hatte ich gesten Abend so begeistert, daß er gleich heute eine Oper für mich angefangen hat ... Das Sujet ist trefflich, schauerlich und interessant, der Freischütz. Ich weiß nicht, ob du die alte Volkssage kennst." Tatsächlich war das Libretto, dem man zunächst den Namen „Der Probeschuß" gab, schon nach zehn Tagen fertig, doch sollte die Vertonung längere Zeit auf sich warten lassen, da Weber zunächst keine Zeit zum Komponieren blieb.

Zu Beginn des Jahres 1818 schrieb er in sein Tagebuch: „Ernst, liebevoll und feyerlich das Jahr beschlossen, Gott gebe seinen Segen weiter, wie Er ihn bisher so überaus gnädig verliehen, und mir die Kraft, meine gute Caroline glücklich zu machen und als ein tüchtiger Künstler der Kunst und dem Vaterland Ehre und Nutzen zu bringen. Amen!" In diesem Jahre mußte er neben seinen umfangreichen Verpflichtungen am Theater auch noch einige Kompositionsaufträge des Hofes erfüllen, die ihm kein Honorar einbrachten. Es waren dies die Messe in Es-Dur, die wegen gewisser thematischer Gemeinsamkeiten gelegentlich auch als „Freischütz-Messe" bezeichnet wird, und die Messe in G-Dur, die anläßlich der goldenen Hochzeit des sächsischen Königspaares aufgeführt werden sollte und deren Komposition er im November begann.

Während der vergangenen fünf Jahre haben sich, wie wir seinen Tagebucheintragungen entnehmen können, seine Krankheitssymptome nicht nur verstärkt, sondern auch häufiger eingestellt. Immer wieder finden sich Bemerkungen wie „sehr unwohl", „heftiges Fieber", „laborire am ewigen Halsweh, Hämorrhoiden, Magen, Kopf ..." und am 2. August 1817 heißt es: „Seit fünf Wochen habe ich Halsweh, bade, fresse Pillen und gurgle." Zwei Tage später berichtete er Friederike Koch – einer Dame aus seinem Berliner Freundeskreis – etwas ausführlicher über seinen Gesundheitszustand: „Ich bin seit einiger Zeit verstimmter. Teils die Ungewißheit meiner Lage, die, obwohl in keiner Weise beunruhigend, bloß durch eben die Unentschiedenheit quält, größtenteils aber aus körperlichen Ursachen; ein fortwährendes Halsweh und eine unglaubliche Reizbarkeit machen mich unbehaglich und finster. Die geistigen Anstrengungen, durch Kunstfleiß und manches trübe Lebensjahr herbeigeführt, zahlen endlich mit dieser Münze." Auch hier versuchte Weber, die Krankheitssymptome und seine damit verbundenen seelischen Verstim-

mungen vorwiegend durch seine unter Zeitdruck stehenden beruflichen Belastungen zu erklären. Mit fast makabrem Humor befaßte er sich mit dem Gedanken, die Geschichte eines Musikers zu schreiben, der über den heimtückischen Anfällen seiner Krankheit seine Kunst ganz vergißt.
Angesichts seines angeschlagenen Gesundheitszustandes beschloß er, elbaufwärts in dem kleinen Dorfe Hosterwitz ein Häuschen zu mieten, denn „die Brustbeklemmungen, an denen er schon früher gelitten, mehrten sich, die Heiserkeiten wurden häufiger und seine Singstimme schwand fast ganz. Alle Symptome der Krankheit, die ihn genau acht Jahre später zum Grabe zuführen sollten, klopften, wenn auch noch leise, an.“ Am 18. Juni bezog das Ehepaar das Sommerhäuschen, wo sie in Ruhe ausgedehnte Spaziergänge unternahmen und Carl Maria „stets sicher war, eine gute Kegelbahn und, gleich ihm, unermüdliche Schieber zu finden“. Er selbst schrieb damals: „Erstmals im Sommer 1818 genieße ich eine Ruhe, wie sie mir seit Jahren nicht zu Theil geworden ist“, und sein häusliches Glück wurde noch dadurch vermehrt, daß ihn eine ganze Schar von Haustieren umgab. Denn „seine Liebhaberei für alles Lebende verleitete ihn auch, auf dem Lande noch mehrere Thiere anzuschaffen, von denen er sich dann in der Stadt nicht mehr trennen mochte und die dort zur wahren Plage der Hausfrau wurden. Der Leibschütz der Königin, Petzold, hatte ihm schon früh einen jungen, schönen Jagdhund gebracht. Vom Korbe eines vorüberziehenden Tyroler Vogelhändlers rief ihm ein großer indianischer Rabe so vernünftig und wohlwollend ‚Guten Abend‘ zu, daß er den würdigen Schwarzrock haben mußte; Caroline rettete einen Sprosser aus den Händen böser Buben, und seine wunderschöne Cypernkatze, die den Namen ‚Maune‘ trug, mochte Weber niemals entbehren. Später kam noch, von einer Reise nach Hamburg mitgebracht, ein kleiner Kapuzineraffe dazu.“
Das Jahr 1818 verging, ohne daß der „Freischütz“ nennenswerte Fortschritte machte, was angesichts der insgesamt 13 Auftragskompositionen seines königlichen Brotherrn allein in diesem Zeitraum nicht wundernehmen darf. Vor allem beschäftigte ihn während der zweiten Jahreshälfte seine zweite Messe in G-Dur, die trotz ihrer heiteren Grundstimmung von schweren persönlichen Sorgen überschattet war. Caroline erwartete ein Kind und war in der letzten Zeit ihrer Schwangerschaft alles andere als wohlauf, was die ohnehin angeschlagene Gesundheit Webers zusätzlich belastete. Als Caroline am 22. Dezember 1818 mit einem Mädchen entbunden wurde, notierte er deshalb sichtlich erleichtert: „Meine Frau ist von einem Mädchen nach vielen Leiden glücklich entbunden. Ich habe dabei auch viel gelitten und die Nächte daneben arbeiten müssen ... Nun hoffe ich endlich auch an mich denken zu dürfen.“ Doch kaum war die Aufführung der „Jubelmesse“ in G-Dur zur Feier des Herrscherpaares am 17. Februar 1819 vorüber, als schon der nächste ehrenvolle Auftrag einlangte, für die bevorstehende Vermählung des Prinzen Friedrich August mit der Erzherzogin Caroline von Österreich in aller Eile eine Oper über ein Thema aus „Tausendundeiner Nacht“ zu schreiben. Hohes Fieber hinderte ihn daran, mit der Arbeit zu beginnen, denn schon am 18. März zwang ihn die Krankheit ins Bett, „das er bis Mitte April nur auf kurze Zeiten, schwankend, kraftlos und unfähig zu jeder Tätigkeit, verlassen konnte.“ Caroline verheimlichte zunächst ihrem Gatten, daß auch ihre kleine Tochter in der Zwischenzeit schwer erkrankt war – sie starb am 18. April. Caroline erlitt einen Nervenzusammenbruch und war vorübergehend auch bettlägerig. Sie erholte sich jedoch rascher als Carl Maria, der in einen solchen depressiven Zustand geriet, daß er zum

Komponieren absolut unfähig war. In dieser Zeit erledigte Caroline die notwendigste Korrespondenz, wie ein Brief vom 20. April 1819 an den Verleger Simrock in Bonn zeigt: „Ich erhalte den Auftrag von meinem Mann, Ihnen zu melden, daß seine nun schon 5 Wochen währende gefährliche Krankheit ihn abgehalten hat, Ihnen zu schreiben, und die für Sie bestimmte Arbeit zu vollenden. doch gott lob! nun geht es wieder besser ...". In den ersten Maitagen raffte sich das Ehepaar schließlich dazu auf, zur Erholung nach Hosterwitz zu fahren, und erleichtert notierte Weber: „Hier in der Ruhe fühle ich erst, wie sehr die letzte Zeit mich angegriffen hat. Ich bin noch total invalid."

Für seine Rekonvaleszenz dürften sich verschiedene ärztliche Verordnungen nicht immer positiv ausgewirkt haben, umso mehr, als die oft gegensätzlichen Meinungen seiner Ärzte zu divergierenden Behandlungsmaßnahmen führten, die Carl Maria in seinem absoluten Vertrauen zur medizinischen Heilkunst alle blindlings befolgte. „Der eine, der Königliche Leibarzt, Hofrat Dr. Hedenus, ein Mann des letzten alten Stils mit Stützperücke, Schnallenschuhen, goldner Dose, leisem Schritt, meist im grauen Frack, kurierte ihn auf Unterleibsübel mit heroischen Mixturen, der andere, der K. Russische Hofrat Dr. Weigel, ein junger, geistreicher, feiner Mann mit krausem Haar, feurigem Blick, ungewöhnlich schöner Hand, duftend, elegant, großer Frauenbesieger, erklärte seinen Hals als Hauptsitz der Krankheit. Jedem von beiden glaubte Weber und befolgte seine Anordnungen bis zum nächsten Besuche des Anderen", schrieb Max Maria in der Biographie seines Vaters. Außerdem ordinierte noch ein dritter Arzt, Dr. Bienitz. Der königliche Leibarzt Dr. Hedenus verordnete, wahrscheinlich sehr zum Schaden des Patienten, neben Geilnauer Wasser eine strenge Fastendiät und trug dem Patienten auf, sich nie ganz satt zu essen. Dies hatte zur Folge, daß Weber als fügsamer Patient diese Anordnungen für einige Tage befolgte, um allerdings während der nächsten Tage, von nagendem Hunger gequält, sich mit umso größerem Appetit auf Essen und Trinken zu stürzen.

Umso erstaunlicher ist es, daß sich dieser Sommer 1819 künstlerisch außerordentlich produktiv gestaltete; wiederum nahm das Klavier in seinem Schaffen die wichtigste Stelle ein. In den Monaten Juli und August wurden neben einigen Liedern das Trio für Klavier, Flöte und Violoncello op. 63, einige weitere Klavierwerke einschließlich von zwei Sätzen seiner vierten Klaviersonate und sein berühmt gewordenes Rondo Brillante op. 65 mit der Bezeichnung „Aufforderung zum Tanze", das er seiner Frau widmete, fertiggestellt. Diese neue Form des Walzers, mit der die tänzerische Bewegung in musikalische Dramatik transponiert wurde, ist vor allem in der Orchesterfassung Hector Berlioz' weltweit bekannt geworden. Nur der „Freischütz" wollte noch immer nicht recht vorankommen, obwohl die Andeutung des Intendanten Graf Brühl, das wiederaufgebaute Schauspielhaus in Berlin mit Webers „Freischütz" zu eröffnen, zwischen September und November mehrere große Nummern entstehen ließ.

Mit vorsichtigem Optimismus ging Weber in das Jahr 1820, in welchem es wiederum Höhen und Tiefen geben sollte. Schon in den ersten Monaten hatte Caroline eine Fehlgeburt, die das Familienglück Webers empfindlich trübte. Die Anteilnahme seiner Freunde und anregende Gespräche mit Mozarts Sohn Franz Xaver und Johann Nepomuk Hummel, die ihn besuchten, halfen ihm darüber hinweg. Am 22. Februar machte er sich endgültig an die Vollendung des „Freischütz", sodaß er am 13. Mai bereits stolz verkünden konnte: „Ouverture der ‚Jägersbraut' vollendet

und somit die ganze Oper. Gott sei gelobt und ihm allein die Ehre." Mit dieser Oper ist es Weber geglückt, die Romantik schlechthin auf die Bühne zu bringen. Mit seinem instinktiven Erfassen der einzelnen Instrumentenklänge gelang es ihm in diesem Meisterwerk, jedem Instrument seine ganz individuelle dramatische Ausdruckskraft zu verleihen, so als ob es eigene Operngestalten verkörpern müßte. Claude Debussy, der diese Meisterschaft an ihm besonders bewunderte, umschrieb diese Begabung am treffendsten: „Er erforscht die Seele der einzelnen Instrumente und legt sie mit behutsamer Hand bloß." Auch Beethoven war von diesem Werk tief beeindruckt und äußerte sich freudig überrascht über den Komponisten: „Das sonst so weiche Männel, ich hatt's ihm nimmer zugetraut! Nun muß der Weber Opern schreiben, gerade Opern, eine über die andere." Der Termin der Uraufführung, die Graf Brühl für Berlin vorgesehen hatte, stand allerdings noch nicht fest. Knapp zwei Wochen nach Vollendung des „Freischütz" ließ er sich überreden, die Bühnenmusik für das Schauspiel „Preciosa" zu komponieren, das nach einer Vorlage von Miguel de Cervantes von Pius Alexander Wolff geschrieben wurde. Dieser Textdichter, der an Lungenschwindsucht litt, war als Betroffener außer Webers Ärzten der einzige, mit dem er sich über seine eigenen Krankheitssymptome unterhielt. Vermied er es doch geflissentlich, sich Caroline gegenüber lamentierend über seinen seit 1812 währenden Leidensgang zu äußern. Schon am 15. Juli war die Schauspielmusik fertig, und obwohl auch in diesem Jahr das Tagebuch mehrmals „sehr unwohl" vermeldet, drängte es ihn in dieser schöpferischen Phase, sich unverzüglich an die Vertonung der komischen Oper „Die drei Pintos", deren Text er käuflich von dem Kritiker Theodor Hell erwarb, zu machen, ein Vorhaben, das allerdings nur Bruchstück bleiben sollte.
Da sich die Fertigstellung des Berliner Schauspielhauses verzögerte, trat das Ehepaar Weber eine Konzertreise nach Norddeutschland und Dänemark an, obwohl sich Carl Marias Gesundheitszustand weiter verschlechterte und Caroline schon wieder schwanger war. Er trat als Pianist seiner eigenen Werke und als Liedbegleiter seiner Frau auf und konnte sich überall großer Wertschätzung erfreuen. Nur „in Hannover den 19. August gings durchaus recht fatal. Wir beide krank ..." Eine schwere Erkältung Carolinens, die nicht richtig auskuriert werden konnte, zwang ihn schließlich, seine Frau unter ärztlicher Aufsicht in Hamburg in der Obhut seines Bruders Fritz zurückzulassen und allein die Reise fortzusetzen, einmal in einem offenen Wagen, wo er vom Regen bis auf die Haut durchnäßt wurde. Auf der Rückreise holte er Caroline, die wieder eine Fehlgeburt erlitten hatte, ab und beide erreichten am 4. November wieder Dresden.
Mit Beginn des Jahres 1821 beschäftigte sich Weber neben seinen zahlreichen Theaterverpflichtungen nun vorwiegend mit der Fortsetzung seines Romans „Tonkünstlers Leben", der leider ein Fragment bleiben sollte. Julius Benedict, der damals erst sechzehnjährige Sohn eines Berliner Bankiers, den Weber, gegen seine Prinzipien verstoßend, durch die Überredungskunst Hummels als ersten und einzigen Schüler annahm, gab später als sein erster englischer Biograph eine Beschreibung des von seiner chronischen Krankheit bereits gezeichneten Meisters: „Nie werde ich den Eindruck vergessen, den die erste Begegnung mit Weber mir machte. Ich stieg die alles andere als bequeme Treppe seines bescheidenen Hauses am Altmarkt hinauf und fand ihn an einem Tisch sitzend, mit dem Klavierauszug zum ‚Freischütz' beschäftigt. Die tödliche Krankheit, die ihn dahinraffen sollte, hatte schon seine edlen Züge gezeichnet; die vortretenden Backenknochen, und über-

haupt die gänzliche Abmagerung sprachen eine beredte Sprache. Aber in seinen klaren blauen Augen, die nur zu oft von ein paar widerspenstigen Locken verdeckt wurden, in dem milden Ausdruck seines Mundes und besonders im Ton seiner schwachen aber melodischen Stimme lag ein Zauber, der alle unwiderstehlich anzog, die ihm nahekamen."

Am 18. Juni 1821 sollte es endlich soweit sein: Webers Oper „Der Freischütz" erlebte an diesem Tage in Berlin ihre Uraufführung mit einem triumphalen Erfolg, der gleichzeitig auch den entscheidenden Sieg über die italienische Oper und über seinen Rivalen Gasparo Spontini, den Trumpf des preußischen Königs Friedrich Wilhelm III. aus Paris, bedeutete. Weber selbst lenkte sich an diesem Tage von der sich anbahnenden Entscheidungsschlacht dadurch ab, daß er seine Skizzen für das Konzertstück für Klavier und Orchester in f-Moll op. 79, das sein erfolgreichstes Orchesterwerk werden sollte, innerhalb weniger Stunden in seiner endgültigen Fassung niederschrieb. Auch dieses Konzertstück, das einen Markstein des romantischen Klaviersatzes darstellt und den Bogen von Hummel zu Mendelssohn, Schumann, Chopin und Liszt ergänzt, wurde noch in Berlin mit Erfolg uraufgeführt.

Nach diesen ereignisreichen Wochen, die ihn vorübergehend all seine Leiden vergessen ließen, trat Weber am 30. Juni 1821 wieder die Heimreise nach Dresden an. Wie sehr ihn in Wahrheit die Wochen in Berlin angestrengt hatten, vertraute er am 6. Juli seinem Tagebuch an mit dem Eintrag: „sehr ermüdet und krank". Auch Caroline ging es noch immer nicht gut, weshalb er sie auf Anordnung von Dr. Hedenus zur Erholung zu einer Bekannten außerhalb Dresdens bringen mußte. An diesem 21. Juli kam es auf der Rückfahrt bei der Überquerung der Elbe während eines gewaltigen Unwetters zu einem gefährlichen Unfall. Um ein Haar wäre er im Fluß ertrunken, da die Pferde plötzlich scheuten und nur im letzten Augenblick daran gehindert werden konnten, daß sie den Wagen mitsamt den Insassen in die Fluten rissen. Durch diesen bedrohlichen Zwischenfall war Weber so geschockt, daß er, zu Hause angekommen, sofort sein Testament aufsetzte, in dem er seine Frau Caroline zur Alleinerbin bestimmte. Das Testament hatte folgenden Wortlaut:

„Da mich diesen Abend ein ganz eigenes Gefühl dazu drängt, so folge ich meiner innern Stime meine Willens Meynung hierdurch auszusprechen, und festzusetzen, wie es nach meinem Tode mit den mir Angehörigen gehalten werden solle, und sollen diese Zeilen volle Testamentsgültigkeit haben. Es ist mein fester, letzter und einziger Wille, daß alles was ich gegenwärtig besitze, oder nach meinem Tode mir noch zufallen könnte, einzig und allein meine geliebte Frau, Caroline von Weber geborene Brandt besitzen solle, und Sie hiemit zu meinem Universal Erben erklärt wird.

Meine Brüder und sonstige Verwandte haben nicht das geringste Recht an mein Vermögen, weil ich nichts e r e r b t , sondern alles e r w o r b e n habe. Auch ist es meine größte Pflicht stets gewesen dafür zu sorgen, daß meine Frau, die mir zuliebe ein schönes künstlerisches Talent das Sie reichlich ernähren konnte, aufgab, eine so viel mir möglich war zu erreichen, gesicherte Zukunft haben möge. Ferner hat meine Frau mir eine ansehnliche Summe baar mitgebracht, und fast alles Mobillar pp angeschafft.

Da es nun Gott dem Allmächtigen gefallen kann, mich noch heute Nacht hinweg zu nehmen, so hege ich zu dem Gefühle meiner Brüder und Verwandten das Zutrauen, daß sie diesem meinem festen Willen nichts in den Weg legen werden,

sollten auch diese Zeilen, wegen vielleicht verabsäumter Formen, Gebräuche pp oder sonstiger juridischer Einwürfe, nicht eigentliche gesetzliche Form haben. Und ich würde Jedermann verfluchen müßen, der den Willen zu verhindern suchen würde, den ich stets vor Augen gehabt so lange ich meine geliebte Frau die Meinige nenne. Gott gebe mir die Kraft, alles auch im Wege Rechtens besorgen zu können. Aber, – Herr! Dein Wille geschehe.
Dresden d: 21. July 1821.

Carl Maria von Weber
Königl: Sächs: Kapell-Meister pp"

Die bei dem sonst so schreibgewandten Weber ungewohnten orthographischen Fehler lassen die innere Unruhe und die Hast erkennen, da er offenbar zu dem Zeitpunkt des Unfalls an der Elbe sich bereits über seine schwere chronische Krankheit voll im klaren war. Darüber hinaus schien für Carl Maria von frühester Jugend an eine dunkel waltende Macht, die er scherzhaft seinen „bösen Stern" oder seinen „Unstern" nannte, sein Leben zu bestimmen. Sein Sohn Max Maria meinte hierzu: „Es ist keine Fabel vom Stern der guten und bösen Stunde. Mit helleuchtenden oder düster qualmenden Fackeln ziehen die Geister der Tage vor uns her. Dieselbe Tat, die uns unter dem gestrigen Gestirn groß und reich gemacht haben würde, macht uns beim Schein des heute düster glühenden elend und arm. Weber fühlte sich mehr als jemals unter dem Einflusse seines Sterns." Aber auch sein Vater selbst deutete in seinen Briefen an Caroline immer wieder an, daß er in diesem Stern die Macht eines ihn lenkenden Schicksals sah.

Im übrigen wird Webers Verhältnis zum Glauben nicht immer die gebührende Bedeutung beigemessen. Gehörten doch Bitt- und Dankgebete, Gebete um Geduld und Hoffnung bei Krankheit sowie Beichte und Abendmahl zu Webers Alltag. Immer wieder finden sich in seinen Tagebüchern und Briefen Aussprüche wie „Gott gebe seinen Segen, denn alles kommt doch nur von ihm" oder „Gott allein mag es wissen, und auf ihn und seine ewige Gnade traue und vertraue ich auch für mich", und solche Sätze wurden nicht etwa frömmelnd gebraucht, sondern sie kamen aus der Tiefe seiner Seele. Wie ernst es ihm in Glaubenssachen war, zeigt der Bericht seines Sohnes über den Tag seiner Eheschließung mit Caroline, die ihm ein „Geschenk des Himmels" bedeutete: „Am 4. November 1817, dem Namenstage der Brautleute, war die Hochzeit: Mit hohem Ernst tat Weber den wichtigen Schritt. Er beichtete mit der Braut am frühen Morgen, nahm das Abendmahl und schloß sich dann noch eine Stunde allein ein."

Inzwischen hatte ihn der Alltag in Dresden wieder eingefangen, ohne daß der Hof von seinen Erfolgen in Berlin auch nur die geringste Notiz genommen hatte. So wäre es naheliegend für ihn gewesen, das aus Kassel eingetroffene Angebot des Kurfürsten mit wesentlich besseren finanziellen und künstlerischen Möglichkeiten freudig anzunehmen. Wenn er dennoch darauf verzichtete, dann hing dies offensichtlich mit seinem schlechten Gesundheitszustand zusammen. Abgesehen davon, daß seine Frau schon wieder eine schwierige Schwangerschaft durchmachte, waren es auch viele Ärgernisse und Enttäuschungen im Dresdener Theater, die ihm zusetzten. Die geplante Aufführung des „Freischütz" mußte wegen Intrigen auf das nächste Jahr verschoben werden, und als ihm auch noch die Uraufführung seiner Oper „Die drei Pintos", die er seinem König zu widmen gedachte, untersagt wurde, kam es zum ersten Blutsturz. Wie sehr ihn „alle von höherer Stelle kommenden Kränkungen" erschütterten, schildert uns sein Sohn: „Mehrere Tage vermochte er nicht zu essen und zu schlafen, die Symptome seines Leidens traten wieder beunruhigender hervor, der Husten wurde häufiger und peinigender, die Atembeschwerden stärker, das fast unablässige Fieber beunruhigte ihn sehr, und zum ersten Male zeigte sich, zu Carolinens unaussprechlichem Entsetzen, der Blutauswurf."

Er ließ sich nach außen kaum etwas von seiner chronischen Krankheit anmerken. An seinen Freund Lichtenstein schrieb er Mitte Oktober nach Berlin: „Die mancherlei Dienstverdrüßlichkeiten ... haben eine tüchtige Explosion verursacht; nun ist die Luft wieder rein und klar vorderhand; nur muß ich es immer hinterher bezahlen. Seit 8 Tagen hüte ich das Zimmer. Gestern habe ich mir einen Backenzahn ausreißen lassen."

Am 11. November 1821 kam aus Wien eine Anfrage, ob er für die kommende Spielzeit für das Kärntnertortheater eine Oper schreiben wolle. Schon eine Woche später sagte er zu; er wollte mit einer neuen romantischen Oper als deutscher Komponist seine Stellung innerhalb der kunstliebenden Welt endgültig festigen. Seine Wahl fiel auf „Euryanthe", deren Libretto Helmina von Chézy schrieb. Um mit der Leitung des Kärntnertortheaters zu verhandeln, reiste er am 10. Februar 1822 nach Wien. Sein schlechter Gesundheitszustand bereitete ihm allerdings so große Sorgen, daß er für den Fall seines unerwarteten Ablebens einen rührenden Abschiedsbrief versiegelt an seine geliebte Frau hinterlegte. Seine Sorge war berechtigt, denn schon bald nach seiner Ankunft in Wien überforderten ihn die beruflichen und gesellschaftlichen Verpflichtungen derart, daß er ernstlich krank wurde. Diesmal schien es sich vor allem um ein Aufflackern seines chronischen Kehlkopfleidens gehandelt zu haben, vielleicht aber auch nur um Halsschmerzen im Rahmen eines akuten Infektes, denn schon nach fünf Tagen trat durch Gurgeln und Anwendung heißer und kalter Umschläge eine deutliche Besserung ein. Seine Briefe an Caroline verschwiegen wieder geflissentlich, wie elend es ihm gesundheitlich ging. Auch die Wiener selbst merkten nichts vom körperlichen Leidenszustand Webers, der trotz seiner Erkrankung eine Benefiz-Vorstellung seines „Freischütz" unter großem Beifall und nicht enden wollenden Huldigungen leitete.

Noch ziemlich schwach, kehrte er am 26. März wieder heim nach Dresden, wo ihm schon vier Wochen später, am 25. April, sein Sohn Max Maria geboren wurde. In Hosterwitz, wo die ganze Familie am 15. Mai eintraf und die Sommermonate verbrachte, begann er mit der Arbeit an seiner neuen Oper „Euryanthe", doch war sein Gemütszustand eigentümlich gedrückt. Diese Gefühlslage verstärkte sich noch, als „Preciosa" am 27. Juni keine gute Aufnahme erfahren hatte. In dieser Stimmung vollendete er seine vierte und letzte Klaviersonate in e-Moll op. 70, deren erster Satz wohl die schwermütigste Musik ist, die Weber für Klavier geschrieben hat. Sein Schüler Benedict versuchte, die hinter diesem Werk stehende Idee so zu beschreiben: „Der erste Satz schildert, nach Webers eigenen Angaben, in traurigen Tönen einen Menschen, der an ständiger Melancholie und Mutlosigkeit leidet; dazwischen gelegentliche Hoffnungsschimmer, die aber gleich wieder verdüstert und vernichtet werden. Der zweite Satz ist ein Ausbruch wütender Raserei; das Andante in C-Dur ist tröstlich, als Folge der teilweise geglückten Bemühungen seiner Freunde und Lieben, den Leidenden zu beruhigen, wenn auch ein unruhiger Unterton schlimmer Vorahnungen bleibt. Der letzte Satz, eine wilde, phantastische Tarantella, mit nur wenigen melodischen Stellen, endet in Erschöpfung und Tod."

Diese Sonate ist ein tief berührendes Werk des zunehmend verfallenden Komponi-

sten, das in eine neue, durch seinen frühen Tod jedoch nicht mehr realisierbare Schaffensperiode weist. Jedoch schon viel früher klingt in seinem Schaffen eine dumpfe Schwermut auf, nämlich im zweiten Satz seines Klarinettenquintettes op. 34 (1815), der „Fantasia“. Auch dieser Satz, der zu den genialsten Eingebungen Webers gerechnet wird, enthüllt uns Abgründe einer verborgenen, verheimlichten Trauer. Solche musikalischen Bekenntnisse, die uns von den angstvollen, verzweifelten und doch immer wieder von Phasen der Hoffnung unterbrochenen Gedanken eines an einer unheilbaren chronischen Krankheit Leidenden erzählen, finden ihre Entsprechungen in den immer häufiger werdenden Eintragungen des Jahres 1822 in seinem Tagebuch: „unwohl“, „sehr gehustet“ oder „recht angegriffen“.
In einer solchen Verfassung und unter der zusätzlichen Arbeitslast, die ihm durch die Erkrankung seiner beiden Kollegen Franz Anton Schubert und Francesco Morlacchi aufgewälzt wurde, nahm er neuerlich die Beschäftigung mit „Euryanthe“ auf. Um die nötige Ruhe für die rasche Vollendung der Oper zu finden, deren armseliger Text ihn mehr und mehr beunruhigte, begab er sich Mitte Mai 1823 wieder nach Hosterwitz. Dort besuchte ihn neben Hummel wieder Pius Alexander Wolff, der auch an einer chronischen Lungenschwindsucht litt und mit dem Weber über die gemeinsamen Symptome diskutierte, bis sie von der besorgten Caroline unterbrochen wurden. Trotz seines angeschlagenen Gesundheitszustandes brachte er es fertig, in einem unglaublichen Willensakt unter Aufbietung aller Kräfte die Oper am 29. August – bis auf die Ouvertüre – zu beenden. Schon Mitte September war er wieder auf dem Weg nach Wien mit dem Gefühl, „als betrete er ein Feld, wo es eine Schlacht auf Leben und Tod zu schlagen gelte“. Am 25. Oktober, dem Tag der Uraufführung seiner „Euryanthe“, konnte er berichten, daß er diese Schlacht siegreich bestanden hatte: „Alles schwamm in Seligkeit. Die Sänger, Chöre, Orchester. Alles war wonnetrunken und erstickte mich fast mit Liebkosungen!“
Dennoch konnten die Anfangserfolge nicht darüber hinwegtäuschen, daß er mit „Euryanthe“ den Erfolg seines „Freischütz“ nicht wiederholen konnte. Obwohl die Mängel in der unglücklichen Bearbeitung des Librettos lagen, wurde auch die Musik uneinheitlich beurteilt. Sieht man vom inkompetenten Urteil Franz Grillparzers ab, der gar meinte, „diese Oper kann nur Narren gefallen oder Blödsinnigen“, so stand auch Franz Schubert dieser Musik skeptisch gegenüber: „Das ist keine Musik, das ist kein Finale, kein Ensemble nach Form und Ordnung.“ Und dennoch muß „Euryanthe“ heute als ein Höhepunkt der Operngeschichte bezeichnet werden; zeigt sie doch bereits den Weg zum Gesamtkunstwerk, das Richard Wagner in so unvergleichlicher Weise vollendete.

Die Krankheit schreitet weiter fort

War das Jahr 1823 gesundheitlich eine vergleichsweise ruhige Zeit, so schien er doch von den Anstrengungen und Aufregungen seines zweiten Wiener Aufenthaltes stark mitgenommen zu sein. Als er am 10. November 1823 wieder in Dresden eintraf, machte er auf seinen Schüler Benedict einen beunruhigenden Eindruck: „Er schien in diesen Wochen um zehn Jahre gealtert zu sein; seine frühere Geisteskraft, sein Selbstvertrauen, seine Liebe zur Kunst – alles hatte ihn verlassen. Die eingesunkenen Augen, die allgemeine Apathie und ein trockener, hektischer

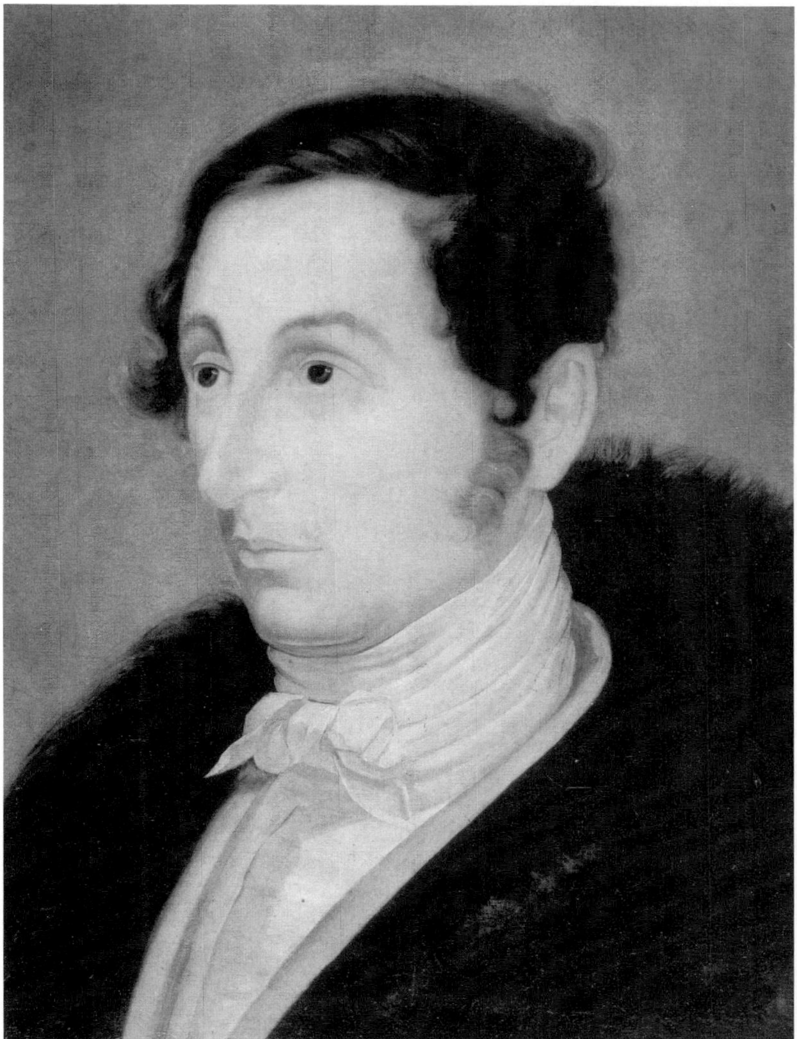

Carl Maria von Weber. Ölgemälde eines unbekannten Künstlers.

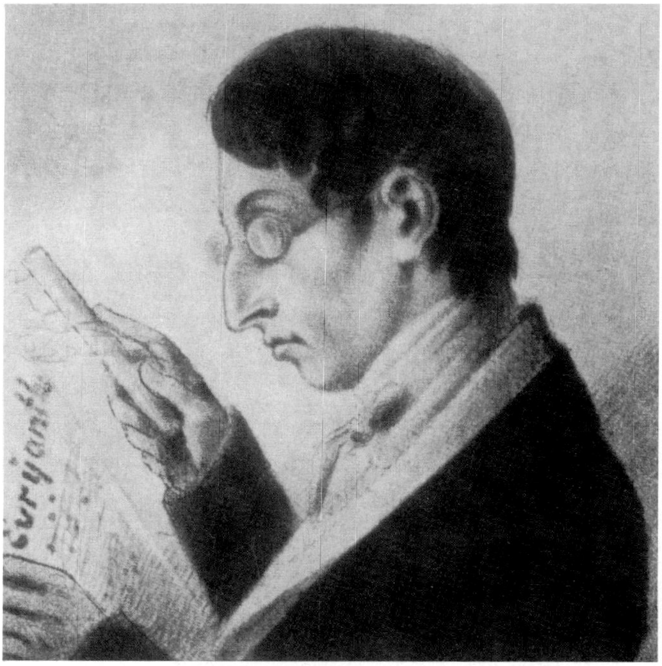

Weber dirigiert eine Aufführung der „Euryanthe“ in Berlin am 13. Dezember 1825. Kupferstich der Gebrüder Henschel.

Unten: Das Landhaus in Hosterwitz, das die Webers seit 1818 als „Sommerparadies“ besaßen.

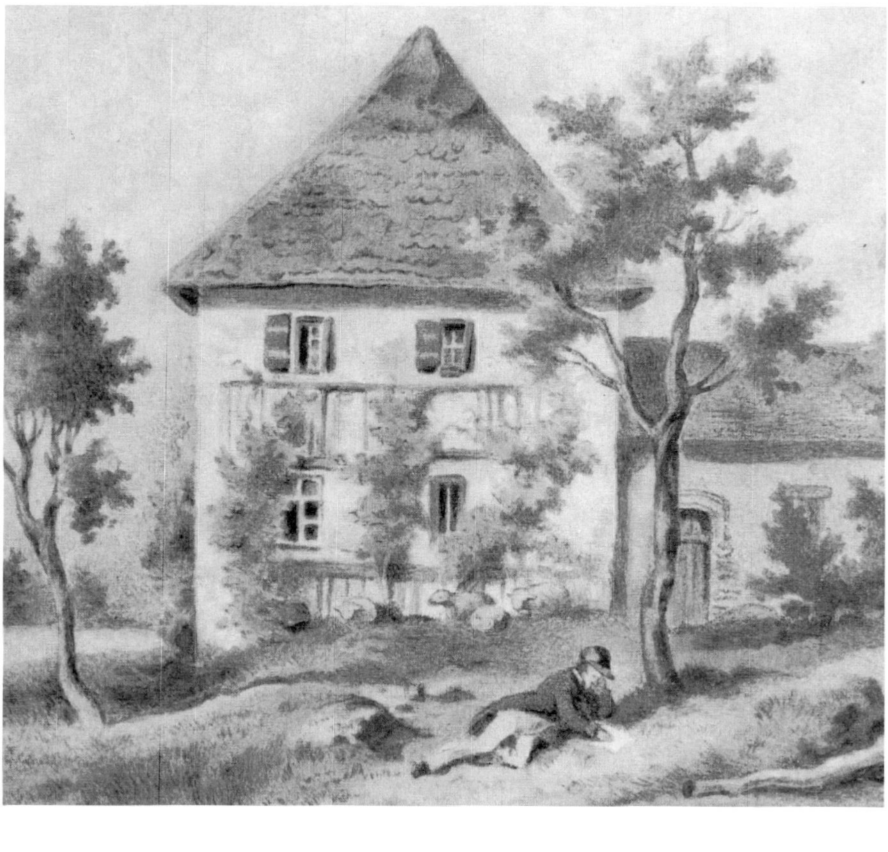

Einladungs- und Zutrittskarte zu den Trauerfeierlichkeiten. Nur wer solche Karten besaß, konnte teilnehmen: Dr. Pusinelli, Richard Wagners Arzt, gehörte zu den Eingeladenen.

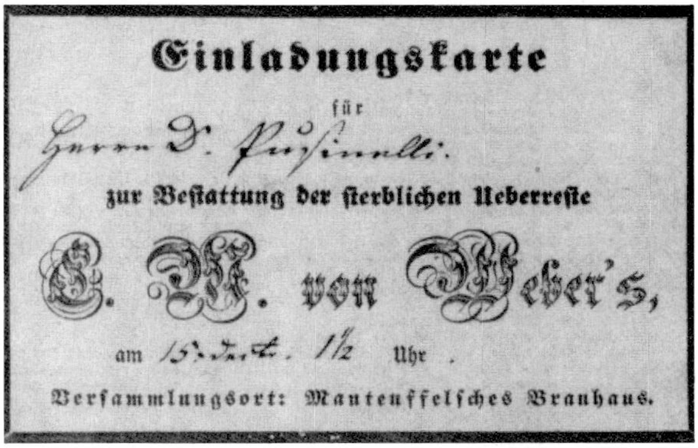

Einladungskarte

für

Herrn Dr. Pusinelli.

zur Bestattung der sterblichen Ueberreste

C. M. von Weber's,

am 15. Dec. 1 1/2 Uhr.

Versammlungsort: Manteuffelsches Brauhaus.

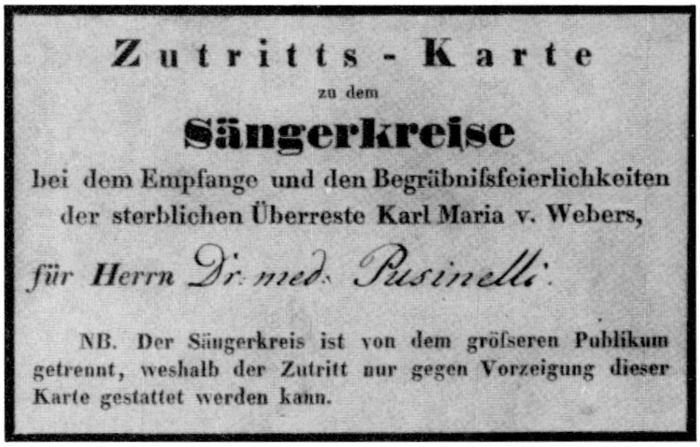

Zutritts-Karte

zu dem

Sängerkreise

bei dem Empfange und den Begräbnißfeierlichkeiten der sterblichen Überreste Karl Maria v. Webers,

für Herrn Dr. med. Pusinelli.

NB. Der Sängerkreis ist von dem größeren Publikum getrennt, weshalb der Zutritt nur gegen Vorzeigung dieser Karte gestattet werden kann.

Der englische Dampfer „John Bull", der am 22. Oktober 1844 mit dem Sarg des Meisters in See stach. Von Wittenberg aus wurde der Sarg mit der Bahn nach Dresden weitertransportiert.

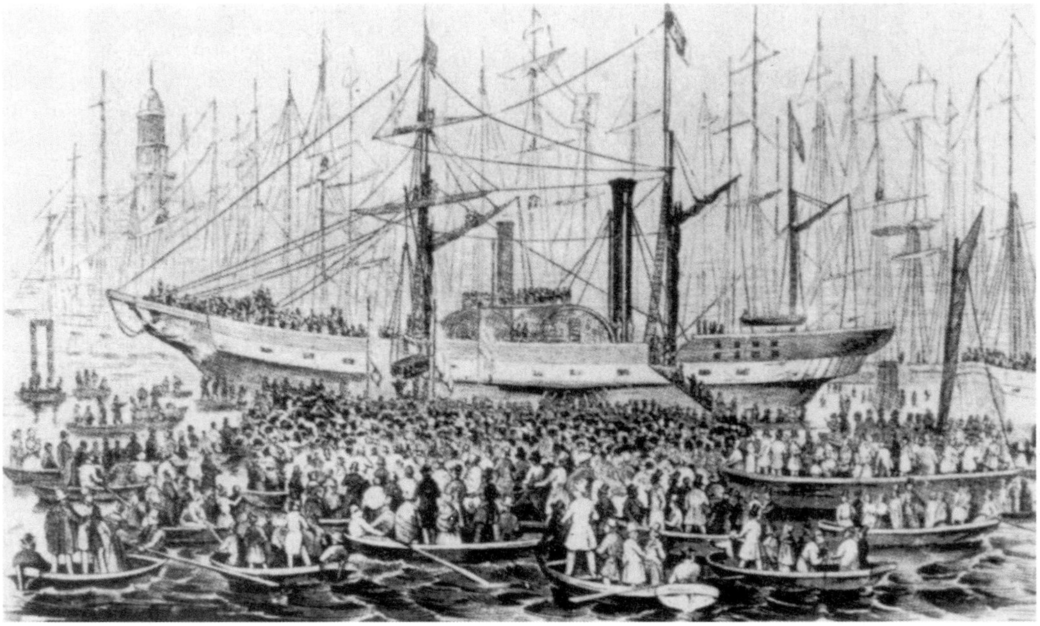

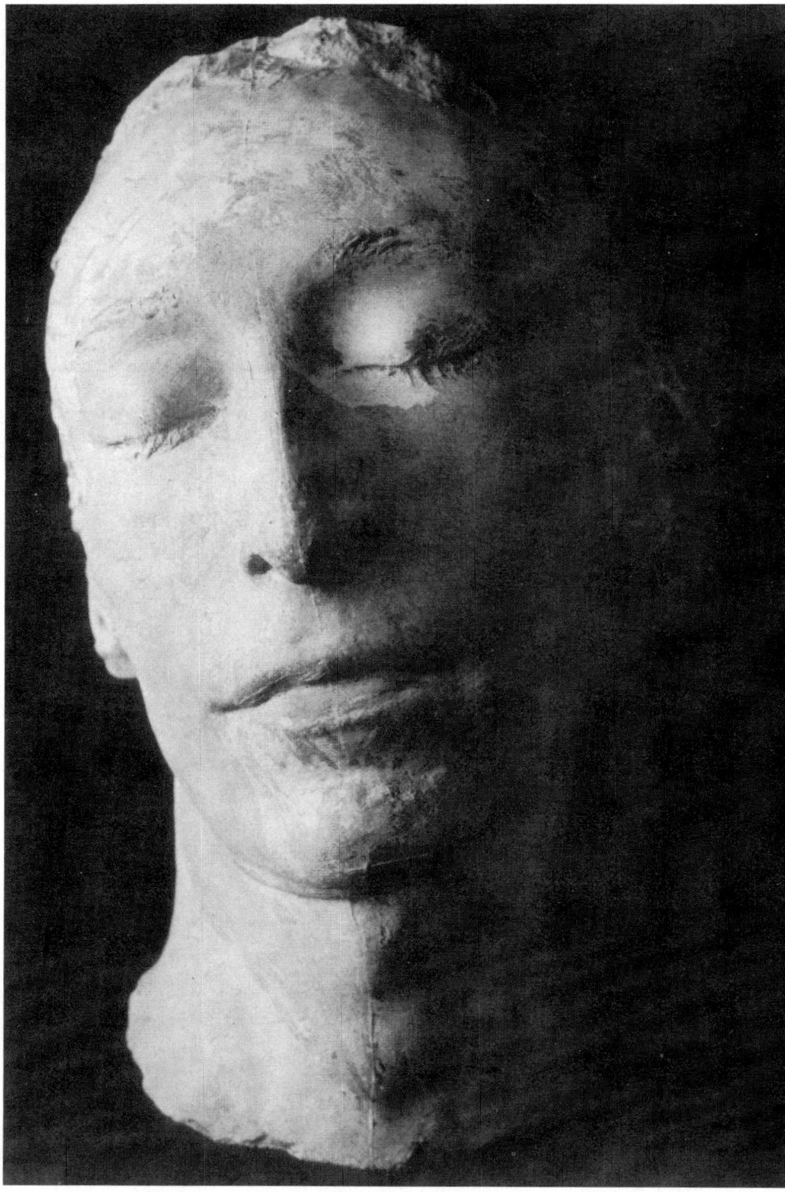

Carl Maria von Webers Totenmaske. Weber starb am 5. Juni 1826 in London.

Husten verrieten deutlich den gefährlichen Zustand seiner Gesundheit. Er oblag seinen Dienstverpflichtungen wie zuvor mit gewissenhafter Pünktlichkeit, aber seine schöpferischen Kräfte waren zu einem völligen Stillstand gekommen." Mit seiner unglaublichen Schaffenskraft während der vergangenen Monate hatte er sich offensichtlich total verausgabt; es folgte nun ein Stadium der Erschöpfung. Tatsächlich komponierte er zwischen der Vollendung der Ouvertüre zu „Euryanthe" am 19. Oktober 1823 und dem Beginn seiner Komposition für den „Oberon" am 23. Januar 1825 mit Ausnahme eines einzigen kleinen Liedes nichts. Einen gewissen Auftrieb verschaffte ihm vorübergehend nur der über alle Erwartungen große Erfolg der Erstaufführung seiner „Euryanthe" am 31. März 1824 in Dresden. Begeistert schrieb er: „Gestern Abend nun war ‚Euryanthe', und welchen über alle Beschreibungen glänzenden Triumph habe ich erlebt ... Es ist jetzt nur eine Stimme darüber, um wie vieles höher diese Oper als der Freyschütz stehe." Aber auch dieses Ereignis wurde bald wieder getrübt durch Verzögerungen einer Aufführung in Berlin und durch Mißerfolge in Frankfurt, Kassel und Prag.
Die verheerenden Nachrichten spiegeln sich in seinem Tagebuch wieder, das über eine Verschlechterung seines Befindens im Februar und März 1824 berichtet: Sein Atem wurde immer kürzer, der Husten schmerzvoller und der Auswurf reichlicher und die Abzehrung wurde, nicht zuletzt durch die heftigen Nachtschweiße, immer deutlicher. Aus übergroßer Schwäche mußte er seine täglichen Spaziergänge aufgeben, und wenn Post eintraf, begannen ihn so starke Schüttelfröste zu überfallen, daß ihm Caroline Beruhigungsmittel verabreichen mußte. Erst der Frühsommer, den er wieder zum Großteil in Hosterwitz verlebte, brachte eine leichte Besserung, sodaß er nun mit seiner inzwischen neuerlich schwangeren Frau gemeinsame Spaziergänge unternehmen oder mit dem kleinen Max und den Haustieren vor dem Hause spielen konnte. Ja, er raffte sich sogar auf, bei einem Konzert, das anläßlich des hundertsten Geburtstages von Friedrich Gottlieb Klopstock am 2. Juli in Quedlinburg stattfand, zu dirigieren. Wie aufgewühlt seine angsterfüllte Seele, wissend um seine eigene schwere Lungenkrankheit, gewesen sein muß, können wir aus einem Bericht ermessen, den wir über die Wiedergabe von Händels „Messias" besitzen: Als nämlich die Arie „Ich weiß, daß mein Erlöser lebet" einsetzte, „ließ er den Taktstock sinken, barg das Gesicht in den Händen und brach in Tränen aus. Das Orchester glaubte, ihm sei schlecht geworden und wollte ihm zu Hilfe eilen. Aber er faßte sich wieder." Trotz aller Achtungsbezeigungen verweilte er in Trübsal versunken und begab sich schon zwei Tage nach seiner Rückkehr nach Dresden zu der schon längst auf dem Terminplan stehenden Kur nach Marienbad. Noch bevor er sich am 9. Juli auf die Reise machte, berichtete er Rochlitz in einem Brief vom 20. Juni 1824 über seinen Gesundheitszustand: „Ich bin recht zerstört und aufgeregt bis zum Fieberhaften. Gott gebe, daß das Marienbad mich wieder mir selbst gibt; so bin ich mir fatal, und wie muß ich erst andern sein?" Laut Tagebuch nahm er insgesamt 28 Schlamm- und Brausebäder, die ihm mit der völligen seelischen und körperlichen Ruhe in dem „langweiligen Marienbad-Exil" etwas Linderung verschafften, wenngleich er nach wie vor die Nächte mit großen Schmerzen verbrachte. Möglicherweise wurden auch die Kuranwendungen etwas übertrieben, wie die Eintragungen in seinem Tagebuch vermuten lassen: „schlechte Nacht", „Beängstigung", „frostiges Schütteln" und „tüchtiger Schmerz". Dieses Bruststechen beim Atmen und insbesondere beim Husten bestärkten ihn in seiner Gewißheit, daß seine chronische Lungenkrankheit ein ernstes Leiden sei. Von dieser Zeit an

quälten ihn immer häufiger Todesahnungen, und in der Sorge, durch einen frühen Tod seine Familie nicht ausreichend versorgt zurücklassen zu müssen, begann er von nun an auch gierig finanzielle Reserven anzulegen. Seine bösen Ahnungen, daß er nicht mehr lange zu leben hätte, hatten ihm zwar allmählich jeden Lebensmut genommen, trieben ihn aber andererseits dazu, zur Sicherung seiner Familie jede Geldquelle, die sich ihm bot, auszuschöpfen. In dieser seelischen Verfassung erhielt Weber nun, von seiner Marienbader Kur zurückgekehrt, am 18. August 1824 vom englischen Theaterunternehmer Charles Kemble eine Einladung, für das Londoner Covent Garden-Theater eine neue Oper zu komponieren. Seine Freunde, darunter auch Ignaz Moscheles, drängten ihn, dieses ehrenvolle Angebot anzunehmen, das in ihren Augen ein Beweis für die internationale Anerkennung des Meisters war. Angesichts seines zerrütteten Gesundheitszustandes suchte Weber vor einer Entscheidung seinen behandelnden Arzt Dr. Hedenus zu einer vertraulichen Konsultation auf. Der Arzt teilte ihm mit, daß er im Falle eines längeren Aufenthaltes in London nur mehr Monate, oder vielleicht sogar nur Wochen, zu leben hätte. Würde er jedoch sofort zur Erholung nach Italien reisen, wäre immerhin noch mit einer Lebenserwartung von fünf bis sechs Jahren zu rechnen. Trotz dieser wenig tröstlichen Aussicht gab er, wohl hauptsächlich aus einem Verantwortungsgefühl seiner Familie gegenüber, schon am 21. August seine endgültige Zusage. Nach längeren Verhandlungen einigte man sich schließlich, ein Libretto zu „Oberon" nach den Vorlagen von Wieland und Shakespeare zu vertonen. Weber sollte die Oper selbst einstudieren und persönlich nach London reisen. Das Projekt begann ihn so zu begeistern, daß er schon am 20. Oktober mit dem Englischunterricht begann. Aber nicht nur der Oberon-Stoff interessierte ihn, auch die finanzielle Seite des Vorhabens konnte ihn mehr als zufriedenstellen. Waren doch für den „Oberon" umgerechnet 3300 Taler ausgehandelt worden, im Vergleich zu den rund 700 Talern für den „Freischütz" oder für die „Euryanthe" ein ungewöhnlich hohes Honorar.

Der endgültige Vertrag ließ allerdings auf sich warten. Dieses lange Schweigen aus London löste eine starke Unruhe und Niedergeschlagenheit aus, wie er seinem Freund Lichtenstein am 9. Dezember brieflich mitteilte. Er schrieb ihm, daß „Caroline ganz niedergeschlagen sei, er selbst krank, ohne Aussicht auf Besserung, mit wachsender Schuldenlast und dem Winter vor der Tür". Am 19. November notierte er im Tagebuch die Eintragung „sehr unwohl", und in der Tat nahmen seine Beschwerden nach der Rückkehr von Marienbad eher noch zu. Die Periode des „hinsterbenden Meisters" nahm ihren Anfang. Trotzdem hatte er sich wieder so weit aufgerafft, daß er ans Arbeiten denken konnte und sogar zu makabren Scherzen aufgelegt war. Als ob er den ansteckenden Charakter seiner chronischen Lungen- und Kehlkopferkrankung erahnte, versuchte er auf einer Maskerade, auf der er ein Kostüm mit lauter aufgenähten Nasen trug, die Gäste zu schrecken, indem er jedem zuflüsterte:: „Ich habe die Nasenkrankheit! Ein schreckliches Leiden! Alle Nasen, die ich bekomme, wachsen mir am Leibe heraus. Geh'n Sie von mir, sie steckt an!"

Am 6. Januar 1825 wurde ihm ein zweiter Sohn geboren, der auf den Namen Alexander Heinrich getauft wurde. Am 23. Januar begann er mit der Komposition des „Oberon", um alsbald auch den wesentlichen Schwachpunkt des Textbuches zu erkennen. Am 19. Februar notierte er nämlich: „Das Vorkommen so vieler Hauptrollen, die nicht singen, das Fehlen von Musik an den wichtigsten Stellen – alles das raubt unserem Oberon den Titel einer Oper und macht ihn für alle übrigen Theater Europas ungeeignet." Er wollte dieses Werk nach der Premiere in London für Deutschland umarbeiten. Unter welchen dramatischen Umständen die zauberhafte Musik geschrieben wurde, können wir den Tagebuch-Eintragungen entnehmen, die in trockenen kurzen Worten die zunehmende Verschlechterung seines Gesundheitszustandes schildern. So heißt es am 24. Februar: „Krank zuhause", was ihn allerdings nicht daran hinderte, am gleichen Tag insgesamt elf Briefe zu schreiben. In den folgenden Wochen lesen wir immer wieder über „krank gearbeitet" oder „schlechte Nacht, sehr unwohl, Schweiß". Diese fieberhaften Schweißausbrüche wiederholten sich immer häufiger, wie auch aus der Eintragung vom 10. Mai „abends wieder Fieber" hervorgeht, und sie schwächten ihn allmählich so, daß er sich auf Anraten seiner Ärzte neuerlich einer Kur unterzog, diesmal in Bad Ems. Auf der Reise erfaßte ihn in Weimar ein heftiges Unwohlsein. Im Tagebuch heißt es: „Um 5 Uhr zu Goethe, um 7 Uhr unwohl geworden, nachhause und gebrochen. Um 10 Uhr noch den Doktor, Bergrath Wahl, holen lassen. Fieberhaft." Am darauffolgenden Tag schien es ihm wieder etwas besser ergangen zu sein, denn er notierte am 7. Juli: „Etwas besser, zu Hummel tragen lassen. Nach Tische süß geschlafen. Um 7 Uhr fuhr mich Hummel nachhause. Sehr gute Nacht." Auslösend für diesen Zwischenfall in Weimar dürfte das arrogante, herablassende und kränkende Verhalten Goethes gewesen sein, dem Weber – von Goethes Sohn überredet – seine zweite Aufwartung machen wollte. Der Ärger über das Benehmen des Weimarer Dichterfürsten war so groß, daß Carl Maria schon „zwei Stunden später krank wurde... und nach einer fiebrigen Nacht zwei Tage lang das Bett nicht verlassen durfte". Solche Berichte weisen auf die äußerst labile psychische und körperliche Konstitution des Meisters hin. Bad Ems erreichte er am 15. Juli und hier, von der Gesellschaft verwöhnt und gefeiert, kämpfte er noch einmal gegen die todbringende Krankheit. Er unternahm Schiffsfahrten auf der Mosel und am Rhein und besuchte neben Konzerten und Schauspielen auch Bälle und private Einladungen, was ihn begreiflicherweise schon sehr bald so überforderte, daß er an eine vorzeitige Abreise dachte. Dazu kamen noch die Anstrengungen der Kurmaßnahmen selbst: „Oft drückte das Empfinden mancher, durch die Kur aufgeregter Krankheitserscheinungen, Fieberbewegung, Mattigkeit, starke Transpirationen, plötzliches Ausbleiben der Stimme, Auftreten eines Ausschlags am Körper, Weber so zu Boden ..., daß er mehrmals nahe daran war, die halbe Kur im Stich zu lassen und auf und davon heim zu fahren." Neben den gewohnten Symptomen seiner Kehlkopf- und Lungenkrankheit kam es diesmal auch zu Hautreizungen, die allerdings nur flüchtig auftraten und wohl als Reaktion auf eines der verwendeten Heilmittel aufgefaßt werden müssen. Als ihn der Dirigent und Mitbegründer der Londoner Philharmonischen Gesellschaft Sir George Smart auf seiner Durchreise in Ems besuchte, sah er in Weber ein „bon enfant, der sich mit vornehmer, ungezierter Liebenswürdigkeit bewegte; aber er hinkt ziemlich und ist bei schlechter Gesundheit."

Am 31. August 1825 traf Weber wieder in Dresden ein, um sich trotz seines ständigen Hustens sofort wieder an die Arbeit am „Oberon" zu machen. Er mußte sich, ständig fiebernd und frierend, sogar während der noch warmen Spätsommer- und Herbsttage in Pelze hüllen, und aus den Bildern dieser Zeit kann man deutlich erkennen, daß sein Haar schon zu ergrauen begann. Ein homöopathisch arbeitender Arzt, Dr. Wolf, den er kennen lernte, verordnete eine andere Diät mit Kaffee-

verbot und verschrieb ihm verschiedene Pulver, die erwartungsgemäß natürlich keine Änderung seines Krankheitszustandes herbeiführen konnten.
Am 5. Dezember 1825 reiste Weber trotz seines geschwächten Zustandes nach Berlin, um dort seine „Euryanthe“ zur Aufführung zu bringen. Der Erfolg war überwältigend und, wie er vor Freude überströmend an Caroline am 24. Dezember nach der Premiere am Vortag schrieb, „der vollständigste und glänzendste Triumph, den je ein Componist in Berlin feierte.“ Aber unter welch bedrückenden Umständen mußten die Probenarbeiten erfolgen! Seine Stimme war so geschwächt, daß er für die Verständigung mit den Orchestermitgliedern und den Sängern einen zweiten Mann benötigte. Doch obwohl er durch die Proben und die Belastungen während und nach der Premierenfeier, die zusätzlich an seinen Kräften zehrten, dem Zusammenbruch nahe war, hielten ihn die in England wartenden Aufgaben aufrecht. Mit erzwungener Heiterkeit antwortete er dem Berliner Schauspieler und Schriftsteller Karl von Holtei auf die Frage, wie es ihm gehe, mit den Worten: „Wie mir's geht? Sehr gut! Nur daß ich die Halsschwindsucht habe; aber das macht weiter nichts, mein theuerster Gönner!“
Zu diesem Zeitpunkt war sich Weber bereits im klaren, daß die noch vor ihm stehenden Aufgaben nur mehr einen Wettlauf mit dem Tod bedeuteten. Als ihn der Berliner Schriftsteller und Verleger Friedrich Wilhelm Gubnitz vor dem waghalsigen, anstrengenden England-Plan warnen wollte, antwortete er ihm mit den bitteren Worten: „Lieber Freund, ich erwerbe in England ein gut Stück Geld, das bin ich meiner Familie schuldig, aber ich weiß sehr gut – ich gehe nach London, um da – zu sterben. Still, ich weiß es.“ Auch Caroline beobachtete die Reisevorbereitungen Carl Marias mit ängstlicher Sorge, konnte aber nichts an seinem einmal gefaßten Entschluß ändern; ebenso erging es dem Dresdner Theaterkritiker Carl August Böttiger, dessen Hilfe Caroline anflehte. Als er versuchte, ihn von seinem Vorhaben abzubringen, anwortete ihm Weber mit dem Ausdruck tiefer Resignation und Ergebung in sein unabänderliches Schicksal: „Böttiger, das ist all' gleich! Ob ich reise, ob ich nicht reise, ich bin in einem Jahr ein todter Mann. Wenn ich aber reise, haben meine Kinder zu essen, wenn der Vater todt ist, während sie hungern, wenn ich bleibe. Was würden Sie thun an meiner Stelle?“

Reise nach England ohne Wiederkehr

So begann am 7. Februar 1826 Webers letzte Reise. Da er die Strapazen alleine kaum bestehen hätte können, nahm er den jungen Flötisten Anton Fürstenau als Begleiter mit. Als am frühen Morgen der Reisewagen vor der Tür der Familie Weber stand, mußte Abschied genommen werden. „Noch eine Träne auf die Stirn der schlummernden Kinder, noch ein Kuß – der Meister stieg, die geschwollenen Füße in dicken Sammetstiefeln, den Körper in Pelze gehüllt, in den Wagen – die Tür ward geschlossen.“ Caroline lief zurück in ihr Zimmer und fiel weinend auf die Knie. „Ich habe seinen Sarg zuschlagen hören“, erzählte sie später ihrem Sohn Max Maria. Bei der ersten Poststation auf dem Weg nach Paris nahm er auch Abschied von seinem alten Kutscher Johann, dem letzten Menschen, der ihn noch mit Dresden verband. Über die weiteren Ereignisse während der Reise und in England selbst geben uns mehr als fünfzig Briefe genaue Auskunft, die er in den knapp vier

Monaten, die ihm noch zu leben blieben, an seine Frau Caroline schrieb. Angaben über seinen gesundheitlichen Zustand hingegen vermied er in diesen Briefen fast ganz, um seine geliebte „Mukkin“, wie er Caroline zärtlich nannte, nicht unnötig zu ängstigen.
Am 25. Februar trafen sie „wohlbehalten“ in Paris ein, wo Weber überall herzliche Aufnahme fand und er unter anderem mit Luigi Cherubini und Gioacchino Rossini zusammentraf. Rossini berichtete später über dieses Ereignis mit warmen Worten: „... Ich umarmte ihn mit Inbrunst und sah eine Träne in seinen Augen glänzen ... Er erschien mir in einem bemitleidenswerten Zustand: fahl, abgezehrt, mit dem trockenen Husten der Brustkranken behaftet ... dazu hinkend, es machte mir Kummer, ihn zu sehen.“ Auch versuchte er aufgrund dieses Eindrucks, den er von Weber gewonnen hatte, ihn von seinem Vorhaben abzubringen, da dies einem Verbrechen und einem glatten Selbstmord gleichkäme. Doch auch ihm antwortete Weber: „Ich weiß es, ich werde dort mein Leben lassen. Aber es muß sein, es muß sein.“
Nachdem er am 1. März „Den ganzen Tag zuhaus. Sehr unwohl“ zugebracht hatte, brach er am nächsten Morgen nach Calais auf, wo ihn am 3. März ein furchtbarer Erstickungsanfall befiel. Trotzdem wurde die Reise fortgesetzt, um nach einer etwas unruhigen Überfahrt am 4. März endlich London zu erreichen, wo er beim Hofkapellmeister Sir George Smart bestens untergebracht war. Schon am 8. März dirigierte er sein erstes öffentliches Konzert, das vom Publikum begeistert aufgenommen wurde. Unter anderem zeigte es seine aufrichtige Zuneigung dadurch, daß es dem Meister, der während des Konzertes immer wieder husten mußte, schon am nächsten Tag die verschiedensten hustendämpfenden Mittel und Konfitüren ins Haus schickte.
Am 9. März begann Weber mit der Einstudierung der Oper „Oberon“, doch schon nach vier Tagen kam es zu einer bedrohlichen Verschlechterung seines Zustandes. Es traten Fieberschübe auf, und die Atemnot wurde zeitweise beängstigend. Nach einem Benefizkonzert am 18. März war es besonders schlimm; auf dem Wege zu einem Dinner, zu dem er geladen war, stellten sich nicht nur fürchterliche Brustschmerzen ein, sondern er hustete auch so viel Blut im Wagen aus, daß er vor Schwäche die Treppe hinaufgetragen werden mußte. Dr. P. M. Kind, ein Neffe des Textdichters des „Freischütz“, übernahm die Behandlung. Er legte ihm große Heftpflaster auf die Brust und ließ ihn nach damaliger ärztlicher Mode Blausäuredämpfe einatmen. Die Durchfälle, die sich ebenfalls einstellten, versuchte er mit Kakao und Reisschleim zu lindern. Zu allem Überfluß traten auch noch starke Schwellungen der Beine auf. Über Vermittlung Smarts wurde Dr. Severin zugezogen, über dessen Behandlung er seiner Frau Caroline in seiner üblichen, beruhigenden Manier am 27. März 1826 berichtete: „Den Abend (des 24.) und den 25. März war mein Husten etwas grob und quälte mich recht krampfhaft den ganzen Tag. Smart wollte durchaus, ich sollte einen Arzt konsultieren, was ich natürlich abschlug, da ich meinen Husten kenne. Den 26. kam aber zufällig der berühmte Chemiker und Arzt Severin, mir eine Visite zu machen, und hörte mich krächzen. Ich erzählte ihm die ganze lange Historie, und sein Ausspruch war folgender: Das Ganze sei von gar keiner Gefahr; ... er wolle mir Pillen zur Beruhigung des krampfhaften Reizes geben und ein Hasenfell auf die Brust. Sonst habe ich nichts zu tun als heiter zu sein und recht gut zu leben und mich ordentlich zu nähren ... Wer hat nun Recht?“

In seinen Tagebüchern schilderte er seine Zustände schonungslos und offen. Die Atemnot wurde immer stärker, das Aushusten von Blut immer häufiger, und dazu kamen nun noch die Durchfälle, die er am 9. April im Tagebuch notierte: „Gehustet. In Moscheles Konzert. Laxiert und gebrochen." Seit diesen Tagen ging es mit seinen Kräften rasch bergab, und „sein Gesicht verlor alle Farbe, seine Hände zitterten so heftig, daß er aus einem Glas nur noch trinken konnte, wenn es halb voll war".

In dieser Verfassung fand am 12. April 1826 die schon ungeduldig erwartete Uraufführung des „Oberon" im Covent Garden statt, die für Weber ein beispielloser Triumph wurde. Er wurde vom Publikum sogar gezwungen, vor den Vorhang zu treten – ein Ereignis, das es in London bisher noch niemals gegeben hatte. Trotz seiner großen körperlichen Erschöpfung ließ er es sich nicht nehmen, vertragsgemäß die zwölf geplanten Aufführungen der Oper selbst zu leiten und ging, um seine Kasse möglichst aufzufüllen, sogar noch weitere Verpflichtungen ein. Er wußte um sein nahes Ende und dachte nur mehr an seine Familie. Als am Tage nach der Uraufführung ein schwerer gesundheitlicher Rückschlag einsetzte und ihm sein Begleiter Fürstenau eine Arznei verabreichen wollte, wehrte er ihn mit einem müden Lächeln ab: „Gehen Sie! gehen Sie! alles Herumkuriren an mir hilft nicht mehr. Ich bin eine zusammengerüttelte Maschine. Gott wenn sie nur zusammenhielte, bis ich Lina und die Buben wieder umarmt hätte!" Sein Heimweh steigerte sich immer mehr, was er auch in seinen Briefen an Caroline nicht zu verbergen suchte: „Gott segne Euch, ihr innigst Geliebten. Wie zähle ich die Tage, Stunden, Minuten bis zu unserem Wiedersehen. Wir sind doch sonst auch getrennt gewesen und haben uns gewiß auch lieb gehabt, aber diese Sehnsucht ist ganz unvergleichbar und unbeschreiblich." In seiner Sehnsucht ließ er Caroline sogar manchmal etwas von seinen körperlichen Leiden wissen, die er ihr sonst gewöhnlich vorenthielt und nur in seinem Tagebuch festgehalten wurden und wo „sich der ganze Abgrund seines Elends und seiner Todesangst" verrät. In einem der weniger beschönigenden Briefe an Caroline heißt es etwa: „Übrigens ist es so, wie die letzte Zeit in Dresden. Große Reizbarkeit, Athemlosigkeit, Husten ganz periodisch, oft krampfhaft, dann wieder gar nicht. – Und allerdings mein Gemüth ist der größte Sünder. Nach all diesen Erfolgen gehe ich herum wie einer der gehangen werden soll."

Leider war der April und Mai dieses Jahres in England ungewöhnlich rauh und kalt, angeblich der kälteste Frühling seit Menschengedenken. Selbst im Mai brachte ein kalter Ostwind noch immer Schnee. Dieses feuchtkalte Schlechtwetter zusammen mit den ständigen Überlastungen als Dirigent in Covent Garden höhlten den Gesundheitszustand Webers unaufhaltsam aus. In einem Brief vom 18. April kommt der Einfluß solch ungewohnter klimatischer Bedingungen zum Ausdruck: „Heute ist ein Tag zum Todtschießen, ein solcher dunkelgelber Nebel, daß man kaum im Zimmer ohne Licht bestehen kann. Die Sonne ist ohne Strahlen, wie ein rother Punkt im Nebel, es ist ordentlich schauerlich." Einige Tage später berichtete er: „Der Husten ist lose, wie er nie gewesen und jetzt sehr selten krampfhaft. Die Kurzatmigkeit ist dieselbe wie zu Hause, ich kann nicht weit gehen und muß also immer fahren."

Ansonsten schwankte sein Befinden. In seinem Tagebuch vermerkte er zwischen dem 16. April und 18. Mai ziemlich monoton immer dieselben Zustände und Beschwerden. Unter dem 16. April notierte er: „Mehr Blut ausgeworfen, darüber sehr erschrocken. Nichts gegessen, sehr unwohl." Während der kommenden zehn Tage fühlte er sich unentwegt „sehr unwohl“, klagte über „Schmerz in der Seite“, „Krampf“ und Appetitlosigkeit, bis es am 1. Mai offensichtlich zu einer akuten Verschlechterung kam, die er im Tagebuch folgendermaßen festhielt:

1. Mai: Auf einmal Fieber.
2. Mai: Sehr krank.
6. Mai: Zweimal Krämpfe, sehr unwohl.
7. Mai: Fieberhaft.
8. Mai: Sehr schlechte Nacht, Husten, Bruststechen.
9. Mai: Sehr unwohl, entsetzlich asthmatisch.
16. Mai: Schreckliche Nacht, trockene Hitze.
17. Mai: Sehr unwohl.
18. Mai: Höchst leidend, den ganzen Tag ... Sehr schlecht, gar keine Luft.

Erst am 19. Mai besserte sich sein Befinden vorübergehend, denn er notierte: „Sehr gute Nacht, ziemlich wohl, mit ziemlichen Appetit gegessen. Gottlob, seit Monaten ein guter Tag.“ Er genoß die Frühlingssonne und machte sogar eine kurze Bootsfahrt. Am 26. Mai leitete er noch ein eigenes Konzert, dessen Proben er „in einen großen Stuhl gekauert, kaum noch der Sprache mächtig“ nur mit Aufbietung aller Kräfte durchstehen konnte. Wir besitzen von einem englischen Musikliebhaber eine erschütternde Beschreibung Webers als Dirigent in seinen letzten Lebenswochen: „Ich hatte ihn beim Dirigieren seiner Musik beobachtet: er ... bot eine Energie auf, die einen Mann von robuster Gesundheit erledigt hätte ... Aber auf dem Weg in sein Privatzimmer ... als ich sehen konnte, wie er nach Luft rang, von einem trockenen stoßweisen schwindsüchtigen Husten beinahe in Stücke gerissen wurde und in kalten Schweiß gebadet war, da war all meine Begeisterung, die ich eben noch empfunden hatte, dahin. Wie dankbar reagierte er mit einem müden Lächeln auf jeden kleinsten Versuch, ihm die grauenhafte Agonie des Erstickens zu lindern, gegen die er mit der ganzen Entschlossenheit seines energischen Wesens ankämpfte. Wie liebenswürdig stützte er sich auf meine Schulter, als er mühsam zum Bühnenausgang humpelte, um nach Hause zu fahren ... und wie erschöpft sank er in seinem Wagen zurück und seufzte, als ob er seinen Geist aufgeben wolle, als er die Menschen endlich los war – das alles sind Erlebnisse, die nicht verfehlen konnten, auf mich einen unauslöschlichen Eindruck zu machen.“ Das Benefizkonzert vom 26. Mai sollte nicht nur sein letztes öffentliches Auftreten werden, sondern gleichzeitig auch sein letzter Versuch, noch einmal ein kleines Werk zu komponieren. Das Notenschreiben für ein Lied, das er der gefeierten Sopranistin Catherine Stephens versprochen hatte, bereitete ihm allerdings bereits solche Mühe, daß er zweimal absetzen mußte und schließlich nur mehr imstande war, die Melodiestimme zu schreiben, wie uns eine Notiz von George Smart bestätigt: „Dieses Lied war die letzte Komposition, von der sich nach seinem Tode allein die Melodiestimme unter seinen Papieren fand.“ Das Konzert selbst, bei dem der Todkranke auf den Arm Smarts gestützt das Podium betrat, brachte überdies nicht den erhofften Erfolg, was ihn bitter enttäuschte. Von Fürstenau mühsam aus dem Saal geschleppt, brach er völlig erschöpft und entmutigt auf einem Sofa zusammen. Nachdem er im Wagen nach Hause gebracht wurde, war er zu schwach, die Treppe zu seiner Wohnung zu bewältigen. Er wurde von seinen Freunden hinaufgetragen, und der herbeigeholte Dr. Kind gab ihm ein Senfpflaster auf die Brust und legte ihm einen Senfteig um die Beine. Um ein Uhr nachts wurde er endlich, von Schüttelfrösten durchrüttelt, zu Bett gebracht.

Am darauffolgenden Morgen fühlte er sich etwas erleichtert und er verbrachte den Tag nach einer gut durchschlafenen Nacht erträglich. Doch schon bald meldete sich der alte Zustand wieder. Am besten vermittelt uns wieder sein Tagebuch einen Einblick in das Martyrium, welches der Arme erdulden mußte:

26. Mai: Sehr angegriffen, sehr unwohl, so erschüttert. Ich hielt es im Konzert mit der größten Not aus. Senfpflaster auf die Brust, entsetzliche Beängstigung.

27. Mai: Süße Nacht, ziemlich wohl, ganzen Tag recht erträglich. Gegen 1 Uhr wieder die Kurzatmigkeit.

28. Mai: Sehr angegriffen und erschüttert, täglich um 4 kaltes Fieber, sehr krampfig gehustet.

29., 30. Mai: Sehr unwohl, gar keinen Atem, früh entsetzliche Hitze, 4–5 Uhr Kälte. Abweichen.

Am 1. Juni verstärkten sich die Atembeschwerden bis zur Unerträglichkeit und in seiner vorletzten Tagebuch-Eintragung heißt es: „Sehr krank, gar keinen Atem." Dr. Kind legte ihm neuerlich ein handtellergroßes, blasenziehendes Pflaster auf die Brust und wies auf den höchst bedenklichen Zustand des Meisters hin. Das Blutspucken wurde immer schlimmer, und jeder Atemzug verursachte ihm sichtlich große Schmerzen. Er konnte nicht mehr allein gehen, und wegen der starken Durchfälle war er nicht einmal mehr imstande, eine Spazierfahrt im Wagen zu unternehmen. Wie er in diesem bejammernswerten Zustand fähig war, am 30. Mai noch ein Benefizkonzert zu leiten, ist unbegreiflich und kann nur durch seine Willenskraft erklärt werden, sich bis zur Heimkehr nach Dresden am Leben zu erhalten.

Alle seine Gedanken waren jetzt nur mehr auf das Wiedersehen mit den Seinen gerichtet, weshalb er am 30. Mai in einem Nachsatz unter einem bereits fertiggestellten Brief an Caroline mit zittriger Hand hinzufügte, daß er auf den ursprünglichen Plan, über Paris zu fahren, verzichte und am 12. Juni auf direktem Wege nach Hause käme: „.. Was soll ich da [gemeint ist Paris. Anm. d. Verf.]. Ich kann nicht gehen, nicht sprechen. Geschäfte will ich jahre lang verbannt wissen, also – besser der gerade Weg zur Heimath ... Obwohl ich nun werde langsam reisen müssen und zuweilen einen halben Tag ruhen, so gewinnen wir doch wenigstens 14 Tage." Obwohl er die letzten Tage nur noch liegend zubrachte, schien er den Ernst seiner Lage nicht erfaßt zu haben, was auch aus der brieflichen Bemerkung hervorgeht, daß er für Jahre nichts von Geschäften wissen wolle. Wie so häufig bei dem Tode nahen Kranken wirkte sich wohl auch bei Weber der Verdrängungsmechanismus segensreich aus. Anders wäre es nicht zu verstehen, daß er noch immer am Tage vor der am 6. Juni geplanten Abreise ein Benefizkonzert plante.

Am 2. Juni schrieb er seinen letzten Brief an die Gattin: „Welche Freude, geliebte Mukkin, hat mir Dein lieber Brief vom 23. Mai gemacht. Welches Glück für mich, Euch so gesund zu wissen. Wie beneide ich Euch um Euren Appetit. Hätte ich nur den tausendsten Theil davon. Aber leider bin ich noch sehr erregt und angegriffen. Guter Gott, nur erst im Wagen sitzen! Mein Concert ist doch besser ausgefallen, als ich dachte; ich habe gegen 100 Pfd. Sterl. übrig, für Deutschland viel, für London nicht. Wäre nur der „Freischütz" künftigen Montag erst überstanden. Nun, Gott wird Kräfte schenken! Seit gestern habe ich einen handgroßen Vesicator auf der Brust, der soll die entsetzliche Kurzathmigkeit bannen ... Lebst ja recht in Saus und Braus! Täglich Gäste, das ist Recht, das höre ich lieber, als wenn's in die

Apotheke ginge. Gott gebe, daß ich recht helfen kann, wenn ich komme. Den besten Willen dazu bringe ich mit. Da dieser Brief keine Antwort erhält, so wird er sehr kurz ausfallen; gelt, das ist bequem, nicht antworten zu dürfen? Fürstenau hat sein Konzert aufgegeben, vielleicht kommen wir noch ein paar Tage früher fort, – Heisa! Gott segne Euch alle und erhalte Euch gesund. Wäre ich nur schon in Eurer Mitte. Ich küsse dich innigst, meine geliebte Mukkin, behalte mich auch lieb und denke heiter an Deinen Dich über alles liebenden Carl."

Dr. Kind teilte den Freunden Webers mit, daß das Ende des Meisters nahe sei und man ihn in diesem Zustand nicht reisen lassen sollte. Aber jedes Ansinnen, den Reisetermin zu verschieben und etwas zuzuwarten, lehnte Weber strikte ab. „Ich muß fort, zu den Meinigen! Sie noch einmal sehen und dann geschehe Gottes Wille" war seine Antwort. Er wehrte sich auch entschieden gegen jede Art von Krankenwache, die ihm Fürstenau und Smart anboten, und meinte mit gespielter Überzeugung: „Ich bin nicht so krank, als ihr mich macht!" Seine zunehmende Atemnot, seine Brustschmerzen, das häufige Bluthusten, die stark geschwollenen Beine und die ständigen Durchfälle veranlaßten die besorgten Freunde, in der Hoffnung, ihn doch noch vom geplanten Reisetermin abzubringen, eine nochmalige Konsultation seiner Ärzte, der er widerwillig am 3. Juni zustimmte und die er schon im voraus mit den Worten kommentierte: „Ich reise aber, falle sie aus wie sie wolle."

Sein sehnlichster Wunsch, seine Angehörigen noch einmal zu sehen, ging nicht in Erfüllung. Am Abend des 4. Juni saß er noch mit Smart, Fürstenau, Dr. Kind und Herrn Göschen bis gegen 10 Uhr in seinem Zimmer bei einem Glas Portwein, das er mit Vergnügen trank, zusammen. Fürstenaus neuerliches Angebot, die Nacht über bei ihm zu bleiben, lehnte er dankend ab, weshalb sich die Freunde, nachdem sie ihm die Treppe hinauf zu seinem Schlafraum halfen, verabschiedeten. Weber ergriff dabei die Hand seines Wohltäters Smart und sagte mit schwacher Stimme: „Gott vergelte Ihnen all Ihre Liebe." Nur Fürstenau blieb noch eine Stunde länger, half ihm beim Auskleiden und kontrollierte den richtigen Sitz des Brustpflasters. Als er das Zimmer verließ, hörte er Weber noch sagen: „Nun laßt mich schlafen." Als man sich am nächsten Morgen, da er auf das Klopfen an der verschlossenen Schlafzimmertüre nicht antwortete, gewaltsam Eintritt verschaffte, sah man, daß er den Weg in die ewige Heimat gefunden hatte. „Die Bettgardinen wurden zurückgeschlagen – da lag der geliebte Meister entseelt im Bett. Friedlich auf der rechten Hand eingeschlafen, kein Schmerz hatte die teuren Züge entstellt", erzählte später sein Sohn Max Maria. Tatsächlich gibt die Totenmaske die Gesichtszüge Webers in fast überirdischer Verklärung wieder, so, als ob er mit dem letzten Atemzug auch ins Paradies gesehen hätte. In größter Eile rief man noch den Chirurgen William Robinson herbei, „der eine Ader schlagen sollte. Kopfschüttelnd ließ er die Hand zurücksinken: ‚Hier ist alles vergebens, dieser Mann ist schon seit fünf bis sechs Stunden tot!'"

Wie seine Freunde wußte auch Weber von seinem nahe bevorstehenden Ende, selbst wenn er dies vor ihnen und vor allem vor seiner Familie stets zu verbergen suchte. Der Gedanke, daß er jeden Tag mit seinem möglichen Ableben rechnen mußte, veranlaßte ihn auch, all seine Papiere, Wertsachen und persönlichen Gegenstände peinlich geordnet aufzubewahren und sogar die Trinkgelder für das Personal in beschrifteten Umschlägen vorzubereiten. Das Testament hatte Smart an sich genommen, um es im Sinne des Verstorbenen ordnungsgemäß zu vollstrecken.

Noch am gleichen Nachmittag wurde eine Obduktion vorgenommen, nach der folgendes ärztliche Gutachten von den anwesenden Ärzten Dr. F. Jencken, Dr. F. Forbes, Dr. P. M. Kind und Dr. W. Robinson abgegeben wurde: „Bei der Untersuchung der Leiche des C. M. von Weber fanden wir ein Geschwür an der linken Seite des Kehlkopfs. Die Lungen waren fast gänzlich in krankhaftem Zustand, mit zum Teil eitrigen Tuberkeln und zwei Kavernen, von denen eine ungefähr eigroß, die andere etwas kleiner war. Damit ist die Todesursache hinlänglich erklärt.“ Ergänzend zu diesem offiziellen Gutachten richtete am selben Montag, dem 5. Juni 1826, Dr. F. Forbes noch ein persönliches Schreiben an Sir George Smart mit folgendem Inhalt: „Sehr geehrter Herr. Bei der Untersuchung der Leiche von Carl Maria von Weber bot sich uns folgender Befund: Ein Geschwür am Kehlkopf links, die Lungen voll von großen und kleinen Tuberkeln, manche davon in eitrigem Zustand, zwei Kavernen im linken Lungenflügel, die eine etwa von der Größe eines Hühnereis, die andere etwas kleiner; auf der Oberfläche der linken Lunge waren zwei blasenartige Erscheinungen, die ich zuerst für Hydatiden [Blasen, die durch einen Hundebandwurm verursacht werden. Anm. d. Verf.] hielt – die eine von Walnußgröße, die andere etwa so groß wie eine Haselnuß. Sie erklären sich aus dem Zerplatzen der Luftzellen der Lunge; die umhüllende Membran füllte sich folglich mit Luft. Ähnliche Erscheinungen finden sich häufig in den Lungen dämpfiger Pferde.“ Der Totenschein des Meisters fand sich später in den Papieren seines ehemaligen Schülers Julius Benedict.
Nach der noch am Sterbebett durchgeführten Obduktion wurde der bis zum Skelett abgemagerte und ausgezehrte Leichnam einbalsamiert und in einen luftdicht verschlossenen Bleisarg gelegt. Am Morgen des 21. Juni setzte sich der aus sechzehn Trauerkutschen und vier Privatwagen bestehende Trauerzug in Bewegung. Der schwarze Leichenwagen selbst, auf dem in glänzenden Farben das Familienwappen – die Mondsichel und ein Stern – sowie in goldenen Lettern das Wort „Resurgam“ prangten, wurde von sechs Rappen zur Moorfields-Kapelle gefahren, wo nach dem Requiem der Sarg unter den Weisen des Trauermarsches aus Händels Oratorium „Saul“ von zwölf Musikern zur Gruft getragen wurde. Das ganze musikalische London trauerte um diesen „Fürsten der Musik“. Caroline, die zu dieser Zeit mit ihren beiden Söhnen in Klein-Hosterwitz weilte, erfuhr die furchtbare Nachricht von ihrer Freundin Charlotte von Hamann, der Fürstenau von den Ereignissen in London brieflich Mitteilung machte. Als sie, noch im Garten stehend, vom Tod ihres Mannes Mitteilung erhielt, sank sie vom Schmerz überwältigt zu Boden. Der damals erst vierjährige Max Maria, der ihr nachlief, konnte diesen Augenblick in seinem Leben nicht mehr vergessen: „Fast vierzig Jahre sind seitdem vergangen, aber in seinem Ohr gellt heut noch der Schrei, mit dem ihn die Mutter umklammerte, als sie aus todtenähnlicher Ohnmacht auf dem Rasen liegend erwachte und das thränenüberströmte Kindergesicht über sich gebeugt sah.“
Es ist Webers Nachfolger in Dresden, Richard Wagner, zu danken, daß die sterblichen Überreste seines Vorgängers im Jahre 1844 nach Dresden, der letzten Wirkungsstätte des Meisters, überführt werden konnten. Im Staatsarchiv Dresden befindet sich ein Aktenvorgang aus dem Jahre 1841, der erst kürzlich ausgewertet wurde und nähere Einblicke in die widersprüchlichen Darstellungen betreffend die Überführung der Gebeine Webers und die Errichtung des Weber-Denkmals in Dresden ermöglichte. Demnach bereiste im Herbst 1840 der Nürnberger Anglist Dr. Joseph Gambihler die britischen Inseln und suchte bei dieser Gelegenheit als

Bewunderer Webers dessen Sarg in der Moorfields-Kapelle auf. In einem Beitrag „Die Asche Karl Maria's v. Weber in London" in der damals viel gelesenen Zeitschrift „Europa" aus dem Jahre 1841 rief er etwas pathetisch in Erinnerung, daß „... die Überreste eines der ... größten Deutschen in fremdem Lande liegen, vergessen, verlassen und ungeehrt! ... Die Ruhestätte der irdischen Überreste des lieblichen deutschen Tondichters soll nicht diese bleiben, Deutschland muß ihn in seine Erde aufnehmen." Dieser Artikel rief beinahe eine Volksbewegung aus, die nur daraus verständlich ist, daß die Vertreter des deutschen Vormärz in Weber einen Künstler von nationaler und geschichtlicher Bedeutung sahen. Es erschienen in rascher Folge weitere Beiträge, die diesen Gedanken, die Gebeine Webers zu überführen, aufgriffen. Und alsbald kam ein Konzert mit des Meisters Werken in Dresden zustande, dem auch König Friedrich August II. und seine Gemahlin beiwohnten und dessen Reinertrag der Errichtung eines Denkmals dienen sollte. Schärfster Gegner solcher Bestrebungen war der Generaldirektor des Hoftheaters, Wolf Adolf August von Lüttichau, der alles versuchte, dies zu verhindern. Er begründete es damit, daß ein solcher Präzedenzfall zur Folge hätte, auch später alle außerhalb Dresdens verstorbenen sächsischen Kapellmeister heimholen zu müssen. Erst als der König informiert wurde, daß ein neugegründetes Weber-Überführungskomitee das Vorhaben als Privatangelegenheit bewerkstelligen wolle und aufgrund eines Aufrufes vom 16. Dezember 1844 auch bereits beträchtliche Beträge von verschiedenen Theatern und Opernhäusern Deutschlands zugesagt wurden, veranlaßte der König seinen Geheimen Rat von Lüttichau, diese Bestrebungen nicht zu hintertreiben.
Auf Initiative Richard Wagners brachte am 25. Oktober 1844 das englische Schiff „John Bull" die sterblichen Überreste Webers nach Hamburg, wo beim Eintreffen zu Ehren des Toten die Schiffe aller Nationen ihre Flaggen auf Halbmast senkten. Wegen Gefrierens der Elbe konnte das kleinere Schiff, auf dem der Sarg nach Dresden gebracht werden sollte, seine Fahrt nicht fortsetzen, weshalb eine Verladung auf die Eisenbahn notwendig wurde. Nach dem Eintreffen der Gebeine Webers am 14. Dezember fanden am darauffolgenden Tag die sterblichen Überreste des Meisters auf dem katholischen Friedhof Dresdens in heimatlicher Erde ihre bleibende Ruhestätte.

Medizinische Schlußbetrachtung

Die medizinische Analyse der Krankengeschichte Webers, soweit sie sich aus den biographischen Angaben rekonstruieren läßt, bietet aus heutiger Sicht keine allzu großen Schwierigkeiten. Da hören wir zunächst von einem schwachen, kreuzlahmen Knäblein, das erst mit vier Jahren lernte, selbständig zu laufen. Schuld daran war eine rechtsseitige Hüftgelenkserkrankung, die ihm zeitlebens zu schaffen machte und mitunter sehr schmerzhaft in Erscheinung trat, besonders nach Überanstrengungen oder im Rahmen fieberhafter Erkrankungen. So klagte er 1812, als sich erstmalig sein Lungenleiden meldete, über „heftigste Schmerzen nach dem gehen". Aber auch in beschwerdefreien Perioden bemerkte man bei ihm einen hinkenden, humpelnden Gang, der ihn selbst allerdings nicht allzusehr behinderte. Anders wäre es nicht zu erklären, daß er ohne größere Beschwerden das Berner Oberland zu Fuß durchwandern und sogar den Rigi besteigen konnte. Aus den vorliegenden biographischen Angaben und Beschreibungen handelte es sich bei Webers „Hüftleiden" wohl um eine sogenannte angeborene Hüftluxation, wie sie in ihren groben Symptomen, vor allem im Spätstadium, schon von dem berühmten, um 460 v. Chr. auf der Insel Kos geborenen griechischen Arzt Hippokrates beschrieben wurde. Durch die mangelhafte Ausbildung des Schenkelhalses am Oberschenkelknochen kommt es dabei zu einer anfangs kaum merkbaren Verkürzung des Beines, die zusammen mit einer durch die Fehlstellung bedingten Beeinträchtigung bestimmter Muskelgruppen zum Hinken führt. Charakteristisch für dieses Leiden ist, wenn es nicht rechtzeitig erkannt wird, die häufige Verspätung des Gehbeginnes beim Kind und die Verschlimmerung des Hinkens bei Ermüdung – Symptome, wie wir sie bei Weber vorfinden. Da zur Zeit Webers das Krankheitsbild noch wenig bekannt war und dementsprechend auch keine Behandlungsmaßnahmen eingeleitet wurden, waren Spätfolgen mit wiederholten Luxationen vor allem im vierten Lebensjahrzehnt der Patienten häufig, bis sich schließlich in diesem Alter auch bereits die Zeichen einer deformierenden Arthritis, also eine Abnützungserscheinung mit Knorpelschwund und Knochenwucherungen an den Gelenksrändern, bemerkbar machten. Das Hinken und der Schmerz beim Gehen nahm dann begreiflicherweise weiter zu. Heute finden sich solche Spätfolgen glücklicherweise kaum mehr, weil die angeborene Hüftluxation klinisch und durch Ultraschalluntersuchung jetzt schon unmittelbar nach der Geburt beim Neugeborenen erfaßt und dieser Fehler durch sofort eingeleitete Korrekturmaßnahmen behoben werden kann.

Dieter Kerner hielt es für möglich, daß es sich bei Webers Hüftleiden auch um eine Knochentuberkulose gehandelt haben könnte. Die oben erwähnten Symptome und der weitere Verlauf sprechen allerdings entschieden gegen eine solche Möglichkeit. Abgesehen davon, daß die Hüftgelenkstuberkulose heftigste Schmerzen verursacht, von denen wir in der Kindheit Webers nichts gehört haben, kam es damals, weil man keine wirksame Behandlung kannte, meist schon sehr frühzeitig zu Versteifungen des Gelenkes. Ein Patient mit einer unbehandelten Hüftgelenkstuberkulose wäre kaum imstande gewesen, Berge in den Schweizer Alpen zu besteigen.

Im Jahre 1806, am Ende seiner Breslauer Zeit, kam es zu einem gefährlichen Zwischenfall. Aus Versehen ergriff er eines Abends im Halbdunkel eine Weinflasche, in welcher sein Vater für die Versuche im Kupferstechen Salpetersäure aufbewahrt hatte, und nahm daraus „einen guten Zug", wie er selbst erzählte. Ausgestreckt am Boden liegend fand ihn sein Freund Berner, der zufällig soeben vorbeikam und den Vater vom Nebenzimmer herbeiholte. Gemeinsam sorgten sie für rasche ärztliche Hilfe, ohne daß wir über die Art der notwendigen Behandlungsmaßnahmen unterrichtet sind. Nun wissen wir, daß im Gegensatz zu einer Laugenvergiftung eine Säureverätzung schon unmittelbar nach Einnahme der Flüssigkeit zu den unerträglichsten Schmerzen führt, sodaß selbst durch Kreislaufzusammenbruch bewußtlos gewordene Patienten durchdringende, gellende Schreie ausstoßen. Dies war bei Weber ganz offensichtlich nicht der Fall, da ihn sonst der im Nebenzimmer arbeitende Vater sofort gehört hätte. Da die Symptome von der Schwere der Ätzwirkung abhängen, muß man daher annehmen, daß Weber nur eine sehr geringe Menge der Flüssigkeit getrunken haben kann, und tatsächlich wird uns ja nur von „einem guten Zug" berichtet. Dies allein spricht schon gegen die von Dieter Kerner geäußerte Vermutung, daß dieses Ereignis als Suizidversuch zu werten wäre. Vielmehr darf man mit Sicherheit annehmen, daß Weber versehentlich den Schluck Salpetersäure zu sich nahm, und sicher den größten Teil der Flüssigkeit sofort wieder ausgespuckt hat, wodurch ausgedehntere Schäden im Rachen und in der Speiseröhre verhindert werden konnten. Wahrscheinlich wurde ihm vom herbeigeholten Arzt auch noch Milch verabreicht, was die Ätzwirkung noch weiter abgeschwächt hat. Wir wissen heute, daß bei Einwirkung so geringer Mengen in der Regel die stärksten Veränderungen in der Mundhöhle und in der Höhe des Kehlkopfeinganges beobachtet werden, während Verätzungen in der Speiseröhre oder gar im Magen kaum vorkommen. So war es wohl auch im Falle Webers. Nach einem achtwöchigen Krankenlager schienen die Schleimhautveränderungen in der Mundhöhle abgeheilt gewesen zu sein, „die schöne Singstimme aber war für immer auf den dritten Teil ihrer Ausgiebigkeit reduziert".

Von einem harmloseren Krankheitsgeschehen wird uns Mitte August des Jahres 1811 erzählt. Damals wurde er auf seiner Reise in die Schweiz an der württembergischen Grenze mehrere Tage festgehalten. In dieser Haftzeit erkrankte Weber an heftigen Durchfällen, verbunden mit hohen Temperaturen. In einem Brief berichtete er damals, daß er „bei einem Haar die Ruhr bekommen" hätte. Da Fieber und Durchfall schon nach einer Woche wieder verschwunden waren, handelte es sich entweder um eine virusbedingte Dünndarmentzündung oder um eine Infektion mit Kolibakterien oder Salmonellen, Erreger, die unter den damaligen hygienischen Bedingungen ähnlich verbreitet vorkamen wie heute in der Dritten Welt.

Hat Weber schon in seiner Jugend durch sein Hüftleiden, seine Infektanfälligkeit und seine Kurzsichtigkeit „das Gefühl des Entbürdetseins vom Körper, den man nicht empfindet, weil man gesund ist", nie gekannt, so machten sich am Beginn des Jahres 1812 nun die ersten Anzeichen seiner tödlichen Erkrankung bemerkbar. In seinem Tagebuch lesen wir von heftigen, drückenden Schmerzen auf der Brust, die er „Rheumatismus" nannte, und er fühlte sich so „hundskrank auf einmal geworden", daß er sich „zu Bett legen mußte". Eine Woche später klagte er über eine „sonderbar erschlaffte Stimmung". Diese krankhaften Erscheinungen zeigten sich in wechselndem Ausmaß auch noch im Sommer dieses Jahres, wo sich wieder seine Hüftschmerzen verstärkt meldeten, diesmal auch auf der sonst gesunden Seite.

Im Frühjahr 1813 mußte er seinen Aufenthalt in Wien abbrechen, weil er neuerlich „in quälender Weise krank" wurde, wobei sich in seinem Tagebuch jetzt erstmalig auch die Notiz „halskrank" findet. Er wurde bettlägerig, reiste aber trotzdem fluchtartig nach Prag zurück, wo er einen richtiggehenden Zusammenbruch erlitt. Man fand ihn – wahrscheinlich wegen des hohen Fiebers – in seiner Wohnung in delirantem, von Graf Pachta als „bewußtlos" geschilderten Zustand auf und es dauerte mehr als vier Wochen, bis er „zum erstenmal aus dem Bett" kam. Aber schon nach kurzer Besserung trat eine neuerliche Verschlechterung ein, und für längere Zeit schien sein Gesundheitszustand sehr schwankend und wechselhaft gewesen zu sein, wie die Passage eines Briefes aus dem Sommer dieses Jahres bestätigt: „... meine Gesundheit seit meiner Krankheit im Mai 1813 noch eine sehr wankende ist und ich erst kürzlich wieder einige Wochen das Zimmer hüten mußte." Eine geplante Genesungskur in Eger konnte aus beruflichen Gründen nicht angetreten werden. Wegen mangelnder Schonung kam es im Frühjahr 1814 zu einem neuerlichen Krankheitsschub: „Ich stehe jetzt vom dritten Krankenlager während meines Aufenthaltes in Prag auf. War die letzte 14-tägige nicht gefährlich,

so war sie doch peinlich genug für mich, da alles gleich so heftig auf Kopf und Augen wirkt ... Es war ein Friesel, eine Kinderkrankheit, die mich packte."
Solche Frieselausschläge traten damals angesichts unzureichender Behandlungsmöglichkeiten meist dann auf, wenn hohes Fieber mit starken Schweißausbrüchen verbunden war. Während dieses dritten Krankheitsschubes innerhalb eines Jahres berichtete Weber auch über ein heftiges Erbrechen. Diesmal befolgte er den Rat seines Arztes und begab sich zur Kur nach Bad Liebwerda. Aber auch während seines Erholungsurlaubes erkrankte er im August wieder, diesmal mit Halsbeschwerden, an denen er eine gute Woche lang litt.
Von dieser Zeit an enthält sein Tagebuch regelmäßig Notizen über sein Leiden. Im Jahre 1815 wird neben fortwährenden Unpäßlichkeiten und häufigen Kopfschmerzen sowie immer wieder auftretender „Halsentzündungen" erstmalig auch der Husten erwähnt. „Die Theaterluft hat mir so manchen rheumatischen Stoff in den Körper gejagt ... Erst vor kurzem habe ich an einer Halsentzündung 8 Tage das Bett und Zimmer gehütet und kann mich noch immer nicht ganz erholen." Seit 1817 verschlechterte sich seiner Meinung nach sein Befinden. Immer häufiger finden sich Eintragungen über Unwohlsein, heftiges Fieber, „ewiges Halsweh" und Magenbeschwerden. So heißt es im August: „Seit fünf Wochen habe ich Halsweh, bade, fresse Pillen und gurgle." Die Phasen der Heiserkeit wurden häufiger und seine Singstimme schwand fast ganz; auch die Brustbeklemmungen mehrten sich.
Im Jahre 1819 ging es ihm noch schlechter. Schon im Januar notierte er, daß er oft „sehr schwach, krank und erschöpft" gewesen sei und ihn immer wieder ein lästiges Fieber überfiel. Im Frühjahr zwang ihn höheres Fieber ins Bett, „das er bis Mitte April nur auf kurze Zeiten, schwankend, kraftlos und unfähig zu jeder Thätigkeit, verlassen konnte". Nach dieser „nun schon 5 Wochen währenden gefährlichen Krankheit" fuhr er zur Erholung nach Hosterwitz, wo er sich jedoch noch längere Zeit „total invalid" fühlte. Zu allem Überfluß wurde ihm von einem seiner Ärzte eine strenge Fastendiät verordnet, die den Patienten noch zusätzlich schwächte.
Verschiedene von höherer Stelle kommende Kränkungen in Dresden führten 1821 zum ersten Blutsturz. „Mehrere Tage vermochte er nicht zu essen und zu schlafen, der Husten wurde häufiger und peinigender, die Atembeschwerden stärker, das fast unablässige Fieber beunruhigte ihn sehr, und zum ersten Male zeigte sich, zu Carolinens unaussprechlichem Entsetzen, der Blutauswurf." Sein schlechter Gesundheitszustand bereitete ihm zunehmend Sorge. Im Februar 1822 vor seiner Abreise nach Wien ließ er für seine Gattin einen versiegelten Abschiedsbrief zurück. In Wien flackerte die Krankheit neuerlich auf, wobei diesmal wieder seine Halsschmerzen im Vordergrund standen. Während des ganzen Jahres berichtet sein Tagebuch von Unwohlsein, starkem Husten und angegriffenem Gesundheitszustand.
Vergleichsweise ruhig verlief das Jahr 1823, wenngleich seiner Umgebung auffiel, daß der Meister um zehn Jahre gealtert schien. Er war apathisch und die tiefliegenden Augen und seine eingefallenen Schläfen verrieten, wie sein Körper bereits durch Auszehrung mitgenommen war. Dazu kam noch der hektische Husten, der ihn nicht mehr verließ. Im Frühling des folgenden Jahres 1824 wurde dieser Husten schmerzvoller und auch der Auswurf reichlicher, sein Atem wurde immer kürzer und durch die Nachtschweiße, die ihn nun ständig quälten, magerte er deutlich ab. Aus übergroßer Schwäche fielen ihm schon kleinste Spaziergänge schwer. Im Sommer begab er sich zu einer Kur nach Marienbad, die ihm jedoch nur wenig

Linderung verschaffte. Vielleicht wurden auch die Schlammbäder und die übrigen Kurmaßnahmen übertrieben. Nach wie vor klagte er über Schmerzen in der Brust und „frostiges Schütteln", also Fieberschübe verbunden mit Schüttelfrost.
Auch das Jahr 1825 brachte keine Wendung zum Besseren. Im Frühjahr arbeitete er an seinem „Oberon" in schwerkrankem Zustande, hustend und von fieberhaften Schweißausbrüchen geplagt. Auch eine Kur in Bad Ems änderte nichts an seinem Befinden. Seine Stimme war inzwischen bereits so geschwächt, daß er bei Orchesterproben einen zweiten zur Verständigung mit den Musikern benötigte. Er wußte damals bereits von „seiner Halsschwindsucht", die ihn mit ihrer Heiserkeit und der zunehmenden Schwächung seiner Stimme, die mitunter überhaupt ausblieb, entsetzlich belastete.

Der charakteristische Verlauf einer unbehandelten Lungentuberkulose

Als er Anfang März 1826 nach einem furchtbaren „Erstickungsanfall" in Calais sein Ziel, London, erreichte, wußte er bereits von seinem nah bevorstehenden Ende. Schon wenige Tage nach seiner Ankunft kam es bei dem nach Atem ringenden, ständig fiebernden Meister während der abendlichen Heimfahrt zu fürchterlichen Brustschmerzen und einem krampfhaften Husten, bei dem er so viel Blut aushustete, daß er vor Schwäche die Treppe hinaufgetragen werden mußte. Man legte ihm Blasenpflaster auf die Brust und ließ ihn Blausäuredämpfe einatmen. Das Bluthusten setzte sich in den folgenden Wochen fort, auch die Beinschwellungen, die ihm schon in Dresden während der letzten Monate zu schaffen machten, verstärkten sich so, daß ihm das Anziehen von Strümpfen und Schuhen fast unmöglich wurde. Schließlich setzten jetzt auch noch Durchfälle ein. Jeder Atemzug verursachte ihm große Schmerzen und seine körperliche Schwäche nahm derart zu, daß er wegen des überstarken Zitterns seiner Hände ein Trinkglas nur mit beiden Händen halten konnte. Während seiner letzten Lebenswochen wurden all diese Beschwerden mit immer lapidarer werdenden Worten in sein Tagebuch eingetragen. Der Tod Webers trat in der Nacht vom 4. zum 5. Juni 1826 anscheinend während des Schlafes ein, da seine friedlichen Gesichtszüge und seine entspannte Lage mit dem in der rechten Hand ruhenden Kopf jede Art eines schmerzhaften Endes oder gar eines Todeskampfes ausschließen lassen.
Die Diagnose von Webers zum Tode führender Krankheit lautet aus heutiger Sicht aufgrund der rekonstruierten Krankengeschichte und des Ergebnisses der am Sterbebett erfolgten Obduktion: Lungentuberkulose, Kehlkopftuberkulose, Darmtuberkulose, marantische Beinödeme (durch Auszehrung und Eiweißmangel bedingte Anschwellungen). Da heute im Zeitalter der Antibiotika der schwere, zum Tode führende Verlauf einer unbehandelten Lungentuberkulose zumindest in den hochzivilisierten Ländern nicht mehr beobachtet wird, soll ihre Beschreibung in einem medizinischen Lehrbuch aus dem 19. Jahrhundert kurz wiedergegeben werden:
„Die Ansteckung wird am häufigsten durch den Auswurf von Lungenschwindsüchtigen vermittelt. Es muß daher sehr begreiflich erscheinen, daß inniger Verkehr oder enge Berührung mit Schwindsüchtigen im Stande sein können, die Krankheit zum Ausbruch zu bringen. Kaum bei irgendeiner anderen Krankheit macht sich als

Hilfsmoment der Einfluß der Konstitution so geltend, wie bei Lungenschwindsucht. Aufgeschossene, blasse Personen mit langem, schmalem Brustkorb, langem Hals und zartem Körperbau sind mehr gefährdet. Auch Einatmungen von Staub sind nicht selten verhängnisvoll, weshalb bestimmte Gewerbe berüchtigt sind. Die Symptome der Lungenschwindsucht entwickeln sich häufig sehr schleichend und oft wird die Krankheit in der ersten Zeit verkannt. Manche klagen über rheumatische Muskel- und Gelenkschmerzen, aber auch Magen-Darm-Beschwerden und Erbrechen. Eine zunehmende Abmagerung ohne nachweisbaren Grund findet oft in schleichender Lungenschwindsucht ihre Erklärung. Auch chronische Kehlkopfkatarrhe hängen häufig mit Lungenschwindsucht zusammen. Besonders verdächtig gestaltet sich die Sachlage, wenn die Kranken abends häufig fiebern und nachts stark schwitzen. In manchen Fällen verläuft Lungenschwindsucht allerdings vollkommen fieberfrei. Andere fiebern nur zeitweise und bei noch anderen stellt sich anhaltend Fieber ein, dem es eigenthümlich ist, abends sehr hohe Temperaturen zu machen, während sie am Morgen zur Norm absinken. Oft leitet sich das Fieber mit Frösteln ein, das sich am häufigsten um die Mittagszeit einstellt. Viele Kranke leiden an sehr lästigen Nachtschweissen, welche namentlich um die ersten Stunden nach Mitternacht auftreten und nicht nur die Nachtruhe stören, sondern auch in hohem Grade schwächen. Nicht selten bekommt man bei Lungenschwindsüchtigen Frieseln zu sehen, wasserklare oder von einem rothen Hofe umgebene Bläschen auf der Haut als Ausdruck dafür, dass reichliche Schweisse vorausgegangen sind, weshalb sie fast ausschließlich auf bedeckten Hautstellen beobachtet werden. Es stellt sich allmählich unüberwindliche Appetitlosigkeit ein und sucht man trotzdem Nahrung zu reichen, so tritt Erbrechen auf. Oft stellt den Anfang von Lungenschwindsucht eine trockene Rippenfellentzündung dar, die dann dem Patienten beim Atmen oder Husten starke Schmerzen verursachen kann.

Unter den Komplikationen begegnet man am häufigsten dem Bluthusten. Ist derselbe sehr reichlich, so hat man auch von Blutsturz gesprochen. Oft tritt Bluthusten ohne jede Veranlassung auf, in anderen Fällen aber stellt er sich im Gefolge von Husten, lautem Sprechen oder nach körperlichen Anstrengungen sowie geistigen Aufregungen ein. Der Bluthusten im Spätstadium, der aus den Kavernenhöhlen stammt, bedroht mitunter durch seine Reichlichkeit das Leben in hohem Grade. Durch plötzliche Überschwemmung der Luftwege mit Blut geraten die Kranken zuweilen in die höchste Atmungsnot mit Erstickungsangst. Haftenbleiben des Auswurfs im Kehlkopf kann zu einer komplizierenden Tuberkulose desselben führen, ebenso wie durch verschluckten Auswurf tuberkulöse Geschwüre des Dünndarmes entstehen können, die zu schwer beeinflußbaren Durchfällen führen können und meist erst im Spätstadium der Erkrankung beobachtet werden. Zu den Komplikationen im Endstadium gehören auch die durch überhandnehmende Auszehrung zustandekommenden marantischen Ödeme an den Beinen sowie die Ablagerung von Amyloid in den Nieren, was wiederum ausgedehnte Beinödeme verursachen kann ...

Die Kehlkopfschwindsucht entwickelt sich anfänglich zwar auch vielfach schleichend, doch machen sich bald so große Beschwerden bemerkbar, daß das Leiden mit Recht in hohem Grade gefürchtet ist. Am häufigsten stellen sich Störungen der Stimmbildung ein, welche zwischen einer belegten und heiseren Stimme bis zur vollkommenen Stimmlosigkeit schwanken. Sprechen strengt die Kranken vielfach nicht nur an, sondern ruft auch Schmerzen im Kehlkopfe hervor. Die Kranken werden Tag und Nacht von heftigstem Hustenreiz geplagt."

Soweit die Schilderung des Verlaufes einer chronischen Lungen- und Kehlkopftuberkulose, wie sie von den Ärzten im 19. Jahrhundert gesehen wurde und wie sie auch der Krankengeschichte Webers in geradezu klassischer Form entspricht. Auch bei ihm müssen wir annehmen, daß er als schwächliches, zartes Kind, das seine Kindheit auf dem staubigen Theaterboden verbrachte, in stärkerem Maße gefährdet war, einer Infektion mit Tuberkelbazillen zu erliegen. Überdies ist es sehr wahrscheinlich, daß er durch den engen Kontakt mit seiner schwindsüchtigen Mutter angesteckt wurde. War er doch erst zwölf Jahre alt, als seine Mutter im Alter von 36 Jahren an Tuberkulose starb. Nach dieser ersten, unter dem Bilde einer harmlosen grippalen Erkrankung verlaufenen Infektion kam es erst im Jahre 1812 zu einer neuerlichen Erkrankung, die einer „Re-Infektion" entsprach und den Beginn seiner nun fortschreitenden chronischen Lungentuberkulose markierte. Am Beginn dürfte eine Rippenfellentzündung gestanden haben, die ihm heftige Brustschmerzen bereitete und auch später schubartig immer wieder in Erscheinung trat. Außerdem stellte sich schon sehr frühzeitig, nämlich 1813, die typische Symptomatik einer Kehlkopftuberkulose ein, die sich zunächst in Halsschmerzen, später dann durch Verlust seiner Singstimme, Entwicklung einer schwachen Sprechstimme, Heiserkeit und zeitweilig fast völligem Stimmverlust bemerkbar machte. Die Kehlkopftuberkulose war aber vor allem verantwortlich für den quälenden, oft krampfartigen Husten, an dem er bis an sein Lebensende litt. Nach wiederholten Krankheitsschüben mit teils hohem und lang anhaltendem Fieber, das bald von den kraftzehrenden Schweißausbrüchen begleitet war, gelegentlich zu Schweißfrieseln führte und oft mit Schüttelfrösten verbunden war, kam es 1821 zum ersten Blutauswurf. Das Fieber blieb schließlich in wechselndem Ausmaß dauernd bestehen, der Husten nahm zu und war bei begleitenden Entzündungen des Rippenfelles äußerst schmerzhaft. Die Atemnot wurde immer stärker und der Blutauswurf häufte sich und nahm manchmal bedrohliche Formen an. Infolge Appetitlosigkeit, mitunter Übelkeit und Brechreiz, ständigen Fiebers und vor allem der kräfteraubenden Schweißausbrüche verfiel der Kranke in einen bejammernswerten Schwächezustand. Die Auszehrung, vielleicht auch eine zusätzliche Überlastung des rechten Herzens infolge der ausgedehnten Zerstörungen in den Lungen, verursachte schließlich eine dicke Anschwellung seiner Beine. Um das Maß voll zu machen, entwickelte sich vor seinem Ende auch noch eine komplizierende Darmtuberkulose, deren kaum beherrschbare Durchfälle ihn noch zusätzlich schwächten und quälten. So bietet der Verlauf der Lungen- und Kehlkopfschwindsucht Webers eine fast lückenlose Illustration dessen, was in den medizinischen Lehrbüchern seiner Zeit über diese Geißel der Menschen früherer Jahrhunderte geschrieben wurde.

Wie Entdeckungen an Skeletten aus dem Neolithikum und an ägyptischen Mumien beweisen, schien die Menschheit schon immer an der Tuberkulose gelitten zu haben. Wieder war es Hippokrates, der schon vor mehr als 2000 Jahren seine Schüler die wichtigsten Symptome dieser Krankheit lehrte: „Das Fieber verläßt sie nicht; niedrig ist es am Tag, aber in der Nacht flammt es wieder auf; es kommt zu reichlichen Schweißabsonderungen, die Kranken haben Hustenreiz, und dennoch ist der Auswurf unerheblich. Die Augen liegen tief in ihren Höhlen ... und die Füße schwellen an, der Appetit geht verloren. Diejenigen, die schaumiges Blut spucken, husten es aus der Lunge aus ... Bei den Phthisikern zeigt das Auftreten einer starken Diarrhoe den bevorstehenden Tod an ... Diese Krankheit dauert ungefähr sieben bis neun Jahre." Diese klare Beschreibung, in der es auch bereits einen

Hinweis auf die Übertragung von Mensch zu Mensch gibt, erfuhr erst zu Beginn des 19. Jahrhunderts eine Bereicherung durch die Veröffentlichungen von G. L. Bayle und vor allem durch seinen Schüler R. T. Laennec, der in seiner 1819 erschienenen Abhandlung die Identität der Tuberkel in der Lunge und der Lungenkavernen und damit die Einheit der Tuberkulose überzeugend bewies. Noch immer war aber die Behandlung dieses Leidens, das mit gutem Recht auch als die „weiße Pest" bezeichnet wurde und sich im Laufe der Menschheitsgeschichte als verheerender erwies als alle anderen ansteckenden Krankheiten, eine rein spekulative, um nicht zu sagen abenteuerliche. In medizinischen Lehrbüchern zwischen 1820 und 1840 wurde den Ärzten ein Arsenal von Behandlungsmöglichkeiten vorgeschlagen, das auch bei Weber Anwendung fand. Man riet den Patienten zu einer „behutsamen Lebensweise", womöglich in einem gemäßigten Klima, gab ihnen Mineralwässer und abführende Mittel zur Reinigung des Körpers von Giften und empfahl bei „Congestionszuständen" Blutegel und das damalige Allheilmittel, den Aderlaß. Bei starker Atemnot erwartete man sich von der Anwendung von Vesikantien (Blasenpflaster), Einreibungen mit Brechweinsteinsalbe und Aufbringen von Senfteigumschlägen auf die Brust „eine Wiederherstellung des ungehemmten Auswurfes". Bei Vorliegen starker Entzündungsmerkmale stellte das sogenannte Räuchern bzw. Einatmen von aromatischen oder blausäurehältigen Dämpfen ein weiteres approbates Mittel aus dem Repertoire der damaligen Ärzte dar.
Angesichts dieser Hilflosigkeit, mit der man zu jener Zeit der Tuberkulose mit all ihren Formen gegenüberstand, versteht man das ungeheure Aufsehen, das die Bekanntgabe der Entdeckung des Erregers der Lungentuberkulose am 24. März 1882 durch Robert Koch auslöste. Die Maßnahmen, die man umgehend zur Bekämpfung einleitete, begannen sich bald auszuwirken. Durch die Verbesserung der sozialen Wohnverhältnisse, der Ernährung und konsequent durchgeführter Überwachung gefährdeter Personen in eigenen Lungenfürsorgestellen zeigten die Sterbefälle an Tuberkulose einen raschen Rückgang. Aber erst mit der Entdeckung des Streptomycins durch Selman Waksman im Jahre 1944 und die Entwicklung weiterer Heilmittel gegen die Tuberkulose durch Domagk in den Jahren bis 1950 war der Schrecken endgültig gebannt. Die „weiße Pest" oder der „Morbus viennensis", die Wiener Krankheit, wie sie hieß, verschwand von den ersten Plätzen der Krankheitsstatistiken, und das Sanatoriumsmilieu, das Thomas Mann noch in seinem „Zauberberg" so eindrucksvoll festgehalten hat, gehört heute der Vergangenheit an. Wäre Weber 200 Jahre später geboren worden, so wäre er nicht in den hoffnungsvollsten Jahren seines Lebens qualvoll an der Schwindsucht zugrundegegangen.
Wir müssen Carl Maria von Weber bewundern, wie er sein schweres Leiden getragen hat. Unbegreiflich muß uns angesichts seines von Krankheit halbzerbrochenen Körpers sein musikalisches Werk erscheinen. Vor allem trifft dies für sein letztes Werk, den „Oberon" zu, die Zusammenfassung dessen, was einer kreativen menschlichen Seele an unvergänglicher Wahrheit geschenkt werden kann. Über dieses sein letztes, dem Tode abgerungenes Werk schrieb sein Sohn später die Worte: „Dieses Leben und musikalische Licht und diese tongewordene Heiterkeit und Frische schrieb ein kranker, gebeugter, verdrossener Mann, den trockener Husten Tag und Nacht quälte, der, in Pelze gehüllt, die geschwollenen Füße in Sammetstiefeln, am Schreibtische saß und im stark geheizten Zimmer fror." Die einsame stille Größe, mit der er in Geduld und im Gottvertrauen sein schweres

Schicksal stumm leidend trug, kommt eindrucksvoll zum Ausdruck in Carl Maria von Webers letztem Gebet, das sich im Besitz der Familie Weber befindet:

„O mein Gott, sei meinem Körper gnädig,
gib mir die Tröstungen Deines Geistes
durch Deine Gnade. Du hast, o Herr,
die Welt in natürlichen Duldungen
ohne Trost schmachten lassen vor
der Ankunft Deines eingeborenen Sohnes.
Du tröstest jetzt und milderst jetzt die Leiden
Deiner Gläubigen durch die Gnade Deines eingeborenen Sohnes,
und Du krönst mit völlig ungetrübter Glückseligkeit Deine Kinder
in der Herrlichkeit Deines eingeborenen Sohnes.
Das sind die Stufen, auf denen Du so wunderbar Deine Werke führst.
Du hast mich der ersten enthoben,
laß mich die zweite überschreiten,
um zur dritten zu gelangen. Das, o Herr, ist die
Gnade, um die ich flehe!“

FELIX MENDELSSOHN BARTHOLDY

Robert Schumann schrieb 1840 anläßlich einer Rezension eines Klaviertrios von Mendelssohn mit der ihm eigenen, bemerkenswert hellsichtigen Urteilsfähigkeit den berühmt gewordenen Satz: „Er ist der Mozart des 19. Jahrhunderts, der hellste Musiker, der die Widersprüche der Zeit am klarsten durchschaut und zuerst versöhnt." Bei der Wiedergabe dieses Satzes beschränkte man sich häufig nur auf den ersten Teil, um auf die aussagearme Parallele hinzuweisen, daß sowohl Mendelssohn wie Mozart extreme kompositorische Frühbegabungen gewesen seien. Gerade dieser Vergleich ist eher problematisch: wohl entwickelte sich Felix ebenfalls schon in jungen Jahren zu einem überaus virtuosen Pianisten, der mit elf Jahren seine ersten kompositorischen Versuche unternahm, doch war bei ihm nie von einer „Wunderexistenz" die Rede. Dies nicht so sehr deshalb, weil Wolfgang als pianistisches und kompositorisches Wunderkind schon viel früher, nämlich mit fünf Jahren, in der Öffentlichkeit Erstaunen erregte, sondern weil auf Grund der großen sozialen Unterschiede zwischen der in sehr bescheidenen Verhältnissen lebenden Familie Mozart und der äußerst wohlhabenden Familie Mendelssohn dem jungen Felix das zweifelhafte Glück eines „Wunderkinddaseins" erspart geblieben ist.

Wesentlich inhaltsschwerer wiegt der zweite Teil der Charakterisierung Mendelssohns aus der Feder Robert Schumanns, in welchem er auf die versöhnende, ausgleichende Wirkung seines Freundes Felix auf die Widersprüche der Zeit anspielte. Bei diesen zeitbedingten Widersprüchen handelte es sich zunächst um die rasche Entwicklung des bürgerlichen Musiklebens in die Richtung einer gefälligen und eher seichten Salonmusik, innerhalb derer selbst die Kammermusik die ins Triviale herabgesunkenen Normen zu übernehmen begann. Gleichzeitig mit der um das Jahr 1830 einsetzenden Emanzipation einer bürgerlichen Musikkultur trat aber noch ein weiterer Faktor in Erscheinung, nämlich der Einbruch des Historismus in die Musik, am deutlichsten erkennbar an der aufkommenden „Bach-Renaissance". Dieses neue Geschichtsbewußtsein hatte zur Folge, daß Mendelssohn seine Schöpfungen nicht nur vor der unmittelbaren Gegenwart, sondern auch vor den großen Tonmeistern der Vergangenheit zu beweisen versuchte, ein Traditionsbewußtsein, das naturgemäß der Entwicklung einer unbeschränkten Originalität im Wege stehen mußte. Das dritte Moment schließlich, das es zu „versöhnen" galt, war die Aufrechterhaltung und Pflege der Gattungsnormen des 18. Jahrhunderts vor allem für die traditionsbelasteten Formen der Sinfonie, der Kammermusik und des Oratoriums. Durch sein Streben nach einem „klassischen Stil" und durch sein dialektisches, ausgewogenes Verwenden von Alt und Neu sowie von Formstruktur und poetischer Aussage ist Mendelssohn in gewissem Sinne auch Klassizist gewesen. Wenn ihn deshalb spätere Beurteiler einen Epigonen nannten, der nur bereits Vorhandenes auf verschiedene Weise wiederholte, dann entsprang dieses Unrecht einem mangelnden Verständnis für das Bemühen Mendelssohns, altherge-

brachte Traditionen mit der Aktualität der aufkommenden Romantik in der Musik versöhnen zu wollen.
Es war deshalb auch von jeher schwierig, Mendelssohn einer bestimmten Schule zuzuordnen, was die fruchtlosen Versuche beweisen, ihn als romantischen Klassizisten, klassizistischen Romantiker oder gar als klassizistischen Epigonen zu bezeichnen. War er für die einen der glatte, oberflächliche Salonkomponist, so galt er für die anderen als formenstrenger Konservativer, ja geradezu als Bollwerk gegen die Formlosigkeit der „Zukunftsmusiker". Als Komponist des versöhnenden Ausgleichs mußte Mendelssohn so fast zwangsläufig zwischen die Mühlsteine des späteren Parteienstreites der Wagnerianer und der Konservativen geraten, und da dieser musikalische Parteienstreit in der zweiten Hälfte des 19. Jahrhunderts von Anfang an mit mehr oder weniger verhüllt vorgetragenen antisemitischen Vorurteilen geführt wurde, wurde das Nachleben seines Wirkens weniger durch rein musikalische, kompositorisch-technische Einwände bewertet als durch Vorbehalte und Ablehnungen, die fast ausnahmslos einer antisemitischen Einstellung entsprangen.
Natürlich sind die Voraussetzungen, unter denen Mendelssohn damals lebte und künstlerisch tätig war, nicht von dem Prozeß der zunehmenden Assimilation und Emanzipation der Juden in Deutschland zu trennen. Wuchs er doch in einer Familie auf, in welcher die erzieherischen Maßnahmen noch ganz von der jüdisch-patriarchalischen Tradition geprägt waren. Andererseits wurde er schon im Alter von sieben Jahren getauft und in einem protestantischen Milieu zu einem Christen erzogen, was ihn zwangsläufig auch in engen Kontakt mit protestantischer Kirchenmusik und mit der Musik J. S. Bachs brachte. Dazu kam noch, daß im Zusammenhang mit den napoleonischen Kriegen überall in Europa und so auch in dem durch Kleinstaaterei völlig zersplitterten Deutschland zunehmend ein starkes Nationalbewußtsein heranwuchs, das auch Mendelssohn als engagierter Zeitgenosse bewußt miterlebte. Nur so ist es zu verstehen, warum er sich gleichermaßen als Jude, Christ und Deutscher fühlen mußte. Äußerte sich doch ganz allgemein damals während der Befreiungskriege die Assimilation der Juden in einem kaum zu übertreffenden deutschen Patriotismus, indem sie als Freiwillige ins Feld zogen oder den Kampf gegen Napoleon mit beträchtlichen Geldmitteln unterstützten. Bei Felix dürfte allerdings das Deutschnationale in ihm eher dem aus Angst entsprungenen Wunsch nach einer Integration in die Gesellschaft entsprochen haben, einer Gesellschaft, mit der man gleich sein möchte und in der man Geborgenheit sucht. Psychoanalytisch spricht man in einem solchen Fall von einer „Integration mit dem Angreifer". Daß er in einer solchen Situation beim Versuch, einen festen individuellen Standort zu erringen, neben Erfolgen auch Mißerfolge hinnehmen mußte, ist verständlich.
In der zweiten Hälfte des 19. Jahrhunderts war es zweifellos Richard Wagner, der Wortführer der „Zukunftsmusiker", der den Grundstein für die späteren Vorurteile gegen Werke jüdischer Komponisten im allgemeinen und gegen jene Mendelssohns im besonderen legte. Merkwürdigerweise hat sich Wagner aber zu Lebzeiten Mendelssohns niemals abfällig über ihn geäußert. Im Gegenteil, in seinen Briefen finden sich bisweilen geradezu überschwengliche Lobpreisungen, wie es der Bericht über eine Dresdener Aufführung des Oratoriums „Paulus" unter der Leitung des Komponisten beweist: „Mendelssohn Bartholdy hat uns auf diese Weise in aller Vollendung ein Werk gezeigt, welches ein Zeugnis von der höchsten Blüte der Kunst ist und die Rücksicht, daß es in unseren Tagen geschaffen worden ist, mit gerechtem Stolz auf die Zeit, in der wir leben, erfüllt ..." Erst nach dem Tode

Mendelssohns änderte Richard Wagner radikal seine Meinung. Nach der mißglückten Revolution flüchtete er in die Schweiz und schrieb das Pamphlet über das „Judentum in der Musik", das er im September 1850 veröffentlichte und in welchem er sich gleichermaßen von den Juden wie von seiner liberalen Vergangenheit endgültig lossagte. Daß er trotzdem nie mehr ganz von der Persönlichkeit und dem musikalischen Werk Mendelssohns losgekommen war, läßt ein Bericht in den Cosima-Tagebüchern vermuten, wonach er – mehr als dreißig Jahre nach dem Tod seines gehaßten und zugleich bewunderten Vorbildes und Rivalen – eines Nachts „von Mendelssohn träumte, daß er ihm du sagte" – ein psychoanalytisch zweifellos interessantes Detail.

Daß man im Dritten Reich auf die bereits im 19. Jahrhundert im Schrifttum der Wagnerianer publizierten ketzerischen Angriffe gegen Mendelssohn zurückgriff, sie in gewohnter Perfektion weiter ausbaute und schließlich alle Werke des wegen seiner jüdischen Abstammung für unerwünscht erklärten Mendelssohn mit staatlicher Gewalt kurzerhand verbot, stellt eines der dunkelsten Kapitel der deutschen Musikgeschichte dar. Man hätte allerdings annehmen dürfen, daß nach dem Ende des nationalsozialistischen Regimes im Zuge einer Rehabilitation des zu Unrecht verfemten Komponisten frühere Vorurteile endgültig über Bord geworfen würden. Es zeigte sich jedoch, daß offenbar als Zeichen besonderer Objektivität die Kritik an Mendelssohns Werken einfach an das Schrifttum vor 1933 wieder anknüpfte und auf diese Weise alte, aus dem 19. Jahrhundert stammende Werturteile neuerlich aufgriff. Deshalb ist selbst in unseren Tagen, trotz wohlmeinender Interpretationsversuche, noch immer unterschwellig das Mitschwingen manch antisemitischer Vorurteile bei der Bewertung der Mendelssohnschen Werke herauszuspüren.

Eine objektive Beurteilung Mendelssohns als Mensch und Künstler wird heute aber nicht nur durch „sachfremde Argumente" erschwert, sondern auch durch eine noch immer weit verbreitete Unkenntnis seiner Werke, was zusätzlich das Überleben alter Vorurteile erleichtert. Erst mit der Entdeckung des „unbekannten jungen Mendelssohn" aus dem Berliner Nachlaß, der erstmalig nach dem Ende des Zweiten Weltkrieges zugänglich gemacht wurde, und mit der textkritisch zuverlässigen Aufarbeitung seines schriftlichen Nachlasses wird eine vorurteilsfreie Würdigung seines Schaffens, die ihm die Nachwelt so lange schuldig blieb, möglich sein. Gleichzeitig wird die neue, in Leipzig erscheinende Gesamtausgabe seiner Werke nicht nur den ganzen Umfang, sondern auch die Qualität seines Schaffens einer fachlich objektiven Beurteilung zugänglich gemacht. Manche Legendenbildung um das seinerzeitige Idol des viktorianischen Zeitalters in Gestalt eines konfliktlosen Götterlieblings wird ebenso korrigiert werden müssen wie die jahrelange Geringschätzung seiner Kunstwerke durch eine Polemik, die nach den Worten Arnold Schönbergs „an ihm schlecht machte, was die Zeitgenossen an ihm gut gelassen hatten." Seinen Zeitgenossen galt er immerhin als der berühmteste und angesehendste Komponist Europas, dessen Werke nicht nur zum festen Bestandteil des Repertoires bei privaten und öffentlichen musikalischen Veranstaltungen gehörten, sondern der schon zu Lebzeiten als Vorbild für eine Reihe musikschaffender Künstler galt. Das gilt vor allem für die Komponisten aus seinem engeren Freundeskreis, wie etwa Julius Rietz oder Ferdinand Hiller, die sich selbst als seine Schüler bezeichneten und die Pflege und Tradierung von Mendelssohns Lebenswerk als Vermächtnis betrachteten. Der kompositorische Einfluß Mendelssohns findet sich aber auch in Werken bedeutender Zeitgenossen wie etwa Robert Schumann, der

im vollen Bewußtsein des geistigen Zusammenhanges seine Streichquartette dem Freund und Vorbild Mendelssohn widmete. Ähnliches läßt sich für die frühen Klaviersonaten von Johannes Brahms sowie für die Klavierstücke und Variationen von Max Reger nachweisen. Ja selbst im Schaffen Richard Wagners hinterließ Mendelssohns Einfluß deutlich erkennbare Spuren, besonders im Chorstil seiner romantischen Opern, der aus heutiger Sicht ohne das genaue Studium der Chorwerke Mendelssohns kaum zu denken wäre. Die moderne Musikwissenschaft erblickt deshalb in Mendelssohn mit Recht das wahrscheinlich wichtigste Bindeglied zwischen Beethoven und Wagner.
Was Mendelssohns persönliches Schicksal betrifft, war es keineswegs so unbeschwert und sieghaft, wie es uns immer wieder vor Augen geführt wurde. Man brachte sein strahlendes und vom Glück so überreich gesegnetes Leben, das angeblich Leid nicht kannte, sogar mit einem mangelnden Tiefgang seiner Werke in Beziehung. In Wahrheit war die kurze Lebensspanne, die ihm gegönnt war, mit seinem Eintritt in die Großjährigkeit zunehmend von den Symptomen jenes Leidens überschattet, das schließlich seinen frühzeitigen Tod herbeiführen sollte.

Jugendjahre

Jakob Ludwig Felix Mendelssohn wurde am 3. Februar 1809 in Hamburg als erster Sohn einer angesehenen jüdischen Familie geboren, deren finanzieller und gesellschaftlicher Aufstieg bereits mit Erfolg abgeschlossen war. Unter den zahlreichen Vorbildern und Vaterfiguren, die an der Formung seiner Persönlichkeit als Mensch und Künstler entscheidenden Anteil hatten, nimmt ohne Zweifel sein Großvater Moses Mendelssohn den ersten und wichtigsten Platz ein. Schon unter den Ahnen Moses' fanden sich neben gelehrten Rabbinern einige herausragende Persönlichkeiten, unter denen Rabbi Moses Isserles aus Krakau oder der legendäre Saul Wahl, der im 15. Jahrhundert als „Eintagskönig" in die Geschichte Polens einging. Großvater Moses, dem Gotthold Ephraim Lessing im „Nathan der Weise" ein bleibendes Denkmal setzte, wurde als weltweit anerkannter Philosoph, der trotz seines festverwurzelten jüdischen Glaubens sogar zum Mitglied der preußischen Akademie gewählt wurde, häufig auch als der „jüdische Sokrates" bezeichnet. Sein Ansehen war so groß, daß sich bei seinem Erscheinen in der Öffentlichkeit die Anwesenden ihm zu Ehren von ihren Sitzplätzen erhoben. Mit seiner wundersamen Ausstrahlungskraft und seinem überzeugend vorgelebten Humanismus übte er auf Felix' Charakterbildung eine stark formgebende Wirkung aus, ganz besonders durch die immer wieder ausgesprochene Forderung nach Freiheit und Würde des Menschen.
Abraham, Felix' Vater, unterhielt nach seiner Flucht aus Hamburg, durch die er sich der Verhaftung durch Napoleons General Davout entzog, gemeinsam mit seinem Bruder Joseph eine Bank in Berlin, wo er wohl wegen seiner finanziellen Unterstützung des Freiwilligenkorps gegen Napoleon sogar zum Stadtrat avancierte. Im Rahmen des jüdischen Assimilationsprozesses in Deutschland folgte er dem Rat des bereits zum christlichen Glauben konvertierten Schwagers Jakob Salomon Bartholdy, sich zusammen mit seiner Frau und seinen Kindern protestantisch taufen zu lassen und damit den Namen Mendelssohn Bartholdy anzunehmen. Zweifellos erhoffte Abraham, der sich in liebenswerter Selbstbescheidung später

gerne als „Sohn eines berühmten Vaters und Vater eines berühmten Sohnes" bezeichnete, mit dieser kirchlichen Konformität eine raschere und leichtere gesellschaftliche Integration. Wenn auch Abraham von seinem Vater Moses dessen unerschütterlichen jüdischen Glauben nicht fortführte, so besaß er dennoch ein hohes Ethos, mit dem er seinen Glauben an „nur e i n e n Gott – die Religion sei, wie sie wolle –, nur e i n e Tugend, nur e i n e Wahrheit, nur e i n Glück" vertrat. Die Erziehungsmethoden seiner Kinder waren streng patriarchalisch und gekennzeichnet durch Vermeiden jeglichen Müßigganges wie das Bestreben, Leistungsansporn und harte Arbeit als moralische Verpflichtung zu sehen. Prägend für Felix wurde der ausgeprägte Gerechtigkeitssinn, der rationale Weitblick und das enge Verhältnis seines Vaters zur Musik.
Die nicht nur in Felix, sondern auch in seiner Schwester Fanny schlummernde außergewöhnliche musikalische Begabung wurde jedoch eindeutig von seiner Mutter Lea, einer geborenen Salomon, geweckt. Lea war die Enkelin von Daniel Itzig, dem sogenannten „Hofjuden" König Friedrichs II. von Preußen, und Schwester jenes Jakob Salomon, der seinen Familiennamen nach seinem Übertritt zum protestantischen Glauben ablegte und an seiner Stelle den Namen Bartholdy annahm. Sie spielte gut Cembalo und war durch ihren Lehrer Johann Philipp Kirnberger, der noch bei J.S. Bach Unterricht erhielt, aufs engste mit der Bachschen Familie und ihrer Musik verbunden. Ihre Tante Sara Itzig war in ihrer Jugend die Lieblingsschülerin Wilhelm Friedemann Bachs und trat als hervorragende Cembalistin wiederholt solistisch in den Konzerten der Berliner Singakademie auf, wo sie auch Carl Friedrich Zelter kennenlernte. Diese Frau, also die Großtante von Felix, übte auf seine musikalische Erziehung einen größeren Einfluß als seine Mutter aus. Sie war es wohl auch, die den Leiter der Singakademie, Carl Friedrich Zelter, zum Lehrer des jungen Felix bestimmte. Überhaupt war Großtante Sara nicht nur eine sehr resolute, sondern auch eine sehr interessante Erscheinung, die in ihrem Berliner jüdischen Salon, der zu den einflußreichsten der Stadt zählte, die bedeutendsten Persönlichkeiten versammelte und mit ihnen zu diskutieren pflegte. Zum Unterschied von ihren Verwandten blieb sie dem Judentum treu und ließ sich auch nicht einmal von ihrem Freund, dem protestantischen Theologen Friedrich Schleiermacher überreden, zum Christentum überzutreten. Ihr Argument zeugt von ihrer entwaffnenden Schlagfertigkeit und Treffsicherheit: „Da der jüdische Glaube, sogar nach der Doktrin der Kirche, den Unterbau bildet, auf dem das ganze Gebäude des Christentums errichtet ist, wie kann man erwarten, daß ich mein Erdgeschoß abbreche, um im ersten Stock zu wohnen?"
Zunächst war allerdings die Mutter Lea die wichtigste Lehrmeisterin ihrer beiden hochmusikalischen Kinder Fanny und Felix. Als sie jedoch bald die Grenzen der mütterlichen Fähigkeiten überschritten, wurden sie in die Obhut Ludwig Bergers gegeben, einem großartigen Pianisten und durchaus eigenständigen Komponisten, der als Schüler Clementis und Bewunderer Henry Fields mit seinem verfeinerten konzertanten Klavierspiel schon auf den Stil Frederic Chopins hingewiesen hat. Der siebenjährige Felix machte so rasche Fortschritte, daß er schon drei Jahre später in einem öffentlichen Privatkonzert seinen ersten Erfolg feiern konnte. Daneben studierte er mit besonderem Eifer noch die Bratsche, die später sein Lieblingsinstrument werden sollte. Schon damals besaß der erst Zehnjährige mit seinem „feinen, intelligenten und von langen, breit auseinanderfliegenden Haaren" umrahmten Gesicht eine ungewöhnliche Allgemeinbildung, weshalb sein Auftreten

in der Gesellschaft auch mitunter als altklug bezeichnet wurde. Der Stundenplan des privaten Hauslehrers Dr. Karl Heyse, Vater des bekannten Schriftstellers Paul Heyse, umfaßte neben den üblichen Schulfächern auch die Fremdsprachen Englisch, Französisch, Latein und Altgriechisch. Wie sehr es der großartige Erzieher verstand, den fast spartanisch anmutenden und dem Relikt eines jüdisch-puritanischen Denkens entsprechenden Arbeitsplan der Kinder aufzulockern und ihnen die Lektüre eines Goethe oder Homer zum Vergnügen zu machen, beweist ein erst 1961 der Öffentlichkeit bekanntgewordenes Spottgedicht, das Felix im Alter von elf Jahren anläßlich einer offenbar bevorstehenden handgreiflichen Auseinandersetzung mit einer Gruppe von Nachbarskindern verfaßt hatte. Dieses autobiographisch reizvolle Fragment „Paphleis“ mit seinem an Homer gemahnenden Versmaß beginnt so:

„Nenne mir Muse nun die, die dort im Kampfe gefochten.
Aber zuerst die Krieger vom tapferen Freska geführet.
Erst kam Adami daher, voll trotziger Kühnheit,
welcher im Rinnstein wohnte,
ein unappetitlicher Bengel....
Wie? Uns willst Du besiegen? Da bange nicht, Fritze, das wird nichts.
Leichtlich bezwingen wir Euch, denn die Unseren sind sehr viele.
Aber bei Dir nur Ede, der stolze Kellerbewohner....“

Diese mühelose Diktion und Wortgewandtheit des Kindes finden wir auch in den Tausenden von Briefen des reiferen Jünglings und erwachsenen Mannes wieder, in denen er sich als ein Schriftsteller von Prägnanz und wundersamer Eindringlichkeit bewiesen hat. Felix hätte aber auch ein beachtlicher Kunstmaler und Zeichner werden können. Schon in jungen Jahren wurde diese Begabung durch den Unterricht bei Professor J. G. Rösel tatkräftig gefördert, und die zahllosen in seinen Zeichenbüchern gesammelten Reiseberichte sowie seine Aquarelle und Ölgemälde stellen eine großartige, plastische Ergänzung zu seinen Briefen dar.

All diese Talente wurden jedoch turmhoch überragt von seiner Musikbegabung, die so stürmisch zur Entfaltung kam, daß Heinrich Heine schon 1822 von einem „musikalischen Wunder“ sprach. Als er elfjährig Mitglied der Berliner Singakademie wurde und Carl Friedrich Zelter sein Mentor und Lehrmeister wurde, mußte dieser bald mit Staunen feststellen, daß der Knabe alle musikalischen Probleme, selbst die schwierigsten kontrapunktischen Aufgaben, so mühelos zu lösen vermochte, daß man glauben konnte, das Glück der Musik wäre ihm wie das Geschenk einer gütigen Fee schon bei seiner Geburt in den Schoß gefallen.

Mit Carl Friedrich Zelter trat eine weitere Vaterfigur in Felix' Leben, die einen bestimmenden Einfluß auf seine künstlerische Entwicklung nehmen sollte. Zelter, der frühere Maurermeister und nunmehrige Dirigent der Berliner Singakademie, Gründer der Berliner Liedertafel und Professor an der Akademie der Künste, zählte in Berlin zu den ersten Kapazitäten auf dem Gebiete der Musik und war eine ehrfurchtgebietende Mischung aus unerbittlicher Strenge mit rüden Umgangsformen und glühender Begeisterungsfähigkeit, dessen Idole in der Musik J. S. Bachs und Georg Friedrich Händels lagen. Keiner hatte wie er auf die musikalische Entwicklung des Jünglings Einfluß genommen, sei es in der Geschmacksbildung oder in der Formenstrenge seiner Kompositionen, die sich vor allem an der Musik J. S. Bachs zu orientieren hatte, mit der er verhindern konnte, daß Mendelssohns Musik sich zu sehr einem weichlichen, salonfähigen Stil näherte. Zelter

achtete aber auch darauf, daß Felix mit vielen durch Berlin reisenden Komponisten und Virtuosen in persönlichen Kontakt kam, etwa mit Spohr, Spontini und C. M. von Weber. Von überragender Bedeutung für sein ganzes Leben wurde aber die von Zelter vermittelte Begegnung mit Goethe, der für Felix die wichtigste Vaterfigur werden sollte. Zelter, der einzige „Duzfreund“ Goethes, kündigte seinen ungewöhnlichen Schüler, den er ihm vorführen wollte, in einem Brief vom 26. Oktober 1821 an – nicht ohne darin eine seiner taktlosen antisemitischen Bemerkungen anzubringen, die Mendelssohn allerdings in seiner vornehmen, toleranten Haltung auch als Erwachsener seinem ehemaligen Lehrer niemals vorhielt: „Morgen früh reise ich mit meiner Doris und einem 12jährigen munteren Knaben, meinem Schüler, dem Sohn des Herrn Mendelssohn, ab.... Er ist zwar ein Judensohn, aber kein Jude. Der Vater hat mit bedeutender Aufopferung seine Söhne nicht beschneiden lassen und erzieht sie, wie sichs gehört; es wäre wirklich einmal eppes Rores, wenn aus einem Judensohn ein Künstler würde ....“ Die gewaltige Erscheinung des Weimarer Dichterfürsten, seine von Anfang an offen gezeigte Zuneigung und die ganze einmalige Atmosphäre des Hauses am Frauenplan bedeuteten für Felix ein unauslöschliches Jugenderlebnis. Seine bleibende Verehrung für diesen genialen Dichter, Denker und Humanisten und dessen prägende Rolle als leuchtendes Vorbild dürfte für Mendelssohns spätere „für seine Zeit leicht anachronistische Gesinnung in Politik und Moral“ wohl mitverantwortlich gewesen sein. In einem von Goethe arrangierten Hauskonzert mit geladenen Gästen produzierte sich Felix nicht nur mit Phantasieren über ein vorgegebenes Liedthema oder mit Fugen von J. S. Bach, sondern auch mit einem Primavista-Spiel aus einem handschriftlichen Manuskript Beethovens. Noch mehr Erstaunen aber rief die Probe von Mendelssohns kompositorischem Können hervor, bei der sein Opus 1 – das später revidierte Klavierquartett in c-Moll – zum Vortrag kam. Man kann sich vorstellen, wie nachhaltig und tief Goethes Worte damals in das Herz des jungen Felix eindrangen und ewig haften blieben, wenn er ihm sagte: „Du sollst mein David sein, wenn ich traurig und trübe bin, so komm zu mir und erheitere mich durch Dein Saitenspiel.“ Und tatsächlich führte diese Begegnung trotz des Altersunterschiedes von sechs Jahrzehnten zu einer lebenslangen und tiefen, bei Goethe mehr als ungewöhnlichen Freundschaft.
Ein Höhepunkt des folgenden Jahres war für Felix das Erlebnis der Schweizer Bergwelt während einer Reise, die Vater Abraham mit der Familie unternahm und die ihm dieses Land so heimatlich vertraut machte, daß er es auch später immer wieder als seinen Zufluchtsort aufsuchte. Mit seinem Eintritt in die Pubertät war es der eifersüchtig über ihn wachenden und ihn über alles liebenden älteren Schwester Fanny nicht entgangen, daß er inzwischen „bedeutend größer und stärker geworden war. Züge und Ausdruck des Gesichts hatten sich mit unglaublicher Schnelligkeit entwickelt .... Das schöne Kindergesicht war verschwunden, seine Gestalt hatte etwas Männliches gewonnen, welches ihn auch sehr gut kleidete.“ Für ihn galt es nun, sein übergroßes Talent auch praktisch zur Entfaltung bringen zu können.

Erste Kompositionen

Aus dem Verzeichnis seiner Kompositionen, das in den ersten Jahren von seiner Schwester Fanny geführt wurde, erfahren wir, daß Felix im Jahr der ersten großen

Reise als Dreizehnjähriger sich bereits fast alle Gattungen der Vokal- und Instrumentalmusik erarbeitet hatte. Neben dem Klavierquartett finden sich darin geistliche Werke, ein Konzert für zwei Klaviere und Orchester, ein Violinkonzert und mehrere Streichersymphonien. In der Öffentlichkeit war Mendelssohn damals jedoch noch kaum bekannt, sieht man von einer Aufführung einer Motette von Felix in der Thomaskirche zu Leipzig im Jahre 1821 ab. Erst die von seinen Eltern eingerichteten regelmäßigen „Sonntagsmusiken" in ihrem Berliner Heim, die später in dem mehrere hundert Zuhörer fassenden Gartensaal des Hauses in der Leipziger Straße fortgesetzt wurden, sowie die sogenannten „Freitagsmusiken" von Zelter stellten einen Einschnitt in Mendelssohns Entwicklung dar. Unter Mitwirkung professioneller Musiker vor einem erweiterten, allerdings nur aus geladenen Gästen bestehenden Auditorium konnte er sich praktisch erproben. Der gesellige Umgang im Hause Mendelssohn beschränkte sich jedoch nicht nur auf die Sonntagsmusiken, sondern brachte dem jungen Felix auch zahlreiche Anregungen durch ältere Freunde. Unter diesen sind der Sänger und Schauspieler Eduard Devrient, der Diplomat und Literat Karl Klingemann und der Geiger und Dirigent Eduard Rietz sowie der Musikjournalist und Komponist Adolph Bernhard Marx hervorzuheben. Zu den besonders gern gesehenen Gästen zählte aber der Pianist Ignaz Moscheles, der 1824 in sein Tagebuch notierte: „ Das ist eine Familie, wie ich keine gekannt habe; der fünfzehnjährige Felix, eine Erscheinug, wie es keine mehr gibt. Was sind alle Wunderkinder neben ihm? Sie sind eben Wunderkinder, und sonst nichts; dieser Felix Mendelssohn ist schon ein reifer Künstler und dabei erst 15 Jahre alt."
In jenem Jahr 1824 schlug der alte Freimaurer Zelter seinen Schüler nach der Aufführung seines Singspiels „Die beiden Neffen" zu seinem Gesellen und zwar „im Namen Mozarts, im Namen Haydns und im Namen des alten Bach". Merkwürdigerweise hatten all diese Auszeichnungen für Vater Abraham noch immer nicht Beweiskraft genug, um zu entscheiden, ob Felix die Musik als Beruf ausüben solle oder nicht. Diese salomonische Entscheidung sollte der berühmte Luigi Cherubini herbeiführen, den man im März 1825 in Paris aufsuchte. Nachdem Felix dem als gefürchtetes „Ekel" geschilderten Meister sein Klavierquartett in h-Moll op. 3 vorspielte, das er erst wenige Wochen vorher fertiggestellt hatte, sprach Cherubini begeistert die bekannten Worte aus: „Der Junge ist begabt; er wird Gutes leisten; er leistet schon jetzt Gutes. Aber er verschwendet sein Vermögen; er verwendet zuviel Stoff für sein Gewand." Erst dieses Orakel, auch wenn es unterschiedlich interpretiert werden kann, genügte dem autoritären Vater für seine Zustimmung, Felix Musiker werden zu lassen. Von nun an ließ er ihm auch sowohl in seinen persönlichen Angelegenheiten wie auch in der Wahl seiner Arbeit freie Hand, wenn es auch nur eine „Freiheit unter dem Gesetz" war, also es noch immer die väterliche Autorität zu respektieren galt. Anders als bei Mozart erfolgte die Loslösung und Befreiung aus der väterlichen Bevormundung bei Mendelssohn ohne offene Rebellion, wenngleich sich, wie wir heute wissen, sein Verhältnis zum Vater keineswegs in so „kandierten Frühlingslüften" vollzogen haben dürfte, wie uns dies Sebastian Hensel in seinem Buch über die Familie Mendelssohn weismachen möchte. Bisher unveröffentlichte Briefe weisen auf eine Kontroverse hin, welche die Familie viele Jahre lang verfolgte und auch das komplizierte Verhältnis zwischen Vater und Sohn beinhaltet. Die unterschiedlichen Ansichten über Fragen der jüdischen Emanzipation und Assimilation sowie über die Religion im allgemei-

nen schafften manch drückende, problembelastete Atmosphäre, die nicht nur seine Jugend mitunter trübte, sondern auch den Eltern viele sorgenvolle Stunden brachte. In allen Fragen des Lebens und der menschlichen Beziehungen, ja selbst auf musikalischem Gebiet hielt Felix jedoch zeitlebens viel auf das sichere Urteil seines welterfahrenen Vaters, wenn er deshalb auch nicht immer dem nicht selten allzu despotischen Willen seines Vaters zu folgen geneigt war. Und je älter Felix wurde, desto mehr wich die ehrfürchtige Achtung einer echten kindlichen Liebe zum alternden Vater, wenngleich diese ambivalente Vater-Sohn-Beziehung ohne Zweifel in Felix' Persönlichkeit bleibende Spuren hinterließ.
Nach der reichen Ausbeute des Jahres 1824, die neben seiner ersten Sinfonie, die er als solche gelten ließ, ein zweites Konzert für zwei Klaviere und Orchester sowie das Klaviersextett und einige weitere Werke umfaßt, entstand im Oktober 1825 sein berühmtes „Streichoktett" op. 20, bei dessen Komposition dem Sechzehnjährigen die „Walpurgisnacht" aus dem ersten Teil des „Faust" vor Augen gestanden haben soll. Dieses in seiner Besetzung einzigartige Oktett läßt bereits eine derart hohe Meisterschaft erkennen, daß ein Vergleich mit Mozart oder Beethoven durchaus legitim erscheint. Es wurde nur noch übertroffen durch den Geniewurf seiner Ouvertüre zum „Sommernachtstraum", die er im Sommer 1826 in einer Phase höchster Konzentration innerhalb weniger Wochen komponierte. Mit diesem nur zwölf Minuten dauernden Werk, das uns übrigens im gleichen Jahre wie Carl Maria von Weber in die Märchenwelt Shakespeares und in das Zauberreich Oberons führt, war Mendelssohns Weltruhm schlagartig begründet. In einem von Eric Werner aufgefundenen Brieffragment, das einem Schreiben an Abraham Mendelssohn angeheftet war, kritisierte der alte Zelter dieses Werk mit folgenden Worten: „In dem Sommernachtsstück liegt der Hauptgedanke außerhalb der Musik. Man soll das Stück nicht kennen, man muß es kennen. Es erscheint von vornherein wie ein Meteor, wie eine Lufterscheinung, flattert umher gleich Mükken-schwärmen aus dem Boden heraus." Tatsächlich hat sich Mendelssohn hier in dem Bemühen, eine stimmungsvolle Atmosphäre zwanglos in eine autonome musikalische Form zu bringen, mit allen ihm zur Verfügung stehenden romantischen Konzepten eingelassen, wie er dies in dieser Form später niemals wieder tun sollte. Robert Schumann war ebenso begeistert wie Hector Berlioz und meinte, die Blüte der Jugend liege über dieser Ouvertüre wie kaum über einem anderen Werk des Komponisten.
Neben diesen beiden unwiederholbaren Werken nimmt noch sein im Schatten Beethovens entstandenes Streichquartett in A-Dur op. 13 einen hervorragenden Platz ein, während er bei der Uraufführung seiner Cervantes-Oper „Die Hochzeit des Camacho" am 29. April 1827 am Königlichen Schauspielhaus zu Berlin nur einen Achtungserfolg erzielen konnte. Immerhin fand er in der preußischen Hauptstadt offizielle Anerkennung, was unter anderem dadurch sichtbaren Ausdruck erhielt, daß man ihm 1828 den Auftrag zur Komposition einer Kantate aus Anlaß des dreihundertsten Todestages Albrecht Dürers sowie einer Festmusik zu Ehren einer Naturforschertagung in Berlin erteilte. Das wichtigste Ereignis von musikhistorischer Bedeutung war aber die erste konzertante Aufführung der „Matthäuspassion" von Johann Sebastian Bach, die der zwanzigjährige Mendelssohn am 11. März 1829 in der Berliner Singakademie dirigierte. Dieses Werk war für Felix schon seit Jahren Gegenstand intensiver Beschäftigung, seit ihm seine Großmutter Babette Salomon zu Weihnachten eine Kopie der Passion schenkte. Daß er die ungeheuer komplizierte Probenarbeit durchführen konnte, ist nicht zuletzt auch

das Verdienst Zelters, der es sich zur Lebensaufgabe gemacht hatte, die Chormusik Bachs allgemein bekanntzumachen und der begeistert bei allen Proben seinem jungen Schüler und Freund zur Seite stand. Der Eindruck dieser Aufführung, der der gesamte preußische Hof beiwohnte, war so groß, daß die Singakademie beschloß, die „Matthäuspassion" von nun an jedes Jahr auf das Programm zu setzen, womit der junge Mendelssohn einen entscheidenden Anstoß zur Bach-Renaissance des neunzehnten Jahrhunderts gab. Für sich aber errang er mit der Drucklegung der Ouvertüre zum „Sommernachtstraum" und der Aufführung der „Matthäuspassion" internationales Ansehen und damit – um das maurerische Ritual anläßlich seiner Erhebung zum Gesellen durch Carl Friedrich Zelter zu gebrauchen – den Meistergrad.

Während Mendelssohns Jugend lassen sich aus den uns bisher zugänglichen Quellen keinerlei Anhaltspunkte für eine ernstere Erkrankung herauslesen. Im Gegenteil, Felix scheint körperlich sogar eine bemerkenswert gute Kondition besessen zu haben. Er war ein kräftiger und geschickter Geräteturner, am Barren ebenso wie am Reck, ein ausgezeichneter Schwimmer und ein strammer Reiter. In seinen Jünglingsjahren war er auch ein begeisterter und ausdauernder Tänzer. So darf es nicht wundern, daß ihn seine Freunde, abgesehen von der Musik, um seine vielseitigen anderen Begabungen, die auch den Sport betrafen, beneideten. Erst im Jahre 1827 machten sich erstmalig Kopfschmerzen bemerkbar, die in den kommenden Jahren häufiger und auch heftiger auftreten sollten und über die er in einem Brief an den schwedischen Komponisten Adolf Fredrik Lindblad vom 7. Februar 1827 mit einem Unterton der Verwunderung berichtete: „... und warum das alles? Weil ich am Montag Kopfschmerzen hatte. Klingt das nicht seltsam? Und 's ist doch so."

Erste Kontakte mit England

Schon seit 1828 beschäftigte man sich in der Familie Mendelssohn mit dem Gedanken, für Felix eine ausgedehnte Bildungsreise ins Ausland vorzubereiten. Im April 1829 fuhr er in die englische Hauptstadt, wohl deshalb, weil seine beiden Freunde Klingemann und Moscheles dort ihren Wohnsitz hatten. Nach einer recht stürmischen Überfahrt traf Felix am 21. April in einem eher bejammernswerten Zustand in London ein. Bald fand er jedoch zur maßgeblichen Gesellschaft Londons Zutritt und seine während der Überfahrt ausgestoßenen Verwünschungen waren bald vergessen angesichts des weltstädtischen Treibens dieser Metropole. „London ist das grandioseste und komplizierteste Ungeheuer, das die Welt trägt", berichtete er in einem Brief vom 25. April seiner Familie nach Berlin. Schon nach wenigen Wochen sah er sich nach der Aufführung seiner Symphonie in c-Moll op. 11, die er als erster in London mit einem Stab dirigierte, enthusiastisch gefeiert. Mit diesem Werk, das er als Fünfzehnjähriger komponierte, und mit seinem im Alter von vierzehn Jahren geschriebenen Konzert für zwei Klaviere und Orchester, das er zusammen mit seinem Freund Moscheles vortrug, eroberte er sich in kürzester Zeit die Herzen Englands, das seine zweite musikalische Heimat werden sollte. Nach Ablauf der Musiksaison in London reiste er mit Klingemann nach Schottland, dessen düstere Geschichte ihn zu dem überwältigenden Beginn seiner späteren „Schottischen Symphonie" inspirierte. Auch die „Hebriden-Ouvertüre" verdankte

ihre Entstehung den Eindrücken dieser Landschaft, diesmal dem Naturschauspiel der „sattsam berühmten" Fingalshöhle auf der Hebrideninsel Staffa. Merkwürdigerweise machte im Gegensatz zu fast allen großen Komponisten die schottische Volksmusik auf Mendelssohn keinen Eindruck, ja er fühlte sich von den Volksliedern sogar eher abgestoßen, wie man einer Briefpassage entnehmen kann: „Nur keine Nationalmusik! Zehntausend Teufel sollen doch alles Volksthum holen!" Angeblich sollen ihn damals, ausgelöst durch eine solche einheimische Musik, starke Zahnschmerzen geplagt haben. Außerdem machten sich während dieser Schottlandreise seine Kopfschmerzen wieder bemerkbar, denn er schrieb am 7. August seinem Vater: „2tens ist er [Klingemann] nicht wie ich von starken Kopfschmerzen geplagt, die mir das Denken erschweren, das Schreiben unmöglich machen." Im Jahre 1829 müssen demnach die erstmalig vor zwei Jahren erwähnten Kopfschmerzen an Intensität bereits deutlich zugenommen haben.
Da für den 3. Oktober die Hochzeit seiner Schwester Fanny mit dem Maler Wilhelm Hensel angesetzt war, beabsichtigte Felix, rechtzeitig wieder in Berlin einzutreffen. Dieses Vorhaben wurde jedoch jählings durch einen Unfall vereitelt, der sich am 17. September ereignete. Mendelssohn wurde aus einem umstürzenden „Gig", einem von ihm selbst gelenkten leichten Einspänner-Kabriolett, geschleudert und dabei erheblich verletzt. In einem Brief vom 18. September 1829, der erst 1984 veröffentlicht wurde, schilderte Felix seinem Vater, mit dem er sich auf seiner Rückfahrt in Amsterdam treffen sollte, den Hergang dieses Unfalls: „Ich wäre gewiß gekommen, denk ich; doch Du wirst an meiner kindischen Hand sehen, daß ich nicht ganz confortabel schreibe; ich liege nämlich wie ein kranker Schosshund auf dem Bette ausgestreckt mit einer verbundenen Pfote, und kann nur vermittelst besonderer Anstalten überhaupt zum Schreiben kommen. Es ist nämlich ein dummer Gig gestern mit mir umgefallen und hat mich eines schönen Stücks Haut mit zugehörigen Fleisch, schwarzem Tuchhosenzeug und m.a. beraubt, und Dr. Kind verdammt mich unerbittlich 4–5 Tage ruhig liegen zu bleiben. Ruhig! Wird mir sehr schwer. Indess soll Inflammation vermieden werden, und ich kriege deshalb nur Suppe und Reis und Früchte wie eine Bramine zu essen, das giebt schon Ruhe." Hatte man bis vor kurzem stets angenommen, er habe sich bei diesem Unfall nur seine Kniescheibe ernstlich verletzt, so wissen wir nun, daß es auch neben zusätzlichen Weichteilverletzungen am Bein zu einer Verletzung an der rechten Hand gekommen war, die ihn beim Schreiben erheblich behinderte. Da sie jedoch in den folgenden Briefen nicht mehr zur Sprache kam, dürfte sie leichterer Natur gewesen sein.
Im Gegensatz dazu dürfte es sich bei der Verletzung seines Knies um ein wesentlich ernsteres Geschehen gehandelt haben, da viele Wochen hindurch ein starker Gelenkerguß bestand. Es könnte deshalb neben einer Prellung auch ein Bänderriß erfolgt sein. Daneben dürfte aber dem Arzt auch die offene Wunde am Bein ernste Sorgen bereitet haben, da ja eine solche damals nicht nur die Gefahr einer fieberhaften Wundinfektion, sondern auch jene eines Wundstarrkrampfes mit sich brachte. Besonders Riß- und Quetschwunden waren dabei gefährdet, und die Vorsichtsmaßnahmen des behandelnden Arztes sollten diesem Umstand wohl Rechnung tragen. Im 18. Jahrhundert war es noch üblich, vom Wundfieber Gefährdete neben einer diätetischen Behandlung auch zur Ader zu lassen, eine Lehrmeinung, die sich bis in den Beginn des 19. Jahrhunderts hartnäckig gehalten hat. Auch Mendelssohn mußte sich einer solchen Aderlaßbehandlung unterziehen, wie

wir seinem Bericht an Fanny entnehmen können: „Sagt was Ihr wollt, der Körper hängt gar eng mit dem Geiste zusammen, ich sah' s neulich zu meinem rechten Ärger, als sie mir zur Ader liessen und mir alle freien frischen Gedanken, die ich vorher gehabt, mit dem Blute in die Tasse tropften, und ich matt und gelangweilt wurde." Darüber hinaus mußte der Patient neben Diät absolute körperliche und geistige Ruhe einhalten, die selbst ein Verbot von Lesen und Schreiben mit einschloß und damit einen geistig so überaus regen Menschen wie Mendelssohn doppelt treffen mußte. Er beklagte sich deshalb auch bei Fanny in einem Brief, daß sein Kopf „noch gar zu wüst von dem vielen im Bett liegen und von der langen Gedankenlosigkeit" sei. Alles in allem war er durch den Unfall auf diese Weise für nahezu zwei Monate ans Bett gefesselt. In all dieser Zeit wurde Felix von seinem Freund Klingemann liebevoll und „zärtlich wie ein krankes Kind" betreut. Aber auch die vornehme Gesellschaft Londons bemühte sich rührend, wie auch die „Engländer der unteren Klassen", dem Kranken sein Mißgeschick leichter ertragen zu helfen.

Am 6. November war es endlich Mendelssohn gestattet, eine erste Ausfahrt zu unternehmen, über die er erleichtert seiner Familie berichtete: „Schon als ich die Treppe so recht langsam herunterstieg ..., wurde mir weich und wohl; als es aber um die Ecke ging und die Sonne mich so warm beschien und der Himmel mir den Gefallen that tief klar zu sein, da fühlte ich die Gesundheit zum erstenmale in meinem Leben, denn ich hatte sie früher nie auf so lange Zeit entbehrt." Am selben Tag sandte auch sein Freund Friedrich Rosen einen Bericht an die Familie Mendelssohn nach Berlin, in dem er auf die seelischen und körperlichen Auswirkungen der ärztlichen Maßnahmen während des langen Krankenlagers seines Freundes hinwies: „War auch vielleicht das Leiden selbst gering, so forderten doch schon die Ärzte zur Verhütung ernsterer Folgen die vollkommenste Ruhe und Resignation während der Genesung, und gewiss hat Felix durch dies ihm auferlegte passive Verhalten mehr als durch die Schmerzen seiner Wunde selbst gelitten." Tatsächlich mußte der Patient noch bis Mitte November Medizinen nehmen, worüber er sich in einem Schreiben an Klingemann aus diesen Tagen bitterlich beschwerte: „Das hol der Teufel, dass ich nicht leben kann ohne meine gelbe liebe Medizin. Mir wurde heut bei Tisch so übel und die Leibschmerzen so stark, dass ich aufstehen und mich entfernen musste. So sei Du denn so gut, mir die braune Flasche morgen mit herauszubringen, ich will alle zwei Stunden einen Esslöffel davon nehmen und keine Früchte essen, aber ich bin auf dem Hund." Felix verbrachte zu dieser Zeit einige schöne und erholsame Tage auf dem Landsitz von Sir Thomas Attwood, jenem vorviktorianischen Komponisten, der noch ein Schüler Mozarts gewesen war und den jungen Mendelssohn in die englische Kirchenmusik eingeführt hatte. Nach London zurückgekehrt war er vor Heimweh und vor allem vor Sehnsucht, endlich seine geliebte Schwester Fanny wiederzusehen, fast melancholisch geworden, und da mittlerweile sein Knie „bis auf Reste der Steifheit und Schwäche" einigermaßen wiederhergestellt war, beschloß er, am 29. November endlich die Heimreise anzutreten. Wenn er allerdings in einem Brief, den er aus Lüttich absandte, optimistisch berichtete, daß sich sein Knie „ungemein wohl" befinde, keine Schmerzen mehr verursache und auch bereits deutlich abgeschwollen sei, so hatte er die Belastungen der langen und beschwerlichen Rückreise doch zu sehr unterschätzt. Als er am 8. Dezember 1829 wohlbehalten in Berlin ankam, wurde er vom Hausarzt sofort wieder „für einige Wochen ins Zimmer" verbannt und das

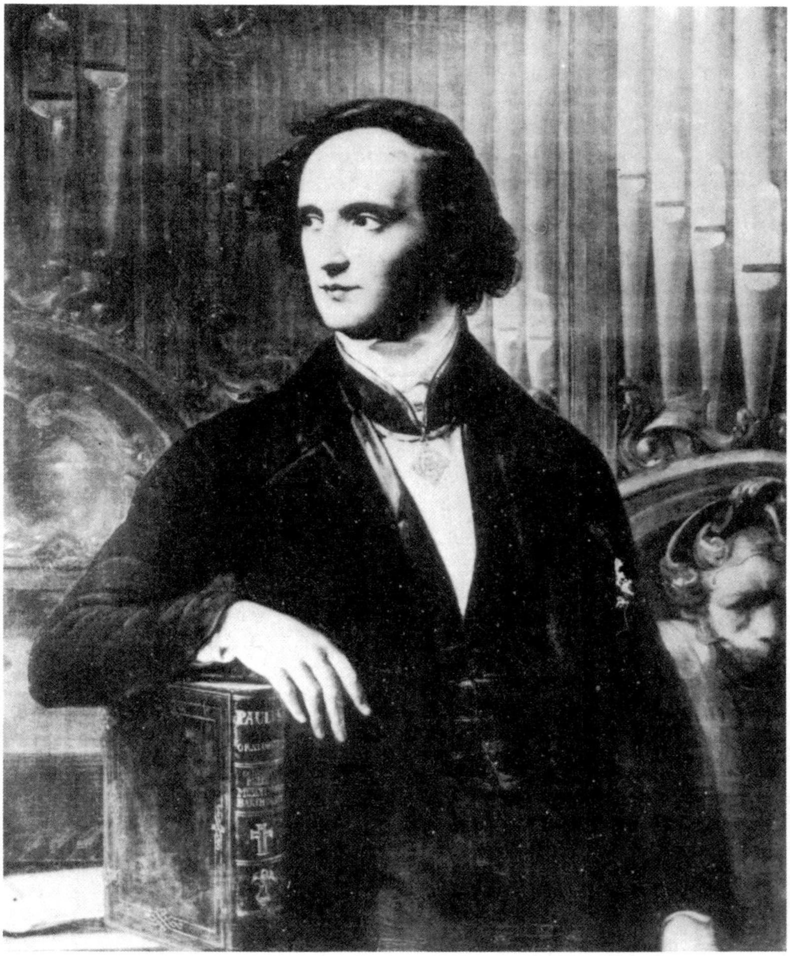

Felix Mendelssohn Bartholdy, Gemälde von Wilhelm Hensel.

Takte mit den Hauptthemen der späteren „Hebriden-Ouvertüre".

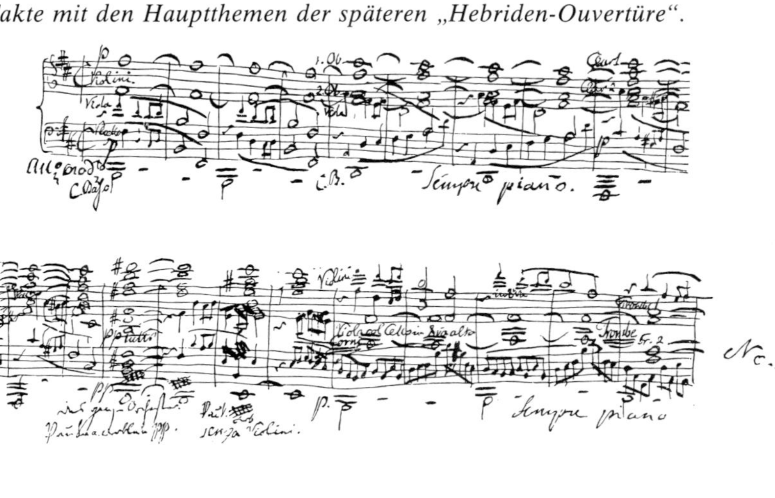

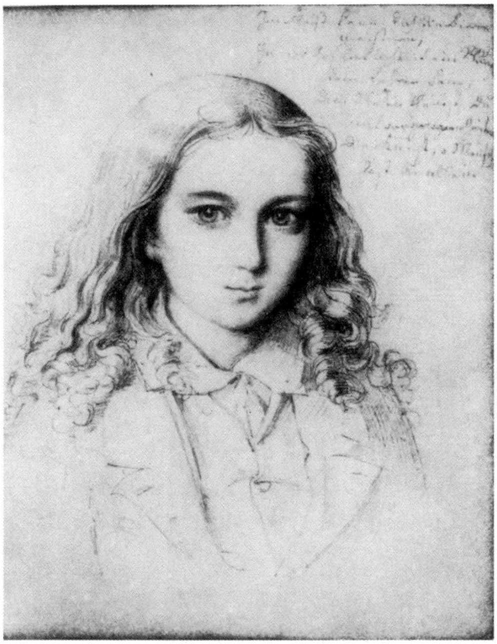

*Felix Mendelssohn, dreizehnjährig.
Zeichnung von Wilhelm Hensel.*

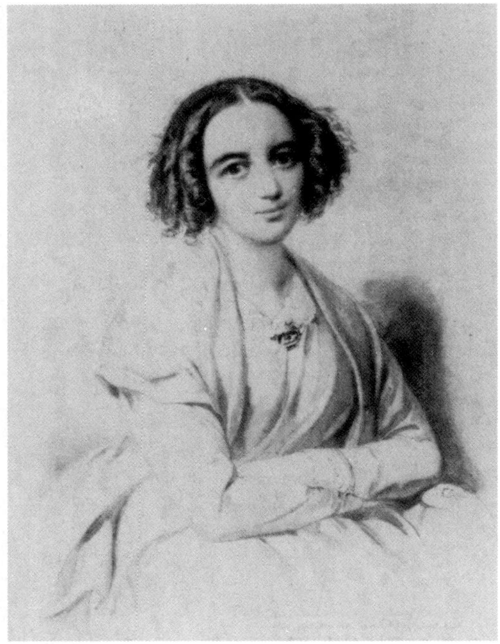

Fanny Hensel, Felix' ältere Schwester, engste Vertraute und künstlerische Beraterin, selbst Komponistin von Rang.

Der junge Mendelssohn bei Goethe. Nach einer Zeichnung von E. Döpler.

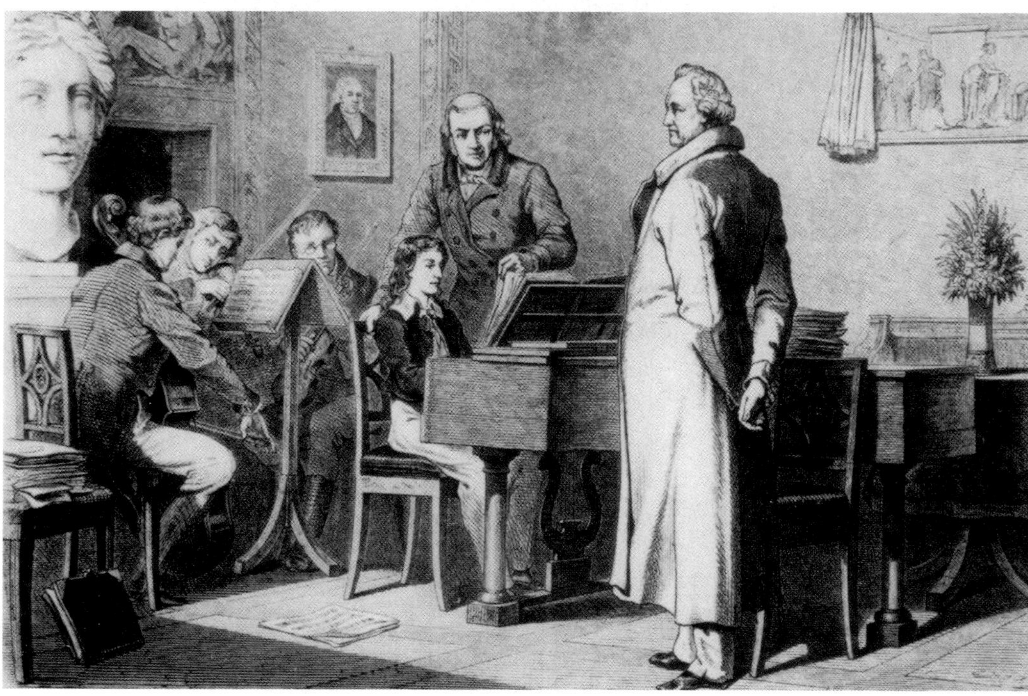

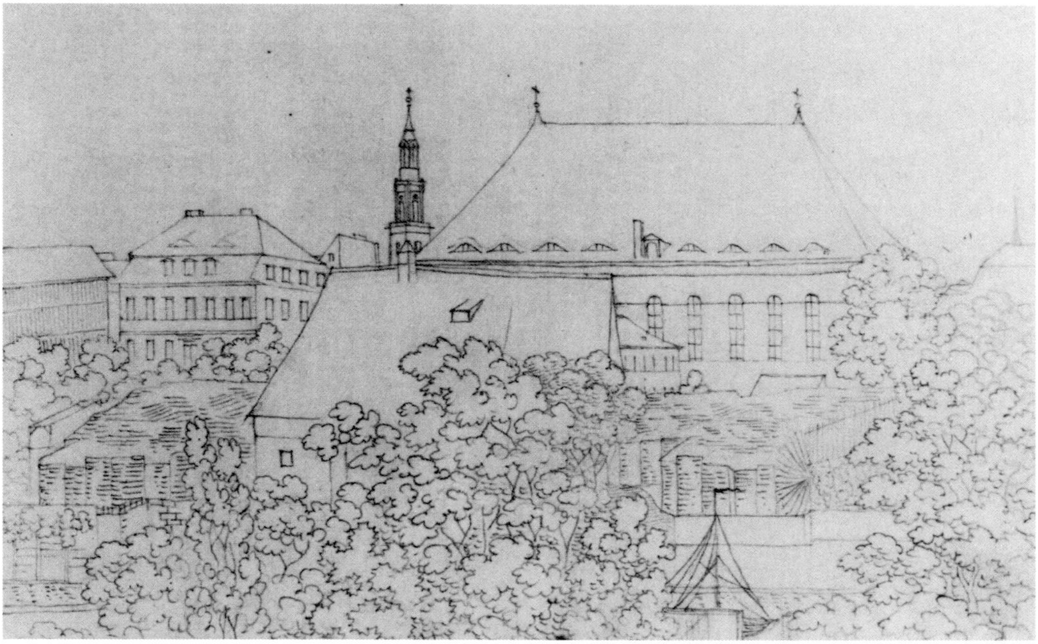

Aus dem Skizzenbuch des sechzehnjährigen Felix Mendelssohn: Berlin an der Spree, Bleistiftzeichnung, datiert 11. Juli 1825.

Aus dem Brief an Klingemann vom 9. August 1845.

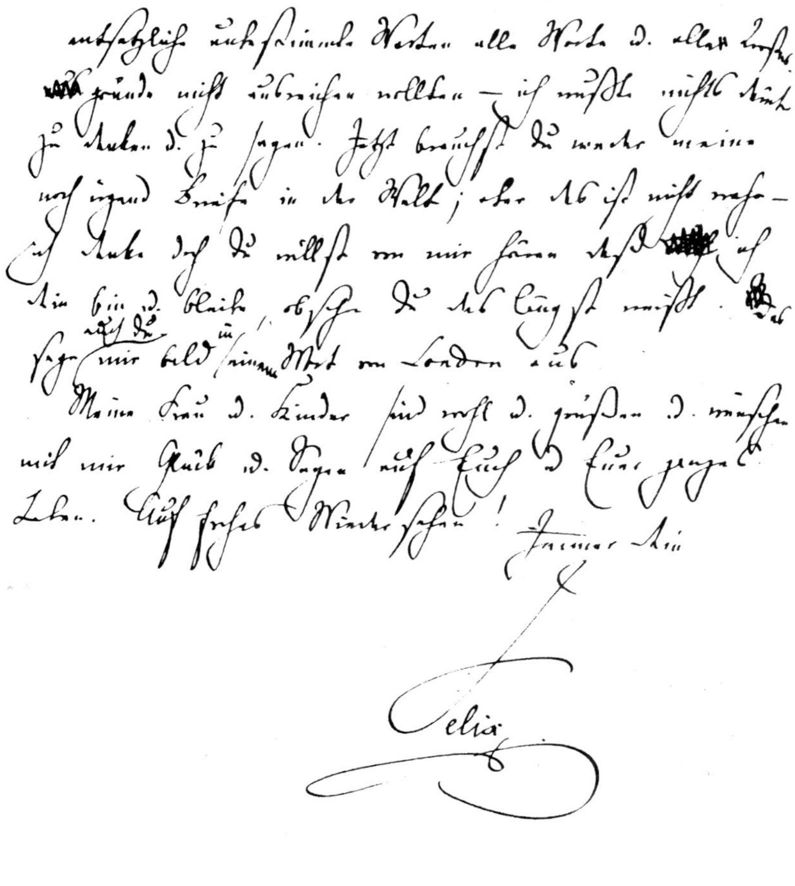

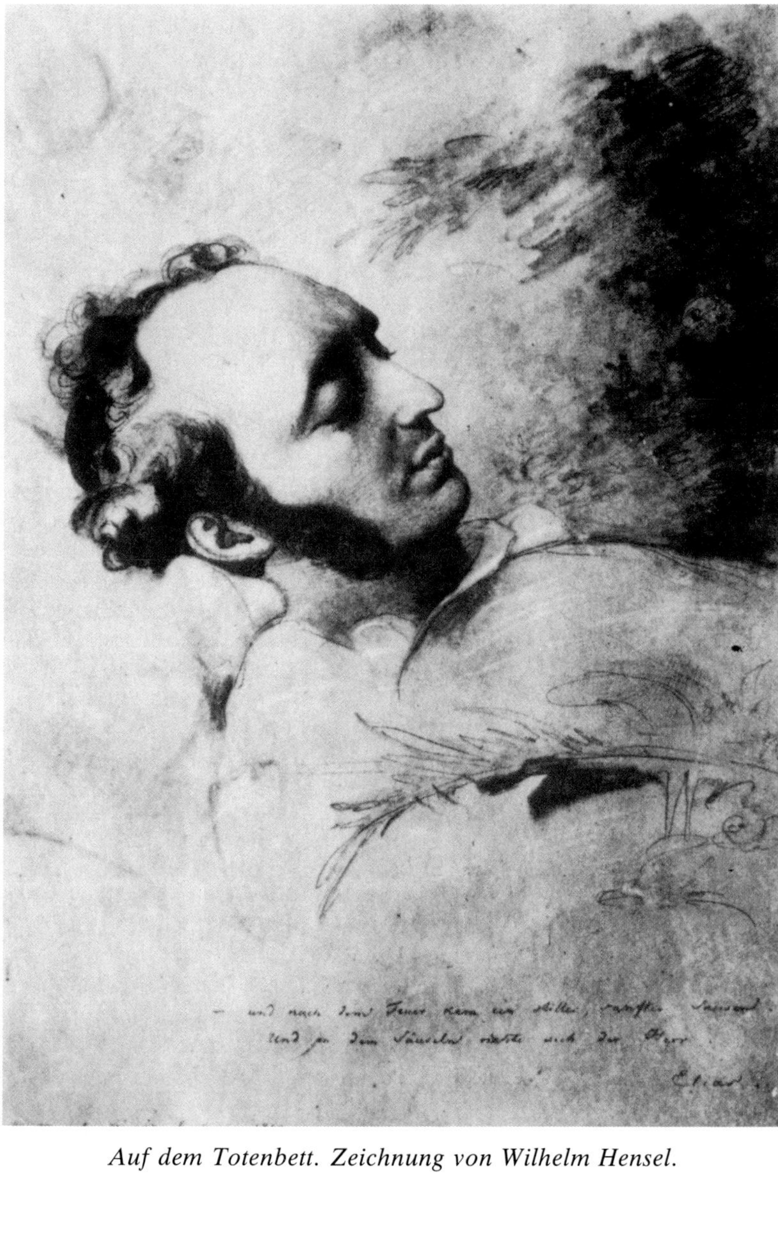

Auf dem Totenbett. Zeichnung von Wilhelm Hensel.

Gehen „soweit als möglich“ untersagt. Wie sehr ihn die Reise tatsächlich mitgenommen hatte, beichtete er seinem Freund Moscheles in einem Brief auch freimütig. In seinem Reisegepäck befand sich neben einem für die silberne Hochzeit seiner Eltern bestimmten Singspiel „Die Heimkehr aus der Fremde“ sein in Schottland beendetes Streichquartett in Es-Dur op. 12, ein lyrisches Werk, das wiederum Beethovens Einfluß deutlich spüren läßt. Schon bald nach seiner Rückkehr begann er seine Arbeit an der für die bevorstehende Dreihundert-Jahr-Feier der Augsburger Konfession vorgesehene Symphonie, die später als „Reformations-Symphonie“ bekannt wurde, fortzusetzen. Er beschäftigte sich jedoch schon in diesen Wochen wieder mit einem großzügigen Reiseplan: er sollte endlich Italien kennenlernen. Zelter, der von diesen Reiseplänen hörte, schrieb damals ungeduldig an Goethe: „Ich kann die Zeit nicht erwarten, daß der Junge aus dem vertrackten Berliner Klimperwesen und nach Italien kommt, wohin er nach meinem Dafürhalten gleich zuerst hätte kommen sollen.“

Die für das Frühjahr festgesetzte Abreise mußte allerdings verschoben werden, da Felix zusammen mit seinem Bruder Paul und seiner Schwester Rebekka an den Masern erkrankte. Ende März schrieb er an seinen Freund Eduard Devrient: „Die Ärzte geben mir die Hoffnung, daß ich in einigen Tagen auch die Masern kriegen soll.“ Tatsächlich war zu jener Zeit das Krankheitsbild den Ärzten bereits sehr genau bekannt und man wußte, daß jeder, der mit einem Masernkranken in engere Berührung kommt, daran ebenfalls erkrankt, sofern er nicht schon früher die Masern überstanden und dadurch einen Schutz gegen eine Wiedererkrankung erworben hat. Bis zum 16. Jahrhundert war man nicht imstande, mit Sicherheit zwischen Masern, Pocken und Scharlach zu unterscheiden. Diese Trennung nahm erst der große englische Arzt Thomas Sydenham in der zweiten Hälfte des 17. Jahrhunderts vor, wenngleich auch er eine verläßliche Abgrenzung vom Scharlach noch nicht zu geben vermochte. Erst seit der Mitte des 18. Jahrhunderts kann man von einer wohlcharakterisierten epidemischen Krankheit sprechen, deren frühzeitige Erkennung, klinischer Verlauf und Komplikationen den Ärzten an den Universitäten in allen Einzelheiten gelehrt wurde. Schon im 19. Jahrhundert war man sich darüber im klaren, daß die Masern nur scheinbar eine Kinderkrankheit sind und Erwachsene nur deshalb relativ selten daran erkranken, weil sie in der Regel bereits in ihrer Kindheit diese Infektion überstanden und dadurch eine bleibende Immunität erworben hatten. Hatten Kinder, wie die der Familie Mendelssohn, wenig Kontakt mit anderen Kindern, da sie von Privatlehrern zu Hause erzogen wurden und deshalb weder einen Kindergarten noch eine öffentliche Schule besuchten, blieben sie lange Zeit vor einer möglichen Ansteckung bewahrt. Kamen sie jedoch als Erwachsene mit dem Masernvirus in Berührung, so erkrankten sie – so wie dies auch heute noch der Fall ist, sofern nicht eine aktive Schutzimpfung vorgenommen wurde – ebenso leicht an Masern wie die Kinder. Gerade zur Zeit Mendelssohns, nämlich im Jahre 1846, ereignete sich auf den Faröer Inseln eine Masernepidemie, die mit der Deutlichkeit eines Experimentes die Ansteckungsgefahr für den Menschen ohne Rücksicht auf sein Alter zeigte. Die Bevölkerung dieser Inseln war seit 1781 von den Masern verschont geblieben. Nach Einschleppung der Infektion im Jahre 1846 durch einen dänischen Tischler erkrankten schlagartig 6000 von den 7782 Einwohnern an den Masern; verschont blieben nur alte Menschen, die noch vor 1781 in ihrer frühesten Kindheit die Krankheit überstanden hatten.

Der Verlauf der Masern scheint bei Felix komplikationslos gewesen zu sein, denn er schrieb schon zwei Wochen nach Krankheitsbeginn am 9. April seinem Freund Friedrich Rosen: „Daß ich diesen Brief nicht selbst schreibe, sondern ihn in die Feder diktieren muß, ist die Folge der Masern, die ich, im Begriff abzureisen, zugleich mit meiner jungen Schwester und Paul gehabt habe, und wie wohl ich mich schon wieder hergestellt und gesund fühle, ist mir doch noch Lesen und Schreiben ganz untersagt." Dieses ärztliche Verbot gründete sich wahrscheinlich auf begleitende entzündliche Reizerscheinungen an den Augenbindehäuten, die bei Masern regelmäßig angetroffen werden, weshalb früher häufig auch eine starke Verdunkelung des Krankenzimmers angeordnet wurde. Noch in der Rekonvaleszenz soll greller Lichteinfall vermieden werden und eine Schonung der Augen, wie dies von Mendelssohns Ärzten angeordnet wurde, war deshalb durchaus sinnvoll.

Große Bildungsreise durch Europa

Am 8. Mai 1830 war es endlich so weit, daß er seine geplante große Bildungsreise durch Europa antreten konnte. Die berühmten „Reisebriefe" des jungen Mendelssohn, die uns in ihrer prägnanten und flüssigen Diktion ein anschauliches Bild seiner jeweiligen Eindrücke vermitteln, sagen uns allerdings kaum etwas über seine persönlichen Probleme und Sorgen oder seine innere Gedankenwelt während dieses mehr als zwei Jahre dauernden Auslandsaufenthalts. Zu sehr wurden diese Briefe durch seinen Bruder Paul und seinen ältesten Sohn Carl durch Kürzungen oder sogar Streichungen und willkürliche Zusammenfügungen im Text verändert, ja verfälscht, mit dem Ziel, ein möglichst ideales Bild des Meisters der Nachwelt zu hinterlassen. Erst durch die Auswertung der Originalbriefe, die Eric Werner zur Verfügung gestellt wurden, konnten wertvolle Ergänzungen und Korrekturen vorgenommen werden, die uns den jungen Mendelssohn in mancher Hinsicht realistischer vor unseren Augen erstehen lassen. Dabei erscheinen Felix' Auseinandersetzungen mit künstlerischen und philosophischen Problemen, aber auch mit politischen Fragen von besonderem Interesse.

Schon die erste Station seiner Reise, das einem Wallfahrtsort gleichkommende Haus am Frauenplan, bedeutete einen gewaltigen Auftakt, waren doch die ästhetischen Grundsätze Mendelssohns zeitlebens und vielleicht sogar zum Nachteil seiner freien künstlerischen Entwicklung durch Johann Wolfgang Goethe bestimmt. Die Gespräche, die der junge Komponist mit dem alten Goethe über die Bedeutung der instrumentalen und vokalen Musik und ihrer Grenzen führte und die in den bisher der Öffentlichkeit bekannten Briefen überhaupt nicht erwähnt wurden, waren für Felix Offenbarungen. Aber auch für Goethe selbst bedeuteten diese Tage offensichtlich einen großen Gewinn. Der Achtzigjährige, der schon zum Knaben Felix eine ungewöhnliche Zuneigung empfand, tat alles, um den inzwischen durch seine Erfolge in England zu einem gefestigten jungen Mann Herangereiften zu einem längeren Aufenthalt zu bewegen. Tagtäglich mußte ihm Felix vorspielen, und trotz seines hohen Alters lauschte Goethe stundenlang seinem der Musik ergebenen „David". Und als am 3. Juni der Tag des Abschieds angebrochen war, schenkte er „dem lieben jungen Freund F. M. B., kräftig zartem Beherrscher des Pianos" einen Bogen aus dem Originalmanuskript seines „Faust".

Nächste Station war München, wo er dank seiner Empfehlungsschreiben eine gesellschaftlich sehr anregende Zeit verbrachte. Dabei dürfte er sich auch ernstlich in die schöne junge Delphine von Schauroth verliebt haben, mit der er wiederholt im privaten Kreise vierhändig musizierte, und wohl wegen ihr reiste er nicht in jenen denkwürdigen Juli-Revolutions-Tagen nach Paris, obwohl er die liberalen Gefühle seines Vaters, der sich damals gerade in dieser Stadt aufhielt, teilte. So aber ging seine Reise weiter über Salzburg nach Wien, das für ihn eine herbe Enttäuschung war. In der Tat wandte sich ja die Musik dieser Stadt nach dem Höhenflug der Wiener Klassik wieder der leichten Oper und Salonmusik zu. Der in Felix steckende puritanische Geist veranlaßte ihn, in der Kaiserstadt strenge geistliche Musik zu schreiben, wohl als Ausdruck seines Protestes gegen die ihm zu oberflächlich erscheinende Wiener Musik etwa eines Johann Strauß-Vater, die er als „liederlich" bezeichnete.

Anfang Oktober betrat er endlich den Boden Italiens. Über Venedig und Florenz gelangte er nach Rom, wo er den ganzen Winter über blieb und weniger das Leben eines professionellen Künstlers, als vielmehr jenes eines verwöhnten, wohlhabenden Musikliebhabers führte. So sehr ihn das Land, seine kulturellen Schönheiten und seine Bewohner entzückten, so wenig beeindruckte ihn Italiens Musikkultur. Künstlerisch nützte er die Zeit in Rom, um an seiner Ouvertüre „Hebriden" und an der Vertonung von Goethes „Erster Walpurgisnacht" zu arbeiten. Außerdem skizzierte er hier die Anfänge seiner „Italienischen" und „Schottischen" Symphonie, wenngleich sie erst später vollendet wurden, wie ja häufig bei ihm nach der Skizzierung primärer Einfälle eine oft langdauernde Verarbeitungs- und Revisionsphase folgte.

Unter den freundschaftlichen Kontakten, die er mit Künstlern aufnahm, findet die Beziehung zu dem als Stipendiat in Rom lebenden Hector Berlioz besondere Beachtung. Obwohl die musikalischen Ansichten der beiden sehr unterschiedlich waren, schätzte Berlioz seinen um sechs Jahre jüngeren Kollegen sehr, wie wir einem brieflichen Bericht aus diesen Tagen entnehmen können. Dort heißt es über Mendelssohn: „Ich glaube fest, daß er einer der größten musikalischen Begabungen unserer Zeit ist, ein enormes, außergewöhnliches, überragendes, wunderbares Talent". Felix schätzte zwar die Bildung und die Konversation Berlioz', konnte aber für die Musik seines stärksten Antipoden nur wenig Verständnis aufbringen. Er konnte nicht begreifen, wie ein so liebenswürdiger Mensch so Entsetzliches zu komponieren vermochte, wie dessen „Phantastische Symphonie". Mendelssohn teilt hier mit anderen großen Komponisten die Unfähigkeit, sich aus seiner eigenen musikalischen Vorsteliungswelt in die Musik anderer Meister hineinzuleben.

In Neapel hielt ihn das heiße Sciroccowetter weitgehend vom Arbeiten ab, sodaß er nur die „Italienische Symphonie" in ihren wichtigsten Teilen fertigstellen konnte. „Das Klima ist für einen großen Herrn eingerichtet, der spät aufsteht, nie zu Fuß zu gehen braucht, nichts denkt (weil das erhitzt), Nachmittags seine paar Stunden auf dem Sopha schläft, dann sein Eis ißt und Nachts ins Theater fährt ...", berichtete er mit anderen sozialkritischen Bemerkungen über das Leben in Süditalien. Zu gerne hätte er seine Reise nach Sizilien fortgesetzt, doch scheiterte dieser Plan am Veto des Vaters, dem er sich – gegen seine innere Überzeugung – willig und gehorsam wie immer fügte. Zurück führte ihn sein Weg über Mailand, wo er Dorothea von Ertmann, die ehemalige Lieblingsschülerin Beethovens, und Carl Thomas, den ältesten Sohn Mozarts, kennenlernte. Auf seiner Reise nach München wählte er den Umweg über die Schweiz, wo er wieder einmal die

großartige Bergwelt zu Fuß durchstreifte und Wind und Wetter zum Trotz seine ausgezeichnete körperliche Verfassung neuerlich unter Beweis stellen konnte. In München angelangt, fühlte er sich bald wieder so „behaglich und bürgerlich" wie bei seinem ersten Besuch, sein Herz loderte auch noch unverändert für die schöne Delphine von Schauroth, der er in aller Eile sein Klavierkonzert in g-Moll, das er rasch zu Papier brachte, widmete und in Anwesenheit des bayrischen Königs zur Uraufführung brachte.
Wenn ihm auch der Abschied aus München etwas schwergefallen sein mag, so zog es ihn doch nach Paris, wo die Folgen der Juli-Revolution allenthalben noch zu spüren waren. Sein großes Interesse an den politischen Ereignissen veranlaßte ihn auch schon in den ersten Tagen, einer Sitzung der Deputiertenkammer in Anwesenheit des Bürgerkönigs Louis Philippe beizuwohnen. Seiner Schwester Rebekka berichtete er, er habe in seinem ganzen Leben „nicht zwei so unmusikalische Wochen zugebracht, wie diese". Einer Gesellschaft von Künstlern und Wissenschaftlern, wie sie Paris selten in solcher Gedrängtheit und schöpferischer Potenz beherbergt hatte, trat er mit den Vorurteilen eines eher puritanischen Kleinstädters gegenüber. Er hatte zwar Kontakt mit einigen Emigranten aus Deutschland, nicht jedoch mit den großen Vertretern der französischen Literatur. Selbst unter den Musikern waren es nur Cherubini, Chopin und Liszt, mit denen er persönlich zusammentraf. Er selbst hatte zwar Erfolge als Pianist zu verzeichnen, als Komponist hingegen vermochte er sich nicht durchzusetzen. Hatte er schon mit der „Sommernachtstraum-Ouvertüre" wenig Anklang gefunden, so erging es ihm mit seiner „Reformations-Symphonie" noch schlimmer. Da das Orchester dieses Werk schon bei der zweiten Probe als zu „scholastisch" rundweg ablehnte, mußte das Projekt fallengelassen werden. Es war dies die erste große Enttäuschung des bisher so Erfolgverwöhnten, die ihn so tief getroffen hat, daß er dieses Ereignis in den Berichten an seine Familie nur sehr verschleiert wiedergab. Bald nach dieser ersten musikalischen Niederlage erhielt er auch noch die ihn zutiefst erschütternde Nachricht vom Ableben seines geliebten Jugendfreundes Eduard Rietz, zu dessen Andenken er später einen neuen langsamen Satz für sein Quintett in A-Dur op. 18 mit dem Epitaph „Nachruf" schrieb. Und schon bald sollte seine Stimmung neuerlich getrübt werden durch den Tod Goethes, mit dem er nicht nur sein strahlendes Vorbild, sondern auch einen väterlichen Freund verlor.
Zu allem Überfluß grassierte in Paris schon seit Beginn des Jahres 1832 eine heftige Cholera-Epidemie, die bereits zahlreiche Opfer gefordert hatte und an der Ende März auch Mendelssohn erkrankte. In den Erinnerungen von Ferdinand Hiller liest man, daß Felix während seines Pariser Aufenthaltes einen „zum Glück nur leichten Anfall der Cholera" gehabt habe, eine Darstellung, die mit den schriftlichen Mitteilungen Mendelssohns nicht in Einklang steht, da dieser in einem Schreiben vom 16. April 1832 an Karl Klingemann von einer Krankheit berichtet, die mehrere Wochen dauerte. Er spricht darin von einer „sehr fatalen Krankheit", die ihn „die letzten Wochen ans Bett und Zimmer gefesselt" habe. Etwas genauer beschrieb Mendelssohn dieses Ereignis in einem am selben Tag abgesandten Brief an den Klarinettisten Heinrich Bärmann, in dem es heißt: „Ich war so verdriesslich wie ein Meerschweinchen, fühlte mich so unwohl wie ein Fisch im Sande den ganzen Winter hindurch. Immer fehlte mir etwas und so bin ich endlich in der letzten Zeit ordentlich krank geworden, mußte im Bett liegen, meinen Bauch von einer alten Frau massieren lassen, warme Tücher tragen, viel schwitzen, nichts essen, viel

Besuche und Mitleid annehmen, alles zum Teufel wünschen. Minzpillen nehmen, mich langweilen und somit meinen Ärger, mein Bauchweh und die anziehende Cholera, die ich bekommen sollte, ausschwitzen. Jetzt ist aber seit einigen Wochen alles vorbei. Die Cholera hat entsetzlich hier gerast und die Leute denken nicht mehr an Musik, nur an Kolik. Wer reisen konnte, ist gereist, die anderen gehen abends nicht aus. Und hätte ich mir nicht meinen Bauch von einer alten Frau einreiben lassen müssen, so wäre ich längst fort."

Die Cholera ist in Vorderindien beheimatet und herrschte dort wahrscheinlich schon seit Jahrtausenden epidemisch. Einwandfreie Aufzeichnungen über Choleraepidemien besitzen wir allerdings erst seit dem 16. Jahrhundert. Erst im Jahre 1817 überschritt die Seuche die Grenzen ihrer Heimat und breitete sich fast über den ganzen bewohnten Erdball aus. Europa wurde jedoch erst bei der zweiten Epidemiewelle, 1826 bis 1837, erfaßt. Seit man weiß, daß das Gift des Choleraerregers im wesentlichen nur zu einem massiven Verlust von Wasser und Mineralien aus den Epithelzellen der Dünndarmschleimhaut führt und alle lebensgefährlichen Symptome durch die extremen Flüssigkeits- und Elektrolytverluste des Kreislaufes mit daraus resultierendem Nierenversagen zustandekommen, kann heute die Cholera durch raschen Ersatz dieser Verluste schnell überwunden werden. Dadurch hat diese Seuche weitgehend ihren Schrecken verloren. Damals hingegen behandelte man die Cholerakranken in Unkenntnis der Zusammenhänge gerade umgekehrt, nämlich mit Durstenlassen, in der Meinung, damit die reiswasserähnlichen Durchfälle am ehesten zum Stillstand zu bringen. In Wirklichkeit wurde aber damit die rasche Austrocknung des Körpers noch beschleunigt, sodaß damals etwa jeder zweite an Cholera Erkankte durch Versagen des Kreislaufes und der Nierentätigkeit verstarb.

Bei Mendelssohn scheint es sich um eine leichtere Verlaufsform gehandelt zu haben, da wir aus seinen Berichten nichts von massiven Durchfällen oder Wadenkrämpfen erfahren und er sich auch relativ schnell wieder erholt hat. So wurde seine geplante Abreise nach England nur um einige Wochen verzögert. Schon am 23. April 1832 traf er wohlbehalten in London ein, wo er von Moscheles, Klingemann und anderen Freunden herzlich empfangen wurde. Als Bilanz seines Pariser Aufenthaltes, der ihm zu guter letzt durch die Cholera „im wörtlichsten Sinn verpestet" wurde, stand die klare Erkenntnis, daß er nur als deutscher Künstler und in Deutschland seinen Weg erfolgreich fortsetzen könne. Schon vor zwei Jahren schrieb er seinem Vater: „Seit ich aus Italien wieder da bin ... habe ich nie so klar gefühlt, daß ich eigentlich Deutscher bin und bleiben muß." Und ein ähnliches patriotisches Bekenntnis legte er Devrient gegenüber ab: „Das Land der Künstler ist nun einmal Deutschland, und es soll leben!" In London wurden die Wunden, die er in Paris erlitten hatte, rasch geheilt. Spätestens in jenen Wochen „wurde der Grundstock für jenen Mendelssohn-Kultus der viktorianischen Ära gelegt", wie er von den Wagnerianern später bezeichnet wurde. Aber auch in diese sorgenlose und glückliche Zeit seines Londoner Aufenthaltes fiel ein Wermutstropfen durch die traurige Nachricht vom Tod seines Lehrers und Freundes Zelter, der das Hinscheiden seines Duzfreundes Goethe nur wenige Wochen überlebte. Damit hatte Felix in kurzer Zeit zwei Vaterfiguren verloren, und es ist verständlich, daß er sich nun in seinem Anlehnungsbedürfnis zum greisen Thomas Attwood flüchtete, der schon während seines ersten England-Aufenthaltes zu einer Art neuer Vaterfigur aufstieg.

Zunehmende Anerkennung

Durch den Tod Zelters wurde die Stelle des Leiters der Berliner Singakademie frei. Für Vater Abraham war es naheliegend, daß sein Sohn Felix als ehemaliger Schüler Zelters dessen Nachfolge antreten sollte. Abraham und Schwester Fanny drängten Felix in ihren Briefen, sich um die frei gewordene Stelle mit allem Nachdruck zu bemühen; obwohl er diesem Schritt gegenüber höchst abgeneigt war, brach er schließlich doch seine Zelte in London ab und traf am 25. Juni 1832 bei den Seinen in Berlin ein. Zwangsläufig geriet er in die Querelen um die Nachfolge Zelters. Nach langwierigen Diskussionen kam es am 22. Januar 1833 zu einer Kampfabstimmung, in der Karl Friedrich Rungenhagen, der 54jährige Freund und langjährige Stellvertreter Zelters, mit überwältigender Mehrheit zum Direktor gewählt wurde. Wichtigster Grund für diese Entscheidung war wohl die Ablehnung eines „jungen jüdischen Musikers" an der Spitze der als christliche Institution geltenden Singakademie, sei er noch so berühmt und genial. Für Felix, der bisher in seinem wohlbehüteten Leben niemals auf ernstlichen Widerstand gestoßen war, bedeutete dieses Votum eine herbe Enttäuschung und Devrient fühlte damals, „daß er sie lebenslang nicht überwinden würde". Die Familie Mendelssohn brach ihre Beziehungen zur Singakademie ab, und Berlin verlor dadurch die Chance, durch seinen begabtesten Musiker zu einem Musikzentrum zu werden.

Aber auch sonst konnte sich Mendelssohn nach der Rückkehr von der ausgedehnten Bildungsreise durch halb Europa nur schwer an die enge, kleinbürgerliche Atmosphäre der preußischen Hauptstadt gewöhnen. Er konnte es nicht fassen, wie sehr Berlin anderen europäischen Hauptstädten politisch, gesellschaftlich und kulturell unterlegen war. In einem Brief schrieb er: „Die ganze Stadt ist ja genau auf demselben Punkte, wie ich sie vor drei Jahren verlassen habe. Da liegt 1830 dazwischen, unglaubliche Zeiten, ‚bejammernswerte Umwälzungen', wie unsere Landstände sagen; aber bis hierher ist nichts gedrungen. Wir sind nicht aufgewacht und nicht eingeschlafen – es ist, als gäbe es keine Zeit." Dieses Unbehagen machte sich bei Felix auch körperlich bemerkbar, denn er klagte verstärkt über Ohren- und Kopfschmerzen. Dennoch beendete er im März 1833 sein wohl populärstes Werk, die Symphonie in A-Dur op. 90, die „Italienische", aus deren jubelndem Anfang sein tiefes Erleben der Schönheiten dieses Landes herauszuhören ist. Ihre Uraufführung am 13. Mai 1833 in London, die er selbst leitete, vermehrte neuerlich seinen international anerkannten Ruf.

Diese Einladung nach London war eine Genugtuung für Mendelssohn; dazu kam die ehrenvolle Einladung, das Niederrheinische Musikfest in Düsseldorf zu dirigieren. Von allen deutschen Musikfesten ist das 1817 gegründete Niederrheinische mit Abstand das bedeutendste, wie schon aus den klingenden Namen der eingeladenen Dirigenten – von denen nur Liszt, Schumann und Brahms erwähnt werden sollen – hervorgeht. Noch vor Beginn des Musikfestes wurde mit Mendelssohn ein Vertrag als Städtischer Musikdirektor in Düsseldorf, dem neben der Leitung des Städtischen Musikvereins auch jene der Kirchenmusik obliegen sollte, definitiv abgeschlossen.

Im Oktober 1833 nahm er, ausgerüstet mit den besten Vorsätzen, seine neue Tätigkeit in Düsseldorf auf, doch mußte er bald erkennen, daß seine hochfliegenden Pläne angesichts der dürftigen Qualität des Orchesters kaum zu realisieren waren. Da konnte es schon einmal geschehen, daß sein aufbrausendes Temperament bei manchen Proben mit ihm durchging, wie uns die Beschreibung eines derartigen Vorfalles zeigt: „... Dazu prügeln sie sich gern im Orchester – das dürfen sie nun aber bei mir nicht, und so muß zuweilen eine furiose Szene aufgeführt werden ... da habe ich zum erstenmal eine Partitur entzwei geschlagen, und darauf spielten sie gleich mit mehr Ausdruck." Aber auch das Theaterwesen mit all seinen unliebsamen Begleiterscheinungen ärgerte ihn sehr bald. Durch ein unbedachtes Verhalten Mendelssohns kam es schon in der zweiten Düsseldorfer Spielzeit zu einem schweren Zerwürfnis mit dem Intendanten Karl Immermann. Er legte nämlich schon drei Wochen nach Übernahme die Opernintendanz, die ihm Immermann freundschaftlich angeboten hatte, zurück, da er nicht gewillt war, sich mit dem Verwaltungskleinkram herumzuschlagen, der nun einmal mit einer solchen Position zwangsläufig verbunden war. Dieser Schritt trug ihm zwar eine ernste Rüge seines Vaters ein, der ihm mangelnde Pflichterfüllung und Unzuverlässigkeit vorwarf, doch blieb Felix bei seinem Entschluß, auch künftig niemals mehr die Stelle eines Intendanten anzunehmen.

Sonst konnte er in Düsseldorf rasch Fuß fassen. Er nahm Unterricht bei Johann Wilhelm Schirmer, dem zukünftigen Lehrer Arnold Böcklins, um sich im Aquarellieren weiter zu vervollkommnen und nahm an vielen gesellschaftlichen Veranstaltungen teil. Auch körperlich betätigte er sich eifrig; er turnte viel, schwamm mit Begeisterung und hielt sich auch ein Reitpferd, das er zum Unterschied von Mozart oder Beethoven mit sportlichem Geist ritt. Nach der Last als Intendant konnte er sich wieder mehr dem Komponieren widmen. Es entstanden in dieser Zeit Teile seines Oratoriums „Paulus", neue Klavierstücke und Chöre wie auch wieder einige „Lieder ohne Worte". Klavierstücke dieser Form gab es schon lange vor Mendelssohn. Hielten sich doch Beethovens „Bagatellen" oder Schuberts „Moments musicaux" im Prinzip an die gleiche künstlerische Idee des formal kleinen, intimen „Kabinettstücks". Robert Schumann hatte diese Art der Kleinkunst treffend mit den Worten charakterisiert: „Wer hätte nicht einmal in der Dämmerungsstunde am Klavier gesessen und mitten im Phantasieren sich unbewußt eine leise Melodie dazu gesungen? Kann man nun zufällig die Begleitung mit der Melodie in den Händen allein verbinden, und ist man hauptsächlich ein Mendelssohn, so entstehen daraus die schönsten Lieder ohne Worte." Die Bezeichnung „Lieder ohne Worte" stammt allerdings von Mendelssohn selbst, wie man aus einem Brief seiner Schwester Fanny an Klingemann erfährt. Daß er diese „Lieder", die er anfänglich scheinbar nicht allzu hoch einschätzte, später doch sehr ernst nahm, geht aus der Widmung seines Bandes op. 62 an Clara Schumann hervor. Vor allem das „Frühlingslied" aus dieser Sammlung wurde bald in aller Welt bekannt und beliebt.

Im Frühjahr 1835 war Mendelssohn fest entschlossen, seinen Vertrag in Düsseldorf aufzukündigen. Unter den seit seinem Zerwürfnis mit Immermann herrschenden Umständen war an ein weiteres Verbleiben in dieser Stadt nicht mehr zu denken. Dazu kam noch das Philistertum in dieser, fast noch ländlichen Charakter tragenden und überwiegend katholischen Kleinstadt, deren zur Schau gestellte Bigotterie ihm mehr und mehr zum Ärgernis wurde. „Man ist hier von fatalen Exemplaren umgeben, Predigern, die jede Freude sich und anderen versalzen, trockenen prosaischen Hofmeistern, die ein Konzert für Sünde, einen Spaziergang für zerstreuend und verderblich, ein Theater aber für den Schwefelpfuhl und den ganzen Frühling mit Baumblüten und schönem Wetter für ein Moderloch ausgeben." Eine Situation, wie sie Anton Bruckner in Linz und später in Wien in ähnlicher Ausprägung vorfand.

Sein Abschied von Düsseldorf fiel ihm aber auch deshalb nicht besonders schwer, weil schon im Januar 1835 von Leipzig aus der Ruf an ihn erging, als Städtischer Musikdirektor die Leitung der schon 1781 ins Leben gerufenen Gewandhauskonzerte zu übernehmen. Mit einem Jahressold von zunächst 600 und später 1000 Talern und einem Sommerurlaub von sechs Monaten zog er dieses Angebot dem weitaus lukrativeren, nämlich die Stelle des Operndirektors in München, vor. Doch bevor er, wie vereinbart, im Herbst 1835 seine Tätigkeit in Leipzig aufnahm, hatte er noch das 17. Niederrheinische Musikfest in Köln zu leiten, an dem diesmal die gesamte Familie teilnehmen wollte, um die Triumphe ihres berühmten Sohnes und Bruders miterleben zu können. Anschließend begleitete Felix die Seinen nach Berlin, um dann weiter nach Leipzig zu reisen. Leider ereignete sich kurz vor der Abreise ein unvorhergesehener Zwischenfall, der ihn in Schrecken versetzte. Die genaueren Umstände jedoch sind zwar aus seinen Briefen nicht herauszulesen, doch spricht alles dafür, daß seine Mutter einen leichten Schlaganfall überstand. Felix war unter diesen Umständen heilfroh, mit der kranken Mutter schließlich doch wohlbehalten in Berlin angekommen zu sein.

Leipzig

Leipzigs Musikleben besaß eine jahrhundertelange Tradition und war in der protestantischen Kirchenmusik für ganz Deutschland tonangebend. Mendelssohn war mit 26 Jahren der jüngste Dirigent, der jemals mit dieser verantwortungsvollen Stelle betraut wurde. Mit ihm begann ein neues Kapitel in der ruhmreichen Geschichte der Leipziger Gewandhauskonzerte. Mit der ihm eigenen „magnetischen Eloquenz der Zeichensprache" vermochte er die Musiker, ohne daß sie es selbst merkten, in seine Gewalt zu zwingen. Der spätere Musikschriftsteller und erste Biograph Robert Schumanns, Joseph Wilhelm von Wasielewski, beschrieb Mendelssohn am Dirigentenpult: „Mendelssohns feuriges Auge übersah und beherrschte das ganze Orchester. Umgekehrt hingen aber auch die Blicke aller an der Spitze seines Dirigentenstabes. Daher vermochte er mit souveräner Freiheit die Massen in jedem Augenblick nach seinem Willen zu leiten. Wenn er sich bei den Aufführungen mitunter kleine Abweichungen im Tempo durch improvisierte Ritardandos oder Accellerandos gestattete, so gelangen dieselben in einer Weise, daß man hätte glauben können, die wären in der Probe eingeübt worden." Viel wurde über Mendelssohns schnelle Tempi geschrieben, die von vielen Künstlern – unter ihnen Richard Wagner und Robert Schumann – übereinstimmend bezeugt sind. Ob er damit nur, wie er selbst einmal bemerkte, unvermeidbare technische Mängel und Unsauberheiten im Orchester überdecken wollte, oder ob sie Ausdruck einer steten inneren Unruhe waren, muß dahingestellt bleiben. Fest steht nur, daß ihm tatsächlich eine ständige Ruhelosigkeit schon während seiner Jugend anerzogen wurde.

Trotz seiner bedeutenden Erfolge blieb Mendelssohn bescheiden und wich auch jeder äußeren Ehrung aus, wo immer es nur möglich war, wie er überhaupt zeitlebens kein Freund der Tagespresse und des Journalismus war. Mitten in diesem hoffnungsvollen Beginn in Leipzig traf ihn im November 1835 mit dem plötzlichen Tod seines Vaters ein Schicksalsschlag, den er nur schwer überwinden konnte. Wie aus den Familienpapieren zu vermuten ist, wurde der überraschende Tod Abrahams

durch eine heftige Aufregung verursacht, die durch eine abfällige Bemerkung über seinen Schwiegersohn Hensel als Künstler, auf die Abraham eine scharfe Erwiderung vorbereitete, ausgelöst wurde. Schon am nächsten Morgen wurde er krank und blaß und starb ebenso plötzlich, wie seinerzeit sein Vater Moses, innerhalb weniger Stunden an den Folgen eines Schlaganfalles. Er dürfte schon vorher nicht mehr ganz gesund gewesen sein, denn zum Zeitpunkt seines Todes soll er fast blind gewesen sein. Schon im März schrieb Fanny an Felix: „Vater wird höchstwahrscheinlich dieses Jahr noch nicht operiert werden können, obgleich das Übel seit einigen Monaten bedeutende Fortschritte gemacht hat." Welches Übel dieser rasch zunehmenden Blindheit wirklich zugrunde lag, wissen wir nicht. Es könnte sich am ehesten um Gefäßveränderungen am Augenhintergrund gehandelt haben, wie sie bei Bluthochdruck oder bei Störungen des Zuckerstoffwechsels häufig sind, bei denen es zu Blutungen oder Abhebungen der Netzhaut kommen kann. Allerdings soll Abraham bis zu seinem Schlaganfall angeblich gesund gewesen sein.
Für Felix starb mit Abraham „die Gestalt des Großen Vaters, in der viele Züge von Moses Mendelssohn noch lebendig gewesen waren". In seiner seelischen Erschütterung reagierte er wohl deshalb auch in einer fast paradoxen Weise; einerseits in einer verstärkten Hinwendung zum positiven Christentum, andererseits aber auch in einer deutlich betonten Identifizierung mit seinen jüdischen Vorfahren. Künstlerisch kam dies in seinem Bemühen zum Ausdruck, sein Oratorium „Paulus" so rasch wie möglich zu vollenden, da diese Apostelgestalt offenbar am ehesten seinem augenblicklichen Seelenzustand entsprach. Blieb doch der als Jude geborene Paulus, ähnlich wie Vater Abraham, auch nach seiner Konvertierung zum Christentum weiterhin stets Freund des jüdischen Volkes. Mit Vaters Tod änderte sich das Leben Felix' auch insofern, als nun mit einem Mal alle Spuren eines ehemaligen, wenn auch meist verdeckten Ödipuskomplexes ausgelöscht wurden. In selten aufgeschlossener Weise klagte er seinem Freund Klingemann seinen depressiven Zustand in mehreren Briefen, in denen seine innere Verwandlung deutlich zum Ausdruck kommt: „Die entsetzliche Veränderung, die in meinem Leben vorgegangen ist, fange ich erst ganz nach und nach an zu spüren ... es ist das sichere Gefühl, daß meine Jugend mit dem Tage (vom Tode des Vaters) vorüber war, und alles, was dazugehörte, mit ihr .... Das macht mich für immer ernsthaft und gibt mir nur den Wunsch, dem Vater ähnlich zu werden, und dem nachzukommen, was er von mir erwartete."
Während des traurigen Weihnachtsfestes in diesem Jahr nahm ihm seine Mutter das Versprechen ab, nun doch bald Umschau nach einer „für ihn passenden Frau" zu halten, ein Wunsch, der nicht lange unerfüllt bleiben sollte. Als sein einsames, verdüstertes Leben in Leipzig durch das Musikfest in Düsseldorf vorübergehend aufgehellt wurde und er anschließend Aufenthalt in Frankfurt nahm, begegnete ihm dort die lange gesuchte Frau fürs Leben in Cécile Jeanrenaud, die aus einer angesehenen großbürgerlichen Hugenottenfamilie stammte. Cécile merkte allerdings, wie sie später Ferdinand Hiller anvertraute, zunächst von dieser Zuneigung nicht allzu viel, da sie anfänglich der Meinung war, die häufigen Besuche Mendelssohns gelten ihrer Mutter, mit der er sich weit interessierter unterhielt als mit ihr.
Als Felix nach der Beisetzung seines Vaters Anfang Januar 1836 wieder nach Leipzig zurückgekehrt war, suchte er duch intensive künstlerische Aktivität Trost zu finden. Deutliche Ermüdungserscheinungen dürften eher seiner depressiven Stimmung als seinem körperlichen Befinden zuzuschreiben gewesen sein; sie

müssen ihn empfindlich gestört haben, da er sich darüber nachdrücklich nach seinem Gewandhauskonzert vom 30. Januar, bei dem er auch das d-Moll Klavierkonzert KV 466 von Mozart spielte, in einem Brief an Fanny beklagte. Künstlerisch ging es in Leipzig rasch aufwärts, so rasch, daß man ihm schon nach einer nur halbjährigen Tätigkeit die Würde eines Ehrendoktors der Philosophie der Universität Leipzig verlieh – mit seinen erst 27 Jahren der jüngste Ehrendoktor des Jahrhunderts. Seine innere Zufriedenheit fand in einem Brief vom 1. Juni 1836 an seine Mutter deutlichen Ausdruck: „Es macht mir überhaupt Freude, Dir schreiben zu können, daß ich jetzt in Deutschland wohl festen Fuß gefaßt habe und nicht meiner Existenz halber nach dem Ausland zu wandern brauche. Das hat sich eigentlich erst seit einem Jahr, und namentlich seit meiner Stellung in Leipzig gezeigt." Dazu kam wohl noch die persönliche Freude, daß er seinen Freund Ferdinand David als Konzertmeister für das Gewandhaus-Orchester verpflichten konnte.

Im Mai dieses Jahres fand das Niederrheinische Musikfest in Düsseldorf neuerlich unter seiner Leitung statt, das ihm Gelegenheit gab, sein Oratorium „Paulus" mit riesigem Beifall zur Uraufführung zu bringen. Eigentlich wollte er nun einen längeren Erholungsurlaub in der Schweiz antreten, doch wurde dieser Plan durch die schwere Erkrankung des Leiters der Chorvereinigung „Cäcilia" in Frankfurt, Nicolaus Scheible, vereitelt. Diesen angesehenen Künstler zu vertreten, der ihn seinerzeit als Dreizehnjährigen so freundlich aufnahm und dem er die Anregung zu seinem Oratorium „Paulus" zu verdanken hatte, war für ihn eine Ehrensache. Zudem gab ihm der Aufenthalt in Frankfurt Gelegenheit, während dieses Frühsommers die neunzehnjährige, hübsche Cécile und ihre hochgebildete Mutter, die Witwe Souchay, öfter zu besuchen. Wahrscheinlich mit der Absicht, sich vor unüberlegten voreiligen Entschlüssen zu bewahren und sich nochmals einer strengen Selbstprüfung zu unterziehen, beschloß er, zusammen mit dem befreundeten Düsseldorfer Maler Wilhelm von Schadow in das holländische Seebad Scheveningen zu reisen. Dort angekommen, fühlte er sich bald unglücklich, und die Sehnsucht nach dem Zauber der holdseligen Cécile bemächtigte sich seiner immer stärker. Kein „gescheiter Gedanke ist durch den Kopf gegangen", schrieb er am 7. August an den in Frankfurt weilenden Ferdinand Hiller, doch hielt ihn seine eiserne Selbstdisziplin von einer vorzeitigen Rückreise ab.

In Scheveningen ereignete sich ein kleiner Unfall, bei dem sich Mendelssohn offenbar eine Bänderzerrung am Sprunggelenk zuzog. In einem Brief vom 18. August berichtete er darüber Ferdinand Hiller: „Sonderbar ist's, dass ich mir auch seit acht bis zehn Tagen den Fuss im Bade verletzt habe (Freilich weniger als Du, nur versprungen) und seit der Zeit mühsam umherhinke." Bei der Knöchelverstauchung dürfte eine erhebliche Schwellung vorhanden gewesen sein, wie aus der Art der Behandlung zu entnehmen ist. In einem Brief vom 27. August an Hiller erfahren wir darüber etwas Näheres: „Ich muß mir heute par ordre de moufti (chirurgien) Blutegel an meinen dummen Fuss setzen und deshalb morgen noch hierbleiben und mich ruhig halten; es wäre zu arg, wenn ich nach Frankfurt käme und das Zimmer hüten müsste."

Diese Befürchtung traf nicht zu und so stand für ihn nichts im Wege, sich nach seiner Rückkehr nach Frankfurt am 9. September mit Cécile Jeanrenaud zu verloben. Sein Leben besaß nun „wieder eine so frohe, helle Farbe", und in dieser glücklichen Stimmung nahm er nach seiner Rückkehr nach Leipzig mit wahrem

Feuereifer seine Tätigkeit wieder auf. Mit unermüdlichem Eifer nahm er sich der Pflege Bachs und Händels an, und ähnlich war er bemüht, seinem Publikum Beethoven näherzubringen. Das Weihnachtsfest verbrachte er zusammen mit seiner Verlobten in Frankfurt, so schön, wie er es „noch nie erlebt hatte und auch nicht wieder erleben würde". Am 28. März 1837 fand die Hochzeit statt, bei der allerdings seine nächsten Angehörigen nicht anwesend waren. Für Fanny war Cécile zwar mit dem ebenmäßigen Oval ihres Gesichts eine schöne junge Dame mit vornehmem Charakter und liebreizendem Wesen, doch war sie ihr nicht geistvoll genug, was Felix wiederum nicht störte, da ihm hochintellektuelle Frauen ein Greuel waren. Sie hatte aber auch kein großes Verständnis für Musik. Vieles spricht dafür, daß sie in den kommenden Jahren seine schon immer vorhanden gewesene Tendenz zum Konventionellen bestärkt hat. Als Ehefrau war sie ihm Geliebte, Gattin und Schwester zugleich, die ihm das Glück seiner Jugendzeit wieder heraufzubeschwören vermochte. Sie gebar ihm in den folgenden Jahren fünf Kinder; das harmonische Familienleben beflügelte ihn zu weiteren Kompositionsplänen, unter denen seine Streichquartette besonders hervergehoben zu werden verdienen. Im großen und ganzen wurde aber mit Beginn seiner Ehe sein Kompositionsstil etwas zu glatt und gefällig. Sein Dasein als Familienvater beglückte ihn fast mehr als der ganze Musikbetrieb. Als Komponist bewahrte ihn nur sein hohes technisches Können und sein untrüglicher Sinn für guten Geschmack vor dem Abgleiten in Mittelmäßigkeit. Beispiel dafür ist sein Klavierkonzert in d-Moll op. 40, mit dem seine sogenannte „Philisterzeit" anhob.

Sein Leiden zeichnet sich ab

Schon bald nach der Rückkehr von der Hochzeitsreise nahm er im April die Leitung des Musikfestes in Birmingham an, das im September stattfand und womit er sich eine enorme zusätzliche Belastung aufhalste. Die unmittelbar anschließend einsetzende Konzertsaison in Leipzig bedeutete deshalb für ihn wohl ein Zuviel an Anstrengungen, wie wir einem Brief an seinen Bruder entnehmen können. Er beklagte sich darin über eine wachsende innere Unruhe und äußerte den stillen Wunsch, sich von den vielen Verpflichtungen zurückziehen zu können und sich nur mehr dem Komponieren widmen zu wollen. So ist es nicht verwunderlich, wenn sich seine Kopfschmerzen häufiger bemerkbar machten und gelegentlich sich auch Seh- und Hörstörungen einstellten. Der zu Erkältungskrankheiten neigende Mendelssohn klagte ja schon früher des öfteren über Ohrenschmerzen oder Zustände mit „zugefallenen Ohren", wie wir sie bei Tubenkatarrhen häufig antreffen. Einen solchen Hinweis findet man schon in einem Brief an Klingemann vom Januar 1835, dem er seinen Zustand so beschrieb: „Hier ist alles wohl und munter bis auf mich selbst, da ich seit 14 Tagen ein wenig, seit 6 Tagen sehr stark an meinen Ohren leide, was mich aber mehr herunterbringt und verstimmt als solche Kleinigkeit sollte .... Da ist nun mein linkes Ohr wie zugestopft und ich höre das Orchester nur ganz gedämpft und leise. Und da ist das Dirigieren eine Pein, und ich kann mich immer des Gedankens nicht erwehren, was ich anfangen soll, wenn ich taub würde, worüber mich freilich der Arzt auslacht und sagt, es sei ein versteckter Schnupfen." Tatsächlich handelt es sich bei solchen Zuständen nur um vorübergehende Erscheinungen von „verlegten Ohren", die durch Schwellung der Tubenschleimhäute

zustandekommen und eine häufige Begleiterscheinung einer Erkältungskrankheit darstellen. Felix schien jedoch, offenbar das Schicksal Beethovens vor Augen, eine schreckliche Angst gehabt zu haben, zu ertauben. So soll er während einer Probe beim Niederrheinischen Musikfest 1839 von Panik ergriffen vom Flügel aufgesprungen sein und in höchster Erregung ausgerufen haben: „Ich werde taub." Erst der unverzüglich herbeigerufene Arzt vermochte Mendelssohn wieder zu beruhigen.
Eine Großtat Mendelssohns war die am 21. März 1839 erfolgte Uraufführung von Schuberts großer C-Dur Symphonie, die Robert Schumann bei Schuberts Bruder Ferdinand unter vielen Manuskripten entdeckt und nach Leipzig mitgebracht hatte. Die enthusiastische Aufnahme dieses Werkes zeigt, daß es meisterhaft interpretiert wurde und das Publikum die „göttlichen Längen" dieser gewaltigen Symphonie dankbar annahm. Neben seiner Tätigkeit als Dirigent, mit der er dem Gewandhaus-Orchester Leipzigs innerhalb weniger Jahre Weltgeltung verschaffte, setzte er aber auch eine Reihe anderer Initiativen, von denen die Gründung des berühmten Leipziger Konservatoriums von besonderer Bedeutung war.
Im September 1840 sollte Mendelssohn neuerlich das Musikfest in Birmingham dirigieren, wenngleich sich inzwischen der fortgesetzte Raubbau an seiner Gesundheit zu rächen begann und sein Arzt mit diesem Plan deshalb auch nicht ganz einverstanden gewesen zu sein scheint. Schon am 17. Juni 1840 berichtete Mendelssohn an Moscheles' Gattin: „Seit einiger Zeit fühle ich mich ... von dem fortwährenden Musikdirigieren und Aufführen so übermüdet und abgespannt, daß mir der Arzt mehrere Monate Ruhe anrät." Und ähnlich lautet ein Brief vom 21. Juli an Klingemann: „Meine Gesundheit war garnicht recht fest in den letzten Monaten, ich fühlte mich angegriffen und ermüdet und der Arzt riet mir entschieden von der englischen Reise ab." Aus eigenem Antrieb und auf das Drängen seines Arztes beschloß er, gemeinsam mit seiner Frau vorher einige Wochen zur Erholung in Bingen am Rhein zu verbringen. Als ausgezeichneter Schwimmer verabsäumte er es natürlich nicht, bei dieser Gelegenheit auch im Rhein zu baden, wobei es leider zu einem lebensgefährlichen Zwischenfall kam. Während er nämlich eines Tages wieder mitten im Strom schwamm, wurde er plötzlich bewußtlos, und hätte ihn nicht geistesgegenwärtig ein Fährmann aus den Fluten geholt, so wäre er dabei wohl ertrunken. Die Bewußtlosigkeit, während der es zu Krämpfen gekommen war, dauerte mehrere Stunden lang an; und als er wieder allmählich zu sich kam, fühlte er sich nicht nur sehr schwach und erschöpft, sondern es stellten sich auch heftigste Kopfschmerzen ein, die erst nach zwei Wochen wieder abklangen. Er selbst beschrieb dieses bedrohliche Ereignis seinem Freund Klingemann so: „Du hast von Novello das Ungemach erfahren, das mich so sehr zur Unzeit befallen hat. An einem der schlimmsten Leidenstage kam Dein lieber herrlicher Brief und tat mir wohler wie die Arznei; Cécile las ihn mir vor, bis ich ihn selbst wieder lesen durfte. So habe ich denn auch einmal erfahren, was ernstlich kranksein heisst; und zwar fühle ich es an der so langsamen Genesung und der sehr grossen Schwäche fast mehr als an den Schmerzen der ersten Tage, so schlimm die auch waren. Nun, dem Himmel sei Dank, mir wird wieder kräftiger und besser, und ich hoffe fest, in 3–4 Tagen abreisen zu können .... Meine Krankheit war übrigens durch ein kaltes Bad im Flusse entstanden; so heftige Kongestionen nach dem Kopfe, dass ich viele Stunden bewusstlos und krampfhaft dalag und der Arzt meinte, es könnte auch vorbei sein. Darauf habe ich 14 Tage jämmerliche Kopfschmerzen gehabt und erst jetzt wie gesagt, fühle ich die entschiedene gänzliche Besserung."

Seit diesem Ereignis, das Mendelssohn anschließend erstaunlich rasch überwand und das während der Festspiele in Birmingham keine erkennbaren Spuren zurückließ, war während der folgenden Jahre ein stetiges Nachlassen seiner Energie und seiner Leistungsfähigkeit festzustellen. Auch seine produktive Schaffenskraft ging mehr und mehr in die Breite, ohne an Tiefgang zu gewinnen.
Inzwischen hatte sich mit der Regierungsübernahme König Friedrich Wilhelm IV., des „Romantikers auf dem Königsthron“, in Preußen ein Wandel vollzogen, der ein Aufblühen des kulturellen Lebens in diesem Land erhoffen ließ. Unter diesen Aspekten nahm Mendelssohn nach längeren Verhandlungen mit dem Unterhändler des Königs, Geheimrat Ludwig von Massow, das verlockend erscheinende Angebot an, als Leiter der Musiksektion der Akademie der Künste eine Musikhochschule in Berlin zu errichten. Nach dem ruhmreichen Abschluß seiner sechsjährigen Tätigkeit in Leipzig mit der Aufführung der „Matthäuspassion“ in der hellerleuchteten Thomaskirche, der Stätte ihrer Uraufführung unter Leitung des Thomaskantors J. S. Bach, übersiedelte er nach Berlin, ohne allerdings die Brücken nach Leipzig endgültig abzubrechen. Kommende Schwierigkeiten vorausahnend, kündigte er seine Stellung als Dirigent des Gewandhausorchesters nicht auf und behielt auch weiterhin seine Wohnung in Leipzig. Das ehrende Angebot aus Berlin gab ihm, wie er in einem Brief vom 13. Februar 1841 seinem Bruder Paul bekannte, „einen gewissen inneren Ruck, eine gewisse Satisfaktion“, welche ihm die seinerzeitige Zurücksetzung bei der Nachfolge Zelters leichter vergessen zu machen half. Aber auch die Rückkehr in die Leipzigerstrasse 3, wo er im Kreise der Familie die glücklichste Zeit seiner Jugend verbracht hatte, mag mit ein Beweggrund für seine Entscheidung gewesen sein.
Schon bald stellten sich die Enttäuschungen ein. Das Projekt der Errichtung einer Musikhochschule verschwand in der Versenkung, bevor überhaupt noch orientierende Gespräche stattgefunden hatten. Aber auch sonst fühlte sich Felix in Berlin nicht wohl. Während etwa Hector Berlioz begeistert von der prickelnden Atmosphäre der Musikstadt Berlin berichtete und ein Zeitgenosse von einem „fast närrischen Taumel“ sprach, der den im Winter 1841/42 in Berlin gastierenden Franz Liszt umtoste und mehr in die „Annalen der Krankheitsgeschichte als in die Geschichtsbücher der Kunst“ eingestuft wurde, konnte Felix keinen befriedigenden Kontakt und nicht die erwünschte Resonanz finden. Der steife und dabei unhöfliche Ton am Berliner Hof weckte – ebenso wie die jeden Gedankenflug lähmende reaktionäre Gesinnung in dieser Stadt – in ihm den Wunsch, so bald wie möglich seine Rückkehr nach Leipzig vorzubereiten. Von diesem Vorsatz konnte ihn selbst der Erfolg seiner „Antigone“-Musik, die wie seine zusätzliche Bühnenmusik zum „Sommernachtstraum“ auf Anregung des Königs entstand, nicht abbringen. Im Oktober 1842 kam es schließlich zu einem akzeptablen Kompromiß mit dem König, wonach Mendelssohn zwar nach Leipzig zurückkehren konnte, in Berlin jedoch als Generalmusikdirektor sich zur Verfügung halten mußte.
Im Dezember 1842 verstarb ebenso plötzlich wie Abraham seine Mutter Lea, wodurch nicht nur das wichtigste Band zur Familie, sondern auch die dünnen Fäden nach Berlin zerrissen. Wenn auch der Schmerz um den Verlust seiner Mutter nicht jenen Grad der Verzweiflung erreichte, den er beim Tod seines Vaters, des großen Vorbildes und wahren Freundes, empfand, so lähmte dieser Schicksalsschlag doch empfindlich alle seine Aktivitäten. In den Briefen aus jenen Tagen kommt seine müde Resignation und ein Fehlen jeglichen Lebensmutes zum Ausdruck. Gleich-

zeitig machte sich zunehmend eine rasche Ermüdbarkeit bemerkbar. Schuld daran war natürlich auch der Raubbau an seiner Gesundheit während des vergangenen Jahres 1842 in Berlin. In einem Brief vom 20. August 1842 an Ferdinand David schrieb er: „Die letzte Woche hetzten sie mich fast zu Tode." Dazu kamen noch die Leitung des Niederrheinischen Musikfestes in Düsseldorf und sein siebenter Besuch in England. Unter diesen Umständen kann man nur staunen, daß er dabei noch die Zeit fand, seine „Schottische Symphonie", diesen einmaligen Wurf einer musikalischen Landschaftsmalerei, fertigzustellen.
Erst allmählich fand er in den Alltag in Leipzig zurück, wo er sich mit seiner Familie schon im November 1842 einquartiert hatte. In einem Brief an Moscheles vom 16. Januar 1843 versuchte er seinen Seelenzustand nach dem Tod seiner geliebten Mutter am 12. Dezember zu beschreiben. Es war ihm immer noch zumute „wie einem Menschen im Finstern ohne Weg". Diese triste Situation wurde durch einige erfreuliche Ereignisse aufgehellt. So wurde am 3. April das Konservatorium in Leipzig, dessen künstlerische Leitung ihm übertragen wurde, feierlich eröffnet, und schon am 23. April erfolgte die Einweihung des Bach-Denkmals vor der Thomaskirche, für die Mendelssohn in zahlreichen Veranstaltungen die finanziellen Mittel sicherstellen konnte. Schließlich erhielt er schon wenige Tage später „als Anerkennung der großen Verdienste um die musikalische Bildung Leipzigs und als Beweis aufrichtiger Hochachtung" die Ehrenbürgerschaft der Stadt.
Die zweite Hälfte des Jahres 1843 brachte durch seine Doppelbeanspruchung in Leipzig und in Berlin, die ein ständiges Hin- und Herfahren zwischen diesen beiden Städten notwendig machte, eine ernste Belastungsprobe für Mendelssohn. Mußte er doch in den dazwischenliegenden Wochen „von Morgens früh bis Abends spät am Schreibtisch sitzen und Partituren schreiben, daß ihm der Kopf brannte", wie er sich in einem Brief an Rebekka vom 29. Oktober 1843 ausdrückte. Angesichts dieser fast unerträglichen Arbeitsüberlastung beschloß er, am 25. November mit Frau und Kindern erneut nach Berlin zu übersiedeln, wo er neben den Subskriptionskonzerten der Königlichen Staatskapelle auch die Leitung des Domchores übernehmen sollte. Sein künstlerisches Wirken fand diesmal in Berlin ein weit besseres Echo, doch kam es bald zu widerwärtigen Konflikten mit kirchlichen Behörden, die seine Ansichten über Sinn und Inhalt protestantischer Kirchenmusik ablehnten und grundsätzlich gegen jede Art von Instrumentalbegleitung im Gottesdienst auftraten. Seine im Mai angetretene achte Englandreise, bei der er sechs Konzerte in London dirigierte, war eine willkommene Gelegenheit, aus der stickigen und drückenden Atmosphäre Berlins herauszukommen. Nach einem Sommerurlaub, den er mit seiner Familie in Bad Soden am Fuße des Taunus verbrachte und der ihm Erholung von den Strapazen der letzten Zeit brachte, kehrte er im Herbst 1844 wieder nach Berlin zurück, sein während dieses Sommers beendetes Violinkonzert in e-Moll in seinem Gepäck mitführend. Bis heute ist dieses Werk ein Lieblingsstück für die Geiger und für das Konzertpublikum geblieben.
Inzwischen war sein Entschluß gefaßt, endgültig seine Bindung an die Metropole Preußens zu lösen und sich in nächster Zeit ausschließlich seiner Familie und seiner schöpferischen Tätigkeit zu widmen. Zu diesem Zwecke gedachte er, sein Domizil für zunächst etwa ein Jahr in Frankfurt aufzuschlagen, wo er sich für gelegentliche Kompositionsaufträge als preußischer Generalmusikdirektor bereithalten wollte und gleichzeitig auch in Leipzig „nach dem Rechten" zu sehen gedachte. Leider erfuhr das Idyll in Frankfurt eine sorgenvolle Trübung. Das jüngste seiner fünf

Kinder, das nach ihm Felix getauft wurde, erkrankte lebensgefährlich, blieb schwächlich und überlebte den Vater nur um wenige Jahre. Aber auch sein eigener Gesundheitszustand war nicht der beste; er ermüdete auffallend rasch, hatte Konzentrationsschwierigkeiten und litt immer wieder an quälenden Kopfschmerzen. Da es seiner Meinung „Tugend sei, sich zu täuschen“, täuschte er sich und seine Umgebung auch über seinen Gesundheitszustand. Nur seiner Schwester Rebekka bekannte er auf ihre dezidierte Anfrage hin: „Ich selbst bin, wie Du mich kennst, nur was Du nicht an mir kennst: daß ich seit einiger Zeit das Bedürfnis nach äußerer Ruhe, (nach Nicht-Reisen, Nicht-Dirigieren, Nicht-Aufführen) so lebhaft empfinde, daß ich ihm nachgeben muß, und, so Gott will, meine Lebenseinrichtung in dem ganzen Jahr zu treffen gedenke.“ Nur sein noch erhalten gebliebener Humor ließ ihn seinen Mitmenschen trotz seiner empfindlichen Reizbarkeit und seiner jähzornigen Ausbrüche erträglich erscheinen.
Mendelssohn war mittlerweile ein „Prestige-Objekt“ geworden, um das sich nicht nur der König von Preußen, sondern auch jener von Sachsen bemühte. Und letzterem gelang es, durch seinen Minister von Falkenstein Mendelssohn Mitte August 1845 zur Rückkehr nach Leipzig zu bewegen. Er wurde neuerlich zum Leiter der Gewandhauskonzerte berufen und behielt diese Position bis zu seinem Tode. Seine gesteigerte Reizbarkeit und die sich immer häufiger und heftiger einstellenden Kopfschmerzen bewirkten jedoch, daß seine Energie und Tatkraft nicht mehr ausreichten, um seine übernommenen Verpflichtungen voll auszufüllen, weshalb ihn bei vielen Konzerten sein bewährter Vertreter, der bekannte Komponist Niels Wilhelm Gade, ersetzen mußte. Alles strengte ihn unverhältnismäßig stark an, und seine vielseitige Tätigkeit wurde ihm immer mehr zur Bürde. Sein Freund Eduard Devrient gibt uns in seinen „Erinnerungen an Mendelssohn“ ein anschauliches Bild aus diesen Tagen: „Felix unablässig fleißig, nach meiner Meinung zu angestrengt um nicht für die Ausdauer seiner Gehirnnerven ... Besorgnis zu erregen. In diesen zwei Tagen [gemeint ist hier der Februar 1846; Anm. d. Verf.], die ich mit Felix verlebte, wurde ich der Veränderung deutlich gewahr, die mit der Grundstimmung seines Seelenlebens vorgegangen war. Die blühende, jugendfrische Heiterkeit war einem gewissen Überdruss, einer Erdenmüdigkeit gewichen, welche die Dinge anders widerspiegelt als sonst. Seine Direktion der Konzerte, alles was Geschäftliches darin hing belästigte ihn unerträglich. Das Conservatorium freute ihn nicht mehr, er gab den Klavierunterricht an Moscheles ab.“
In der Tat war Mendelssohns Rastlosigkeit nach einer Zeit der Entspannung in Frankfurt wirklich seltsam, wie auch sein hinzugekommener verstärkter „Thätigkeitsdrang“ nur schwer zu verstehen ist. Möglicherweise entsprang diese geschäftige Ruhelosigkeit einer unbewußten Todesahnung, die ihn in den Fluchtweg fortwährender Tätigkeit geraten ließ. Man wäre verleitet, im langsamen Satz seines im Juni 1845 beendeten Streichquintettes in B-Dur op. 87 mit seinen, einem unregelmäßig schlagenden Herzen ähnlichen drohend-pochenden Rhythmen eine Todesahnung herauszuhören. Doch wenn auch sein jugendliches Feuer und sein Enthusiasmus von einst nicht mehr in dem Maße ausgeprägt waren, wie sie seine Freunde in Erinnerung hatten, so darf man Mendelssohn keinesfalls als überzeugten Pessimisten oder als einen ausgebrannten Künstler sehen. Er konnte noch immer so charmant und humorvoll sein wie früher, so am 4. Dezember 1845, als er die „schwedische Nachtigall“ Jenny Lind, die er schon im Herbst des Vorjahres in Berlin kennengelernt hatte, in einem Konzert im Gewandhaus am Flügel beglei-

tete. Als diese nach den stürmischen Ovationen einige Worte des Dankes an das Publikum richten sollte, bat sie in ihrer Verlegenheit Mendelssohn, dies an ihrer Stelle zu tun. Dieser trat Arm in Arm mit der gefeierten Sängerin vor die Menge und beschränkte sich als Festredner auf die launigen Sätze: „Sie müssen nicht denken, ich sei Mendelssohn; jetzt bin ich Fräulein Lind und danke Ihnen für die freudige Überraschung! Und nachdem ich diesen ehrenvollen Auftrag erfüllt habe, verwandle ich mich wieder in den Leipziger Musikdirektor und rufe als solcher: Fräulein Lind lebe hoch!" Er bezeichnete sie als die größte Künstlerin, die ihm jemals begegnet sei, sie wiederum sah in ihm einen Mann mit den erhabensten Talenten, zu dem sie sich stark hingezogen fühlte. Seitdem Mendelssohn Jenny Lind in der Oper singen gehört hatte, erwachten auch wieder seine alten Opernpläne, von denen allerdings kein einziger realisiert werden sollte.

Trotz seiner vielen Verpflichtungen als Direktor, Dirigent und Pianist setzte er auch während der Spielzeit seine intensive kompositorische Tätigkeit fort. Vor allem arbeitete er fieberhaft und unter Aufbietung all seiner Kräfte an der Fertigstellung des „Elias", nach Alfred Einstein das größte Oratorium des 19. Jahrhunderts. In seiner rastlosen Betriebsamkeit übernahm er auch noch die Leitung des Aachener Musikfestes und sagte überdies seine Teilnahme am Sängerfest in Köln zu, für das er in aller Eile eine Festmusik schreiben mußte. An Klingemann schrieb er am 15. April: „Du kannst dir denken, daß mir dabei zuweilen schwül wird"; und noch Ende Juni waren bei weitem nicht alle Einzelheiten des für das Musikfest in Birmingham bestimmten „Elias" auskomponiert. An seine Schwester Fanny schrieb er am 27. Juni einen Brief, der die turbulente Hektik jener Wochen widerspiegelt: „So gepfropft volle drei Wochen, wie die waren, habe ich noch nicht erlebt, immer um Mitternacht oder ein Uhr ins Bett und gegen sechs wieder heraus, und von ein halb sieben ging der ‚trouble' wieder los und dauerte bis Mitternacht oder ein Uhr." Endlich, am 26. August 1846, fand die Uraufführung des „Elias" statt, über die Mendelssohn voller Begeisterung seinem Bruder berichtete: „Noch niemals ist ein Stück von mir bei der ersten Aufführung so vortrefflich gegangen und von den Musikern und Zuhörern so begeistert aufgenommen worden, wie dies Oratorium ... Die ganzen dritthalb Stunden, die es dauerte, war der große Saal mit seinen 2000 Menschen und das große Orchester, alles so vollkommen ... gespannt, daß von den Zuhörern nicht das leiseste Geräusch zu hören war, und dass ich mit den ungeheuren Orchester- und Chor- und Orgelmassen vorwärts und zurückgehen konnte, wie ich nur wollte." Bei diesem Musikfest erklangen noch Händels „Messias", Haydns „Schöpfung" und Beethovens „Missa solemnis". Mendelssohns „Elias" ist in der Tradition und im Rang dieser Werke zu sehen. Musikwissenschaftler wollen im „Elias" ein autobiographisches Element erkennen und meinen, Mendelssohn habe sich in diesem Propheten selbst gesehen und gespielt. Ähnlich äußerten sich auch die nächsten Freunde des Meisters, die in der Arie „Es ist genug" die Resignation, die daraus spricht, als Mendelssohns persönliches Bekenntnis seines schwindenden Lebenswillens zu interpretieren versuchten.

Tod der Schwester Fanny

Wegen seiner zunehmenden Reizbarkeit und immer intensiveren Kopfschmerzen wurde ihm schließlich jedes öffentliche Auftreten vom Arzt untersagt. Als Pianist wirkte er zum letzten Mal am 19. Juli 1846 in einem Wohltätigkeitskonzert mit, in dem er mit Ferdinand David Beethovens Kreutzersonate vortrug. Nach der Uraufführung seines „Elias" scheint er sich auch selbst der Überforderung seiner Kräfte bewußt geworden zu sein, denn er bekannte Klingemann gegenüber am 6. Dezember 1846 freimütig: „Endlich klage ich auch mich selbst an, weil mir das Dirigieren und gar das Spielen geradezu zuwider geworden ist." Trotzdem hielt er sich nicht an die ärztlichen Anweisungen, denn er dirigierte – zum letztenmal – im März 1847 noch ein Konzert im Gewandhaus. Vor einer Aufführung seines „Paulus" am 2. April war es ihm dann allerdings nur mehr mit größter Mühe möglich, die Proben selbst abzuhalten. Ähnlich wie schon in Frankfurt war er nur von dem Wunsch beseelt, die ihm noch zur Verfügung stehende Zeit allein zum Komponieren nützen zu wollen. Immer häufiger kreisten seine Gedanken um den Tod, wie eine Bemerkung zu Klingemann bezeugt: „Ich habe nur immer den einen Gedanken, wie kurz die Lebenszeit sei." In einer solchen Stimmung traf ihn auch wenige Monate vorher der Tod seines treuen Dieners Johann, um den er sich in rührender Weise angenommen hatte. Als Johann schwer erkrankte und der Arzt sich weigern wollte, einen „Domestiken" privat im Hause Mendelssohns zu behandeln, machte ihm Felix klar, daß sein Diener zur Familie gehöre und er einer Überstellung in ein Spital deshalb nicht zustimmen könne. In selbstloser Weise kümmerte er sich persönlich um den Kranken, las ihm täglich vor und war tief erschüttert, als Johann allen Bemühungen und medizinischer Obsorge zum Trotz starb. Als letzten Dienst erwies er dem Verstorbenen die Vollstreckung des Testaments, die einige Mühe bereitete und deretwegen er mit einem Antwortschreiben an Klingemann in Verzug geriet, wie er dem Freund brieflich am 6. Dezember 1846 beteuerte: „Da gab's nun viel zu besorgen und anzuordnen, bis morgen die Kisten mit den Sachen etc. abgeschickt werden können an seine Mutter und Geschwister, und deshalb konnte ich Dir nicht schreiben in den letzten Wochen." Diese Episode wirft ein liebenswürdiges Licht auf Felix' Hilfsbereitschaft und auf die soziale Einstellung seinen Mitmenschen gegenüber.

Entgegen den ärztlichen Ratschlägen wollte er noch einmal – es war das zehnte Mal – nach England, um in London den „Elias" in überarbeiteter Form in Anwesenheit von Königin Victoria und Prinz Albert zu dirigieren. Nach insgesamt drei Aufführungen verließ er „sehr erschöpft" am 8. Mai England, um am 12. Mai in Frankfurt einzutreffen. Dort erhielt er am 17. Mai die schreckliche Nachricht, die ihn wie ein Keulenschlag traf: Seine über alles geliebte Schwester Fanny, sein zweites Ich, starb in Berlin ganz plötzlich und unerwartet an den Folgen eines Gehirnschlages. Mendelssohn soll bei dieser Nachricht wie vom Blitz getroffen mit einem Aufschrei zu Boden gestürzt und dort lange regungslos liegengeblieben sein. Und als er aus seiner Ohnmacht erwachte, war eine völlige Verwandlung mit ihm vorgegangen. Mit dem Verlust von Fanny, die nach dem Tode seiner Eltern für ihn das Band symbolisierte, das die Familie fest zusammenhielt, verlor er auch ein Stück seiner selbst. Auch als Komponist war er zunächst wie gelähmt und konnte, wie er seinem Schwager Wilhelm Hensel schrieb, „... an Arbeit, ja an die Musik überhaupt nicht denken, ohne die größte Leere und Wüste in Kopf und Herz zu fühlen". Ohne die Schwester, deren Rat er bei seinen kompositorischen Arbeiten immer wieder einholte und die er auch in seine künstlerischen Pläne stets einzuweihen pflegte, wurde für ihn ein Neuanfang nötig, für den er aber kaum noch die Kräfte aufbringen konnte. Seiner jüngeren Schwester Rebekka schrieb er noch am

7. Juli 1847: „Ein großes Kapitel ist eben aus – und von dem nächsten ist weder die Überschrift, noch das erste Wort bis jetzt da."

Um diese ungewöhnliche Reaktion Mendelssohns auf den Tod seiner Schwester Fanny verstehen zu können, muß man das Verhältnis zwischen beiden kennen. Selten ist das Band von Bruder und Schwester so eng und innig geknüpft, wie dies bei Fanny und Felix der Fall war und man findet eine derart innige Beziehung eigentlich sonst nur bei Zwillingen, wo dies aus biologischen Gründen nicht verwundert. Bei Fanny hatte, zumindest vor ihrer Hochzeit, dieses innige Verhältnis zum Bruder „sogar physische Impulse" ausgelöst, deren „manchmal das Abnormale streifende Triebe" von Felix allerdings stets entschieden abgewehrt wurden. Auf einen ihrer Briefe, in dem die Liebeserklärungen an den Bruder mitunter von geradezu schwärmerischer Exaltiertheit gekennzeichnet waren, erwiderte er schon im Alter von fünfzehn Jahren in unmißverständlicher Sprache: „Wenn ich mir nicht vorgenommen hätte, nicht zärtlich zu sein, so ständ' ich nach solchem Brief für nichts. Indessen will ich nicht, und ich bin beharrlich!" Während ihm ihre allzu große Sentimentalität und ihre enthusiastischen Ausbrüche eher peinlich waren, bereitete ihm ihre Eifersucht meist nur Vergnügen, wenngleich die geschwisterliche Zuneigung durch Fannys Eifersüchteleien und ängstliche Bemühungen um den Alleinbesitz ihres geliebten Bruders mitunter auf eine harte Probe gestellt wurde. Wahrscheinlich war sich Fanny selbst gar nicht der oft geradezu leidenschaftlichen Natur ihrer Gefühle bewußt, wenn sie etwa am 29. Juli 1829 an Felix schrieb: „Ich ... stehe vor Deinem Bildnis und küsse es alle fünf Minuten, stelle mir Deine Gegenwart vor ... Ich liebe Dich, ich bete dich an...."

Aber nicht nur die abgöttische Liebe seiner Schwester, die in späteren Jahren nur mehr schwesterliche, mütterliche und kameradschaftliche Komponenten enthielt, war es, die ihm nun fehlte. Auch die Musik selbst hatte die beiden zu einem unlösbaren Band zusammengeschmiedet. Sie war nicht nur seine Vertraute in allen musikalischen Fragen, sondern auch seine sachkundige und strenge Kritikerin, von der allein er etwaige „Rüffel" entgegennahm, und die er deswegen scherzhaft gerne seinen „Kantor" nannte. Vier Jahre älter als ihr Bruder, lenkte sie seine ersten und noch unbeholfenen Schritte ins Reich der Musik. Und wenn Felix sie auch bald überflügelte, blieb sie doch stets seine unentbehrliche Ratgeberin. Mit einem gewissen Stolz schrieb sie im Jahre 1833: „Ich habe sein Talent sich Schritt vor Schritt entwickeln sehen und selbst gewissermaßen zu seiner Ausbildung beigetragen. Er hat keinen musikalischen Ratgeber als mich, auch sendet er nie einen Gedanken auf's Papier, ohne ihn mir vorher zur Prüfung vorgelegt zu haben." Manche seiner Kompositionen, etwa die Ouvertüre zum „Sommernachtstraum", hatte sie schon „auswendig gewußt, noch ehe eine Note aufgeschrieben war". Diese Versenkung in die Arbeiten ihres Bruders hatte fast zum Verlust ihrer eigenen künstlerischen Identität geführt.

Fannys künstlerische Bedeutung wurde erst 1965 voll erkannt, als der Großteil ihrer unveröffentlichten Kompositionen aus dem Besitz der Mendelssohnschen Erben an die Stiftung Preußischer Kulturbesitz überging. Bis dahin herrschte Schweigen über ihre künstlerischen Aktivitäten, wohl deshalb, weil Vater Abraham die Veröffentlichung ihrer Werke streng untersagte und die Nachkommenschaft diese nur aus der jüdischen Tradition heraus verständliche Haltung lange Zeit respektierte. Die soziale Stellung der Frau innerhalb einer jüdischen Familie ließ es zur damaligen Zeit zwar zu, daß sie durch ihre Eltern eine erstklassige Allgemeinbildung und musikalische Erziehung erhalten konnte, doch durfte damit kein Berufsziel angestrebt werden. Fannys musikalische Ausbildung war zwar intensiver, als es sonst bei den Töchtern „besserer Familien“ üblich war, doch wurde ihr niemals Gelegenheit gegeben, ihr Talent außerhalb des häuslichen Familienkreises zeigen zu können. Diesen Standpunkt hatte der Vater in mehreren Briefen deutlich zu erkennen gegeben. Seine Ratschläge hätten von einem zeitgenössischen reaktionären Sozialtheoretiker kaum besser formuliert werden können, wenn er etwa 1828 an Fanny schrieb: „Du musst Dich ernster und emsiger zu Deinem eigentlichen Beruf, zum einzigen Beruf eines Weibes, zur Hausfrau, bilden.“ Und als Fanny einmal auf die Bevorzugung Felix’ anspielte, antwortete er ihr unmißverständlich: „Was Du mir über Dein musikalisches Treiben im Verhältnis zu Felix ... geschrieben, war eben so wohl gedacht wie ausgedrückt. Die Musik wird für ihn vielleicht Beruf, während sie für Dich stets nur Zierde, niemals Grundbasis deines Seins und Thuns werden kann und soll; ihm ist daher Ehrgeiz, Begierde, sich geltend zu machen in einer Angelegenheit, die ihm sehr wichtig vorkommt, weil er sich dazu berufen fühlt, eher nachzusehen, während es Dich nicht weniger ehrt, daß Du Dich von jeher in diesen Fällen gutmüthig und vernünftig bezeugt, und durch Deine Freude an dem Beifall, den er sich erworben, bewiesen hast, daß Du ihn Dir an seiner Stelle auch würdest verdienen können. Beharre in dieser Gesinnung und diesem Betragen, sie sind weiblich, und nur das Weibliche ziert die Frauen.“ Kein Wunder, daß sie bei solchen Worten unter ihrer „elenden Weibsnatur“, die ihr „von den Herren der Schöpfung“ fast täglich vorgehalten wurde, zu leiden hatte. Sie war jedoch zu sehr der jüdischen Familientradition verpflichtet, als daß sie es auf eine direkte Auseinandersetzung mit ihrem Vater ankommen hätte lassen. So blieb ihr nichts anderes übrig, als in ihrer Kammer eifrig zu komponieren, ohne daß Abraham etwas davon wissen durfte. Dies war nur deshalb möglich, weil der Vater häufig längere Zeit auf Geschäftsreisen war und ihre Mutter Lea weit großzügigere Ansichten vertrat. Nicht so jedoch Felix, der ihr kompositorisches Wirken kaum förderte und sich noch 1837 erbittert einer Veröffentlichung von Fannys Liedern widersetzte. Dies erscheint deshalb besonders eigenartig, weil er andererseits sogar eine Anzahl ihrer Kompositionen unter seinem Namen herausgab und, wie wir heute wissen, gar manches seiner „genialen Jugendwerke“ in Wirklichkeit von Fanny stammen. Schon vor ihrer Eheschließung komponierte sie Dutzende von Liedern mit und ohne Klavierbegleitung. Dank ihrer hervorragenden pianistischen Fähigkeiten, die angeblich an jene von Clara Schumann heranreichten, schrieb sie auch Klaviermusik, darunter ein vollständig ausgearbeitetes Klavierquartett in As-Dur. Alle diese Arbeiten konnten nur heimlich ausgeführt werden und erst nach ihrer Verehelichung konnte sie sich unbehindert und frei ganz ihren musikalischen Neigungen widmen. Im Gartensaal ihres elterlichen Hauses veranstaltete sie nun regelmäßige „Sonntagsmusiken“, bei denen sich das gesamte musikalische Berlin traf. Hier konnte sie unter anderem auch ihre eigenen Kompositionen mit eigens engagierten Künstlern aufführen, sei es als Pianistin oder als Dirigentin von Chören oder Orchestern.

Die kurze Charakteristik jener ungewöhnlichen Frau läßt ermessen, wie unendlich viel Felix verlor, als seine innigst geliebte und für ihn unersetzliche Schwester für immer ihre Augen schloß, und man kann besser verstehen, warum sich Mendelssohn nach jener unheilvollen Todesnachricht nicht mehr erholen konnte. Es fand eine innere Wandlung statt, die nicht nur den Menschen, sondern auch den

Künstler tiefgreifend veränderte, und die ihn, um mit Schopenhauer zu sprechen, zu einer Art, „heroischen Pessimismus“ hindrängte. Die ihm noch verbleibenden fünf Monate seines Lebens sind gekennzeichnet durch einen vergeblichen Kampf gegen die zunehmende Ermattung seines psychisch und physisch verausgabten Körpers. Sein Wesen erschien seiner Umgebung deutlich verändert. Verstärkte Nervosität und Gereiztheit wechselten mit Phasen, in denen er oft „lange müssig sitzen und die Hände in den Schoss legen“ konnte. In seinem religiösen Denken traten immer mehr mystische Elemente in den Vordergrund, wobei vermutlich die Todesfurcht, die ihn immer häufiger befiel, für diese Entwicklung verantwortlich gewesen sein dürfte. Der einst so weltgewandte und kontaktfreudige Mendelssohn wurde menschenscheu und verabscheute jetzt jede lärmende oder virtuose Musik. Wie sehr es ihm nun nur mehr um Tiefe des Ausdrucks ging, zeigt sein letztes größeres Werk, das er noch komponierte und das uns seine Erschütterung über den Verlust seiner Schwester verrät. Dieses düsterste all seiner Werke ist sein Streichquartett in f-Moll op. 80, das er während eines Erholungsurlaubes in Interlaken in der Schweiz niederschrieb und das gerne als „Requiem für Fanny“ bezeichnet wird. Dieser für Mendelssohn neuartige Kompositionsstil zeigt die Richtung an, in die er sich wohl weiterbewegt hätte, wäre ihm ein längeres Leben bestimmt gewesen. Zugleich stellt dieses Quartett das für ihn seltene Beispiel einer autobiographischen Komposition dar, in der sich seine innere Haltung widerspiegelt, „eine einzige, unverhüllte Klage um die Schwester; man hört überall den kaum stilisierten Schmerzensschrei der leidenden Kreatur“. Vermittelt uns der zweite Satz ein Gefühl trostloser, trauriger Leere, so erkennt man im letzten Satz die wilde Rastlosigkeit, die schon im ersten Satz begonnen hat, die von leidenschaftlichen Aufschreien unterbrochen wird und in auswegloser Verzweiflung endet.
Der Erholungsaufenthalt in der Schweiz brachte keine Besserung seines Zustandes, wenngleich ihm das Aquarellieren und Zeichnen eine gewisse Ablenkung verschaffte. Sein Freund Henry Fothergill Chorley, der ihn in Interlaken besuchte, beschrieb ihn als gealtert und vergrämt, mit einem schleppenden Gang und gebeugter, nicht mehr ganz aufrechter Haltung. Sein Lächeln hingegen soll inniger und wärmer gewesen sein als in früheren Tagen. Zum letztenmal in seinem Leben improvisierte er auf Bitte Chorleys mit gewohnter Meisterschaft auf der Orgel einer kleinen Kirche am Ufer des Brienzer Sees.

Die Katastrophe bricht herein

Etwas ruhiger geworden, trat er Mitte September die Heimreise nach Leipzig an. Als er jedoch Ende September in Berlin die Wohnräume aufsuchte, in denen Fanny gelebt hatte, fiel er wieder in seinen depressiven Zustand zurück. Völlig resigniert legte er die Leitung der Gewandhauskonzerte zurück und sagte auch alle auswärtigen Verpflichtungen ab, darunter die geplante Aufführung des „Elias” in Berlin, in der Jenny Lind singen sollte. Am 7. Oktober entstand seine letzte Komposition, das tieftraurige „Altdeutsche Frühlingslied“; er hatte sich von jeder Instrumentalmusik abgewandt und fühlte sich nur mehr zur Vokalmusik hingezogen, da nur sie „des Künstlers wahre Gesinnung“ verbürge, wie er einer befreundeten Sängerin, Livia Frege, beteuerte. Der letzte Vers seines „Altdeutschen Frühlingsliedes“ von Friedrich Spee, der seiner Trauer um Fanny und seinem Gefühl trostloser Leere entsprach, lautet:

„Nur ich allein, ich leide Pein,
Ohn' Ende werd' ich leiden,
Seit Du von mir und ich von Dir,
O Liebste, mußte scheiden!"

Dieses soeben fertiggestellte Lied brachte er am 9. Oktober zusammen mit einigen anderen zu Livia Frege mit der Bitte, sie ihm vorzusingen. Schon bei den ersten Liedern wurde er nachdenklich. Als sie sein „Nachtlied" vortrug, das er erst wenige Tage vorher komponiert hatte, befiel ihn bei dem Text „So reist die Zeit die ganze Nacht, nimmt manchen mit, der's nicht gedacht" ein schauriges Gefühl von Todesnähe, er wurde ganz blaß und fühlte in seinen Händen eisige Kälte. Mit den Worten „Ach, das klingt so müde, aber genau so war mir's!" legte er sich kurz hin, um sich von diesem „Anfall" zu erholen. Über den genaueren Ablauf dieses Ereignisses, das den Beginn einer dramatischen Entwicklung seines Gesundheitszustandes markierte, besitzen wir eine eindrucksvolle Schilderung von Livia Frege: „Als er eintrat waren seine Worte: ‚Ich komme heute und alle Tage bis Sie mir Ihre Zusage geben und nun bringe ich wieder die veränderten Stücke mit. Eigentlich ist mir aber miserabel zu Mute. – Ja so, dass ich neulich bei meinem Trio geweint habe ...'. Obgleich er sehr bleich aussah, musste ich ihm zum dritten Mal das erste Lied vorsingen ... Ich ging aus dem Zimmer um Lampen zu bestellen, als ich zurückkam, sass er im anderen Zimmer in der Sofaecke und meinte, er habe ganz kalte, steife Hände bekommen, er wolle doch vernünftig sein und lieber noch einmal um die Stadt laufen, denn er fühle sich zu schlecht, um gut Musik zu machen. Ich wollte ihm einen Wagen holen, aber er litt es nicht und ging, nachdem ich ihm Zuckerwasser und Brausepulver gegeben, etwa um halb sechs. Als er an die Luft kam, fühlte er, es sei besser, gleich nach Hause zu gehen, setzte sich dort in die Sofaecke, ward aber von Cécile um 7 Uhr wieder mit einem solchen Anfall abgestorbener Hände gefunden."

Ferdinand David beschrieb diesen Vorfall dem befreundeten Komponisten William Sterndale Bennett in ähnlicher Weise. Nach seinen Worten nahm man Mendelssohns Unwohlsein am Abend dieses 9. Oktober bei Livia Frege zunächst nicht allzu ernst: „Man machte anfänglich nicht viel daraus, obgleich die Symptome (eiskalte Hände und Füße, ausbleibender Puls, mehrstündiges Delirieren) allerdings bedenklich waren. Aber da er vor sieben Jahren schon einmal einen ähnlichen Anfall gehabt hatte, von dem er sich bald wieder erholte, so befürchteten wir alle nichts Schlimmes."

Während der darauffolgenden Tage meldeten sich bei Mendelssohn wieder seine starken Kopfschmerzen, unter denen er in den vergangenen Jahren schon so häufig gelitten hatte. Seine Ärzte diagnostizierten einen „überreizten Nervenzustand" und ein „Magenleiden" und ließen ihm Blutegel anlegen. Tatsächlich erholte sich der Patient in den nächsten Tagen so weit, daß ihm schon am 28. Oktober ein Spaziergang erlaubt werden konnte. Doch schon am 1. November stürzte er plötzlich bewußtlos zu Boden, und nun bestand auch kein Zweifel mehr, daß es sich um einen Schlaganfall handelte. Nur teilweise gelähmt, war er in den nächsten Tagen wieder bei Bewußtsein, schien jedoch an furchtbaren Kopfschmerzen zu leiden, da er schrecklich stöhnte und schrie. Diese letzten Tage Mendelssohns beschrieb Klingemann so, wie er es aus dem Munde Céciles hörte: „Sie verliess sein Bett beinah nie. Paul Schleinitz [von Beruf Advokat, befreundetes Mitglied der Leipziger Konzertdirektion. Anm. d. Verf.] und der Bediente standen bei ihr, auch Ärzte

wachten des Nachts zuweilen. Wenn man sie manchmal zur Ruhe zwang, konnte sie sie nirgends finden, denn das Klagen und Schreien des armen Kranken hat man durch alle Zimmer gehört. Er litt die ärgsten Schmerzen im Kopf, und seine Adern klopften darin wie Hämmer ... Sein Arzt Dr. Hammer war bedenklich vom ersten Anfall an, und dieser kam schon am 9. Oktober, einen Tag vor Céciles Geburtstag, und von diesem Augenblick an hat auch die arme Cécile die tödlichste Angst nicht mehr verlassen ... Nach dem ersten Anfall war er zeitweise ganz wohl wieder, hatte guten Appetit und ging spazieren, war auch lustig manchmal, oblgeich doch ganz verändert, schon seit dem Tode seiner Schwester Fanny. Neun Tage hat er im ganzen zu Bett zugebracht und seinen Zustand dem Arzte einmal so beschrieben: ‚Es ist als ob die einzelnen Teile meines Körpers Schach spielten; jetzt rückt eines vor und sagt zu dem anderen: Du bleibst zurück. Dann sagt der andere: Nun komme ich dran und so fort'. Nach dem letzten Anfall, am 3. November nachmittags, soll er das Bewußtsein nicht wieder erlangt haben. Mit geschlossenen Augen und sehr schwerem Atem hat er ruhig bis zum Ende gelegen. Am Donnerstag, dem letzten Tag, schlug er die Augen auf, wenn sie ihn angeredet haben, und antwortete ja oder nein. Cécile sagt, er habe sie immer noch gekannt, so auch Schleinitz und Paul, und mit einem freundlich schmerzlichen Blick angesehen; die Medizin nahm er nur von ihnen, durchaus nicht von einem Wärter, den sie die letzten Tage hatten ... In der vorletzten Nacht, sagt Cécile, habe er gesungen, dass ihnen das Herz brechen wollte. Der Arzt sagte ihm ‚musizieren Sie nicht so viel, das regt Sie auf'. Da hörte er ein wenig auf und lächelte, dann fing er wieder an."
Gestützt auf Mitteilungen des Bruders Paul berichtete Devrient über die letzten Stunden, daß das Befinden Felix' am 3. November sehr schwankend gewesen sei. Phasen eher heiterer Stimmung wechselten mit Stunden, in denen er wieder sehr unruhig wurde: „Gegen 2 Uhr kam Cécile in Angst um Paul zu rufen, weil sie den Kranken nicht zu beruhigen vermöge. Paul ging hinein und schalt ihn scherzhaft und Felix ging noch darauf ein. Plötzlich wurde er augenscheinlich durch einen furchtbaren Schmerz im Kopf emporgerissen, er stieß mit angstvoll aufgerissenem Munde einen scharfen Schrei aus und sank ins Kissen zurück. Es war um ihn geschehen. Von nun an lag er im Taumelschlaf, antwortete nur noch ja oder nein und einmal auf Cécilens zärtliche Frage: wie ihm sei? – ‚Müde, sehr müde'. So schlief er ruhig bis zum nächsten Morgen. Abends um 9 Uhr 24 Minuten, da stockte sein Atem, sein Leben war aus."
Der befreundete Maler Eduard Bendemann, der aus Dresden herbeieilte und von Felix auf dem Totenbett eine Zeichnung anfertigte, berichtete über seinen Eindruck beim Anblick seines Freundes Felix: „Der Ausdruck des Gesichtes war von einer unbeschreiblichen Freundlichkeit und Ruhe, so daß man beim Hineintreten mehr einen Schlafenden als einen Toten zu sehen geglaubt hatte, wenn nicht die Farbe ... den Schrecken des Todes gezeigt hätte." Auch Ignaz Moscheles, der die Todesstunde Felix' miterlebte, bestätigte dieses geheimnisvolle Lächeln, aus dessen Antlitz alle Spuren der vorangegangenen Qualen gewichen waren: „Der Arzt brachte Cécile in ein anderes Zimmer und stand ihr in ihrem stummen Schmerz bei. Seine Kinder waren um neun Uhr zu Bett geschickt worden und schliefen schon sanft, als Gott ihren Vater zu sich rief. – Ich kniete vor dem Bette nieder und begleitete die Seele des Hingeschiedenen mit meinen Gebeten gen Himmel und küßte die hohe Stirn, die noch nicht vom Todesschweiß erkaltet war." Einem alten Brauche folgend, nahm Cécile ihrem toten Gatten einige Locken seines kastanien-

braunen Haares ab, um seinen engsten Freunden ein sichtbares Andenken an den Verblichenen mitgeben zu können.
Sein Leichnam blieb zu Hause aufgebahrt bis zum 7. November, an dem er zur Trauerfeier in die Paulinerkirche überführt wurde. Sein Sarg wurde von seinen Freunden Moscheles, Gade und Schumann zur Rechten und von Hauptmann, David, Rietz zur Linken begleitet. Auf dem Wege zur Kirche erklang der Marsch in c-Moll aus dem fünften Heft seiner „Lieder ohne Worte“, während die kirchliche Feier selbst ihr feierliches Gepränge durch Choräle aus seinem Oratorium „Paulus“ erhielt. Clara Schumann notierte am 8. November in ihrem Tagebuch, daß ihr Robert erzählt habe, „... wie so schön und würdig die Feier in der Kirche war, wie so herrlich der Chor, der wohl noch nie zahlreicher zusammenkam“. In der darauffolgenden Nacht wurde der kostbare Sarg, in welchem Mendelssohn, einen einfachen Lorbeerkranz um seine Stirn gewunden, ruhte, mit der Eisenbahn nach Berlin überführt. Unterwegs machte der Zug in Köthen, Dessau und Halle kurz halt, um den Chordirektoren und Freunden Gelegenheit zu einer letzten Huldigung des verehrten Meisters zu geben. Am nächsten Tag wurde er unter großem Geleite vom Berliner Bahnhof zum alten Dreifaltigkeitsfriedhof geführt; hier wurde er bei seinen Eltern und neben seiner Schwester Fanny zur ewigen Ruhe gebettet. So hatte er sein Versprechen gehalten, das er, seine Abwesenheit entschuldigend, Fanny anläßlich ihres Geburtstages am 8. November 1846 gegeben hatte mit den Worten: „Verlaß dich darauf, das nächste Mal bin ich bei dir.“
Am 26. Mai 1892 wurde vor dem Gewandhaus in Leipzig ein Mendelssohn-Denkmal enthüllt. Es gehört zu den beschämenden kulturpolitischen Ereignissen während des Dritten Reiches, daß es in der Nacht zum 10. November 1936 heimlich in einer „Nacht- und Nebelaktion“ völlig zerstört wurde. Peinlicherweise wurde der Zeitpunkt dieses vandalistischen Aktes denkbar ungünstig gewählt, da ausgerechnet am darauffolgenden Tag eine Abordnung des Londoner Philharmonischen Orchesters unter seinem Dirigenten Sir Thomas Beecham vor diesem Denkmal einen Kranz niederlegen wollte, um damit der durch Mendelssohns Wirken geschaffenen engen Verbindung zwischen den Musikstädten Leipzig und London sichtbaren Ausdruck zu verleihen.

Medizinische Diagnose

Für die Erstellung der medizinischen Diagnose des tödlichen Leidens von Felix Mendelssohn ist neben seiner eigenen Krankengeschichte auch jene einiger seiner Familienangehörigen von Wichtigkeit. Schon sein berühmter Großvater Moses starb 1786 ganz plötzlich und ohne vorausgehenden Todeskampf an den Folgen eines Schlaganfalles in seinem 67. Lebensjahr. Dasselbe Schicksal ereilte seinen Vater Abraham, der, noch nicht ganz 59 Jahre, ebenfalls innerhalb weniger Stunden unter den Zeichen eines Schlaganfalls verstarb. Man darf annehmen, daß beide an einer Verkalkung der Hirnarterien litten und es aus einem brüchig gewordenen Gefäß zu einer Blutung gekommen sein dürfte. Ein solcher „Schlaganfall“ kann allerdings auch dann eintreten, wenn es durch die arteriosklerotischen Veränderungen eines arteriellen Hirngefäßes zu einer derartigen Verengung gekommen ist, daß eine ausreichende Sauerstoffzufuhr in das von diesem Gefäß zu versorgende Areal des Gehirns nicht mehr möglich ist. In einem solchen Fall ereignet sich der Tod in der Regel – abhängig vom betroffenen Zentrum des Gehirns – nicht so plötzlich wie bei einer massiven Blutung. Hier stehen meist Lähmungen und andere klinische Symptome im Vordergrund. Wahrscheinlich war auch die rasch zunehmende Erblindung Abrahams kurz vor seinem Tode Ausdruck arteriosklerotischer Gefäßveränderungen, wenngleich hierfür auch andere auslösende Ereignisse wie eine Netzhautabhebung, eine Glaskörperblutung oder ein grüner Star im Bereich der Möglichkeiten liegen.

Völlig anders ist der überraschend erfolgte Tod seiner Schwester Fanny Hensel in ihrem 42. Lebensjahr zu werten. Wie aus ihren Briefen zu entnehmen ist, war diese kleine und durch eine vom Großvater Moses vererbte Schulterverwachsung infolge einer Wirbelsäulenverkrümmung eher körperlich unansehnliche Frau mit ihren außergewöhnlichen geistigen Begabungen stets anfällig gegenüber Erkrankungen der Atemwege. Abgesehen von den in den Briefen wiederholt erwähnten „Hustenkonzerten" und Zeiten mit „Heiserkeit" als Folge von Kehlkopf- und Bronchialkatarrhen schien sie jedoch gesund gewesen zu sein. Als einziger Hinweis auf ihr tödliches Leiden dient ein erst kürzlich aufgefundener Beleg, wonach sie sich schon 1843, also vier Jahre vor ihrem Tod, wegen einer aufgetretenen „Taubheit in den Händen" in ärztliche Behandlung begab. Über die letzten Stunden ihres Lebens berichtete Felix am 3. Juni 1847 seinem Freund Klingemann: „Fanny war nicht krank und nicht leidend. Sie war nie so wohl wie in der letzten Zeit und den letzten Tagen ihres Lebens. In einer Probe ihrer Sonntagsmusik, während sie den Chor „Es lacht der Mai" singen ließ und begleitete, fühlte sie sich unwohl, ging aus dem Zimmer und als Paul 3/4 Stunden darauf kam, fand er sie schon ganz ohne Bewußtsein, und vier Stunden später lebte sie nicht mehr." Ähnlich lautet die Schilderung Devrients, in der auch jene „Taubheit in den Händen" aufscheint, deretwegen sie schon 1843 den Arzt aufsuchte: „Im vollen Wohlsein und heitersten Leben hatte sie am Nachmittage des 14. Mai im Gartensaale eine Gesangsprobe zur nächsten Sonntagsmusik veranstaltet. Unvorbereitet fühlte sie auf einmal ihre Hände auf den Tasten des Claviers absterben, musste einem musikalischen Freunde ihren Platz am Flügel abgeben. Man probierte fort an den Chören der „Walpurgisnacht"; sie hörte aus dem dritten Zimmer durch die geöffneten Thüren zu, indessen sie die Hände in heissem Essigwasser badete ... ‚Wie schön klingt es', sagte sie, wunderbar erfreut, wollte in den Musiksaal zurück, als eine zweite und allgemeine Lähmung eintrat, das Bewusstsein schwand und sie nachts um elf Uhr ausgeatmet hatte." Als der genaue Zeitpunkt der ersten aufgetretenen Lähmungserscheinungen wurde von der Schwägerin Wilhelmine Hensel 18 Uhr angegeben.

Auch Robert Schumann kommt in seinen „Aufzeichnungen über Mendelssohn" auf Fannys Tod zu sprechen: „Als Felix seinen ‚Elias' schrieb, erwachte in Fanny ebenso der Trieb durch ein großartiges Werk Zeugniß von der ihr verliehenen Kraft abzulegen. Sie erwählte die zur Composition geeigneten Partien aus Goethe's „Faust, zweiter Teil". Mit dem ihr eingeborenen Feuereifer arbeitete sie diesen mächtigen Vorwurf zu bewältigen. Die Composition war vollendet, und die ersten Sänger Berlins versammelten sich am Vorabend der Aufführung zur Generalprobe im Hause der Componistin. Es war im Mai dieses Jahres. Sie dirigirte, wie immer, in dem ihr befreundeten Kreise am Clavier. Da plötzlich stockt die Begleitung, und entsetzt verstummt der Chor – die Künstlerin sinkt zusammen, vom Nervenschlag getroffen! Am Tage der projectirten Aufführung füllten die Gäste, denen der Todesfall noch nicht kundgeworden war, den Concertsaal des Mendelssohn'schen

Hauses. Der Chor umstand in Trauerkleidern die verwaiste Stätte der Dirigentin und sang ihr den Todtengesang."
Alle Schilderungen sprechen eine gemeinsame Sprache: Fanny starb an den Folgen eines Schlaganfalles, hervorgerufen durch eine massive Blutung in das Gehirn. Da jedoch in ihrem noch jungen Leben eine fortgeschrittene Arteriosklerose ausgeschlossen werden kann, müssen andere Veränderungen der Hirngefäße vorgelegen haben, Veränderungen, wie sie auch bei Felix und möglicherweise auch bei seiner jüngeren Schwester Rebekka vorlagen. Auch Rebekka starb schon im Alter von nur 47 Jahren und auch bei ihr soll es sich angeblich um einen „Schlaganfall" gehandelt haben, wenngleich vor Auswertung ihres in der Humboldtuniversität Berlin archivierten Nachlasses eine endgültige Stellungnahme nicht möglich ist.
Durch die Analyse der längeren und für den Mediziner höchst aufschlußreichen Krankengeschichte von Felix Mendelssohn kann im Zusammenhang mit den klinischen Besonderheiten des Todes seiner beiden Schwestern und aufgrund unserer heutigen Kenntnisse eine einwandfreie Diagnose seines zum Tode führenden Leidens gestellt werden. Es handelte sich mit an Sicherheit grenzender Wahrscheinlichkeit um ein Aneurysma, also eine sackförmige Erweiterung, an der Teilungsstelle eines arteriellen Gefäßes an der Basis des Gehirns, welches durch Zerreißung letztlich infolge einer massiven Blutung in den sogenannten Subarachnoidalraum – jenen spaltförmigen, zwischen der weichen Hirnhaut und der Spinngewebshaut liegenden Raum, der das Gehirn und Rückenmark umgibt, mit Flüssigkeit gefüllt ist und mit den Hirnkammern in Verbindung steht – zum Tode führte. Diese Diagnose wurde erstmals 1955 von dem englischen Arzt R. S. Bennett gestellt, wobei er sich auf ein Schreiben Ferdinand Davids an W. S. Bennett stützte und in seine Überlegungen auch bereits Mendelssohns erste Krise am Rhein einbezog. Unabhängig von Bennett kam Franken 1959 zu den gleichen diagnostischen Schlußfolgerungen und aus heutiger Sicht besteht kein Zweifel mehr an ihrer Richtigkeit.
Abhängig von der Lokalisation eines solchen Aneurysmas kann es sich durch klinische Vorzeichen mitunter frühzeitig zu erkennen geben, sei es durch seine allmähliche Größenzunahme oder durch sogenannte Sickerblutungen. Das klinische Leitsymptom eines Hirngefäßaneurysmas ist stets der Kopfschmerz, weshalb unmotiviert einsetzende oder wiederholt in Attacken auftretende Kopfschmerzen bei jungen Personen immer den Verdacht auf ein eventuell vorhandenes Hirnaneurysma lenken muß. Da es sich dabei häufig um ein angeborenes Leiden handelt, sollten auch die Geschwister eines solchen Patienten in Beobachtung gehalten werden. Kommt es zu kleinen Sickerblutungen durch die ausgeweitete, brüchige Gefäßwand, die häufig durch eine Anstrengung oder durch eine mit Blutdruckanstieg einhergehende Aufregung ausgelöst werden, dann kann es neben dem plötzlichen Einsetzen heftigster Kopfschmerzen auch zu Krämpfen und vorübergehenden Bewußtseinstrübungen oder sogar zu völliger Bewußtlosigkeit kommen. Letzteres tritt allerdings nur bei einem kleineren Prozentsatz der Fälle ein. Vermag der Organismus die undichte Stelle, aus der das Blut austrat, durch Gerinnselbildung ähnlich einer blutenden Verletzung an der Körperoberfläche wieder abzudichten, dann erholt sich der Patient nach einigen Tagen oder vielleicht Wochen wieder weitgehend von diesem bedrohlichen Geschehen. Eine mit oder ohne Krämpfe einhergehende Bewußtlosigkeit infolge einer Sickerblutung aus einem solchen Hirngefäßaneurysma wird in der überwiegenden Mehrzahl durch einen plötzlich einsetzenden, vernichtenden, einem Blitzschlag ähnlichen Kopf-

schmerz eingeleitet; es gibt aber auch Fälle, die erst nach Erwachen aus ihrer Bewußtlosigkeit über Kopfschmerzen zu klagen beginnen. Mitunter kann der Kopfschmerz so intensiv und überwältigend einsetzen, daß die Patienten mit einem lauten Aufschrei bewußtlos zu Boden stürzen.

Hirngefäßaneurysmen können durch Druck auf ihre Umgebung auch verschiedene neurologische Ausfallserscheinungen mit sich bringen. Die Patienten klagen dann über Sehstörungen, Schwindelzustände oder Sensationen in den Armen und Beinen von der Art eingeschlafener, „tauber" Hände. Schließlich können Blutungen auch zu Halbseitenlähmung oder Sprachstörungen führen, wie wir sie von Hirnblutungen aus anderen Ursachen her kennen. Ergießt sich durch ein Platzen eines Aneurysmas das Blut im Schwall in die Umgebung, dann steigt der Druck innerhalb der Schädelkapsel so stark an, daß die Durchblutung des Gehirns nicht mehr ausreichend gewährleistet ist und sofort Bewußtlosigkeit einsetzt. Ein Großteil solcher Patienten stirbt innerhalb von 24 Stunden, andere nach Wochen oder Monaten infolge einer neuerlichen Blutung; der Rest bleibt mit mehr oder weniger stark ausgeprägten neurologischen Ausfallserscheinungen gelähmt oder anderweitig schwer beeinträchtigt am Leben.

Die geschilderten Symptome eines angeborenen Hirngefäßaneurysmas zeigen nun eine auffällige Übereinstimmung mit jenen, die wir aus der Krankengeschichte Mendelssohns bereits kennengelernt haben: Schon im Jahre 1827, also in seinem achtzehnten Lebensjahr, meldeten sich erstmalig seine Kopfschmerzen, die zwei Jahre später bereits zeitweilig so intensiv waren, daß sie das Denken und Schreiben erschwerten. Seit dem Jahre 1836 stellten sich Zeichen wachsender innerer Unruhe sowie deutliche Ermüdungserscheinungen ein, weshalb ihm sein Arzt dringend einen Erholungsurlaub empfahl, den er schließlich im Sommer 1840 in Bingen am Rhein absolvierte. Dort dürfte es zur ersten Sickerblutung aus dem Aneurysma gekommen sein; während des Schwimmens im kalten Strom kam es zu dem dramatischen Zwischenfall mit plötzlich auftretender Bewußtlosigkeit, die von Krämpfen begleitet war und mehrere Stunden angehalten haben soll. Nach Erwachen aus seiner Bewußtlosigkeit klagte er über heftigste Kopfschmerzen, die erst nach mehreren Wochen allmählich wieder abklangen. Wahrscheinlich wurde diese passagere Blutung, die wieder zum Stillstand kam, durch körperliche Anstrengung beim Schwimmen in der starken Strömung und durch Blutdruckanstieg infolge der kalten Wassertemperatur ausgelöst. Von nun an verließen ihn die Kopfschmerzen kaum mehr, es stellte sich eine zunehmende Wesensveränderung ein; neben einer bis zum Jähzorn gehenden starken Reizbarkeit und Nervosität machten sich größere Konzentrationsschwierigkeiten bemerkbar, die unter anderem auch in einem Nachlassen seiner schöpferischen Impulse zum Ausdruck kamen. Seit dem Jahre 1845 zeigte sich trotz seiner Ruhelosigkeit eine gewisse Erdenmüdigkeit und ein allmähliches Schwinden seines Lebenswillens. Immer häufiger befielen ihn Todesahnungen. Diese Gedanken an den Tod, seine Hinwendung zu einer religiösen Mystik und sein sinkender Lebensmut fanden ja in seinem Oratorium „Elias" ihren musikalischen Niederschlag.

Einen völligen Zusammenbruch erlitt er im Mai 1847 im Zusammenhang mit dem unerwarteten Tod seiner Schwester Fanny. Wahrscheinlich waren es die damit verbundenen Aufregungen, die im Oktober den letzten Akt des Dramas einleiteten. Am 9. Oktober kam es zu einer ähnlichen Symptomatik wie bei dem Zwischenfall am Rhein, wenn auch mit geringerer Ausprägung. Er klagte über kalte Hände

und Füße, starke Kopfschmerzen im Anschluß an ein „delirantes Stadium" und offenbar auch über eine starke Übelkeit, weshalb seine Ärzte neben einem „überreizten Nervenzustand" noch ein „Magenleiden" diagnostizierten. Heute wissen wir, daß Blutungen aus den Hirngefäßaneurysmen neben den heftigen Kopfschmerzen fast immer auch Zeichen von Übelkeit und Brechreiz aufweisen. Noch einmal erholte sich Mendelssohn für etwa drei Wochen, bis schließlich die endgültige Katastrophe hereinbrach. Am 1. November stürzte er plötzlich bewußtlos zusammen, wenngleich er in den nächsten Tagen vorübergehend wieder das Bewußtsein erlangte. Er war teilweise gelähmt und litt an einem so überwältigenden Kopfschmerz, daß sein Schreien und Stöhnen durch alle Zimmer zu hören war. Allmählich schien der ärgste Schmerz nachgelassen zu haben, er reagierte auf Fragen mit ja oder nein und schlug die Augen auf, wenn man ihn ansprach. Zeitweilig soll er vorübergehend sogar eher heiter gewesen sein und gesungen haben. Auch diese zweite Blutung kam noch einmal zum Stehen. Erst am 3. November schien das Aneurysma endgültig geplatzt zu sein: Er wurde plötzlich durch einen vernichtenden Schmerz im Kopf emporgerissen, stieß mit angstvoll aufgerissenem Munde einen markerschütternden Schrei aus und sank in Bewußtlosigkeit, aus der er nur mehr für Augenblicke erwachte. Am Abend des nächsten Tages verschied er.
Mendelssohn wurde ärztlich von Professor Johann Christian August Clarus, dem Vorstand der Medizinischen Klinik im Jacobsspital in Leipzig, von Dr. Hammer und dem Chirurgen Walther während seiner letzten Erkrankung umsorgt, wobei einer der drei Herren sich ständig in der Nähe seines Krankenbettes aufhielt. Es ist kaum anzunehmen, daß sie die richtige Diagnose stellten, da das klinische Krankheitsbild des Hirngefäßaneurysmas erst im Jahre 1859 erstmalig genauer beschrieben wurde. Der englische Arzt Sir William Withey Gull weckte damals in seiner Publikation das ärztliche Interesse auf die charakteristischen Symptome dieses Leidens, wobei er bereits auf die auffallende Bevorzugung jugendlicher Individuen hinwies: „Wenn junge Menschen unter den Zeichen einer an Schwere zunehmenden Apoplexie versterben ... dann ist das Vorliegen eines Aneurysmas wahrscheinlich." Immerhin dürfte den Mendelssohn behandelnden Ärzten das Auftreten eines Schlaganfalles in Anbetracht seines noch relativ jugendlichen Alters doch etwas merkwürdig erschienen sein, denn sie beabsichtigten, den berühmten Berliner Kliniker Professor Johann Lucas Schönlein als Konsiliarius hinzuzuziehen. Dieser gab jedoch unumwunden zu verstehen, „dass keine Hoffnung sei und der endliche Tod nach Wiederholung dieser Anfälle unvermeidlich" wäre. Offiziell begründete er seine Ablehnung damit, daß er „wegen einer Princess" unabkömmlich sei und deswegen die Reise nach Leipzig nicht unternehmen könne.
Würde Mendelssohn in unserer Gegenwart gelebt haben, wäre die richtige Diagnose seines Leidens wohl schon bald nach Auftreten der heftigen Kopfschmerzen in seiner Jugend, spätestens jedoch nach seiner Krise während seines Urlaubs am Rhein gestellt worden. Mit dem Nachweis und der Lokalisation des Hirngefäßaneurysmas mittels Computer-Tomographie und sichtbarer Gefäßdarstellung wäre durch die operative Beseitigung des Aneurysmas der so frühe Tod Mendelssohns sicher zu verhindern gewesen. In seinen Erinnerungen an Felix schrieb Eduard Devrient am Schlusse seines Buches über dessen vorzeitigen Tod:
„... Der gefallene Todesstreich ... sollte mich allgemach belehren, daß dieses Scheiden auf der Höhe des Lebens wohlgetan und im Einklang war mit der merkwürdigen Bevorzugung seines Daseins. So reich begünstigt und begabt, so viel

geliebt und viel bewundert, und dabei so stark an Geist und Gemüt, daß er niemals den Zügel der religiösen Selbstführung, niemals das Maß der Bescheidenheit und Demut verlor ... Die Erde hat ihm keine ihrer Freuden versagt, der Himmel gewährte ihm alle Befriedigung seines Seelenlebens. Was wogen gegen diesen Umfang von Friede und Freuden die Stunden ärgerlicher Launen, die Tage der Trübsal und die des tödlichen Mißbehagens an den falschen Ehren, die man ihm bot. Der rasche Tod, in Mitte neu unternommener Arbeiten und weitsehender Entwürfe, der ihn der Angst und der Unruhe der Welt enthob, vollendete diese glänzende Erscheinung eines wahrhaft glücklichen und beglückenden Menschen."

ROBERT SCHUMANN

Robert Schumann, der edelste und substantiellste aller deutschen Romantiker, steht uns heute viel näher als seinen Zeitgenossen um die Mitte des vorigen Jahrhunderts. Ihnen galt als letzter „Großmeister" der Musik europäischen Formates Felix Mendelssohn Bartholdy mit seiner eher problemlosen und klar durchschaubaren Kompositionsweise, während Schumann – um mit Friedrich Nietzsche zu sprechen – kein europäisches, sondern nur mehr ein deutsches Ereignis in der Musik war und noch dazu ein Ereignis, das die deutsche Musik in Gefahr brachte, „ihre Stimme für die Seele Europas zu verlieren." Heute wissen wir, daß gerade Schumann mit seinem intensiven Bemühen um neue Formen und Ausdrucksmöglichkeiten zukunftsweisende Wege aufgezeigt hat, die von Brahms bis zu Hans Pfitzner ebenso aufgegriffen und weiter ausgebaut wurden wie von der französischen, skandinavischen und osteuropäischen Schule der zweiten Hälfte des neunzehnten Jahrhunderts und ihn heute als wichtiges Bindeglied zwischen der Musik der Klassik und der neueren Zeit erscheinen lassen.
Um die auffallend unterschiedliche Beurteilung Schumanns im musikalischen Schrifttum des neunzehnten Jahrhunderts zu verstehen, muß man seine Entwicklung vor dem geschichtlichen Hintergrund seiner Zeit miteinbeziehen. Sein Leben fällt in die erregtesten Jahre der deutschen Einheitsbewegung, in die Zeit des Vormärz von 1815 bis 1848 und zum Teil auch noch in jene der nachfolgenden Reaktion, zu der Schumann als aufmerksamer und scharf kritisierender Beobachter der Befreiungsversuche des deutschen Bürgertums vom Feudalismus zwangsläufig Stellung bezog. „Es affiziert mich alles, was in der Welt vorgeht, Politik, Literatur, Menschen; über alles denke ich in meiner Weise nach, was sich dann durch die Musik Luft machen, einen Ausweg suchen will. Deshalb sind auch viele meiner Kompositionen so schwer zu verstehen." Dieses Bekenntnis Schumanns widerlegt das fast unausrottbare Vorurteil vom kleinformatigen Biedermeierkomponisten, der an den tagespolitischen Ereignissen seiner Zeit kein Interesse gezeigt habe und als introvertierter Träumer und wirklichkeitsferner Komponist in weltabgewandten Sphären vor sich hinsinnierte. In Wahrheit stand er in dem Ringen um neue politische Ideale in den fortschrittlichen Reihen und vertrat zeit seines Lebens die Position eines liberal-progressiven Bürgertums, während er der deutschtümelnden Beschränktheit der Burschenschaften ebenso ablehnend gegenüberstand wie dem radikalen Flügel der deutschen Freiheitsbewegung in den Revolutionsjahren.
Nicht minder buntscheckig sah es in der literarischen Welt jener Zeit aus, was für Schumann deshalb von besonderer Bedeutung war, weil in seiner Seele der Dichter und Musiker eng beisammen wohnten. Nur wenige deutsche Musiker waren auch auf dem Gebiete der Literatur so zu Hause wie er. So entsprach auch die Literaturauswahl, die er hier traf, weitgehend seiner persönlichen Stellung zum politischen Leben: Beginnend mit Schiller folgten die Romantiker, allen voran Jean Paul und Ludwig Eichendorff, um dann ganz im Banne Hebbels zu stehen. Hingegen ließ ihn

sein Scharfblick und sein Gesinnungsadel das „Junge Deutschland“ wegen seines gekünstelten Radikalismus und seiner Verunglimpfung aller literarischen Ideale weitgehend ignorieren. Überhaupt beweisen Schumanns literarische Urteile, daß er auch hier mit Kennerblick die Spreu vom Weizen zu trennen verstand.
Seine poetisch-musikalische Doppelnatur ließ ihn sofort erkennen, daß die Musik seiner Zeit vor ähnlichen Problemen stand wie die Literatur und daß es galt, die Entwicklung der Musik seiner Zeit in neue Bahnen zu lenken. Seine Sympathien galten deshalb zunächst der künstlerischen Avantgarde, die sich politisch in der liberalen Bewegung sah und eine Anknüpfung der kompositorischen Entwicklung an den romantischen Stil des späten Beethoven forderte. Somit befand sich Schumann kunstpolitisch mit seiner Überzeugung von der künftigen Aufgabe der Musik auf dem Boden der „Neuromantiker“ der dreißiger Jahre, als deren Protagonist er bald als der progressivste Komponist seiner Zeit galt. Seine Kompositionen, die die Auswirkungen einer Auseinandersetzung mit außermusikalischen Eindrücken erkennen lassen, teilten das elitäre Bewußtsein der Gruppe der Neuromantiker und waren als poetische Botschaften an einen poetisch sensiblen, engen Kreis von Hörern gedacht. Einen entscheidenden Wendepunkt in seiner kunstpolitischen und ästhetischen Haltung stellte das Jahr 1836 dar, als er sich mit seiner scharfen Kritik gegen Meyerbeers „Hugenotten“ von der neuromantischen Richtung distanzierte. Von diesem Zeitpunkt an war er „des Wortes ‚Romantiker‘ von Herzen überdrüssig“ und wehrte sich entschieden dagegen, mit Berlioz oder Liszt in den Topf der „Neuromantiker“ geworfen oder gar als deren deutscher Hauptrepräsentant bezeichnet zu werden.
Um diesen Wandel zu verstehen, muß man sich die Grundzüge seiner kunsttheoretischen Anschauungen und seiner Ästhetik vor Augen halten, die maßgeblich von Jean Pauls Gedanken geprägt waren. Für beide galt die Poesie als oberste Instanz ihrer Ästhetik, wobei die Musik wiederum für Schumann „die höhere Potenz der Poesie“ darstellte. Wenn aber die Poesie der Inbegriff jeder Kunst sei, dann müsse nach Schumanns Vorstellung jeder Komponist auch ein Dichter sein, oder er sollte zumindest ein „dichterisches Bewußtsein“ anstreben. Eine solche poetische Musik müsse folgerichtig weitgehend auf äußerliche Virtuosität verzichten und versuchen, Seelenzustände darzustellen und stets möglichst phantasievoll zu sein, um die Phantasie des Hörers anregen zu können und den Eindruck zu vermitteln, als ob „um die Kette der Regel immer der Silberfaden der Phantasie sich schlänge.“ Schließlich forderte Schumann für eine solche Musik auch poetische Freiheit, also Befreiung von starren Schemata und Erneuerung der Form und des Ausdrucks. Er hielt es deshalb auch für zweckmäßig, viele seiner durch persönliche Erlebnisse oder literarische Eindrücke angeregten Kompositionen mit einer charakterisierenden Überschrift zu versehen. In diesem Sinne weist das instrumentale Schaffen Schumanns gewisse Berührungspunkte mit der Programmusik der neudeutschen Schule auf, wenn auch nur mit Einschränkungen. Er lehnte allzu ausführliche Hinweise ab, weil damit die eigene Phantasie des Hörers in unzulässiger Weise eingeengt würde. Im besonderen Maße wehrte er sich aber gegen allzu „persönliche Programme“, etwa von der Art des von Hector Berlioz seiner „Symphonie fantastique“ vorangestellten, da sie dann in geradezu exhibitionistischer Weise die innersten Geheimnisse des Schaffensprozesses, die seiner Meinung nach vom Künstler vor der Öffentlichkeit verborgen gehalten werden sollten, preisgegeben würden. Denn im Grunde „besitzt der Mensch eine eigene Scheu vor der Arbeits-

stätte des Genius: er will gar nichts von den Ursachen, Werkzeugen und Geheimnissen des Schaffens wissen, wie ja auch die Natur eine gewisse Zartheit bekundet, indem sie ihre Wurzeln mit Erde überdeckt. Verschließe sich also der Künstler mit seinen Wehen; wir würden schreckliche Dinge erfahren, wenn wir bei allen Werken bis auf den Grund ihrer Entstehung sehen könnten."

Es wäre jedoch verfehlt, Schumann, den engagiertesten Vorreiter poetisch inspirierter Instrumentalmusik seines Jahrhunderts, deshalb als Gegner oder gar Antipoden jeder Art von Programmusik darzustellen. Tatsächlich erblickte ja die Neudeutsche Schule Schumanns frühe Musik als ihren Vorläufer, eine höchst fragwürdige historische Konstruktion, die von Franz Liszt noch 1855 nachträglich untermauert wurde und bereits darauf abzielte, den „ersten" Schumann bewußt gegen den „zweiten" auszuspielen. Diese unzulässige „Vereinnahmung" des frühen Schumann für die Neudeutschen, ungeachtet des Umstandes, daß er sich in Wahrheit schon zwanzig Jahre früher von den französischen und deutschen „Neuromantikern" zu distanzieren begann, ging ganz bewußt auf Kosten des späten Schumann, dem man ein Einschwenken auf die Linie seines Freundes Mendelssohn vorwarf und den man deshalb nach 1850 als erzkonservativen „absoluten Musiker" einzustufen begann. Nietzsche, der trotz seiner späteren vehementen Abkehr von Bayreuth sein Leben lang zu den Intellektuellen unter den deutschen Wagnerianern zählte, atmete dieser Grundeinstellung entsprechend daher auch erleichtert auf über die „Befreiung von der halb Wertherisch, halb Jean Paulisch gearteten Schumannschen Romantik." Sein Vorwurf, Schumann besitze einen „unter Deutschen doppelt gefährlichen Hang zur stillen Lyrik und Trunkenboldigkeit des Gefühls", zeigt deutlich, daß die Anhänger der Neudeutschen Schule unter Führung von Wagner und Liszt den überwältigenden, alles Individuelle hinter sich lassenden Gefühlsrausch des Bayreuther Fürsten der eher sensiblen Individualkunst Robert Schumanns vorzogen. Schumann begann sich in seinen letzten Lebensjahren auch immer reservierter gegenüber diesen neudeutschen Bestrebungen zu verhalten, und sein Einsatz für den jungen Brahms muß wohl auch in diesem Zusammenhang gesehen werden. Mit dem programmatischen Titel seines berühmten Aufsatzes „Neue Bahnen" gab er der Gegenpartei unmißverständlich zu verstehen, daß er sich mit ihren Bestrebungen nicht einverstanden erklären konnte.

War Schumann bis 1840 als Komponist von Klavierkompositionen nur wenigen Insidern außerhalb Deutschlands ein Begriff, so drang mit dem Erscheinen seiner ersten Lieder sein Ruf mit Windeseile über die Grenzen seiner Heimat hinaus. Seine eigentlich nachhaltige Wirkung im europäischen Ausland nahm jedoch erst in den fünfziger Jahren ihren Anfang, in denen er für die Begründer vieler nationaler Schulen in Nord- und Osteuropa geradezu zum Vorbild erkoren wurde. Tschaikowsky erblickte in Schumanns Musik geradezu den Widerhall des Seelenlebens des modernen Menschen „jener Zweifel, Depressionen und Aufblicke zum Ideal, die das Herz des heutigen Menschen bewegen", und er prophezeite, daß die zweite Hälfte des neunzehnten Jahrhunderts einmal als „die Schumannsche Periode" in die Musikgeschichte eingehen werde. Aber auch die Norweger Niels W. Gade und Edward Grieg zählten ebenso wie die Schweden Ludwig Norman und August Södermann zu seinen eifrigen Verfechtern. Besondere Bedeutung erlangte Schumann aber für die Entwicklung der Musik in Frankreich, wo sich ein richtiggehender Schumann-Kult zu etablieren begann. Schon 1879 stellte im „Menestrel" ein Chronist fest, daß die gesamte Musikwelt in Schumann den bedeutendsten Sinfoni-

ker nach Beethoven erkenne. Ganz besondere Wertschätzung genoß er bei Claude Debussy, der ihn zu jenen „reinen Genies“ zählte, die einen entscheidenden Beitrag zur „Vollkommenheit“ seiner Musikepoche geleistet haben.
In Deutschland blieben diese Entwicklungen weitgehend unbekannt oder zumindest im Sinne eines Verdrängungsmechanismus unbeachtet. Während man in Frankreich zum ersten tiefgründigen Schumannbild gelangte, an dem sich die bedeutendsten Instrumentalkomponisten von Cesar Franck und Gabriel Fauré bis Maurice Ravel orientierten, blieb sein Bild während der gesamten zweiten Hälfte des neunzehnten Jahrhunderts in Deutschland durch häßlichen Parteienstreit und anmaßende, bewußte Fehlinterpretationen verzerrt und entstellt. Erreichte doch der Konflikt zwischen den Anhängern Schumanns und den um Wagner gescharten Neudeutschen erst nach dem Tode Schumanns seinen wahren Höhepunkt. Vor allem nach der Unterzeichnung des bekannten Manifestes durch Johannes Brahms und einige seiner Freunde nahm der Kampf zwischen beiden Schulen erbitterte und teilweise recht unwürdige Formen an, bei denen Wagner persönliche Verunglimpfungen selbst noch ins Grab Schumanns nachsandte. Erst um die Jahrhundertwende bequemten sich die Wagnerianer, Schumann mit etwas herablassender Geste als einen „Johannes zum neuen Messias“ zu akzeptieren. Einer der ersten im deutschen Kulturbereich, der es nicht fassen konnte, daß „Richard Wagner so wundervolle Werke wie die Schumannschen Symphonien verkennen und verdammen konnte“, war Gustav Mahler. Nach seinem Urteil ist Schumann als „einer der größten Liederkomponisten gleich nach Schubert zu nennen. Die vollendete, in sich abgeschlossene Form des Liedes hat keiner beherrscht wie er.“ Zuletzt war es schließlich die Schule von Arnold Schönberg, die Schumann als den Romantiker in klassischer Tradition in Schutz nahm und sich gegen die in reaktionärem Geist aufkommende nachromantisch gefühlsselige und lautstark deutschnationale Vereinnahmung Schumanns auflehnte. Außerhalb der Wiener Schule jedoch blieben die Komponisten des beginnenden zwanzigsten Jahrhunderts auffallend zurückhaltend gegenüber der Musik Schumanns. Erst in unseren Tagen beginnt man wieder, seine Darstellung von „Seelenzuständen“ zu einem wesentlichen Merkmal des „Modernen“ werden zu lassen.
Schumann hat seine problematische Persönlichkeit und seine gefährliche Genialität schon frühzeitig erkannt. Nicht ohne innere Regung erkennen wir seine verzweifelten Versuche, hinter den von ihm selbst geprägten verschiedenen geistigen Gestalten, die er im Sinne einer Seelenschizophrenie in Anlehnung an Jean Pauls „Flegeljahre“ in den Personalchiffren von Eusebius und Florestan personalisierte, immer wieder sich selbst zu finden. Will man hinter diesen Masken den Menschen sichtbar machen und das helle wie das dunkle Antlitz seines Wesens begreifen, dann muß man neben seinen literarischen Schriften und seinen musikalischen Schöpfungen auch die medizinischen Aspekte seines Leidensweges kennen, weil sich gerade wieder aus der Wechselwirkung zwischen Kreativität und Leiden viele Eigentümlichkeiten seiner Musik und seines Wesens begreiflich machen lassen. Umgekehrt gestattet uns die Analyse seines späten Werkes Rückschlüsse auf seinen geistigen Zustand, was wiederum für die ärztliche Beurteilung seiner Krankheit von großer Bedeutung ist. Werden doch bis heute noch immer lebhafte Diskussionen über seine Erkrankung geführt, die mangels der spärlich zur Verfügung stehenden authentischen Berichte seiner behandelnden Ärzte vielfach spekulativen Charakter tragen. Glücklicherweise kamen in den letzten Jahren Dokumente ans Tageslicht,

die bisher von den Nachfahren Schumanns der Öffentlichkeit vorenthalten wurden oder unveröffentlicht in Archiven schlummerten. Neben der Wiederentdeckung des lange Zeit als verschollen oder vernichtet gegoltenen originalen Obduktionsbefundes sind dies vor allem Schumanns Tagebücher, seine Haushaltbücher und der vollständig erhalten gebliebene Schriftwechsel mit seiner Frau. Auf diese Weise ersteht heute ein zwar gewandeltes, dafür aber auch objektiveres Bild Robert Schumanns.

Die Vorfahren

Seine Vorfahren väterlicherseits stammten aus dem bäuerlichen Milieu und lassen sich über fünf Generationen in Thüringen zurückverfolgen. Erst sein 1746 geborener Großvater Johann Friedrich wurde Pastor in der kleinen lutheranischen Kirche von Entschütz. Seine erste Frau Christiane Magdalena Böhme, Roberts Großmutter, war die Tochter eines Kaufmannes und ständig leidend, wodurch die Familie offensichtlich in beträchtliche finanzielle Not geriet.
Der älteste Sohn aus dieser Ehe, der am 2. März 1773 geborene Friedrich August und spätere Vater Roberts, zeichnete sich schon sehr früh durch ausgezeichnete Geistesgaben aus. Angesichts der familiären Verhältnisse blieb ihm jedoch ein Studium versagt und er war dazu verurteilt, das „Materialiengeschäft" zu erlernen. Das Lesen wurde für August, der sehr bald auch dichterisches Talent erkennen ließ, zur stillen Leidenschaft. Wie uns sein mit ihm befreundeter Biograph C. E. Richter berichtet, trieb ihn der tiefe Konflikt zwischen der Einengung seiner literarischen Ambitionen im Elternhaus und dem unbändigen Freiheitsdrang, der von den Dichtern des deutschen „Sturm und Drangs" ausging, „oft dem Wahnsinn nahe". Unter Entbehrungen, die seine Gesundheit ernstlich in Gefahr brachten, versuchte er zunächst vergeblich, durch schriftstellerische Tätigkeit und als Übersetzer englischer Dichter eine literarische Laufbahn zu erreichen. Immerhin erreichte er damit, als Gehilfe in einer Buchhandlung in Zeitz aufgenommen zu werden. Dort hatte er nicht nur Gelegenheit, sich nach Herzenslust in die alte und neuzeitliche Literatur zu vertiefen, sondern auch seine spätere Frau Johanna Christiana, die Tochter des Stadtchirurgen Schnabel, kennen und lieben zu lernen. Da ihr Vater darauf bestand, einer Verehelichung nur dann zuzustimmen, wenn August ein eigenes Geschäft besitze, gab er seine Tätigkeit in Zeitz auf, kehrte für eineinhalb Jahre ins Elternhaus zurück und schrieb in dieser Zeit nicht weniger als acht Bücher. Mit dem Erlös von tausend Thalern gründete er einen eigenen Laden und heiratete Johanna Christiana Schnabel im Oktober 1795.
Mit diesem zielstrebigen und konsequenten Handeln August Schumanns zeichnet sich ein Verhalten ab, das sich bei seinem Sohn Robert in ähnlicher Weise wiederholen sollte: eine vom Wunsch nach Verehelichung angespornte schöpferische Aktivität von bewundernswerter Ausdauer und Intensität, ein „Sich-beweisen-Wollen" vor dem zukünftigen Schwiegervater und schließlich die finanziellen Mittel, um eine Familie zu erhalten.
Die Anstrengungen, mit denen diese fieberhafte schriftstellerische Tätigkeit verbunden waren, mündeten in einen Erschöpfungszustand und führten dazu, daß August schon im ersten Jahr seiner Ehe an einem schweren Schub einer „Dysenterie" erkrankte, der von Dr. Sulzer behandelt wurde. Nach Aussage von Frau

Schumann litt ihr Gatte von dieser Zeit an ständig an Beschwerden, die sich vor allem in den Unterbauch lokalisierten und „gichtische“ Symptome zeigten. August Schumanns Zustand verschlechterte sich bald so, daß seine Gattin die Führung des Geschäftes übernehmen mußte, während er in diesen Leidensjahren weitere fünf Bücher schrieb. Neben einer elfbändigen „Kaufmännischen Geographie“, einem „Handelsadreßbuch“ und verschiedenen lexikonartigen Zusammenstellungen sind es vor allem mehrere romantisch gefärbte Märchen und Romane aus der Welt der Ritter und Mönche oder aus fremden Ländern, deren Zauber und Schönheit er mit glühender Phantasie zu beschreiben verstand und mit denen er später seinem Sohn Robert, dessen literarische Anlagen in noch weit höherem Maße vorhanden waren, als Romantiker wohl als Vorbild diente. Bei der chronischen Unterleibskrankheit mit „dysenterie-ähnlichen“ Symptomen und den begleitenden entzündlichen Gelenksbeteiligungen dürfte es sich am ehesten um eine chronische, möglicherweise mit Geschwürsbildung einhergegangene Dickdarmentzündung – eine sogenannte ulzeröse Colitis – gehandelt haben. Diese Krankheit trifft man mit Vorliebe bei sensiblen Menschen an, deren psychische Situation durch ihren Hang zum Perfektionismus und inneren Leistungszwang, aber auch durch ein gestörtes Verhältnis zu einem Elternteil oder zum beruflichen Milieu häufig durch erhebliche Spannungszustände gekennzeichnet ist. Nach jahrelangem Bestehen dieser Krankheit entwickelt sich ein zunehmender körperlicher Verfall und Schwächezustand, aus dem sich auch berufliche Schwierigkeiten ergeben können, wie dies auch bei August der Fall gewesen zu sein schien.

Als die ökonomischen Probleme der Familie, die inzwischen durch vier Kinder vergrößert wurde, anwuchsen, entschloß sich August schließlich im Jahre 1808, zusammen mit seinem jüngeren Halbbruder Friedrich, der ebenfalls Buchhändler war, in Leipzig die „Verlagsbuchhandlung Gebrüder Schumann“ zu gründen. August starb mit 53 Jahren an der „Auszehrung“.

Roberts Mutter Johanna Christiana war eine entfernte Verwandte Gotthold Ephraim Lessings und hatte möglicherweise von diesem Familienzweig künstlerisches Blut geerbt. Es äußerte sich in einer ausgeprägten Musizierlust und hier wieder vor allem in ihrer Liebe zum Gesang, wobei sie wegen ihrer guten Stimme Arien bevorzugte und deshalb in ihrer Familie auch als „das lebendige Arienbuch“ galt. Ihr Sohn Robert empfing so in seiner Jugend nicht nur prägende literarische Eindrücke durch seinen Vater, sondern auch manch musikalische Anregung durch seine Mutter. Ihr Wesen wurde als „von einer schwärmerischen sentimentalen Überspanntheit, von einer momentan aufbrausenden Heftigkeit und mit einem Hang zum Absonderlichen“ geschildert. Dieser häufige Wechsel zwischen Phasen träumerischer und überschwenglich gefühlsbetonter Stimmungen und Stadien heftiger Gereiztheit könnte einer Veranlagung entsprechen, die Robert möglicherweise erblich belastete. Man muß allerdings berücksichtigen, daß dieses unstete seelische Gleichgewicht seiner Mutter zu einem nicht unerheblichen Teil auch durch ungewöhnliche familiäre Belastungen hervorgerufen worden sein dürfte. War es doch vor allem sie, die dem chronisch kranken Gatten mit seinen Depressionen und angestauten Seelennöten immer wieder tröstend und ausgleichend zur Seite stehen mußte und mit ihm „tausend Nächte ohne Murren in Schmerzen durchwachte.“ Das chronische Siechtum ihres Mannes, der seinen Zustand vor seinen Mitmenschen ständig zu verbergen trachtete, führte sicherlich auch zu manch unbeherrschten Gefühlsausbrüchen seiner Frau gegenüber, vor der er sich nicht zu verstellen brauchte und auf die er seine ärgsten seelischen Lasten abladen konnte. Daß solche Lebensumstände auf die Dauer den Nervenzustand von Frau Christiane, die häufig von manch körperlichen Beschwerden heimgesucht wurde, empfindlich in Mitleidenschaft gezogen haben dürften, erscheint naheliegend. Trotzdem ist an ihrer depressiven Veranlagung nicht zu zweifeln. Mit ihren wechselnden Stimmungen gehörte sie allerdings eher zu jenen Menschen, die, ähnlich einer hysterischen Reaktion, durch überspannte Äußerungen die Aufmerksamkeit immer wieder auch auf sich zu ziehen versuchen.

Kinder- und Jugendjahre

Das psychische Milieu, in das Robert Schumann am 8. Juni 1810 hineingeboren wurde, läßt sich so charakterisieren, daß er von Eltern umgeben war, die in ihrem Gefühlsleben unstet und oft genug gespalten waren und denen es deshalb auch nur schwer möglich war, warme und tiefempfundene Gefühle zu entwickeln. In einer solchen Umgebung wurde zweifellos für den Heranwachsenden die Ausbildung klar konturierter, nach außen gerichteter Gefühle stark beeinträchtigt, seine Ich-Bildung erschwert und das Bestehenbleiben eines frühkindlichen Narzißmus gefördert. In seiner Familie lag eine erblich bedingte Veranlagung zu periodischen Depressionen vor: Sowohl der Vater als auch die Mutter neigten wiederholt zu depressiven Verstimmungen und Ludwig, einer der Söhne Robert Schumanns, mußte schon im Alter von 22 Jahren wegen „Schwermut" in eine Heilanstalt gebracht werden, in der er die siebenundzwanzig Jahre bis zu seinem Tode „als lebendig Begrabener" zubrachte. Neben den depressiven Erkrankungen findet man in der Familie Schumann aber auch eine starke Tendenz zu suizidalen, also selbstmörderischen Handlungen. So wissen wir, daß der Vetter zweiten Grades seines Vaters, Dr. Georg Ferdinand Schumann, während einer depressiven Phase 1817 Selbstmord durch Erschießen beging und 1825 sich Roberts hübsche Schwester Emilie, angeblich wegen einer entstellenden Hautkrankheit, im Zustand einer „Traurigkeit, die nahe der Demenz lag", das Leben nahm.

Darüber hinaus muß aber noch auf eine andere Belastung in der Beziehung zwischen Robert und seiner Mutter mit ihrer melancholischen Gemütsveranlagung hingewiesen werden. Frau Schumann wurde nämlich ein Opfer jener schweren Typhusepidemie, die sich 1813 während des Rückzuges der geschlagenen Truppen Napoleons aus Rußland in Sachsen ausgebreitet hatte. Sie überlebte zwar den Typhus, wurde jedoch unter strenge Quarantäne gestellt und war dadurch gezwungen, ihren kleinen Robert einer Ziehmutter, Frau Ruppius, anzuvertrauen. Aus welchem Grunde Robert „zwei und ein halb Jahre", von seiner Mutter getrennt, dort verbrachte, ist unbekannt und schwer zu verstehen, wenn man bedenkt, daß die Bindung der Eltern an den kleinen Robert angesichts des Verlustes einer Tochter, die 1809, ein Jahr vor seiner Geburt, tot zur Welt kam, besonders stark gewesen sein müßte. Noch viele Jahre später schrieb ihm seine Mutter: „... Mit Freudentränen drückte ich Dich an Brust und Herz, denn mir wurde ein harter Stand bei Deiner Geburt prophezeit. Dein guter Vater war ebenso unaussprechlich glücklich, denn auch er hatte im stillen vor der Niederkunft Sorge getragen. Also Dein erstes Lebensatmen auf der Welt war Freude für andere und für Dich schmerzlos Dein Sein."

Robert schien sich ziemlich rasch an seine neue Umgebung gewöhnt zu haben. In seiner kurzen Autobiographie, die er mit 15 Jahren verfaßte, bekannte er seine Liebe zu Frau Ruppius, die er als seine zweite Mutter bezeichnete. Peter F. Ostwald, ein Psychiater aus Kalifornien und einer der besten Kenner Schumanns, wies darauf hin, daß diese Jahre der frühen Trennung von Roberts Mutter für ihn gleichzeitig auch erste bewußte Erfahrungen mit Schmerz und Trauer mit sich gebracht haben dürften. Seine Bindung an die Ziehmutter muß sehr stark gewesen sein, wenngleich seinen eigenen Aussagen nach er während der zweieinhalb Jahre täglich einmal zu seinen Eltern ging. Es ist deshalb verständlich, daß die endgültige Rückkehr in seine Familie einen starken Trennungsschmerz mit sich brachte. Wie ungern er von Frau Ruppius fortging, schrieb er: „Noch recht gut erinnere ich mich, daß ich die Nacht ehe ich aus dem (Ruppius) Haus fortzog, nicht schlafen konnte und die ganze Nacht hindurch weinte, daß ich auch einmal ... allein aufstand, mich an das Fenster setzte, bitter weinte, und daß man mich früh, Tränen auf den Backen herabrollend, schlafen fand." Sein Lied „Ich hab im Traum geweinet" interpretiert Ostwald als eine schöpferische Darstellung jenes beschriebenen unglücklichen Ereignisses in seiner frühesten Kindheit. In dem traurig klingenden, monotonen Wehklagen der Klavierbegleitung vermeint man förmlich ein Kind vor sich zu sehen, das still vor sich hinweint und angstvoll davon träumt, von seinen Eltern verlassen worden zu sein.

Seine Mutter Johanna Christiane erleichterte Robert durch ihren Gesang die Überwindung der Verlassenheit nach seiner Rückkehr in das elterliche Haus. Gleichzeitig gelang es ihr durch Musik, zwischen ihr und ihrem kleinen Sohn wieder eine tiefe und herzliche Beziehung aufzubauen und die Kommunikationsbereitschaft zu fördern. Da der Vater wegen seiner Kränklichkeit und seines zurückgezogenen Wesens als Erzieher weitgehend ausfiel, wurde der mütterlich idealisierende Einfluß bald vorherrschend. Der hübsche Knabe war das verwöhnte Nesthäkchen der Familie. Diese ständige Bewunderung, ja fast Anbetung des „schönen Kindes" begünstigte die Entwicklung der Größenphantasien des ehrgeizigen kleinen Robert, der bald überall im Mittelpunkt stehen und der erste sein will. Andererseits begünstigten solche besitzergreifenden Einflüsse der Erziehungspersonen innere Abspaltungsvorgänge, was zu einer Art verdrängten Eigenlebens führte. Die quälende Überschüttung mit vereinnahmender Liebe einerseits und der gleichzeitige Mangel an „gewährender Zuwendung" andererseits hatten zur Folge, daß sich das Kind frühzeitig zurückzuziehen begann und sich als Ausgleich eine reich ausgestattete Innenwelt aufzubauen anschickte. Dies drückte sich einerseits in seiner Begeisterung für die Welt der Bücher aus, wofür ihm das Beispiel seines Vaters noch zusätzlich Anregungen verschaffte, und andererseits in seiner Vorliebe für das Phantasieren am Klavier, für das der Siebenjährige schon bald nach Beginn des Musikunterrichtes durch den Organisten Johann Gottfried Kuntsch eine ungewöhnliche Begabung erkennen ließ. Sein Improvisationstalent ergötzte seine Freunde und Mitschüler, wenn er etwa am Klavier seine „musikalischen Portraits" zur Darstellung von Gebärden, Sprechweise oder äußerer Erscheinung bekannter Personen zum besten gab. Es versetzte ihn jedoch auch schon frühzeitig in die Lage, seine lustvollen oder schmerzlichen Gefühle in die Musik einfließen zu lassen und dadurch Erleichterung zu finden. „Nach eigener Mitteilung ereignete es sich bereits in den Kinderjahren, daß er zu nächtlicher Stunde im schlaftrunkenen Zustande ans Klavier ging, und unter Tränen seinen Gefühlen Ausdruck zu geben versuchte."

So entwickelte sich schon in seiner frühesten Jugend eine übersensible Natur mit überschwenglicher Gefühlsbetonung. Dank der literarischen Anregungen seines Vaters und der musikalischen Neigungen seiner Mutter machten sich seine Talente in zweifacher Hinsicht bemerkbar, nämlich als literarische wie als musikalische Begabung. Mit seinem aufgeweckten Wesen, seinem anziehenden Äußeren und seinem geltungsbewußten sicheren Auftreten gelang es ihm anscheinend mühelos, seine Mitschüler, die ihn schon seiner schriftstellerischen Qualitäten wegen bestaunten, für Musik und Dichtung zu begeistern. Er gründete ein Jugendorchester, mit dem er „Musikalische Abendunterhaltungen" veranstaltete und erwarb sich dadurch bald auch die Bewunderung der musikliebenden Gesellschaftskreise von Zwickau, die ihm bei ihren Hauskonzerten Gelegenheit boten, die Kammermusikwerke der Wiener Meister und die herrliche Liederwelt Schuberts kennen zu lernen. Sein großes musikalisches Talent machte sich aber auch schon im Komponieren bemerkbar, was sich bereits durch seine Begabung für eine expressive Umsetzung seiner Ideen und äußeren Eindrücke in Musik ankündigte. Ohne große theoretische Vorkenntnisse entstand in seinem zwölften Lebensjahr mit der Vertonung des „150. Psalms" seine erste Komposition. Auf diese frühzeitigen schöpferischen Impulse angesprochen, sagte er später: „Es drängte mich immer zum Produzieren, schon in den frühesten Jahren; war's nicht zur Musik, so zur Poesie."
Literarisch begann er schon als Zehnjähriger. Zunächst waren es Räuberkomödien, die auch zur Aufführung gebracht wurden; es folgten jedoch bald ernstere Reime und Dichtungen, wie die Sammlung „Allerlei aus der Feder Roberts an der Mulde" beweist. Emil Flechsig, für den Robert sein „treuester und anregendster" Jugendfreund war, erzählte später, daß Robert seine Kenntnisse vorwiegend aus der umfangreichen Privatbibliothek seines Vaters bezog, in der so gut wie „alle klassischen Schätze der Welt aufgespeichert" lagen. Um seine Mitschüler in die deutsche Literatur einzuführen, gründete er einen „Literarischen Verein", in welchem gemäß der von ihm aufgestellten Satzungen „der Reihe nach die Meisterstücke der Dichter und Prosaiker vorgelesen" wurden. Er selbst stand zunächst ganz im Banne Jean Pauls, dessen Lektüre ihn förmlich berauschte und ihn nach seinen eigenen Angaben oft nahe dem Wahnsinn brachte – ähnlich, wie es seinem Vater bei der Lektüre Byrons erging. Indem er die ihn umgebende Welt immer mehr im Spiegel der Dichtung erlebte, schaffte er selbst die Voraussetzungen für seine später zunehmende Introvertiertheit. Er begann Gedichte zu schreiben, voll von Empfindsamkeit, daß er oft selbst davon überwältigt wurde, wie eine Tagebucheintragung zeigt: „,Abendwehmut' war ein Gedicht, wo ich mich zuerst als Dichter fühlte und mein Auge weinte, wie ich es schrieb." In dem Romanfragment „Selene", in welchem er selbstanalytisch sein Leben darstellte, beschrieb er zum ersten Mal wichtige Details aus seiner Kindheit – Traurigkeit, Trennungsangst und Schlaflosigkeit. In diesem autobiographischen Roman wurde aber auch bereits die von Jean Paul übernommene, damals sehr moderne und seiner eigenen Wunschvorstellung entsprechende Idee vom Doppelgänger geboren. Mit dieser musikalischen und literarischen Doppelbegabung ausgestattet verwundert es nicht, daß der Jüngling nach den Worten seines Schulfreundes Flechsig bald überzeugt war, „künftig ein berühmter Mann zu werden – worin berühmt, das stand noch dahin, aber berühmt unter allen Umständen!"
Die psychische Entwicklung Schumanns in der Pubertät entsprach einem Jungen, dessen Persönlichkeitstruktur sich mit zwei Leitfiguren zu identifizieren versuchte:

mit seiner Mutter als seinem ersten Liebesobjekt, die ihn zur Musik führte, und mit seinem Vater, der ihn auf die Bedeutung der Literatur aufmerksam machte. Obwohl die häufigen Depressionen und das ständige Selbstmitleid seiner Mutter sowie die physische Invalidisierung seines Vaters durch das chronische Darmleiden ihn bedrücken mußten, war er doch imstande, ein stabiles Selbstwertgefühl zu entwickeln. Sieht man von gelegentlichen Schulängsten und von seiner fast krankhaften Angst, nicht geliebt zu werden, ab – möglicherweise eine Folge der Trennung von seiner Mutter während seiner ersten Lebensjahre –, dann müssen wir uns Robert in seinen Pubertätsjahren als einen ehrgeizigen, ungewöhnlich begabten und äußerst sensiblen Jungen vorstellen, dessen Kontaktfreudigkeit sich unter anderem auch in seinem frühen Interesse für Mädchen zu erkennen gab, wie er selbst bestätigte. Der erste Schwarm des erst Achtjährigen hieß Emilie Lorenz, von der man annimmt, daß sie möglicherweise später seinen Bruder Julius heiratete; wenig später verliebte er sich in die knapp zehnjährige Ida Stölzel. Die unschuldige, kindliche Liebe zwischen den beiden währte zwei Jahre und inspirierte ihn zu mehreren Gedichten, die er seiner Angebeteten widmete.

Ein jäher Bruch in der Persönlichkeitsentwicklung Roberts erfolgte in seinem fünfzehnten Lebensjahr, ausgelöst durch zwei schwere Schicksalsschläge innerhalb von nur zehn Monaten: Das erste für ihn schmerzliche Ereignis war der Verlust seiner Schwester Emilie, die 1825 Selbstmord verübte. Sie war vierzehn Jahre älter als Robert, sehr intelligent und überaus gefühlsbetont und nahm zweifellos unter den weiblichen Personen, die ihn während seiner Kindheit umhegten, einen besonderen Platz in seinem Herzen ein. Sie war das bevorzugte Kind der Eltern, bis der jüngste begabtere Bruder Robert der über alles geliebte und bewunderte Liebling der Familie wurde und sie von der ersten Stelle in der geschwisterlichen Hierarchie verdrängte. Dies mag mit ein Grund gewesen sein, warum sich ihr psychischer Zustand mit Roberts Eintritt in das Jünglingsalter, in welchem sich seine vielseitigen und außergewöhnlichen Begabungen mehr und mehr zu entfalten begannen, zunehmend zu verdunkeln begann. Es entwickelte sich eine „unbarmherzig fortschreitende Gemütskrankheit“ mit schwerer Depression, völliger Antriebslosigkeit und bewegungslosem Vorsichhinstarren. Zwischendurch ging es ihr wieder etwas besser, besonders wenn Robert ihr „gegen einen Dreier Ländler und Walzer zum Tanze aufspielte“ und sie mit dieser Art von Musiktherapie etwas aufzuheitern vermochte. Ausgelöst dürfte diese depressive Gemütskrankheit durch eine entstellende Hautkrankheit geworden sein, die während eines Besuches bei ihrer Großmutter auftrat und deren „Gift sich auf die edlen Teile des Körpers geworfen“ hatte. Wir wissen nicht, um welche Krankheit es sich dabei handelte, weshalb alle Deutungsversuche – von der Schuppenflechte bis zur Lueserkrankung – spekulativ bleiben müssen.

In einer schweren depressiven Phase setzte schließlich Emilie im Alter von 29 Jahren ihrem Dasein ein Ende. Nach Gustav Jansen, einem Schüler Schumanns, soll sie sich während eines „Fieberanfalles“ ertränkt haben, während der Medizinhistoriker Sutermeister versichert, sie sei aus dem Fenster gesprungen. Robert reagierte auf den Selbstmord seiner Schwester mit heftiger innerer Erregung, Angst und Unruhe, aber auch mit seelischer Verstimmung und Wut, die sich bei einem plötzlichen Verlust eines geliebten Menschen häufig einzustellen pflegt. Es ist aufschlußreich, wie dieser Jüngling seine damaligen Gefühle beschrieb: „Ich war eine aufgeschäumte Woge: ich rief im Steigen, warum muß i c h gerade so von den

Stürmen herumgeschleudert werden“ und „ich zürnte damals dem Schicksal.“ Er erwähnte aber nicht nur seinen Protest, sondern auch seinen Konflikt, wie er seinen Schmerz und seine Trauer am besten bewältigen könnte. „Ich verachte nichts desto weniger die Sitte unserer Vorfahren, die Verstorbenen äußerlich zu betrauern, aber nur nicht auf eine so lange Zeit, die Gefühle gleichsam dadurch einzuzwängen und die Gelegenheit, heitre Stunden zu genießen, zu verabsäumen.“ Nur so kann man verstehen, warum Schumann den Selbstmord seiner Schwester in keiner seiner Schriften auch nur mit einem Wort erwähnt. Offenbar dürfte er auch niemals darüber gesprochen haben. Es scheint eine Art Selbstschutz für ihn gewesen zu sein. Nun kann aber gerade der Verlust eines der Geschwister seelisch besonders zerstörerisch wirken. Er hinterläßt nicht nur eine Lücke in der Familie, sondern er stört auch empfindlich das innere Gleichgewicht der Familienmitglieder. Dazu kommt noch der Umstand, daß sich nach einem Selbstmord der Schmerz in der Regel noch intensiviert durch andere Gefühle wie Selbstanklagen, das Unglück nicht verhindert zu haben, oder unausgesprochene gegen das Opfer gerichtete Vorwürfe. Um Abstand zu gewinnen, vermied Robert offenbar geflissentlich, schriftlich oder mündlich dieses schreckliche Ereignis zu erwähnen. Ein Grund, warum wir in seinen Tagebüchern kaum eine Anmerkung über den Tod seiner Schwester finden, mag aber auch der gewesen sein, daß der Selbstmord Emiliens seine eigenen Phantasien von Selbstzerstörung, die er schon als Jugendlicher als „Sehnsucht, mich in den Rhein zu stürzen“ ausdrückte, ebenso akzentuierte wie seine Angst vor dem Wahnsinn.

Stärker noch als der Verlust seiner Schwester traf ihn der unerwartete Tod seines Vaters am 10. August 1826. Als der Vater starb, war die Mutter auf Kur und konnte somit den Kindern keine seelische Stütze sein. So mußte Robert nach tränenreichen Tagen sein Leid in stiller Einsamkeit selbst bezwingen, und in dieser Zeit der Trauer begann er, Tagebuch zu führen, in dem er von nun an all seine Stimmungsschwankungen, seine inneren Erlebnisse und äußeren Eindrücke getreulich festzuhalten versuchte. Am 4. Januar 1827 trug er folgende, sich direkt auf den Verlust seines Vaters beziehende Beobachtung ein: „Diese Trauer ist mir ekelhaft: kann das Äußere trauern, wenn das Innere vielleicht jauchzt: oder bedingt die äußere Trauer die innere? Ich fühle gewiß tief und innig, was mir verloren gegangen ist ... Ist es nicht schrecklich genug, eines solchen Menschen, eines (so herzlichen Vaters) lieblichen Dichters, feinen Menschenkenners, tüchtigen Geschäftsmannes – oder könnte dies alles nicht gelten – um des Wertes: eines Vaters beraubt zu seyn: warum soll man da den Schmerz nicht in der Lust zu vergessen suchen, warum nicht in heitrer Gesellschaft auch heiter seyn?“ In das Todesjahr seines Vaters und in die folgende Zeit fielen auch die ersten Verliebtheiten des Sechzehnjährigen. Neben Nanni Petsch war es zur Zeit dieser Tagebucheintragung vor allem Liddy Hempel, die er „so heftig, so schwärmerisch“ liebte. Diese Tagebucheintragungen weisen gleichzeitig auch auf eine Identitätskrise hin, in der sich Robert damals befunden haben dürfte. Unter dem gleichen Datum heißt es nämlich weiter: „Wenn ich mein ganzes Leben durchgehe, so bleibe ich fast immer bey der Frage stehen: bist du's oder bist du es nicht? – hast du das gethan – hast du das thun können? – das ganze vorige Jahr flog mir wahrlich wie ein Traum dahin: hier hatte ich wahr geträumt, dort hatte ich nur die ernste Wahrheit: zwey geliebte Wesen wurden mir entrissen.“ Aber auch der Selbstvergleich mit der „aufgeschäumten Woge“, in welcher das Erleben des Verlustes der „zwey geliebten Wesen“ bildlich in seltsam verschwimmender Weise darzustellen versucht wurde, behandelt die geliebten Menschen darin merkwürdig wesenlos: „Ich war eine aufgeschäumte Woge ... und wie der Sturm nachgelassen hatte, sieh! da ward die Welle reiner und klarer, und sie sah, daß der Staub, der auf dem Boden lag, fortgerissen, sie selbst rein und klar auf lichtem Sande sich schaukelte. So ward es auch in mir heller: ich habe viel erfahren: ich habe das Leben erkannt: ich habe Ansichten und Ideen über das Leben bekommen, mit einem Wort: ich bin mir heller geworden."

Schon die ersten Seiten seiner Tagebücher, die er „Lebensbücher" zu bezeichnen pflegte, lassen somit erkennen, daß er sie weniger als Rechenschaftsbericht oder Gedächtnishilfe für spätere Erinnerungen anlegte, als vielmehr als „sein vertrautestes Mitding", vor dem er sein Innerstes bloßlegte, um eine Selbstanalyse vorzunehmen. Seine Lebensbücher erfüllten aber auch den Zweck, darin – vor aller Welt verborgen – seine dichterische Gestaltungsfähigkeit zu erproben. Hand in Hand mit dieser Entwicklung ging eine entscheidende Veränderung seines Wesens, die auch seinen Freunden nicht verborgen blieb. Aus dem bisher fröhlichen und kontaktfreudigen Jüngling wurde ein dunkler Träumer, der nachdenklich und wortkarg seinen Gedanken nachhing. In seiner Trauer um den verstorbenen Vater begann er, gesellschaftliche Ereignisse eher zu meiden und sich stattdessen lieber endlosen inneren Dialogen mit sich selbst hinzugeben, eine Neigung zu Narzißmus, die ohne Zweifel dazu beitrug, sein inneres seelisches Gleichgewicht aufrechterhalten zu können.

Robert verzichtete aber keineswegs vollständig auf menschliche Bindungen. Er schränkte sie nur ein auf einige wenige, sorgfältig ausgesuchte Personen, von denen er eine aufrichtige, loyale Freundschaft erwarten zu dürfen glaubte. Einer war sein um mehrere Jahre älterer Schulfreund Emil Flechsig, zu dem er sich besonders hingezogen fühlte und dem er seine Sehnsucht nach Freundschaft zu beschreiben versuchte: „Ich habe keinen Freund, ich habe keine Geliebte, ich habe nichts." Im Überschwang der Gefühle schrieb er dem älteren, erfahreneren Freund im Juli 1827 verzweifelt: „An Deiner Brust, an Deinem sympathetischen Busen muß ich mein Herz ausschütten", und aufgrund dieser heute exaltiert wirkenden, in der damaligen Zeit aber durchaus üblichen Ausdrucksweise glaubt Peter Ostwald eine homoerotische Liebe Roberts zu seinem Freund Emil herauslesen zu können. Noch verdächtiger erscheint dem Psychiater der Vorschlag Roberts, als Studenten gemeinsam ein Zimmer zu mieten, um zusammen Stücke fürs Theater zu schreiben; geradezu als Beweisstück aber wird ein Gedicht angeführt, in welchem Robert seinen Freund einen „holdlächelnden Adon" nannte. Nicht erwähnt wird aber dabei offenbar geflissentlich, daß in diesem aus sechzehn Strophen bestehenden Gedicht überschwengliche, aber harmlose erotische Phantasien des Sechzehnjährigen geschildert werden, bei denen seine angehimmelten Liebschaften Liddy Hempel, Nanni Petsch und seine frühe Jugendliebe Ida Stölzel die Hauptpersonen sind. Von einer homoerotischen Neigung kann ich hingegen in diesem Jugendgedicht nichts lesen oder herausspüren.

Im übrigen ist die gleichzeitige Verliebtheit Roberts in Nanni und Liddy in der Pubertät keineswegs ungewöhnlich, wenn auch schon bezeichnend für Schumann: er läßt ein Gefühl in mehreren Bahnen nebeneinander laufen und kann jederzeit das eine gegen das andere ausspielen, was er auch in einem Brief an Flechsig aus dem Jahre 1827 klar ausdrückte; war Liddy zuerst Roberts „Göttliche", so wurde bald Nanni wichtiger und umgekehrt.

Schumanns poetische Versuche, die auch einen selbsttherapeutischen Zweck verfolgten, reichten zunächst nicht aus, um ihm das Gefühl eines Dichters zu geben. In seinem Lebensbuch versuchte er sich so darzustellen: „Was ich eigentlich bin, weiß ich selbst noch nicht klar: Phantasie, glaub' ich, hab' ich: und sie wird mir auch von keinem abgesprochen: tiefer Denker bin ich nicht: ich kann niemals logisch an den Faden fortgehen, den ich vielleicht gut angeknüpft habe. Ob ich Dichter bin – denn werden kann man es nie – soll die Nachwelt entscheiden." Er war sich seiner Zerrissenheit, die Teil seines Identitätskonfliktes war, schmerzlich bewußt. Während er in seiner schriftstellerischen Tätigkeit seiner Phantasie ungehemmt freien Lauf geben konnte und sprachlich sich außerordentlich gewandt auszudrücken vermochte, entwickelte er im Gespräch mit anderen Menschen zunehmend eine geradezu linkische Scheu und eine gewisse Neigung zur „Verpuppung in sich selbst". Sollte der junge Robert eine Dichtung vortragen, so begann er bald zu erröten und zu stammeln, um schließlich den Vortrag ganz abzubrechen. Dieses Verlieren des Gedankenflusses ist eine frühe Manifestation jener gesellschaftlichen Ängste, die später ein typischer Charakterzug Schumanns wurden und einer Dirigentenlaufbahn stets hinderlich im Wege standen.
Robert stieß sehr bald auf einen Dichter, der die Rolle seines Vaters symbolisch übernehmen sollte und dessen dichterische Welt zu d e m literarischen Erlebnis des Jünglings wurde: Jean Paul Richter. An dessen Reflexionen wollte er fortan sein eigenes Leben überprüfen, wie er in einer Tagebuchnotiz bemerkte. Nicht nur seine Briefe sind beeinflußt von der Empfindungswelt Jean Pauls, sondern auch seine Tagebücher sind Jahre angefüllt mit Gedanken und Ideen seines Idols. Ja, selbst die Anregung, ein Tagebuch zu führen, stammt von Jean Paul, „um einst in späteren Jahren, mag ich glücklich oder unglücklich sein – und leider sagt mir das letztere eine bange Ahnung voraus –, meine Ansichten und meine Gefühle mit den vergangenen und sonstigen zu vergleichen und zu sehen, ob ich mir, meinen Gefühlen und meinem Charakter treu geblieben bin." Besonders faszinierte ihn Jean Pauls literarische Erfindung der „Doppelgestalt", mit der er in seinen Novellen die wesentlichen Charaktere durch zwei Personen darzustellen versuchte. Vor allem in der Novelle „Die Flegeljahre" wurde mit dem Zwillingspaar Vult und Walt die Gegensätzlichkeit des menschlichen Charakters überzeugend geschildert und so bildete dieser Roman den Keim zu Schumanns Darstellung seiner gegensätzlichen Künstlercharaktere Florestan und Eusebius, die jenen zwei Seelen entsprachen, die in seiner Brust lebten: Florestan als der Draufgängerische, Mutige, Feurige und Stolze und Eusebius der Verträumte, Innige und zart Empfindsame. Im wesentlichen war sein Seelenleben dem in der Literatur geprägten Typus des „Zerrissenen", der in jener Zeit stark in Mode gekommen war, gleichzusetzen.
Unter Jean Pauls Einfluß begann Robert auch, Novellen zu schreiben. Am 29. Juli 1829 notierte er in sein Tagebuch: „Die ‚Juniusabende' sind mein erstes Werk, mein wahrstes und mein schönstes; wie hab' ich geweint, als ich sie schrieb und wie war ich doch jedesmal so wunderbar selig dabey." Diese Novelle beschreibt viele seiner psychischen Probleme, die den Achtzehnjährigen belasteten und unter denen Einsamkeit, Traurigkeit und sexuelle Frustration eine zentrale Rolle einnehmen. Wie an anderen Stellen seines Tagebuches stoßen wir auch hier auf Gefühlsschwankungen, deren wechselnde Dynamik eine große innere Unruhe verraten, aber auch eine übersteigerte Selbstanalyse mit deutlichen selbstquälerischen Konturen. Wie sehr seine Herzensergüsse, die er den „Lebensbüchern" anvertraute, ihn von

gesellschaftlichen Ängsten und depressiven Anwandlungen zu befreien vermochten, zeigen viele verstreute Eintragungen: „Du bist für keinen Menschen geschrieben, nur für mich und meine einsamen glücklichen Herzensabende ... ach, ich war oft trübe, recht zermalmt und zerknirscht, da floh ich zu dir, und die Seele weinte nicht mehr, weil sie reden und sprechen durfte."

Wenn die „Juniusabende", ähnlich wie viele andere literarische Versuche Schumanns, unvollendet blieben, dann war dies nicht nur ein Zeichen seiner inneren Zerrissenheit, sondern vor allem die zunehmende Hinwendung zur Musik. Sah er doch in der poetischen Schreibweise Jean Pauls eine Qualität, die er in der Sphäre der Musik wiederzufinden glaubte, entspringt doch das „Poetische" in seinem ganzen musikalischen Schaffen aus einem rein lyrischen Gefühl. Er erlebte die Welt literarisch im Spiegel der Dichtung und schuf so die Voraussetzung seiner seelischen Introversion. Weltschmerz, Entsagung und Wehmut um die Vergänglichkeit waren zentrale Themen, um die seine Gedanken kreisten und die seit Goethes Dichtung „Werthers Leiden" die Zeit beherrschten. Deutschland erlebte damals eine Welle von Selbstmorden. In Schumanns Tagebuch erfahren wir, daß auch er mit seinem Schulfreund Staeger ausführlich dieses Thema diskutierte. Unter den Musikern glaubte er, diese Gefühlsstimmung vor allem bei Franz Schubert vorzufinden. Was ihm bisher in der Poesie Jean Paul war, bedeutete ihm nun in der Musik Schubert. Diese Beschäftigung mit dem Genius veranlaßte ihn zu den im Spätsommer 1828 komponierten „Acht Polonaisen für Klavier zu vier Händen", und als er wenig später von dessen Tod erfuhr, war er zutiefst erschüttert. In seinem Tagebuch heißt es: „Und du frühzeitig heimgegangener, du himmlischer Schubert ... du bist der überirdische, strömende Geist, den seine Frühlingsblumen verhüllen ..." Nach Aussage von Emil Flechsig „geriet Schumann bei der ersten Nachricht seines Todes in solche Aufregung, daß ich ihn die ganze Nacht schluchzen hörte." Einige Kompositionen Schumanns, die unmittelbar nach Schuberts Tod entstanden, wie etwa die „Papillons" oder sein Klavierquartett in c-Moll, das er in seinem Tagebuch „Hottentottiana" am 7. Februar 1829 als Opus 1 anführte, scheinen ja, symbolisch gesehen, Franz Schubert geradezu wieder ins Leben zurückrufen zu wollen.

In Schumanns autobiographischen Notizen kommt in diesen Jahren immer wieder auch ein anderes Problem zur Sprache, nämlich seine offensichtliche sexuelle Frustration und seine überall durchschimmernde Angst, abgewiesen zu werden und nicht die entsprechende Gegenliebe zu erfahren. Dies zeigte sich schon in seinem Verhalten seinen beiden Leipziger Jugendliebschaften Nanni Petsch und Liddy Hempel gegenüber und vielleicht noch deutlicher am Beispiel seiner nicht ganz durchschaubaren schwärmerischen Liebe zu Agnes Carus.

Nachdem er die um acht Jahre ältere Sängerin anläßlich einer musikalischen Soirée, zu der er in Leipzig eingeladen war, kennengelernt hatte, wurde er bald ihr Klavierbegleiter, um die Lieder Franz Schuberts zu studieren. Ihr anziehendes Äußeres und ihre angenehme Stimme waren wohl der Grund, warum Robert bald erotische Gefühle entwickelte, denn schon am 2. Juni 1828 notierte er in sein Tagebuch: „Ich war vorgestern bey C. [arus]; ich wußte nicht, wie mir zu Muthe war: ich saß mit ihr zwey Stunden allein am Clavier und mir war's, als wachten alle schlummernden Tiefen mächtig wieder auf ..." Von nun an findet man ihren Namen häufig als letzten Eintrag ins Tagebuch, worin es unter anderem heißt: „Ich will zu Bett gehen und von ihr träumen, von ihr. Gute Nacht Agnes ... Agnes, gute Nacht" und oft erwähnte er „schöne, wunderschöne Träume von Agnes". Seine Bindung an diese Frau, die fünf Jahre lang andauerte, gestaltete sich allerdings etwas kompliziert durch die Gegenwart des Gatten, der Arzt und nicht nur im Rahmen eines Ödipuskomplexes Roberts Rivale war, sondern gleichzeitig auch sein erster Psychiater wurde. Dr. Carus mochte den jungen Pianisten gut leiden und gab ihm den Spitznamen „Fridolin“. Ja, er schien sogar für eine Weile den Flirt zwischen Robert und seiner Frau toleriert zu haben. Als ärztlicher Direktor einer Irrenanstalt in Colditz, die damals vierhundert Insassen unter mehr als beklagenswerten hygienischen Bedingungen beherbergte, wohnte auch das Ehepaar Carus in diesem Gebäude. Unter diesen Umständen ist es nicht verwunderlich, daß Robert anläßlich eines Besuches in Colditz in einem sehr belastenden und ambivalenten Verhältnis zu den beiden stand, nicht nur aus Angst vor persönlichen Verwicklungen, sondern auch wegen des bedrückenden Milieus, das die Anstalt auf jeden Besucher ausstrahlte. So wurde auch der junge, empfindsame und durch äußere Eindrücke leicht beeinflußbare Schumann in einen angstvollen Zustand versetzt, umso mehr, als die Tragödie seiner Schwester Emilie mit ihrer schweren Psychose sofort wieder vor seinen Augen stand.

Universitätsjahre

Als Dr. Carus eine Professur an der Universität in Leipzig erhielt, änderte sich die Situation. Dr. Carus veranlaßte den schwärmerischen Jüngling, der inzwischen auf das Drängen seiner Mutter inskribierte, gesellschaftlichen Kontakt mit anderen Familien zu suchen. Dr. Carus hoffte, damit die Spannungen zu lösen, die sich zwischen Agnes und Robert aufgebaut hatten. Im Rahmen dieser Bemühungen lernte Schumann auch den Klavierpädagogen Friedrich Wieck und seine neunjährige Tochter Clara kennen, die am 31. März 1828 im Hause Carus' ein Privatkonzert gab. Agnes spielte jedoch auch weiterhin für ihn die Rolle der angebeteten, wenn auch unerreichbaren Geliebten. Schumann vermochte auch später seine Beziehungen zu Frauen nur dadurch aufrechtzuerhalten, indem er sie unter Wahrung äußerer Distanz verinnerlichen und idealisieren konnte oder indem sie tabuisiert und damit unerreichbar wurden. Nur so kann man auch Schumanns besonders inniges Verhältnis zu den Frauen seiner Brüder verstehen.
In Schumanns Entwicklung bedeutete die Episode mit Agnes Carus und ihrem Gatten eine Art Therapie. Sie lehrte ihn, sich allmählich wie ein Erwachsener zu benehmen und auch seine erotischen Gefühle besser unter Kontrolle zu bringen. Dr. Carus war eine willkommene Zielscheibe, diese aus einer Rivalität entstandenen aggressiven Tendenzen aufzufangen. In den Tagebüchern heißt es: „Der alte schläfrige Carus ... der Flegel Carus, tragikomischer Humorist, verpfuschter Polymeter ...“ Solche Worte sind Wutreaktionen, wie sie bei Jugendlichen gegen den Verursacher des Liebesentzugs als Ausdruck innerer seelischer Spannungen und Konflikte beobachtet werden können. In Schumanns frühen Tagebüchern fehlen derartige Reaktionen, während sich mit zunehmendem Alter immer deutlicher zwei Verhaltensweisen herauskristallisierten, Wut oder Feindseligkeit unter Kontrolle zu halten: Einerseits Schumanns ungewöhnliche Selbstbeherrschung, seine Sprachhemmungen, seine außerordentliche Freundlichkeit und Großzügigkeit den Menschen gegenüber, die von Peter Ostwald als Phänomene gewertet werden, welche eine innere Überkontrolle oder Blockierung seines aggressiven Verhaltens

vermuten lassen. Schumann reagierte andererseits gelegentlich aber auch mit vorübergehenden, kurzen Wutanfällen, die in der Regel von starken Schuldgefühlen und Angstzuständen begleitet waren. Vermutlich erwies sich sein innerer Abwehrmechanismus gegen Gewalt nicht so wirksam und perfekt, wie er es sich gewünscht hätte. Solche durch Schuldgefühle verursachte Wutzustände richteten sich zeitweilig sogar gegen die Musik, was darauf hindeutet, daß Musik für seine Phantasien und Gefühle ein relativ verläßliches Ventil dargestellt haben dürfte. So notierte er etwa am 5. Juni 1831 in seinem Tagebuch: „Musik, wie bist Du mir ekelhaft und in den Tod zuwider!" Solche und ähnliche Tiraden gegen die Musik spiegeln seinen tiefen Konflikt zwischen Gehorsam und Zerstörungswut wieder, mit dem er zeitlebens zu kämpfen hatte.

Trotz aller Vorfreude auf das Studentenleben, das ihn an der Universität in Leipzig erwartete, befiel ihn durch die Trennung von seiner engeren Heimat und damit auch von seiner Mutter in Zwickau eine gewisse Trauer. „Hinausgeworfen in das Dasein, geschleudert in die Nacht der Welt, ohne Führer, Lehrer und Vater – so steh' ich nun da …", schrieb er zwei Tage nach dem Schulabschluß und kurz vor seinem achtzehnten Geburtstag an seinen Schulfreund Flechsig. Aus diesen Worten spürt man auch seine Trauer um den Vater, die er auch später immer wieder aufs neue in einer Reihe von sich wiederholenden Reaktionen erlebte, etwa während seiner Italienreise 1829, wo er das Gefühl empfand, „der Geist des Todten kam mir wie nachgejagt", oder während eines Besuches in Zwickau 1845, als er bei der Durchsicht alter Veröffentlichungen seines Vaters einem abrupten Stimmungswechsel unterlag.

Vor seinem Studienantritt in Leipzig unternahm Robert mit seinem Freund Gisbert Rosen eine Reise durch Süddeutschland, deren Erlebnisse er schlagwortartig in seinem Tagebuch festhielt. Neben vielen belanglosen Details finden sich darunter auch manche Hinweise erotischer Natur: „Schöne Mädchen – die niedliche Wirthin – Rosens gefährdete Unschuld – Kuß – tolles Treiben – lächelnde Dirnen – Fingerspiele unter den Röcken", die der normalen Sexualität eines jungen Mannes entsprechen und keine Hinweise auf homoerotische Erlebnisse enthalten wie dies immer wieder von manchen Autoren herausgelesen wird. Wieder in Leipzig eingetroffen, drückte sich schon in seinem ersten Brief vom 2. Mai 1828 an seine Mutter seine Unzufriedenheit aus: „… ich sehne mich aus vollem Herzen in meine stillere Heimat zurück, wo ich geboren bin und glückliche Tage in der Natur gelebt habe … Hierzu kömmt noch ein ewiger stiller Seelenkampf wegen der Wahl eines Studiums: die kalte Jurisprudenz, die einen bei dem Anfang schon niederschmettert durch ihre eiskalten Definitionen, kann mir nicht gefallen; Medizin will ich nicht und Theologie kann ich nicht studieren. In so einem ewigen Streite mit mir selbst befind ich mich und suche vergebens einen Führer, der mir sagen könnte, was ich tun soll." Wenn er sich auch an studentischen Gepflogenheiten beteiligte und reiten und fechten lernte, war er wegen der Wichtigtuereien seiner Kommilitonen auch des studentischen Lebens bald überdrüssig. Pausenlos kreisten seine Gedanken zwischen Pflicht und Neigung. Die Rechtswissenschaft sagte ihm immer weniger zu, während der Hang zu Musik und Dichtung immer stärker wurde. Zurückgezogen in seine eigene Häuslichkeit, beschäftigte er sich mit auserlesener Lektüre, mit seinen persönlichen Aufzeichnungen,und seine köstlichsten Stunden am Klavier verlebte er improvisierend und „phantasierend", wie er sich ausdrückte. So darf es nicht wundernehmen, daß Robert zunehmend vereinsamte und in eine gesellschaft-

liche Isolierung geriet. Sieht man von gelegentlichen Abenden bei der Familie Carus und den Zusammenkünften in dem gemäßigten, liberalen Studentenbund „Marcomannia“ ab, so unternahm er am liebsten lange Spaziergänge im Park von Zweinaundorf, einem kleinen östlich von Leipzig gelegenen Vorort, wo er „ganz alleine tagelang arbeiten und dichten“ konnte, wie er seiner Mutter berichtete.
In diesem Park geschah es auch, daß Schumann unmittelbar vor seinem achtzehnten Geburtstag sein erstes „Wahnsinn“-Erlebnis hatte. Er hatte soeben „Siebenkäs“ gelesen, einen der schauerlichsten Romane Jean Pauls, in welchem ein sich tot stellender Mann eine Scheinbeerdigung durchführen ließ. Unter dem überwältigenden Eindruck dieser masochistischen Phantasien kam es bei Schumann zu einer kurzen Phase seelischer Spaltung und eines teilweisen Persönlichkeitsverlustes. In seinem Tagebuch steht unter dem 29. Mai 1828: „Es war mir, als wär ich nicht bey Sinnen: ich war recht bey Sinnen und dachte mir doch: ich hätte sie verloren. Ich war wirklich wahnsinnig ... ich habe überhaupt keinen Geliebten, keine Geliebte, gar nichts mehr, was mich liebt und was ich liebe: aber ich liebe ja Alles ...“ Schon zwei Tage vorher beschrieb er in seinem Tagebuch einen plötzlich auftretenden Angstzustand: „Ich war ehegestern aufgeregt: ich weiß aber nicht von was: es kommt mir vor, als würd’ ich einmal wahnsinnig: wenn ich zu Carus gehe, klopft mir doch elender das Herz und ich werde bleich ... Der Mondscheinspaziergang war auch schön: aber ich wußte nicht, ob ich noch lebte: mir ist oft, als wär ich todt.“ Aus diesen Zeilen gewinnt man den Eindruck, daß nicht nur die lebhaften Phantasien beim Lesen des „Siebenkäs“ von Jean Paul, dessen Dichtungen ihn schon öfter „nahe dem Wahnsinn“ brachten, diesen Zustand von Verwirrung und seelischer Spaltung hervorbrachten, sondern daß auch ein großer Teil von Schumanns damaliger Seelennot, die Zuneigung und Abneigung dem Ehepaar Carus gegenüber, ursächlich mitspielte. Diese seine Besessenheit von der Idee des Wahnsinns konnte er erst sehr viel später über die Musik zum Ausdruck bringen, etwa in seinem Lied „Der Musikant“, op. 40/4 nach einem Text von Hans Christian Andersen. Zweifellos war für Schumann diese kurze Episode ein erschreckendes psychisches Erlebnis, wenn ihm auch diesmal wieder seine poetische Beichte im Tagebuch half, seine wilden Phantasien und seine heftigen inneren Erregungen abzubauen. Darüber hinaus begann er sich aber nun zunehmend auch mit selbstinduzierten Zuständen veränderter Bewußtseinslage zu beschäftigen, wobei er diese Zustände als „ein Gefühl der Genialität oder Originalität“ zu beschreiben versuchte. Er machte die Entdeckung, daß alkoholische Getränke einen Zustand von Euphorie – er verwendete gerne den Ausdruck „Knillität“ – herbeiführen, in welcher seine Phantasien frei und ungehemmt ihren Lauf nehmen können. In seinem Essay über „Genialität, Knillität und Originalität“, den er 1828 seinem an die Stelle von Flechsig getretenen neuen Freund Wilhelm Götte widmete und in welchem einige Passagen offensichtlich unter dem Einfluß von Alkohol geschrieben wurden, legte er allerdings großen Wert auf eine strenge Unterscheidung zwischen dem produktiven, schöpferischen Zustand der Knillität und jenem der Besoffenheit, der den Geist in stumpfe Tiefen hinabzieht. Diese Kommentare beziehen sich auf eigene Erfahrungen, die er in seinem Tagebuch niederlegte: „Wenn ich betrunken bin oder mich gebrochen habe, so war am andern Tage die Fantasie schwebender und erhöhter. Während der Trunkenheit kann ich nichts machen, aber nach ihr.“ Schumann erzielte den Zustand der „Knillität“ nicht nur mit Alkohol, sondern auch mit Nikotin und Koffein: „Schwere Cigarren stimmen mich hoch und poetisch; je

mehr bey mir der Körper abgespannt ist, desto mehr ist der Geist überspannt ... Schwarzer Kaffee macht mich auch betrunken, wenn auch nicht schwarz." Im gleichen Essay versuchte er seine Konflikte aufzuzeigen, die er im intimen Umgang mit Frauen hatte. Obwohl er sich noch immer nach Agnes Carus, seiner idealisierten Mutter- und Schwester-Figur, sehnte, hielt er zur gleichen Zeit nach anderen attraktiven weiblichen Personen Ausschau, von denen einige „gewöhnliche" Mädchen, vielleicht auch Prostituierte, waren. So notierte er etwa am 7. Mai 1829 in sein Tagebuch: „Hotel de Pologne – Portwein – Knillität – die Huren – Umarmungen – Wollust – meine Unschuld durch einen Hauptcoup gerettet." All diese Anregungen sollten wohl dazu beitragen, seine inneren Spannungen im ständigen Wechsel von gesteigertem Lebensgefühl und hoffnungsloser Lethargie wieder ausgleichen zu können.

Zu den Zuständen, die ihn am meisten zu quälen begannen, zählten seine Schlafstörungen, über die er ja schon in frühester Kindheit klagte. In Leipzig verschärfte sich dieses Problem. Er hatte nicht nur Einschlafschwierigkeiten, sondern versuchte sich nun auch mit voller Absicht durch Lesen und Schreiben wachzuhalten. In einem schwebenden Bewußtseinszustand erlebte er dann lebhafte, gespensterhafte Träume von „geliebten Wesen nur in verzerrten, langgezogenen Gesichtern und in geisterhaften, blassen Umrissen ... das physische Träumen ist das eigentliche Wachen der Seele, wie das physische Wachen das Träumen der Seele", schrieb er am 14. August 1829 in sein Tagebuch. Solche „Wachträume" konnten eine Intensität von Halluzinationen erreichen, wie eine Eintragung zwölf Tage später zeigt: Eines Abends erschien ihm seine Lieblings-Schwägerin Therese Schumann vor dem Einschlummern, „sie stand vor mir und sang sanft: süße Heimath." Mitunter erlebte er Alpträume, in denen er sich selbst beim Träumen beobachtete und die er dann am nächsten Tag in seinem Tagebuch vermerkte. So lesen wir am 17. Dezember 1829: „Cigarre im Bett und Behaglichkeit – ekelhafte Nacht und merkwürdiger Traum im Traume." In einem solchen Zustand, während dem er Zigarren rauchte und Alkohol trank, konnte es auch vorkommen, daß er Gehörshalluzinationen erlebte: „Kein Einschlafen – und Cigarre im Bett um 12 Uhr – Ewige Musik während der Nacht und ekelhafter Schlaf", heißt es am 15. Februar 1829 in den „Hottentottiana", und schon zwei Monate früher, als er vom Ableben Schuberts erfuhr, schrieb er in das Tagebuch: „Um 3 Uhr nach Hause – exaltirte Nacht und das ewige Schubertsche Trio vor den Ohren – fürchterliche Träume."

Wahrscheinlich spielten auch sexuelle Erregungen bei seinen Träumen und seiner Schlaflosigkeit eine nicht unerhebliche Rolle, wie verschiedene Hinweise in seinem Tagebuch vermuten lassen. Da in jener Zeit in so gut wie allen medizinischen Lehrbüchern die Selbstbefriedigung als mögliche Ursache von Geisteskrankheiten angeprangert wurde, mag diese weitverbreitete Meinung die diesbezügliche Konfliktsituation bei Schumann verstärkt haben. Hingegen erscheint mir der Hinweis von Peter Ostwald, in Schumanns Tagebuch fänden sich Andeutungen homosexueller Neigungen, nicht überzeugend. Es finden sich nur zwei Anmerkungen: „verfluchte Päderastie" am 2. März 1829 nach einem Besuch einer Taverne zusammen mit seinem Freund Johann Renz und einen Tag später „... die schöne Therese und der eifersüchtige Semmel – Agnes – Franziska – die üppige Franziska – Küsse – üppige Nacht mit griechischen Träumen", die wohl kaum für eine solche Assoziation ausreichen.

Während Robert treuherzig seiner Mutter vom Fortgang seines Jusstudiums berichtete, wendete er sich in Wahrheit mehr und mehr der Musik zu. Er vertonte mehrere Gedichte von Justinus Kerner, einem vorwiegend mit parapsychologischen Problemen befaßten Arzt, und stellte damit der Welt seine ersten eigenständigen Kompositionen vor. Besonders widmete er sich aber dem Klavierspiel, und hier war es vor allem der Klavierpädagoge Friedrich Wieck, dessen Charisma ihn unwiderstehlich anzog, wenngleich sich das Verhältnis zwischen den beiden von Anfang an problematisch gestaltete. Wieck war ein schwieriger und ehrgeiziger Mensch, der den Erfolg seiner Klaviermethode mit konsequenter Strenge und Ausdauer an seiner begabten Tochter Clara aller Welt demonstrieren wollte. Schumann wiederum, dessen Klavierspiel unausgeglichen und undiszipliniert war und der deshalb von Wieck den Spitznamen „Tollkopf" erhielt, wollte mit den Fingerübungen, die ihm aufgetragen wurden, nicht wie ein Anfänger behandelt werden. Wahrscheinlich spielte dabei auch eine gewisse Rivalität mit der erst neunjährigen Clara eine Rolle, die von Wieck unter all seinen Schülern mit Abstand favorisiert wurde. Angeregt durch das rege musikalische Treiben und neue Bekanntschaften mit jungen Musikern versuchte er sich verstärkt mit kompositorischen Arbeiten. Wie uns von seinem Stubengenossen Emil Flechsig berichtet wird, trug er beim Komponieren ein merkwürdiges Gehaben zur Schau: Da er unentwegt eine Zigarre nach der anderen rauchte und der aufsteigende Rauch seine Augen reizte, streckte er seine Lippen – die Zigarre so steil als möglich nach oben gerichtet – weit vor und, indem er versuchte, die Augen zusammen zu kneifen, zog er mitunter die abenteuerlichsten Grimassen. Dazu kam noch, daß er die Melodie vor sich hinzupfeifen oder zumindest zu summen pflegte, was ihm durch die Zigarre im Mund erhebliche Schwierigkeiten bereiten mußte. Als anspruchsvollstes Werk unter diesen frühen Kompositionen Schumanns muß sein Klavierquartett in c-Moll bezeichnet werden, das erst vor wenigen Jahren erstmalig veröffentlicht wurde und in dem sich bereits seine spätere Kompositionsweise, die in so charakteristischer Weise das Gesetz des Taktes mit den abwechselnd lyrisch freien Taktmaßen vereint, zu erkennen gibt.

So gelang es Schumann, den Verlust sozialer Geborgenheit weniger durch verbale Kommunikationen als durch die verbindende Kraft der Musik wieder auszugleichen, wobei an die Stelle seines Vaters nun die Mentorschaft Herrn Wiecks und Dr. Carus' trat. Eine entsprechende weibliche Bezugsperson hingegen fehlte in seinem Leben, weshalb er nach wie vor Liebe und Anerkennung bei seiner Mutter suchte. Umso mehr bereitete es ihm Kummer, daß gerade sie seinem Wunsch, Musiker zu werden, nicht entgegenkommen wollte. So ist es nicht überraschend, daß sich schon bald während seiner Leipziger Studentenzeit Phasen tiefer Traurigkeit und Enttäuschung einstellten, Symptome einer depressiven Phase, wie wir sie auch in seinem späteren Leben immer wieder antreffen werden. Dazu fällt schon jetzt eine deutliche Neigung zu hypochondrischer Selbstbeobachtung und zu bevorzugter Beschäftigung mit psychiatrischen Problemen überhaupt auf. Zum Teil mag dies auch damit begründet sein, daß durch die Ärzte in seiner eigenen Familie – sein Großvater, ein Onkel mütterlicherseits und ein Vetter väterlicherseits waren ja Mediziner – sein Interesse für medizinische Probleme größer war als üblich.

In der Hoffnung, eine Milieuveränderung würde seinen depressiven Zustand bessern, beschloß er, sein Studium in Heidelberg fortzusetzen. Entscheidend für diese Wahl dürfte der bedeutende Jurist und Professor an der Heidelberger Universität, Anton Justus Thibaut, gewesen sein, der auch ein hervorragender Musiker war und

soeben ein Werk „Über die Reinheit der Tonkunst“ veröffentlicht hatte. Da inzwischen sein Bruder Julius an einer Lungentuberkulose lebensgefährlich erkrankt war, mußte auf Drängen seiner Mutter die Abreise zunächst verschoben werden. Dies gab ihm die Gelegenheit, im Rahmen eines öffentlichen Konzertabends als Pianist aufzutreten, wobei er die „Alexander Variationen“ von Moscheles und den ersten Satz aus dem a-Moll Klavierkonzert von Johann Nepomuk Hummel zum besten gab. Am 11. Mai 1829 endlich konnte er nach Heidelberg aufbrechen. Hier empfing ihn sein Freund Gisbert Rosen mit offenen Armen und er hatte schon bald seine erste Unterrichtsstunde bei Thibaut. Seiner Mutter schilderte er das Leben in Heidelberg in rosigsten Farben, gewürzt mit humorvollen Einlagen wie etwa der Beschreibung seines Quartiers, aus dem er zur Rechten auf ein Irrenhaus und zur Linken auf eine katholische Kirche blicken könne und somit nicht recht wisse, ob er irrsinnig oder katholisch werden sollte.
Bei genauer Durchsicht seiner Tagebücher ergibt sich jedoch ein etwas anderes Bild als beim Studium seiner Briefe. Sie würden zu dem Schluß verleiten, den auch Karl Wörner zog, daß „die ganzen Monate fast ohne die zerstörenden Selbstquälereien, die die Zwickauer Jahre charakterisieren und die später wieder die Leipziger Zeit so belasten werden“ verlaufen wären. In Wahrheit stellen Roberts Briefe aus dieser Zeit einen eklatanten Täuschungsversuch dar. Aus seinen Tagebüchern geht nämlich hervor, daß fast kein Tag vorüberging, ohne daß er betrunken gewesen wäre und er fast ständig an schweren Katererscheinungen zu leiden hatte. Offensichtlich erhoffte er vom Alkohol eine Linderung seiner Angstzustände und seiner depressiven Stimmungslage mit dem Erfolg, daß nach einem solchen Trinkgelage seine Symptome schlimmer als vorher waren. So notierte er am 15. Juni 1829: „Dumpfer Vieh-tag – Bier – fauler Pelz – Katzenjammer im Katzenjammer der Knillität – Prr!“ und wenige Tage später: „Ein Hundetag – mit mir sehr unzufrieden – mit allem andern auch – ich leidlich knill in Bier“ oder: „Ein Hund-Sonntag – keine Cigarren, verstimmtes Clavier, verstimmtes Wetter, kein Geld, keinen Freund, keinen Spass.“ Solche, häufig in betrunkenem Zustand niedergeschriebenen Bemerkungen verraten seine große Einsamkeit und Verlassenheit, seine Sehnsucht nach menschlichen Bindungen und ein Gefühl der Frustration in seiner Beziehung zu Gisbert Rosen, wie er sie bereits in Leipzig mit Emil Flechsig erlebte. Zurückgekehrt von einem Ausflug nach Karlsruhe, nahmen seine alkoholischen Exzesse noch zu, wie aus seinen Aufzeichnungen hervorgeht: „Viel Bier getrunken – das Nachtwandeln und die Furcht vor mir – Champagner – ungeheurer Scandal – ich bewußtlos – unendlicher Katzenjammer und Schiß, vorzüglich moralischer.“ Er klagte über „Wahnsinn in der Brust“ und setzte während eines fast einwöchigen Zechgelages kurz nach seinem neunzehnten Geburtstag im Zustand völliger Trunkenheit sein Bett durch eine brennende Zigarre in Brand.
All diese Ereignisse zeigen, daß die Ortsveränderung seinen depressiven Zustand in keiner Weise besserte. Sein Versuch einer Selbsttherapie mit Alkohol erwies sich als untauglich und verschlimmerte sein Befinden noch weiter, nicht zuletzt auch deshalb, weil Schumann nach reichlich Alkohol rasch übel wurde und er erbrechen mußte.
Auch seine Reise nach Italien, die er während der Ferien am 20. August 1829 alleine antrat und über deren wunderbare Eindrücke er begeisterte Briefe nach Hause sandte, änderte nicht viel an seinen Gewohnheiten. In seinem Tagebuch lesen wir: „Üppiger Scandal in der Nacht der nackten Führer und nackten Kellner-

mädchen, furchtbarer Katzenjammer." In Mailand hatte er, ähnlich wie schon einmal im Heidelberger Kolleg, ein „päderastisches Erlebnis", woraus P. Ostwald einmal mehr den Schluß zog, daß Schumann „einen oder möglicherweise sogar mehrere homosexuelle Kontakte" gehabt haben müsse. Der genaue Wortlaut der Tagebucheintragung vom 16. September 1829 spricht allerdings eher dagegen: „Theater – der sich mir aufdrängende Paederaste und mein plötzliches Gehen." Aus dieser Formulierung muß man doch eher schließen, daß er die Zudringlichkeit entschieden ablehnte. Es wäre auch nur schwer vorstellbar, daß er über solche Ereignisse so frei berichtet hätte. Galten doch damals homosexuelle Beziehungen nicht nur als Sünde, sondern sie waren auch strafbar.
Auf der Rückreise erkrankte er nach einer durchzechten Nacht in Venedig an einer infektiösen Darmentzündung, die „mit fürchterlicher Diarrhoe und Bauchschmerzen" einherging, jedoch nur drei Tage anhielt. Wahrscheinlich handelte es sich um eine Salmonellose, die ihn so mitgenommen hatte, daß er sich „wie todt" fühlte. Dazu kam noch, daß er in Mantua durch die Erinnerung an den Tod seines Vaters in Panik versetzt wurde: „Ich trat in das Wirthshaus – der Wirtssohn kam mir entgegen und hatte verweinte Augen – die Leute sahen sich verdächtig und mitleidig unter einander an – was ist hier? fragte ich – mein Vater starb in dieser Nacht – Prr! Wie ein Felsen lag die Stube auf mir und ich konnte kaum Athem holen – und nahm einen Wagen – der Geist des Todten kam mir wie nachgejagt." Dieses Erlebnis löste, wie er einem Freund schrieb, eine „unbeschreibliche Depression" aus, und während der verbleibenden Urlaubswochen lesen wir in seinen Tagebüchern zwischen fröhlichen Reisebeschreibungen immer wieder Anmerkungen wie „ekelhafte Träume" oder „Todtenangst". Viele dieser Reaktionen zeigen, daß Schumann Reisen ungern tolerierte, ein Verhalten, das er auch später an den Tag legte, wenn er seine Frau auf Konzerttourneen begleitete. Immer wieder waren es Heimweh, schreckliche Furcht vor Erinnerungen an traurige Ereignisse und eine allgemeine, unbestimmte Angst, die sich dann in „Schwindel und Übelkeit" äußerte.
Wieder in Heidelberg eingetroffen, widmete er sich mehr denn je dem Klavierspiel, doch schien ihm nun Heidelberg nicht mehr der beste Ort, sich technisch vervollkommen zu können. Dies erklärt, warum er an Friedrich Wieck in Leipzig einen liebenswürdigen, einschmeichelnden Brief schrieb und ihm versicherte, wie gerne er wieder bei ihm den Unterricht aufnehmen würde. Durch einige Erfolge bei musikalischen Soirées in Heidelberg in seinem Selbstbewußtsein gestärkt, hielt er sich offenbar schon für einen respektablen Pianisten, wie die Auswahl der Kritiken, die er zum Jahresende 1829 in seinem Tagebuch zusammenstellte und die er „Gesammelte Reden über mein Clavierspiel" betitelte, bezeugt.
Zu Beginn des Jahres 1830 schien Schumanns Leben wieder zwischen Extremen zu schwanken: festliche Orgien einerseits und harte, anstrengende Arbeit andererseits. Neben „Rum, Punsch und Rüdesheimer" findet man im Tagebuch Anmerkungen wie „2 Stunden Fingerübungen, 10 mal die Toccata, 6 mal Fingerübung, 20 mal die Variationen", die zeigen, mit welchem fast manischen Eifer er die Technik seines Klavierspiels verbessern wollte. Vor allem seine Toccata in C op. 7 muß als regelrechter „Fingerstrecker" bezeichnet werden, und tatsächlich schien er dabei seine rechte Hand überlastet zu haben, wie eine Notiz vom 26. Januar 1830 „mein betäubter Finger" bestätigt. Gleichzeitig meldeten sich wieder die bekannten, beunruhigenden Symptome wie „Müdigkeit, böser Schlaf mit bösen Gespenster-

träumen und von der guten, braven Mutter – Ewige Träume von der Heimath und Julius mit dummer Musik", und wieder glaubte er, mit wilden Trinkorgien diesen bedrückenden seelischen Tiefgang korrigieren zu können. Viermal hintereinander schrieb er am 8. Februar in sein Tagebuch „Dies ist die liederlichste Woche meines Lebens." Er zog zechend von einer Taverne in die andere und war wiederholt so betrunken, daß man ihn halb bewußtlos nach Hause tragen mußte und er selbst von „Wahnsinn" sprach. Wie bereits in Leipzig mußte auch jetzt die ganze Nacht hindurch in seinem Zimmer Licht brennen, um delirante Angstzustände hintanzuhalten. Erst ein außergewöhnliches Ereignis konnte ihn vorübergehend zur Vernunft bringen: Am 1. März berichtet er: „Um 5 Uhr furchtbares Erwachen im Stickdampfe – Feuer bey mir und plötzliche Nüchternheit – gelöscht mit Glück – furchtbarste Nacht."

Neuerlich stellten sich im Zustand der „Knillität" seine schon in Leipzig beobachteten Gehörstörungen ein, die ihn sehr beunruhigten und die ihm am 10. März eine „schreckliche, halbe Nacht mit ewigen Klängen, Schwirren und Gedichten im Ohr" bescherten und ihn eine Woche später an den Rand des Selbstmordes brachten: „Allgemeiner moralischer – meine Starrigkeit und Widerlichkeit – aus Langeweile betrunken, schwer knill – Sehnsucht, mich in den Rhein zu stürzen." Eine Selbstanalyse in einer „Beylage zur Hottentottiona" verrät uns, daß Schumann in dieser Heidelberger Krise gegen solche selbstmörderische Anwandlungen anzukämpfen versuchte, indem er sich selbst von seinem hohen Eigenwert zu überzeugen trachtete. Auszüge aus diesem Essay sollen dies verdeutlichen: „Schumann ist der Jüngling, den ich lange liebte und beobachtete. Seine Seele möchte ich mahlen, aber ich kenne sie nicht ganz; er hat sie in einen dichten Schleyer gehüllt, bewußt und unbewußt, den reifere Jahre nur durchspähen können... Ohne die Gränzen menschlicher Größe festzusetzen, möchte ich doch Schumann nicht unter die ganz gewöhnlichen Menschen zählen. Talent zu vielen Dingen und nicht gewöhnliche Eigenheiten zeichnen ihn vor der Menge aus, ... ausgezeichnet in Musik und Poesie, nicht musikalisches Genie, sein Talent als Musiker und Dichter steht auf gleicher Stufe ... daß er den Mädchen gefällt, weiß er – das der Erste seyn ist ihm angeboren." Außer dieser, in der dritten Person geschriebenen egozentrischen Darstellung seiner selbst als außergewöhnliche Persönlichkeit dürfte aber auch die enge Bindung an seine Mutter, die wegen ihrer depressiven Seelenlage in seinen Augen seiner ideellen Unterstützung bedurfte, den Gedanken an Selbstmord zu verdrängen geholfen haben.

Der tiefere Grund seines inneren Konflikts in Heidelberg war zweifellos seine inzwischen zur Gewißheit gewordene Überzeugung, daß der Kampf in ihm zwischen der trockenen Juristerei und der Musik als die Erfüllung seines Lebens endlich zu Gunsten letzterer entschieden werden müsse. Zusätzlich angeregt durch ein Konzert Niccolò Paganinis, das er in Frankfurt hörte und auf ihn einen unauslöschlichen Eindruck machte, schrieb er am 30. Juli 1830 an seine Mutter jenen denkwürdigen Brief, der seine ganze Identitätskrise offenbarte und mit dem er den entscheidenden Schritt getan hatte: „Mein ganzes Leben war ein zwanzigjähriger Kampf zwischen Poesie und Prosa, oder nenn' es Musik und Jus ... Jetzt stehe ich am Kreuzwege und ich erschrecke bei der Frage: Wohin? Folg' ich meinem Genius, so weist er mich zur Kunst, und ich glaube, zum rechten Weg ... Leb wohl, meine teure Mutter, und bange nicht." Die endgültige Entscheidung über seinen Entschluß überließ er Friedrich Wieck und seiner Mutter, die dessen Ratschluß

brieflich einholen sollte und von Wieck die etwas prahlerisch formulierte Antwort erhielt: „Ich mache mich anheischig, Ihren Herrn Sohn bei seinem Talent und seiner Phantasie binnen drei Jahren zu einem der größten jetzt lebenden Klavierspieler zu bilden, der geistreicher und wärmer wie Moscheles und großartiger als Hummel spielen soll." Wieck wies fairerweise aber auch auf verschiedene Schwächen ihres Sohnes hin, sodaß ihre Bedenken keineswegs ganz ausgeräumt werden konnten. Trotzdem wollte sie die Entscheidung Robert selbst anheimstellen, weshalb sie ihm am 12. August schrieb: „Lieber Robert! Dein letzter Brief hat mich so tief erschüttert, daß ich seit dem Empfang desselben in meinen ganz niedergedrückten Zustand zurückgekehrt bin ... Vorwürfe mache ich Dir nicht; denn sie würden zu nichts führen. Aber billigen kann ich Deine Ansichten, Deine Weise zu handeln, gar nicht ... Ich habe Deinen Brief an Wieck geschickt und lege Dir die Antwort bei ... Prüfe Dich genau, ob Du dies alles fähig bist zu halten und zu erfüllen ... Dir sei es nun ganz allein überlassen zu handeln..."
Schumanns Plan, den er seiner Mutter vorlegte, war ganz offensichtlich darauf zugeschnitten, seinen Zukunftsängsten entgegenzuwirken, wenngleich seine Vorstellung, daß er nach sechsjähriger fleißiger und geduldiger Arbeit mit einem guten Pädagogen es mit jedem anderen Pianisten aufnehmen könne, einer gewissen Naivität und Megalomanie nicht entbehrt. Oder war er sich der Konkurrenz mit den damaligen großen Pianisten Felix Mendelssohn, Franz Liszt oder Frederic Chopin wirklich nicht bewußt? Sein väterlicher Freund Dr. Carus machte ihn wohl darauf aufmerksam, konnte ihn aber nicht von seiner Meinung abbringen, daß er es sich zutraute, dieses Ziel mit Technik und Kraft des Klavierspiels zu erreichen. Interessanterweise schien er sich dabei früheren Bedenken, die die beschränkte Belastbarkeit seiner rechten Hand betreffen, zu verschließen.
Nach einer Reise, die ihn zunächst rheinabwärts führte – neben kompositorischen kleineren Arbeiten auf seinem „stummen Klavier" übte er fleißig technische Übungen –, kam er Mitte Oktober 1830 in Leipzig an, ohne seine Familie zu besuchen. Aus einem Brief vom 25. Oktober an seine Mutter erfahren wir jedoch, daß seine Stimmung zunächst eher niedergedrückt, mutlos und deprimiert war. Er fand Unterkunft im Hause Wiecks, womit er sich gleichzeitig dem für die Familienmitglieder ebenso wie für die Schüler geltenden strengen Hausgesetz unterzuordnen hatte. Neben den Unterrichtsstunden begann er täglich sechs bis sieben Stunden zu üben; dies war wohl auch der Grund, warum wir in seinen Tagebüchern während der sechs Monate dauernden Probezeit kaum Aufzeichnungen vorfinden. Von den Kontakten zu Clara und ihrem Bruder, denen er mit seinen Geistergeschichten und poetischen Erfindungen ein beliebter Gesellschafter war, abgesehen, lebte er geradezu in klösterlicher Abgeschiedenheit, was seiner depressiven Grundstimmung nicht gerade förderlich war. Schon vier Wochen nach Beginn des Unterrichtes berichtete er seiner Mutter von seinen seelischen Nöten und seiner mitunter geradezu misanthropen Gleichgültigkeit. Dieser Brief enthielt aber auch suizidale Andeutungen; einerseits sprach er von dem Wunsch, sich erschießen zu wollen, andererseits dachte er daran, einen Ort aufzusuchen, an dem eine tödliche Choleraepidemie herrschte. Dieser Hinweis erscheint wichtig, weil er Schumanns wachsende Neigung zur Hypochondrie erkennen läßt. Eine unaussprechliche Angst vor dieser in jenen Zeiten mancherorts epidemisch auftretenden Krankheit hatte ihn später wiederholt befallen und füllte mitunter ganze Seiten seiner Briefe an die Familienangehörigen. Seine hypochondrischen Anwandlungen zeigten sich auch in

einer Mitteilung an seine Mutter, er fürchte zu erblinden. In der Realität handelte es sich um eine Kurzsichtigkeit, die sich allmählich bemerkbar machte und welche für ihn die Grundlage zu diesen Angstvorstellungen bildete.
Wahrscheinlich sollten diese Klagen aber auch dazu dienen, um medizinische Gründe für eine Zurückstellung vom Dienst bei der Bürgergarde vorlegen zu können, die 1830 anläßlich der Revolution ins Leben gerufen wurde und jeden unverheirateten Mann zwischen einundzwanzig und fünfzig Jahren zu einem befristeten Dienst mit der Waffe verpflichtete. Vorläufig hatte er zwar bis zu seinem nächsten Geburtstag im Jahre 1831 Zeit. Sicherheitshalber erbat er jedoch schon jetzt von der Mutter seine Geburtsurkunde, um im Ernstfall sich der Rekrutierung durch eine Flucht „nach Amerika oder nach Twer [Rußland]“, wo sein Onkel lebte, entziehen zu können.
Schon wenige Wochen später schlug Schumanns depressiver Zustand in eine ausgesprochen gehobene Stimmung um. Am 28. November, dem Geburtstag seiner Mutter, schienen alle Wolken verzogen zu sein, die sein Gemüt verdunkelten. Er fühlte sich zunehmend „frei, leicht und göttlich gestimmt“ und „in reinem Äther von dunklen, heimischen Gefühlen“ schwimmend. Er hatte sogar den Plan, zusammen mit seiner Mutter nach Weimar zu übersiedeln, um dort Unterricht bei Hummel aufzunehmen, eine Idee, die an der ablehnenden Antwort des Meisters scheiterte. Wieck, der von diesem Plan, zu dem berühmteren Hummel überzuwechseln nur „um des pfiffigen Grundes wegen, ein Schüler von ihm zu heißen“, erfuhr, war mit Recht verstimmt. Andererseits muß man wissen, daß Schumann an dem Tag, an dem er den Brief an Hummel schrieb, sich von dem jähzornigen, ungezügelten und brutalen Benehmen Wiecks ein abstoßendes Bild machen mußte. Am 21. August 1831 findet man in seinem Tagebuch eine Beschreibung dieses unliebsamen Ereignisses: „Ich sah gestern einen Auftritt, dessen Eindruck unauslöschlich seyn wird. Meister Raro [Wieck] ist doch ein böser Mensch; Allwin [der jüngere Bruder Claras] hatte nicht ordentlich gespielt. ‚Du Bösewicht, Bösewicht, ist das die Freude, die du Deinem Vater machen solltest‘ – wie er ihn auf den Boden warf, bey den Haaren zaußte, selber zitterte und schwankte, stille saß, um auszuruhen zu neuen Thaten, auf seinen Beinen kaum mehr stehen konnte und deshalb seine Beute niederwarf, wie der Kleine bat und flehte, er solle ihm die Violine geben, er wolle spielen, er wolle spielen, kann ich nicht sagen ... Meister Raro! ich erkenne dich – dein Treiben ist weiter nichts als ein jüdisches Benehmen, deine Begeisterung nichts, wenn sie kein Viergroschenstück in der Tasche herumdrehen kann, dein feuriges Auge ist nicht ruhig und schielt nur nach der Geldkasse.“ Sein vielleicht von diesem Erlebnis veranlaßter Versuch einer Abwendung von Wieck zeigt uns gleichzeitig, wie krisenhaft und voll innerer Gefährdung sich der Übergang zur Musik gestaltete.
Im April 1831 beschloß er, nach einer mehr als zweijährigen Abwesenheit, seine Familie in Zwickau zu besuchen. Grund hierfür war sein Bruder Julius, dessen Lungentuberkulose rapid fortschritt und einen baldigen Tod erwarten ließ. Angesichts der zwanghaften Beschäftigung Schumanns mit Krankheit und Tod war zu erwarten, daß sich in Zwickau rasch eine düstere, auf die Umgebung höchst sonderbar wirkende Stimmung seiner bemächtigen , und er sich nach seiner Rückkehr in Leipzig unentwegt selbst genau beobachten würde. Im Tagebuch und in einem Brief an seine Mutter klagte er über Schmerzen im Magen, im Kopf und in der Herzgegend, und er sah darin sichere Anzeichen dafür, daß er nun selbst auch

krank geworden sei. In diesen Wochen nahm er zum erstenmal eine sexuelle Beziehung mit einer Frau auf. Diese „Christel“, deren Familienname niemals in seinen Tagebüchern genannt wurde und die er später mit Charitas bezeichnete, war offenbar ein Mitglied in Wiecks Hausgemeinschaft. Das Verhältnis zwischen Robert und Christel hielt über mehrere Jahre an, und in seinen Tagebüchern finden sich zahlreiche Hinweise auf gemeinsame Erlebnisse, wobei auch mit intimen Details nicht gespart wurde: „Lieber Robert – nennt dich denn weiter Niemand so als deine Charitas. Die war gestern da, voller Feuer und Flamme; getrunken wurde viel, namentlich Madeira“, „Sinnliche Anregung am ganzen Tag, aber Unterdrükken. Charitas ist schon seit neun Tagen weggeblieben“, „Christel auf eine Minute“, „Charitas kam selber gar nicht“, „Abends kam vollends Charitas (und verblutete sich)“, „Charitas zum zweitenmal de novo – Angst und wenig Vergnügen.“
Zu Beginn dieses Verhältnisses klagte Schumann auch bald über Symptome, die ihm Sorgen bereiteten. Wie uns sein Tagebuch verrät, handelte es sich um einen brennenden Schmerz an der Spitze seines Penis, was von Eric Sams mit einer möglichen syphilitischen Erkrankung in Zusammenhang zu bringen versucht wurde. Die medizinische Deutung von Schumanns eigenhändigen Eintragungen weist allerdings in eine ganz andere Richtung, nämlich in die eines Einrißes des Frenulums – also des Vorhautbändchens – , wie dies bei besonders intensiver sexueller Aktivität nicht selten vorkommt. Er selbst berichtete über eine Wunde, die einen brennenden, beißenden Schmerz verursachte und ihn veranlaßte, daß er gemeinsam mit Christel seinen ärztlichen Freund Dr. Christian Glock aufsuchte. Dieser riet den beiden zu sexueller Abstinenz und verordnete für seinen wunden Penis Bäder in „Narzissenwasser“, wie dies schon von Galen zur Behandlung von Reizzuständen der Haut empfohlen wurde. Als Beweis für die Richtigkeit dieser medizinischen Diagnose kann die Eintragung vom 4. Juni 1831 im Tagebuch gelten, wo es heißt: „Das Frenulum gebissen vom Narzissenwasser“. Die Schmerzen verschwanden denn auch bald, und die Wunde heilte ab, sodaß eine weitere Enthaltsamkeit ab dem 15. Juni nicht mehr notwendig erschien.
Es konnte jedoch nicht ausbleiben, daß dieses unerfreuliche Intermezzo auch Auswirkungen auf seinen psychischen Zustand mit sich brachte. Abgesehen von Schuldgefühlen glaubte er Störungen seines Gedächtnisses feststellen zu können. Er klagte darüber, sich kaum mehr an Ereignisse des Vortages erinnern zu können, während er in seiner Kindheit jedes Wort im Gedächtnis behielt, auch wenn es Wochen vorher gesprochen wurde. Es fällt auf, daß Schumann in diesen Wochen sich deutlich von der Musik zu distanzieren versuchte und sich wieder verstärkt der Dichtung zuwandte. Er faßte die „Idee zu einer poetischen Biographie“ E. T. A. Hoffmanns, der ihm mit seiner Doppelbegabung für Dichtung und Musik so ähnlich war, während er gleichzeitig ins Tagebuch schrieb: „Musick, wie bist Du mir ekelhaft und in dem Tod zuwider!“
Am 8. Juni 1831, seinem Geburtstag, erwachte er wie aus einem „tiefen Schlaf wie vor meiner Geburt“, wie er sich im Tagebuch ausdrückte. Er hatte das Gefühl, „als wolle sich mein objektiver Mensch vom subjektiven ganz trennen oder als ständ' ich zwischen meiner Erscheinung und meinem Seyn, zwischen Gestalt und Schatten. Mein Genius, verläßt du mich?“ Mit diesem Satz war er nahe jenem schizophrenen Wahnzustand, den er als Achtzehnjähriger bereits erlebt hatte. In dieser Situation erstand „Florestan, der Improvisator“ als einer der Charaktere für seine geplante Dichtung „Wunderkinder“ und, wie es kurze Zeit später im Tagebuch

heißt, „Florestan ist unterdeß mein Herzensfreund geworden; er soll eigentlich in der Geschichte mein eigentliches Ich seyn." Die Wahl dieses Namens ist insoferne aufschlußreich, weil Florestan auch in Beethovens Oper den eingekerkerten Fidelio nur durch sein mutiges, entschlossenes und männliches Handeln von seinen Ketten befreien konnte, und fortan sollte diese imaginäre Gestalt die kraftvolle, kämpferische Seite Schumanns symbolisieren. Seiner eigenen Charakterisierung folgend, ist Florestan „der Todfeind des Philistertums, ein genialisch ungeordneter Stürmer, oft übers Ziel hinausschießend, aber stets kampffroh in seinem Idealismus." Am 1. Juli steht im Tagebuch: „Ganz neue Personen treten von heute in's Tagebuch – zwey meiner besten Freunde, die ich jedoch noch nie sah – das sind Florestan und Eusebius." Eusebius sollte die andere, schüchterne, zartfühlende und eher zurückhaltende Hälfte seines Wesens darstellen, den „Dichter in der Musik, der in seine Kunst eine schwärmerische Liebe zu den Menschen einschließt." Das Vorbild für dieses Dioskurenpaar war wieder einmal Jean Paul, der ihn mit den Zwillingsbrüdern Vult und Walt in seinem Roman „Die Flegeljahre" auf das Doppelspiel seines eigenen Charakters aufmerksam machte. Seine persönliche Beziehung zu diesen beiden imaginären Figuren formulierte Schumann Heinrich Dorn gegenüber, bei dem er in diesem Jahr „endlich einen ordentlichen Kompositionskurs begann", mit den Worten: „Florestan und Eusebius ist meine Doppelnatur, die ich wie Raro gern zum Manne verschmelzen möchte."
Der Unterricht bei Heinrich Dorn, der als junger Dirigent und Opernkomponist eben nach Leipzig gekommen war, begann Mitte Juli 1831 und dauerte bis Ostern 1832. Von ihm wurde der junge Schumann als eher schüchterner Mann beschrieben, der sein Klavierspiel zugunsten literarischer Projekte schon damals zu vernachlässigen begann und eine ausgesprochene Scheu vor öffentlichen Auftritten als Pianist an den Tag legte. In dieser Zeit startete Schumann auch sein Debut als Musikkritiker mit seiner berühmten Rezension von Frederic Chopins Variationen über das Mozartsche Thema „La ci darem la mano", in welcher er Eusebius die Worte ausrufen ließ: „Hut ab, meine Herrn, ein Genie." Wie in seinen späteren Kritiken ließ er auch hier bereits seine eigenen Gedanken und inneren Dialoge phantasievoll verkleidet durch seine beiden imaginären Charakterfiguren der Außenwelt mitteilen.
Als Schumann vom Besuch seines todkranken Bruders Julius zurückkam, lebte er geraume Zeit in der Angst, er könnte sich selbst eine tuberkulöse Erkrankung zugezogen haben – ein Gedanke, der grundsätzlich gar nicht so abwegig erscheint, wenn man das häufige Vorkommen von Tuberkulose in seiner Familie berücksichtigt. Es ist sogar sehr wahrscheinlich, daß Robert selbst auch einmal daran erkrankte, ohne spätere Folgen davongetragen zu haben. Die Symptome aber, die er in einem Brief vom 5. September 1831 seinem Bruder schilderte, hatten im Augenblick sicher nichts mit Tuberkulose zu tun. Schumann litt vielmehr in diesen Tagen an einer „fast kindischen Angst vor der Cholera", die als Folge des polnisch-russischen Krieges zu jener Zeit in Sachsen epidemisch wütete. In einem geradezu exaltierten Zustand von Hypochondrie klagte er: „Der Gedanke, jetzt zu sterben, nachdem ich zwanzig Jahre auf der Welt gelebt habe, ohne etwas zu tun als Geld zu vertun, kann mich außer mir bringen. Ich bin seit einigen Tagen in einer Art Fieberstimmung: tausend Pläne gehen mir durch den Kopf, zerfließen wieder und kommen wieder." Verschiedenste Gedanken, nach Weimar, Augsburg oder für mehrere Monate nach Italien zu gehen, jagten durch sein Gehirn, und diese Unschlüssigkeit äußerte sich in einem Gefühl, innerlich zu „zerfließen".

Gerade als die hypochondrische Nervosität ihren Höhepunkt erreichte, sah er sich mit der Tatsache konfrontiert, daß er wegen einer längeren Konzerttour Claras, die sie zusammen mit ihrem Vater bis nach Paris führen sollte, schon bald sich allein überlassen sein werde. Dieser Gedanke versetzte ihn in eine derartige Unsicherheit, Ruhelosigkeit und Angst, daß er seinem Bruder Julius brieflich andeutete, er wolle sich am liebsten „eine Kugel durch den Kopf jagen." Daß diese Ankündigung eine reale Drohung darstellte, beweist ein Brief vom 21. September an seine Mutter, in welchem er Anweisungen über die Verwendung seiner persönlichen Habseligkeiten im Falle seines Todes gab; daß er in diesem Testament seinen geliebten Flügel, ein Erbstück seines Vaters, das er seiner Schwägerin Rosalie zu vermachen gedachte, zu den unbedeutenden Kleinigkeiten zählte, zeigt den Grad seiner Verzweiflung und Hoffnungslosigkeit.

„Lähmung" seiner rechten Hand

Doch schon Mitte Oktober kam sein Gemütszustand wieder in ein „gesundes Gleichgewicht". Der Unterricht mit Musikdirektor Dorn begann ihm wieder Spaß zu machen, und sein wiedererlangtes inneres Gleichgewicht zeigte sich unter anderem auch darin, daß er Christel in das neue Quartier, das er inzwischen bezogen hatte, wieder einlud: „Charitas war einmal im neuen Gemach. Die war sehr lieb und scheint gefesselt", vermerkte er am 13. Oktober in seinem Tagebuch. Hingegen meldete sich in dieser anstrengenden Zeit, in welcher sein Klavierspiel durch Wieck nicht überwacht wurde, neuerlich das Problem seiner kranken Hand, dessen tiefere Ursachen zweifellos seine Konflikte mit Friedrich Wieck, gewisse rivalisierende Minderwertigkeitskomplexe der weit erfolgreicheren und viel jüngeren Tochter Clara gegenüber und wahrscheinlich auch sein stiller Wunsch, als Künstler lieber schöpferisch als nachvollziehend wirken zu können, gewesen sein dürften. Enthielten doch schon seine ersten beiden Werke, die er nach dem Entschluß, Musiker zu werden, komponierte, tatsächlich Neuartiges. Sowohl die „Papillons" op. 2 wie auch das „Allegro" op. 8, das wohl als erster Satz einer Sonate konzipiert wurde, spiegeln in gewisser Weise sein Innenleben wider. Jenes „Auseinandergehen" des Zusammengehörigen und der Verlust innerer Periodik in seiner Musik läuft ähnlich in ihm selbst ab. Andererseits vermag er in der Musik zu leisten, was ihm in seinem Selbst nur mühselig gelang: die Integration des „Dissoziativen". Auf diese Weise mußte es ihm gelingen, die Gefahr der Selbstauflösung mit musikalischen Mitteln zu bannen.

Der erste Hinweis der physischen Probleme mit seiner Hand findet sich in seinem „Leipziger Lebensbuch" unter dem Datum des 13. Oktober 1831: „Mit dem Klavier geht's natürlich herrlich, vorzüglich in den letzten Tagen ... Das Handgelenk halt' ich etwas höher, ohngefähr wie die Belleville, obgleich die graziöse Wellenlinie fehlt." Anna Caroline de Belleville war eine zweiundzwanzigjährige Wunderpianistin, die ähnlich wie Clara Wieck durch Europa reiste und die Entlastung der Beugemuskeln des Vorderarms durch Hochstellen des Handgelenkes zu erreichen versuchte. Nach anfänglich erfolgreichen Versuchen mit dieser neuen Technik begann er jedoch bald über eine „Lähmung meiner rechten Hand" zu klagen, wie sich denn überhaupt seine Stimmung mit dem herannahenden Jahresende wieder zu verschlechtern begann. Zu Beginn des neuen Jahres, am 5. Januar

1832, schrieb er in sein Tagebuch: „Der Künstler muß sich immer im Gleichgewicht mit dem Außenleben halten; sonst geht er unter, wie ich."
Wir wissen nicht genau, wann Schumann zum ersten Mal mechanische Vorrichtungen zur Kräftigung der Finger beim Klavierspiel benützte, die in jener Zeit in Mode kamen. Wilhelm Kalkbrenner, der berühmte Klavierpädagoge in Paris, empfahl derartige Geräte ähnlich wie der Kapellmeister Johann Bernhard Logier, dessen „Chiroplast" die Spannweite zwischen den einzelnen Fingern zu regulieren gestattete. Jedenfalls geschah es während Wiecks Abwesenheit, daß sich auch Schumann einer solchen Methode, die er „Cigarrenmechanik" nannte, bediente, was immer auch darunter gemeint war. Der Psychiater Ostwald vertritt die Ansicht, er habe wahrscheinlich einen Fingerstrecker benutzt, wie ihn der Klaviervirtuose Sigismund Thalberg seinen Schülern empfohlen hatte. Wasielewski hingegen, Schumanns erster Biograph, meinte, er hätte gemeinsam mit seinem Freund Töpken eine Vorrichtung ersonnen, mit der ein Finger während des Übens in die Höhe gezogen werden konnte, um die anderen Finger auf diese Weise zu stärken und voneinander unabhängig agieren zu lassen. Der Versuch schien jedenfalls zunächst positiv zu verlaufen, denn am 7. Mai 1832 notierte er in sein Tagebuch: „Mit dem dritten Finger geht's durch die Cigarrenmechanik leidlich. Der Anschlag ist unabhängig jetzt." Doch schon zwei Wochen später hieß es: „Der dritte Finger scheint wirklich uncorrigible", und wenn man in den Primärquellen nachliest, erfährt man, daß diese neuerliche „Misere" zeitlich zusammenfiel mit einer für den 28. Mai geplanten Soirée im Hause Wieck anläßlich der Rückkehr von der ausgedehnten Tournee, wo Schumann seine „Papillons" vortragen sollte. Mag sein, daß er deshalb mit besonderer Intensität seine Spieltechnik in Hochform bringen wollte und dabei seinen Finger wieder überforderte. Mit größerer Wahrscheinlichkeit dürfte es aber wieder einmal seine Scheu gewesen sein, sich vor einem sachkundigen Zuhörerkreis zu produzieren, denn wenige Tage vor diesem Musikabend, am 22. Mai, schrieb er in sein Tagebuch: „Soll ich Jemanden vorspielen, so überfällt mich eine ängstliche Fantasielosigkeit, die mich zur Verzweiflung bringt." Um sein Unvermögen zu unterstreichen, an jenem Abend seine Komposition vorzutragen, klagte er zusätzlich über ungemeine Müdigkeit, Übelbefinden und unausstehliches Kopfweh, sodaß schließlich Clara seinen Part übernehmen mußte. In Wahrheit schien er seinen „uncorrigiblen dritten Finger" als Vorwand benutzt zu haben, nicht selber vorspielen zu müssen, denn zur gleichen Zeit arbeitete er mit Eifer an der technisch unerhört anspruchsvollen Hammerklaviersonate von Beethoven.
Wie schwierig es heute ist, sein Handleiden aus den vorliegenden Quellen korrekt analysieren zu wollen, geht aus weiteren Einzelheiten deutlich hervor. So erscheint es eigenartig, daß Schumann in Heidelberg zunächst nur über Schwierigkeiten mit dem vierten Finger seiner rechten Hand klagte, während es nun plötzlich der dritte Finger war. Darüber hinaus lesen wir in einem ärztlichen Gutachten des mit ihm eng befreundeten Arztes Dr. Moritz Emil Reuter anläßlich eines Antrages auf Schumanns Befreiung vom Dienst in der Leipziger Communalgarde vom 1. Februar 1841, daß er „zwei ganz schwache und gelähmte Finger an der rechten Hand" habe: „Im Jünglingsalter bemerkte er zuerst, daß der Zeigefinger und der Mittelfinger seiner rechten Hand auffallend weniger Kraft und Gelenkigkeit als die übrigen besassen. Die längere Zeit fortgesetzte Anwendung einer Maschine, mittels welcher die genannten zwei Finger stark nach dem Handrücken angezogen gehalten wurden, hatte zur Folge, dass dieselben von nun an in einen lähmungsartigen

Zustande verblieben, dergestalt, dass Herr Schumann beim Pianospielen den Mittelfinger garnicht, den Zeigefinger nur unvollkommen, gebrauchen kann, aber einen Gegenstand mit der Hand zu fassen und fest zu halten gänzlich außer Stand ist." Schumann wurde anschließend zur amtlichen Begutachtung vor den Stadtbezirksarzt Dr. Güntz geladen, der am 19. Juli 1841 eine Untersuchung vornahm und testierte, daß Schumann „den Zeige- und Mittelfinger infolge unvollständiger Lähmung nicht willkürlich und kräftig brauchen, daher zuverlässig die Gewehrgriffe nicht exercieren kann." Da dem Freistellungsgesuch nicht stattgegeben wurde, legte Schumann dem Ausschuß der Communalgarde ein zweites Attest von Dr. Reuter vor, dessen Betonung auf der erheblichen Kurzsichtigkeit und auf der „apoplectischen Constitution" lag, wobei auf die damit verbundenen häufigen Schwindelzustände und die Gefahr eines „Schlagflusses" hingewiesen wurde. Von der Leipziger Stadtverwaltung wurde daraufhin ein nochmaliges Gutachten angefordert, das diesmal von Dr. Raimund Brachman abgefaßt wurde. Auch dieser Arzt bestätigte die beschriebene Lähmung, hielt sie jedoch „für eine unvollkommene", die „wie allgemein bekannt" den Stellungspflichtigen nicht daran hindere, seine Tätigkeit als Pianist auszuüben, weshalb sie ihn „noch viel weniger ausser Stande setzen könne, ein Gewehr zu handhaben." Wenn Schumann trotzdem vom Militärdienst freigestellt wurde, dann deshalb, weil nach Ansicht Dr. Brachmans seine Neigung zu starkem „Blutandrange nach dem Kopfe … durch das Exerciren mit der Waffe in der Hand die Gefahr eines Schlaganfalles" mit sich brächte.

Natürlich wurde versucht, die Ursache des Handleidens auch mit einer luetischen Infektion in Verbindung zu bringen. Eric Sams vermutete, die Lähmung des dritten Fingers der rechten Hand könnte auch die Folge einer Quecksilberschädigung des Nerven im Rahmen einer wegen Lues durchgeführten Quecksilberschmierkur gewesen sein. Da in einem solchen Falle Quecksilber in den Haaren noch nachweisbar sein müßte, wurden Schumanns Kopfhaare von Ostwald untersucht, ohne daß er auch nur Spuren dieses Schwermetalls vorfand, weshalb diese These wohl endgültig abgelehnt werden muß. Aus ärztlicher Sicht dürfte es sich bei diesem Handleiden Schumanns am ehesten um eine mechanische Druckschädigung des Nerven gehandelt haben, wie dies bereits von Wasielewski angenommen wurde. Seiner Meinung nach wäre die unsinnige Verwendung der zur Stärkung des rechten Mittelfingers ersonnenen Vorrichtung Schuld daran gewesen, da sie „zu einem lähmungsartigen Zustand desselben geführt habe." Da Schumann aber auch klagte, daß er bei Fingerübungen am Klavier mitunter schon nach wenigen Minuten „die unendlichsten Schmerzen im Arm" fühlte, die nach einiger Schonung wieder verschwanden, muß man annehmen, daß zumindest zusätzlich sicher noch ein entzündlicher Reizzustand der Sehnenscheiden mit im Spiel gewesen sein dürfte, wie er bei Pianisten nicht selten infolge mechanischer Überbeanspruchung zu beobachten ist.

Mitunter gewinnt man den Eindruck, Schumann habe unter anderem sein Handleiden auch als Vorwand dafür benützt, die anstrengende Laufbahn eines Klaviervirtuosen zugunsten des schaffenden Künstlers aufzugeben, und in diesem Sinne wird auch gerne der Brief vom 5. Mai 1832 an seine Mutter ausgelegt, in welchem es heißt: „An den reisenden Virtuosen denke ich nicht, das ist ein saures, undankbares Leben." Manche Autoren zogen daraus sogar den Schluß, daß Schumann den Plan, die Virtuosenlaufbahn einzuschlagen, bereits zu einem Zeitpunkt aufgegeben habe, an dem das Handleiden noch gar nicht voll in Erscheinung trat. Auffallend ist jedenfalls, daß er dieses Handleiden häufig dann in den Vordergrund stellte, wenn sich die Diskussion um seine Virtuosenlaufbahn drehte. So war es auch kurz nach seinem Geburtstag. In einer eher erregten Debatte mit Wieck, wie dem Handleiden am wirksamsten zu begegnen wäre, wies dieser als Beweis für die Richtigkeit seiner Lehrmethode auf die großen Erfolge seiner Tochter hin. Das Ergebnis war, daß schon zwei Tage später unter dem Datum des 14. Juni im Tagebuch der Eintrag erfolgte: „Der Dritte Finger ist vollkommen steif." Nicht nur zur Ablenkung, sondern auch auf Empfehlung seines Arztes begab er sich gemeinsam mit Wieck für zehn Tage nach Dresden, wo er Kontakte mit namhaften Künstlern zu gewinnen hoffte. Er war allerdings nach seinen eigenen Worten „während der ganzen Zeit wenig zu Worten aufgelegt." Immer wieder beschäftigte ihn der Gedanke, ob ihm wegen der „lahmen Hand" der Musikerberuf überhaupt eine erfolgreiche Zukunft bescheren könne, und seine dokumentarisch belegten verzweifelten Versuche, gegen dieses Handleiden mit allen Mitteln anzukämpfen, widerlegen eigentlich die Hypothese, er hätte es als Vorwand für eine beabsichtigte Veränderung seiner Berufspläne benützt. Schon im August 1832 schrieb er seiner Mutter, seine Wohnung wäre der reinste Apothekerladen, und er teilte ihr in diesem Schreiben mit, daß er nun einen Chirurgen, den in Leipzig als sehr prominent geltenden Professor Karl August Kuhl aufzusuchen beabsichtigte, der mit der damals sehr populären Methode „animaler Bäder" arbeitete. Da ihm dieser Arzt eine deutliche Besserung nach Ablauf eines halben Jahres konsequenter Behandlung versprach, ließ sich Schumann auch bereitwillig auf diese etwas archaische Behandlungsmethode ein. Der Patient mußte dabei seinen Arm in den geöffneten Bauch eines frisch geschlachteten Tieres legen, da man sich von der Wärme der Innereien eine heilende Wirkung erwartete. Die anfängliche Begeisterung über die stärkende Wirkung solcher „Bäder" flaute allerdings bald wieder ab, und resigniert berichtete er seinem Freund Töpken nach Bremen über seinen „lahmen und gebrochenen Finger", der ihn stark beim Klavierspiel behindere. Am deutlichsten brachte er seine Verzweiflung in einem Brief vom 6. November 1832 an seine Mutter zum Ausdruck, in welchem er seine Absicht kundtat, wegen seiner „unheilbaren Hand" sich mehr dem Cellospiel zuwenden zu wollen, da hierbei nur die Finger der linken Hand benötigt würden und überdies die bessere Kenntnis eines Streichinstrumentes ihm die kompositorische Arbeit an Symphonien erleichtere. Vom November an verbrachte er die Zeit mit seiner Familie in Zwickau, wo er sporadisch an der g-Moll Symphonie arbeitete. Leider brachte der Versuch einer Elektrotherapie mit Galvanisationen durch einen Arzt namens Dr. Otto nicht nur keine Besserung, sondern eine verstärkte Betäubung seines Fingers. So ist es nicht verwunderlich, daß sein Tagebuch wieder zunehmend Depression verrät. Am 8. März 1833 heißt es darin: „Warum kann ich nicht schreiben, wenn das Leben lebendig über mich strömt; und warum griff ich nach Dir, Lebensbuch, wenn es still und todt ist." Andererseits regten diese melancholischen Stimmungen seine Phantasie mächtig an, wie er später seiner Schwägerin Rosalie erzählte.

Im März 1833 kehrte er wieder nach Leipzig zurück, wo er mit dem Jusstudenten Carl Günther ein Zimmer am Stadtrand bezog. Schon wenige Wochen später begab er sich in die Behandlung des Schulmeisters Karl J. Portius, der sich eines elektromagnetischen Gerätes bediente und damit die psychischen Qualitäten des Kranken erkennen zu können glaubte. In einem langen Brief an seine Mutter versicherte er ihr, daß es sich bei Herrn Portius keinesfalls um einen „Windbeutel oder Schwindler" handle und er der festen Überzeugung sei, sein Leiden könne geheilt werden. Trotzdem konsultierte er einen weiteren Arzt, Dr. Franz Hartmann, der in Leipzig großes Ansehen als Homöopath genoß. Er verordnete ein „klein, klein Pulverchen und strenge Diät" und versprach dem Patienten, in „einem Vierteljahr soll das Übel geheilt sein." Obwohl Schumann „die ganze Homöopathie windig" vorkam, war er dennoch voller Zuversicht und war von dem „Vertrauen, das der Doktor zeigte", begeistert.

Aber schon bald sollte eine abrupte Wendung im Befinden eintreten. Schumanns Bruder Julius, dessen Lungenschwindsucht rapide fortschritt, kämpfte im Sommer 1833 bereits mit dem Tode, weshalb die Mutter Robert drängte, seinen schwer darniederliegenden Bruder, sollte er ihn noch lebend antreffen wollen, zu besuchen. Nun erkrankte im Juli aber auch Robert an einer „martervollen Krankheit", die nach Angaben seines Biographen Wasielewski nach einer durchwachten und durchzechten Nacht ausgebrochen sein soll. Ob es diese Erkrankung war oder vielleicht auch seine hypochondrische Scheu, seinem sterbenden Bruder gegenüberzutreten, mit dazu beitrug, daß er die Reise nach Zwickau nicht antrat, wissen wir nicht. Jedenfalls schrieb er zur Entschuldigung für sein Fernbleiben einen ausführlichen Brief an seine Mutter, in welchem er ausschließlich seinen eigenen schlechten Gesundheitszustand als Grund anführte: „Wie Du, meine gute Mutter, so bedarf ich des Trostes, helfen kann ich nicht, aber weinen genug. Du scheinst aber gar keinen Begriff von meiner martervollen Krankheit zu haben: sonst würdest Du mich nicht zu wiederholten Malen einladen. Ich brauche Dir wohl kaum zu versichern, daß es nur eines Wortes bedurft hätte, wäre ich gesund. Da ich es aber schon im vorigen Brief ausschlug, so mußte Dich das doch überzeugen, daß es allerdings nicht blühend mit mir steht, da fast jeder Luftzug (seit 14 Tagen darf ich nicht ausgehen) Anfälle mit sich bringt. Nicht einmal waschen darf ich mich. Es könnte leicht kommen, daß ich vom Postwagen herab ins Bett müßte, um vielleicht nicht wieder aufzustehen." Tatsächlich schien ihm diese Erkrankung ziemlich zugesetzt zu haben, denn am 13. Juli berichtete er Clara – mit der sich seit Februar 1832 eine immer regere Korrespondenz entwickelt hatte – seinen Gesundheitszustand so: „Kaum wünschte ich, daß Sie sich meiner noch erinnern, da ich alle Tage sichtbar mehr einfalle und zur dürren Bohnenstange ohne Blätter in die Höhe schieße. Der Doktor [Dr. Hartmann; Anm. d. Verf.] hat sogar verboten, mich stark zu sehnen, nach Ihnen nämlich, weil es zu stark angriffe. Heute machte ich aber alle Verbände von den Wunden und lachte dem Doktor geradezu in's Gesicht, als er mich vom Schreiben abhalten wollte; ja ich drohte, ihn mit dem Fieber anzufallen und anzustecken, wenn er mich nicht ruhig willfahren ließe. Nun tat er's." Die Mutter kann allerdings Schumann nicht für ernstlich krank gehalten haben, sonst hätte sie ihn nicht wiederholt gebeten, seinen schwerkranken Bruder zu besuchen, und auch Clara schien diesen Eindruck gehabt zu haben, da sie ihn schon am 1. August zu einem Hauskonzert einladen wollte. Seine ablehnende Antwort vom 2. August läßt erkennen, daß er weniger körperlich, als vielmehr psychisch stark mitgenommen war und in diesem Stadium der „Verpuppung", in das er sich zurückgezogen hatte, keinen gesellschaftlichen Kontakt aufnehmen wollte. Er entschuldigte sich mit den Worten: „Da der Himmel heute ein gar zu finster Gesicht macht, so tut es mir leid, heute zur Abendmusik nicht kommen zu dürfen. Auch habe ich mich jetzt so dicht eingesponnen, daß nur kleine Flügelspitzen aus der Puppe gucken, die leicht beschädigt werden könnten." Gequält durch seinen eigenen Zustand und wohl auch durch Gewissensnöte, seinem Bruder Julius, der am 2. August die Augen für immer schloß, in seinen letzten Tagen nicht Beistand geleistet zu haben, schrieb er an die Mutter: „Und dann erfahre ich gar nichts von Julius – wie es eigentlich mit ihm steht, ob er noch Bewußtsein und Sprache, ob er noch Hoffnung hat, ob er meinen Brief erhalten hat, ob er gewünscht hat, mich zu sehen, ob er sich öfters meiner erinnert. Wie wohltuend würde mir sein, dies zu erfahren! Nehmt ihm ja die Hoffnung nicht, mich bald zu sehen. Kann ich nicht einige Zeilen von seiner Hand bekommen? Bittet ihn recht.“ Diese Zeilen klingen fast so, als ob er sich mit dem Zustand seines Bruders identifizieren wollte und eher Trost für sich selbst suchte, als seinem Bruder helfen zu wollen. Erhielt doch sicher seine schon früher geäußerte Angst, eventuell selbst einmal der Schwindsucht zu erliegen, durch Julius' Schicksal neue Nahrung.

Wie überwältigend seine Angst vor dem Tode war, beweist seine Weigerung, am Begräbnis seines Bruders teilzunehmen. Bei dem Gedanken an die Begräbnisfeierlichkeiten kamen sofort die Erinnerungen an den Tod seines Vaters und den Selbstmord seiner Schwester Emilie, und er sah offenbar nur eine Möglichkeit, das Furchtbare seelisch zu verkraften, nämlich die völlige Abkapselung und gesellschaftliche Isolierung oder, wie er es selbst nannte, das Sich-Einspinnen in ein Puppenstadium.

Das Krankheitsjahr 1833

Die „martervolle Krankheit“ Schumanns mit den „kalten Fiebern“, die ihn im Juli 1833 befiel, wurde von Moebius um die Jahrhundertwende als Malaria gedeutet; diese Version wurde bisher auch von allen Biographen und in allen von Ärzten verfaßten Pathographien kritiklos übernommen. Bis zur Entdeckung der Malaria-Plasmodien durch Laveranne im Jahre 1880 gehörte die Malaria oder das Wechselfieber, wie es früher auch genannt wurde, zu den sogenannten „miasmatisch-kontagiösen“, also ansteckenden Infektionskrankheiten, die durch die Ausdünstung von Sümpfen verursacht wird. Heute wissen wir, daß diese Krankheit nicht ansteckend ist, sondern nur durch Übertragung einer zur Gruppe der Plasmodien gehörenden Parasitenart durch die Anopheles-Mücke entsteht. Grundsätzlich ist die Malaria eine Krankheit in warmen Ländern, doch ist ihr Auftreten keineswegs nur auf solche beschränkt. So wurde die Malaria auch in vielen Ländern Europas bis ins zwanzigste Jahrhundert hinein beobachtet, wo es noch einzelne endemische Herde in der Umgebung Berlins, im Emsland, der Weichselniederung und in Schlesien gab. In den meisten Gegenden Deutschlands, wo sie früher endemisch herrschte – wie im Verlauf des Rheins und seiner Nebenflüsse oder an der Elbe –, wurde sie jedoch durch Trockenlegungen und durch Regulierung der Flußläufe schon gegen Ende des neunzehnten Jahrhunderts zum Verschwinden gebracht. Um das Jahr 1830 wäre somit die Möglichkeit einer Malariaerkrankung bei Schumann prinzipiell durchaus denkbar. Was jedoch entschieden dagegen spricht, sind die anamnestischen Angaben, soweit sie sich aus den schriftlichen Quellen rekonstruieren lassen:

Im Bericht an seine Mutter vom Juli 1833 heißt es, daß er schon vierzehn Tage nicht ausgehen durfte, da fast jeder Luftzug neue Fieberanfälle mit sich gebracht habe und er sich, offenbar um sich nicht zu verkühlen, nicht einmal waschen durfte. Solche Überlegungen treffen für eine Malaria deshalb nicht zu, weil diese wegen des zyklischen Eindringens der Plasmodien in die roten Blutkörperchen durch ein streng gesetzmäßig im Abstand von 48 Stunden auftretendes und von äußeren Einflüssen völlig unabhängiges Fieber gekennzeichnet ist, mit starkem Schüttelfrost beginnt und nach einigen Stunden unter Schweißausbrüchen wieder abfällt. Mehrere fieberfreie Tage zwischen den Attacken, wie dies bei Schumann beschrieben wurde, gibt es bei der Malaria nicht, zumindest nicht bei der sogenannten „Tertianaform", die damals in Mitteleuropa fast ausschließlich angetroffen wurde. Schließlich beobachtet man in der überwiegenden Mehrzahl der Kranken, selbst wenn sie unbehandelt nach rund zwanzig Fieberattacken klinisch scheinbar ausgeheilt sind, Rückfälle. Die sogenannten „Frührezidive" stellen sich nach einigen Wochen oder Monaten ein, während die charakteristischen Spätrückfälle meist erst nach sieben bis zehn Monaten auftreten. In der Krankengeschichte Schumanns ist weder von Früh-, noch von Spätrückfällen die Rede, weshalb schon aufgrund dieser Überlegungen die Diagnose einer Malaria auf sehr schwachen Beinen steht.

Es wurde natürlich auch daran gedacht, daß Schumann bei der familiären Disposition einen Lungentuberkuloseschub durchmachte. Sind doch zwei seiner Kinder, ähnlich wie sein Bruder Julius, an diesem Leiden gestorben. Gegen eine solche Annahme spricht allerdings die relativ kurze Dauer seiner akuten, hochfieberhaften und mit Schüttelfrösten einhergegangenen Erkrankung. Alle diese Überlegungen gingen an einem Detail vorbei, das er selbst in einem Brief an Clara vom Juli 1833 erwähnte: „... Heute machte ich aber alle Verbände von den Wunden und lachte dem Doktor geradezu in's Gesicht ... ja ich drohte, ihn mit dem Fieber anzufallen und anzustekken ..." Erinnert man sich an die Bemerkung Wasieliewskis, wonach die von kalten Fiebern begleitete Krankheit nach einer durchzechten Nacht ausgebrochen sein soll, dann gewinnt ein anderer Erklärungsversuch einen höheren Grad von Wahrscheinlichkeit. Schumann könnte sich nämlich in jener durchzechten Nacht unter Alkoholeinfluß eine Verletzung zugezogen haben, die sekundär infiziert wurde und zu einer Art „Blutvergiftung" mit septischen, hohen Temperaturen und Schüttelfrösten führte. Derartige septische Temperaturen, die in jener Zeit mangels wirksamer Behandlungsmöglichkeit wochenlang anhalten konnten und nicht selten auch zum Tode führten, bewirken einen raschen Kräfteverfall und rapide Gewichtsverluste – Symptome, die Schumann seiner Mutter und auch Clara brieflich schilderte. Angesichts solch eindeutiger Zusammenhänge sollte deshalb die durch nichts bewiesene Hypothese von Moebius, es habe sich bei dieser schweren Erkrankung Schumanns im Sommer 1833 um eine Malaria gehandelt, endlich fallen gelassen werden.

Unter dem Eindruck des Todes seines Bruders Julius beschloß er, seinen schon zwei Monate vorher seiner Mutter anvertrauten Plan zu verwirklichen und seine vielseitigen literarischen Bestrebungen zur Entfaltung zu bringen. Gemeinsam mit seinem Bruder Carl gründete er die „Neue Zeitschrift für Musik", wahrscheinlich unbewußt in einer Art selbsttherapeutischen Handelns. Anders wäre es schwer zu verstehen, daß die Gründung dieser Zeitschrift ausgerechnet in jene Tage fiel, in denen alle Mitglieder seiner Familie mit den Bestattungsformalitäten belastet waren. Robert selbst beendete mit dem Beginn seiner neuen Tätigkeit die selbstquälerischen Beobachtungen, übersiedelte im September in eine im fünften Stock gelegene Wohnung nahe dem Zentrum Leipzigs und erfreute sich bald eines anregenden Freundeskreises von Musikern, Schriftstellern und Künstlern. In seinem Tagebuch lesen wir von einem „langsamen Genesen" und einem „wüsten Leben" mit fröhlichen Trinkgelagen.

In diesem allmählich wieder ausgeglichenen seelischen Zustand traf ihn ein neuerlicher und, weil völlig unerwartet, noch schwererer Schlag. Rosalie, seine innigst geliebte Schwägerin und Gattin seines Bruders Carl, starb in der Nacht vom 17. zum 18. Oktober an Lungenschwindsucht. Sie war für ihn symbolisch Mutter und Schwester zugleich, mit ihr verlor er eine enge Vertraute, mit der er auch intime, sexuelle Probleme mit Frauen offen und freimütig diskutieren konnte und die auch liebevolles Verständnis für manche seiner Eskapaden gehabt haben dürfte. Heißt es doch einmal am 22. Mai 1832 in seinem Tagebuch: „Früh Charitas – und Rosalie kommt. Verlegenheit. Himmlischer Himmel!" Schumann glaubte, daß Rosalie ihn liebe, so wie er sie liebte, weshalb ihr Tod für ihn mehr als der Verlust einer Schwester war, und sein unerträglicher Gefühlsaufruhr mehr als verständlich war. Fünf Jahre später, in einem Brief vom 11. Februar 1838, versuchte er Clara seinen damaligen Schmerz zu schildern: „... Ich hatte sonst Niemanden als meine Rosalie ... Schon damals um 1833 fing sich ein Trübsinn einzustellen an, von dem ich mich wohl hütete, mir Rechenschaft abzulegen; es waren die Täuschungen, die jeder Künstler an sich erfährt, wenn nicht alles so schnell geht, als er sich's träumte. Anerkennung fand ich nur wenig; dazu kam der Verlust meiner rechten Hand zum Spielen ... Dies war im Sommer 1833. Dennoch fühlte ich mich nur selten glücklich; es fehlte mir etwas; die Melancholie, durch den Tod eines lieben Bruders noch mehr über mich herrschend, nahm auch noch immer zu. Und so sah es in meinem Herzen aus, als ich den Tod von Rosalien erfuhr. Nur wenige Worte hierüber: In der Nacht vom 17ten zum 18ten Oktober 1833 kam mir auf einmal der fürchterlichste Gedanke, den je ein Mensch haben kann, der fürchterlichste, mit dem der Himmel strafen kann, der ‚den Verstand zu verlieren'. Er bemächtigte sich meiner aber mit so einer Heftigkeit, dass aller Trost, alles Gebet wie Hohn und Spott dagegen verstummte. Diese Angst aber trieb mich von Ort zu Ort, der Atem verging mir bei dem Gedanken ‚wenn es geschehen würde, dass du nicht mehr denken könntest'. Clara, der kennt keine Leiden, keine Krankheit, keine Verzweiflung, der einmal so vernichtet war. Damals lief ich denn auch in einer ewigen fürchterlichen Aufregung zu einem Arzt, sagte ihm alles, dass mir die Sinne oft vergingen, dass ich nicht wüsste, wohin vor der Angst, ja dass ich nicht dafür einstehen könnte, dass ich in so einem Zustand der äussersten Hilflosigkeit Hand an mein Leben lege. Der Arzt tröstete mich liebreich und sagte endlich lächelnd: ‚Medizin hülfe hier nicht; suchen Sie sich eine Frau, die kuriert Sie gleich'. Ich wollte mich mit aller Gewalt an ein weibliches Wesen anklammern."

Aus diesem Brief geht nicht hervor, bei welchen Ärzten er in seiner Not Zuflucht suchte, doch war es mit größter Wahrscheinlichkeit Dr. Hartmann. Meist wurde in jener Zeit bei derartigen psychiatrischen Symptomen ein Beruhigungsmittel verschrieben und äußerlich schien er nach „der fürchterlichen Nacht des 17. Oktober" tatsächlich etwas ruhiger geworden zu sein. Wie ernst diese Krise war, kann man den Zeilen Wasielewskis entnehmen, der schreibt: „Von einer Seite erhielt ich die Mitteilung, daß Schumann sich in dieser Nacht habe zum Fenster hinausstürzen wollen." Seine Freunde überredeten ihn deshalb auch, in ein ebenerdiges Zimmer des Hauses zu übersiedeln und wieder mit seinem früheren Stubengenossen Carl Günther zusammenzuziehen. Dies schien deshalb vorteilhaft, weil Schumann infolge nächtlicher Angstzustände kaum Schlaf finden konnte.

Dennoch bestand nach Aussage seines Notizbuches eine „fürchterliche Melancholie" weiter, die mit völliger Apathie und Gleichgültigkeit verbunden war. Im

November schrieb er darüber an seine Mutter: „Von den vergangenen Wochen nichts. Ich war kaum mehr als eine Statue ohne Kälte, ohne Wärme; durch gewaltsames Arbeiten kam nach und nach das Leben wieder. Aber ich bin noch scheu und schüchtern, daß ich nicht allein schlafen kann, habe auch einen grundgutmütigen Menschen zu mir genommen... Glaubst Du wohl, daß ich nicht den Mut habe, allein nach Zwickau zu reisen, aus Furcht, es könne mir etwas geschehen. Heftiger Blutandrang, unaussprechliche Angst, Vergehen des Atems, augenblickliche Sinnesohnmacht wechseln rasch, obgleich jetzt weniger als in den vergangenen Tagen. Wenn Du eine Ahnung dieses ganz durch Melancholie eingesunkenen Seelenschlafes hättest, so verziehest Du gewiß, daß ich nicht geschrieben." In diesen Tagen und Wochen der langsamen Erholung sehnte sich Schumann nach der Liebe seiner Mutter, und er beschwor sie geradezu, ihn mit aller Macht zu lieben. In einem Brief vom 27. November 1833 versicherte er ihr, wie wunderbar für ihn der Gedanke sei zu wissen, daß nachts jemand an ihn denke oder sogar für ihn bete, und daß dieser Jemand seine Mutter sei.

Noch immer schien sein seelischer Zustand äußerst labil und zerbrechlich gewesen zu sein, wie wir einem Brief vom 4. Januar 1834 an seine Mutter entnehmen können. Er bat darin, von jeder Aufregung verschont zu werden, ließ aber andererseits am Schluß des Schreibens schon auf einen Umschwung in seinem Befinden schließen: „Da jetzt nur der Gedanke an fremde Leiden so vernichtend für mich ist, daß er mir alle Tatkraft nimmt, so hütet Euch, mich irgendetwas wissen zu lassen, was mir im geringsten Unruhe macht – ich muß sonst ganz auf Eure Briefe verzichten. Namentlich bitte ich Euch herzlich, auch durch nichts mündlich oder schriftlich an Julius und Rosalie zu erinnern. Ich habe keinen Schmerz gekannt – nun ist er gekommen, aber ich habe ihn nicht zerdrücken können, und er hat mich tausendfach. Dennoch fühle ich mich seit einigen Tagen wohler und frischer denn seit langer Zeit; es kommen vielleicht nach und nach die heiteren Gestalten wieder, und dann will ich recht gut gegen die Menschen sein, wie sie jetzt so gütig gegen mich sind."

Allmählich ging dieser krankhafte Zustand, der fast ein halbes Jahr dauerte, zu Ende, denn ein Brief vom März 1834 enthielt erstmals keine Klagen mehr. Im Gegenteil, eine Zeit gehobener Stimmung und gesteigerter Aktivität schien anzufangen. Er begann, wieder viel zu komponieren und meldete im April scherzhaft: „Erschreckt nicht! Ich lasse mir jetzt einen Schnurrbart stehen." Alle Anzeichen deuteten darauf hin, daß er „sowohl als Musikschriftsteller, wie als Tonsetzer in seine Sturm- und Drangperiode eintrat." Von der schrecklichen Krise langsam erholt, traf er auf der Suche nach Kontakt mit Künstlern in Leipzig, der damaligen musikalischen Metropole Deutschlands, den talentvollen Pianisten und Komponisten Ludwig Schunke, der im Dezember 1833 eintraf und wesentlich dazu beitrug, daß Schumann seine innere Ruhe und die Kraft zu erneuter Tätigkeit wiedererlangte. „Dann im December Ludwig Schunke wie ein Stern" lautete die Ankündigung dieser zweifellos etwas homophil getönten neuen Freundschaft. Die Beziehung zwischen den beiden wurde durch eine Auseinandersetzung Schunkes mit Otto Nicolai entzündet, der in Leipzig zu Besuch weilte und angeblich den Namen Schunkes „beschmutzt" haben sollte. Schunke forderte ihn daraufhin zum Duell und erbat sich Schumann als Sekundanten. Das Duell fand glücklicherweise nicht statt, die beiden jungen Musiker aber wohnten von nun an zusammen in Schumanns Quartier und beschlossen unter anderem, gemeinsam für die „Neue Zeitschrift für

Musik" zu arbeiten. In dieser Zeit wurde auch die Idee der „Davidsbündler" geboren, zu denen sich im Stammlokal „Zum Kaffeebaum" gleichgesinnte Künstler ähnlich dem „Harmonischen Verein" Carl Maria von Webers zusammenschlossen. In diesem Bund sollten die Fortschrittlichen in der Musik unter der Führung Roberts in seiner neuen Zeitschrift gegen die bisher in der musikalischen Welt regierenden, verzopften „Philister" zu Felde ziehen. Dieser musikalischen Verschwörung opferte Schumann als verantwortlicher Schriftleiter zehn Jahre einen beträchtlichen Teil seiner Zeit und seiner Arbeitskraft; er wurde auf diese Weise aber immerhin mit seinen noch nicht ganz vierundzwanzig Jahren bereits die unumstrittene geistige Autorität des musikalischen Deutschland. Als Darstellungsform für seine Kritiken wählte er bald seine berühmt gewordene verschleierte Mitteilung in Form eines literarischen Mystizismus, in dem nun nicht nur er selbst als Florestan oder Eusebius zeichnete, sondern auch seine Mitarbeiter mit Phantasienamen belegt wurden. Als Musikredakteur eröffnete sich für Schumann endgültig der Weg zum Komponisten, wie ja überhaupt sein komplizierter Umweg, ausgehend von der literarischen Beschäftigung über den Traum eines Klaviervirtuosen und der Tätigkeit als Musikschriftsteller bis hin zum Komponisten, die Grundlage dafür schaffte, daß Schumann als universale Persönlichkeit der Romantik bezeichnet werden kann.

Die produktiven Jahre 1834 und 1835 waren geprägt von der Liebe zu zwei Frauen. Seine Liebe zu Ernestine von Fricken war schon bald nach ihrer ersten Begegnung im April 1834 sehr groß, sie wurde auch aufrichtig und tief erwiedert, sodaß er schon am 2. Juli seiner Mutter berichten konnte: „Ernestine, die Tochter eines reichen böhmischen Barons v. Fricken, ein herrliches, reines kindliches Gemüt, zart und sinnig, mit der innigsten Liebe an mir und allem Künstlerischen hängend, außerordentlich musikalisch – kurz ganz so, wie ich mir etwa meine Frau wünsche." Da das Mädchen nach zeitgenössischem Urteil weder durch Schönheit noch durch Geist besonders auffiel, wundert man sich eigentlich über diese leidenschaftlichen Worte. Möglicherweise war die Annäherung an sie mit dem ärztlichen Rat begründet: „Suchen Sie sich eine Frau, die kuriert Sie gleich." Aus seiner Reaktion „Ich wollte mich mit aller Gewalt an ein weibliches Wesen klammern" geht dieses Motiv der Rettung durch eine Frau auch deutlich hervor. Es dürften jedoch auch rein berechnende, egoistische Beweggründe mit im Spiel gewesen sein. Anders könnte man sich die merkliche Abkühlung seiner Gefühle nicht erklären, als er anläßlich eines Besuches seiner Geliebten in ihrem Heimatstädtchen Asch erfuhr, daß sie gar nicht die leibliche Tochter des adeligen Hauptmannes war. Er schilderte dies später Clara: „Als ich ihre Armut erfuhr, ich selbst, so fleißig ich auch war, nur wenig vor mich brachte, so fing es mich an wie Fesseln zu drücken ... meine Künstlerlaufbahn schien mir verrückt ... ich sprach mit meiner Mutter und wir kamen überein, daß dies nach vielen Sorgen nur wieder zu neuen führen würde." Wiederum ein Zeichen seines tiefen Bedürfnisses nach Geborgenheit in der Nähe seiner Mutter und Ausdruck seiner „narzißtischen Verschlossenheit", in welcher er wie eine „kalte Statue" seine Mitmenschen nur zu oft als dinghafte Wesen empfand.

Mit zunehmender Entfernung von Ernestine wandte er sich in seinen Gefühlen immer mehr Clara zu, die von Anfang an die beginnende Liebe Roberts zu ihrer Freundin Ernestine eifersüchtig beobacht hatte. Schon im April 1835, als sie von einer längeren Konzertreise zurückkam, schien er bereits unbewußt in Aufspaltung seiner Gefühle eine innige Gegenliebe zu Clara empfunden haben, wie er ihr später

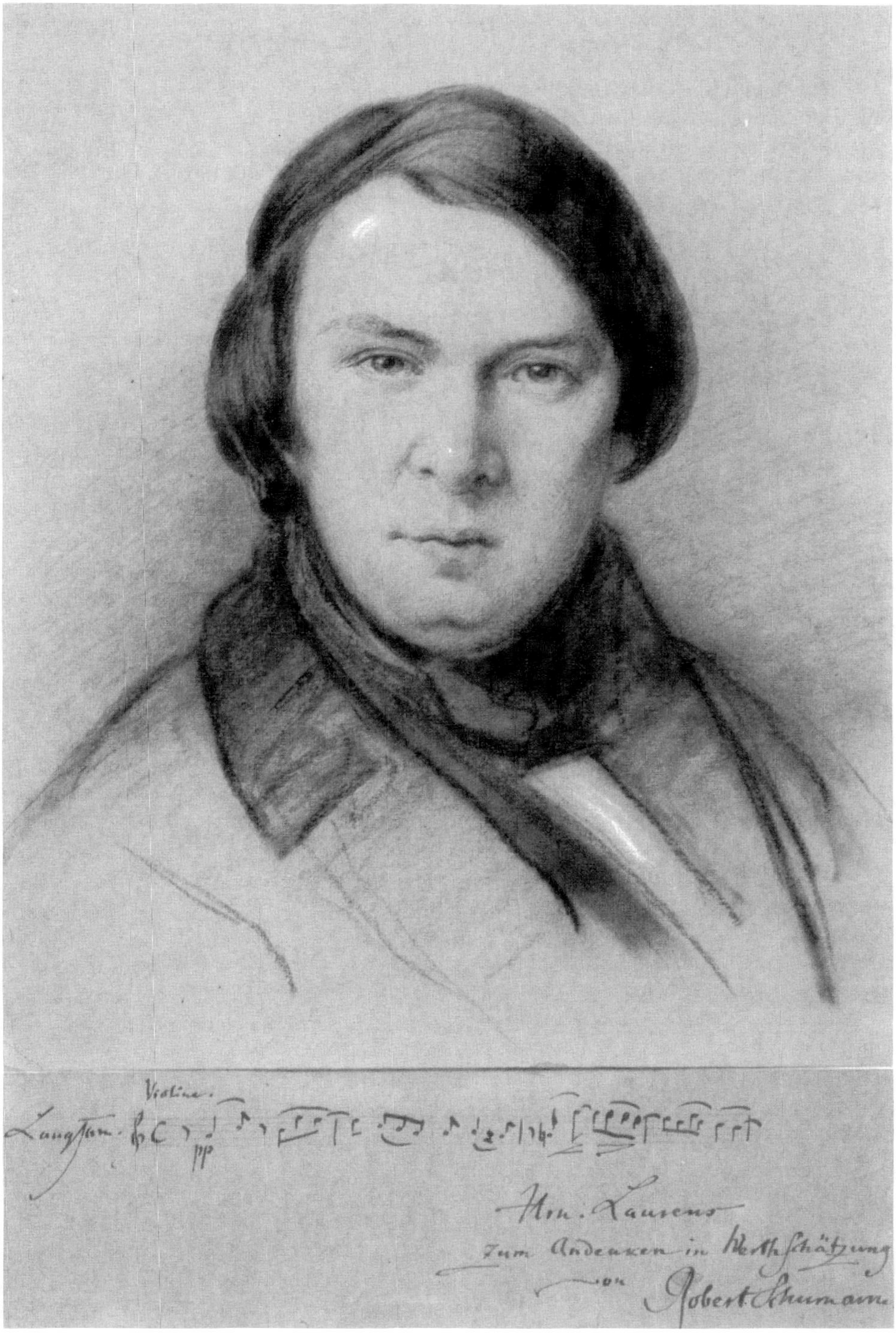
Violine.
Langsam.
Hrn. Laurens
zum Andenken in Werthschätzung
von Robert Schumann

Robert Schumann, Zeichnung von Jean-Joseph-Bonaventure Laurens, 1853. Mit dem Anfang der Geigenmelodie des 3. Satzes seines d-Moll-Trios und Widmung.

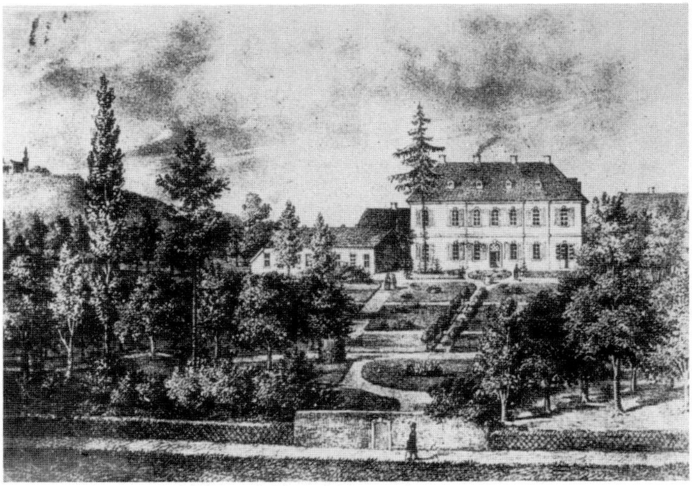

Die Anstalt zu Endenich. Zeichnung um 1850.

Thema mit 5 Variationen, Es-Dur, komponiert kurz vor dem Selbstmordversuch im Februar 1854 in Düsseldorf.

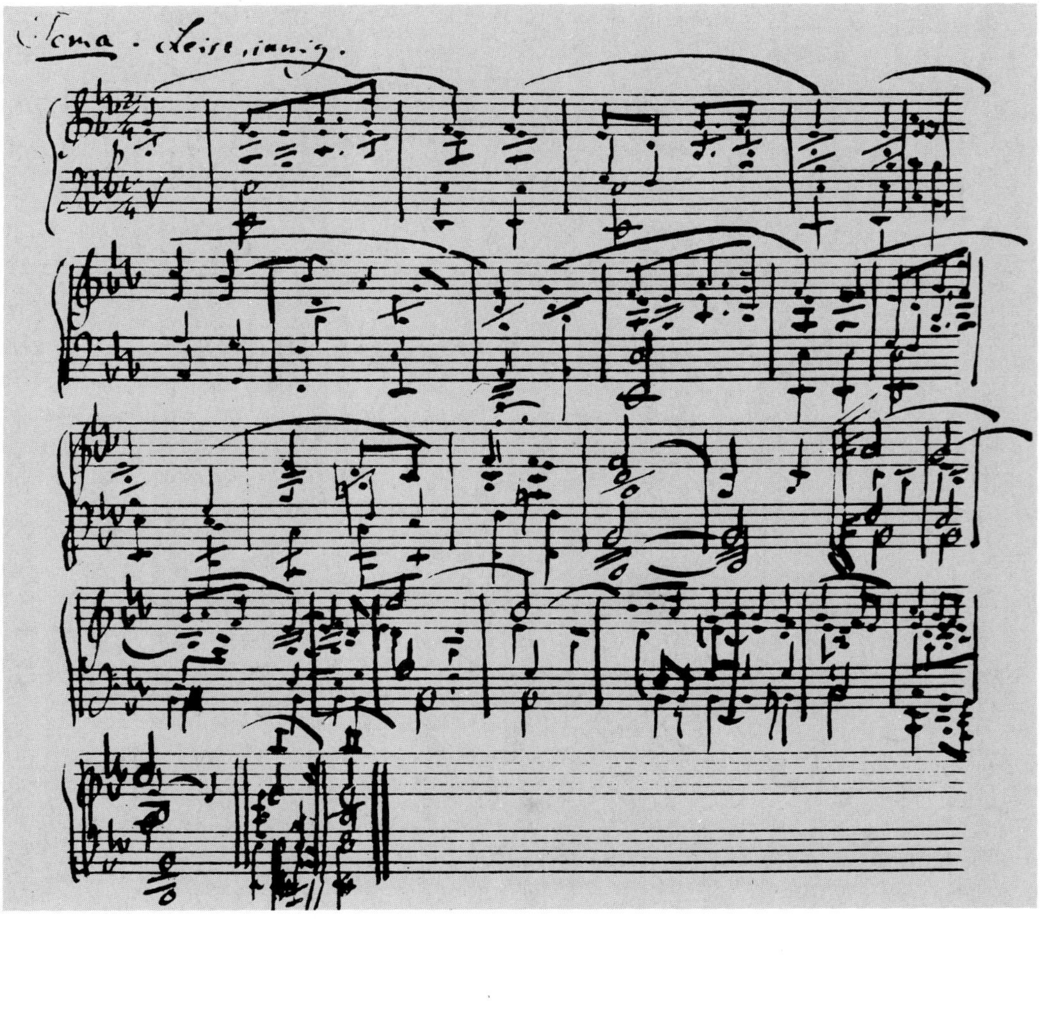

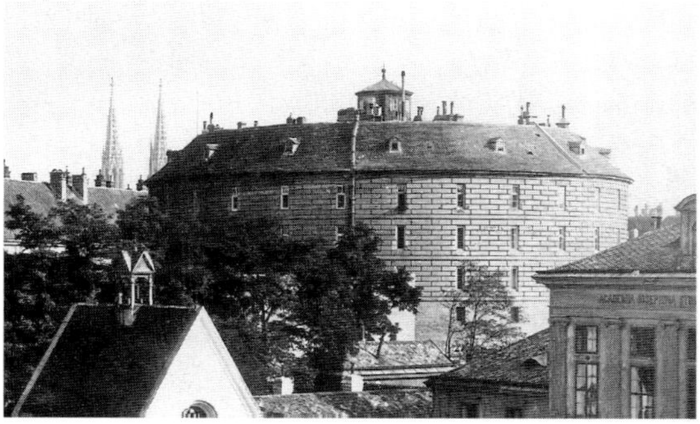

Der „Narrenturm“ auf dem Areal des Allgemeinen Krankenhauses in Wien, der erste Spezialbau (1784) für die Unterbringung von Geisteskranken in Europa.

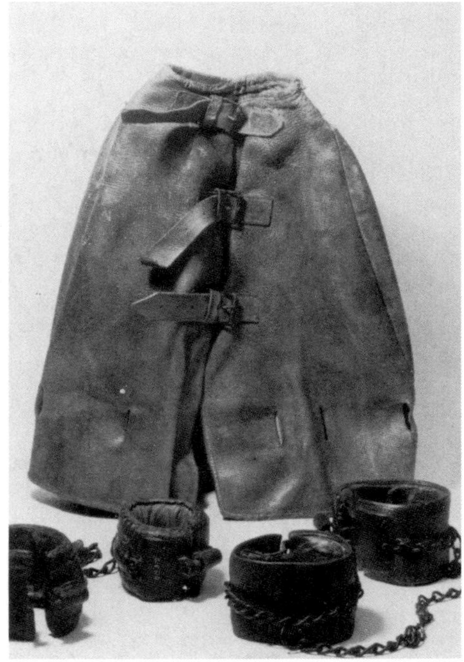

Rechts: Zwangsjacke aus Leder, Hand- und Fußfesseln, die bis 1840 in einer Geisteskrankenanstalt in Deutschland verwendet wurden.

Zeitungsausschnitt aus dem Wiener Extrablatt mit Szenen aus der Wiener Landesirrenanstalt.

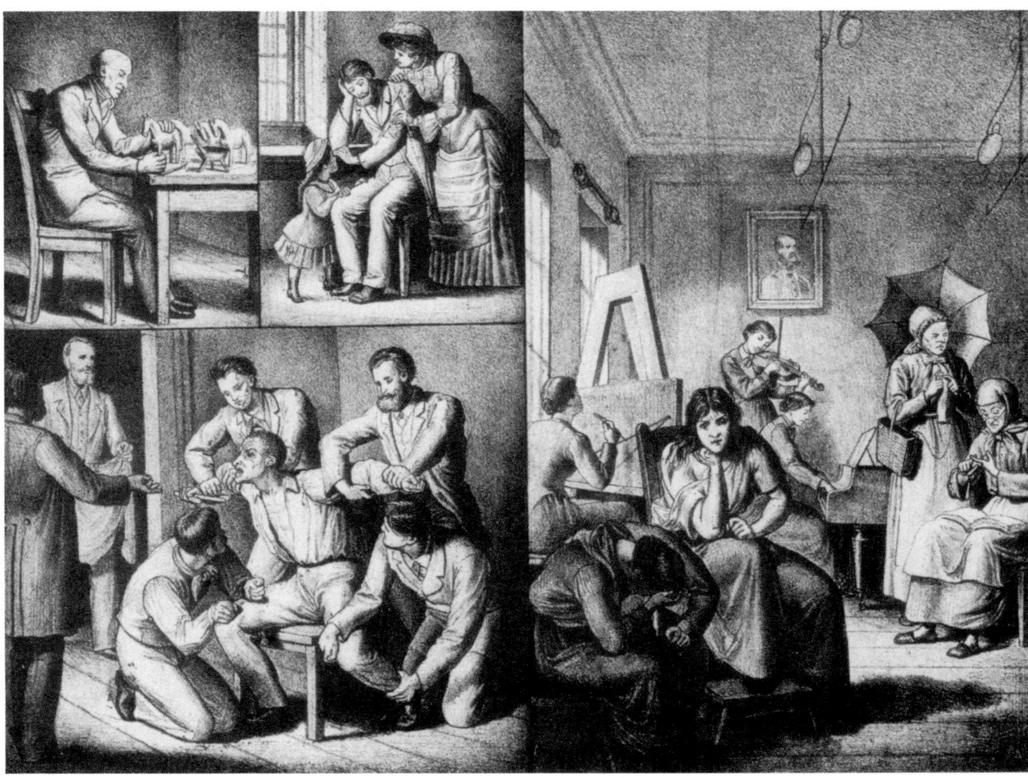

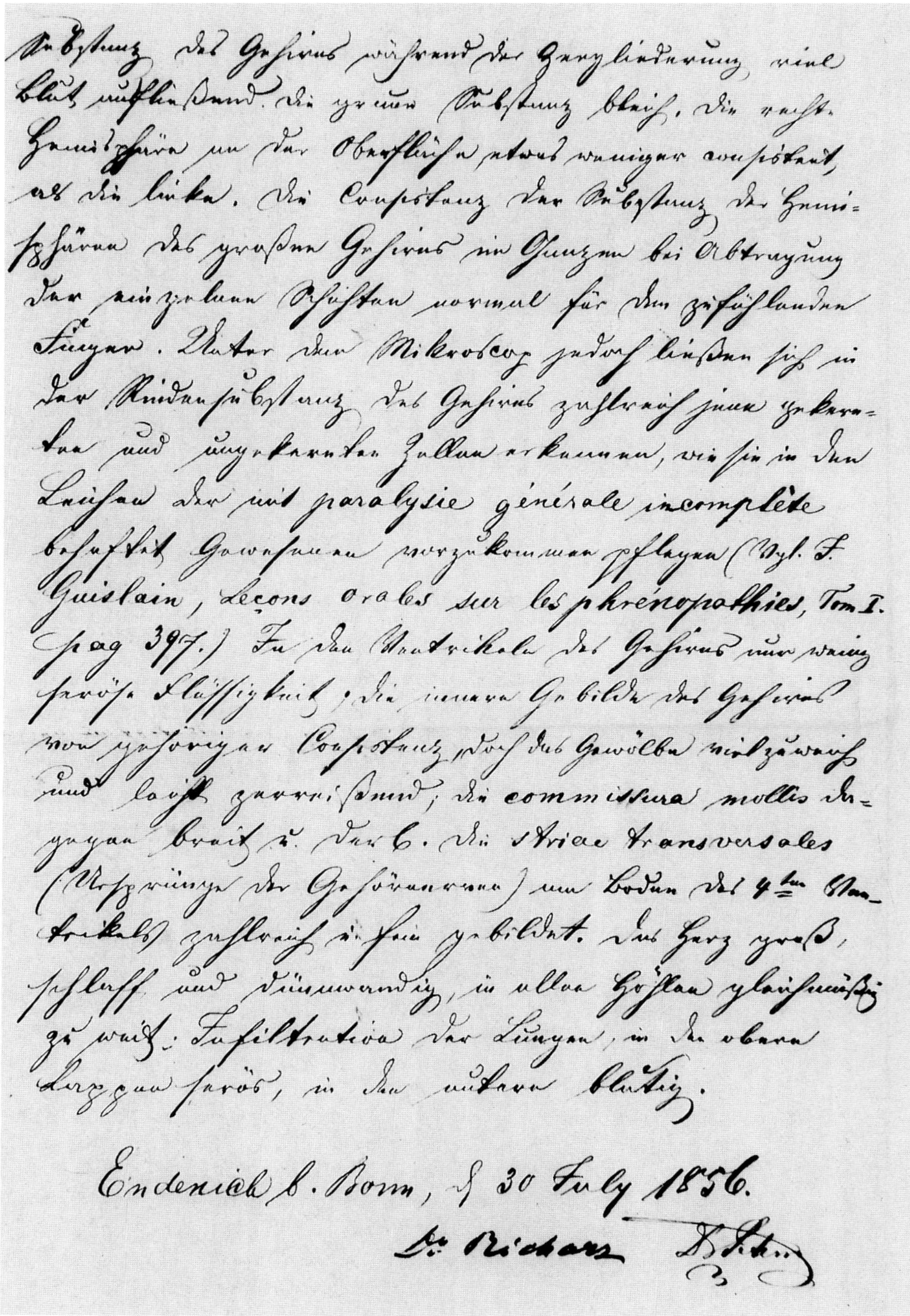
Substanz des Gehirns während der Zergliederung viel
Blut ausfließend. Die graue Substanz bleich, die rechte
Hemisphäre an der Oberfläche etwas weniger consistent,
als die linke. Die Consistenz der Substanz der Hemi-
sphären des großen Gehirns im Ganzen bei Abtragung
der einzelnen Schichten normal für den zufühlenden
Finger. Unter dem Mikroscop jedoch ließen sich in
der Rindensubstanz des Gehirns zahlreich jene gekern-
ten und ungekernten Zellen erkennen, wie sie in den
Leichen der mit paralysie générale incomplète
behaftet Gewesenen vorzukommen pflegen (Vgl. J.
Guislain, Leçons orales sur les phrénopathies, Tom I.
pag 397.) In den Ventrikeln des Gehirns nur wenig
seröse Flüssigkeit; die inneren Gebilde des Gehirns
von gehöriger Consistenz, doch das Gewölbe viel zu weich
und leicht zerreißend; die commissura mollis da-
gegen breit u. derb. Die striae transversales
(Ursprünge der Gehörnerven) am Boden des 4ten Ven-
trikels zahlreich u. fein gebildet. Das Herz groß,
schlaff und dünnwandig, in allen Höhlen gleichmäßig
zu weit. Infiltration der Lungen, in den oberen
Lappen serös, in den unteren blutig.

Endenich b. Bonn, d. 30 July 1856.

Dr. Richarz [illegible]

Letzte Seite des Obduktionsprotokolls von Dr. Richarz.

bekannte: „Du warst kein Kind mehr ... Du sprachst so verständig und in Deinen Augen sah ich einen heimlich tiefen Strahl von Liebe.“
Schon im Sommer 1834 nahm die Lungenschwindsucht seines Freundes Schunke einen so dramatischen Verlauf, so daß Schumann das mit ihm befreundete Ehepaar Carl und Henriette Voigt dringend zu Hilfe bat. Die beiden erkannten instinktiv die Trennungsangst Schumanns, die ihn bei dem Gedanken erfaßte, Schunke zu verlieren. Sie nahmen deshalb seinen schwerkranken Freund in ihr Haus, wo er bessere Pflege und Betreuung hatte als unter der Obhut Schumanns in dessen Quartier, und drängten andererseits Schumann dazu, sich fester an Ernestine zu binden. In dieser ambivalenten Situation begannen ihn miteinander konkurrierende Gedanken über Ernestine „mit dem Madonnenkopf und der kindlichen Hingebung für mich“ und den sterbenden Freund „mit dem Schmerz im Gesicht“ zu quälen. Im Oktober 1834 nahm diese innere Zerrissenheit durch die Erinnerung an den Tod Rosaliens und seine darauffolgende schwere Nervenkrise solche Formen an, daß er fluchtartig nach Zwickau abreiste und den sterbenden Schunke im Hause Voigt zurückließ. In sein Tagebuch vermerkte er: „Zunehmende Melancholie“, und zweifellos erlebte er bei dem Gedanken, Schunke verlassen zu haben, einen tiefen Konflikt. „Ich habe eine Virtuosität im Festhalten der unglücklichsten Ideen – es ist der böse Geist, der sich dem äußeren Glück entgegenstellt und es verhöhnt. Diese Selbstquälerei treib' ich oft bis zur Versündigung an meinem ganzen Wesen“, schrieb er am 7. November an seine Seelenfreundin Henriette Voigt, und er bat sie zugleich inständig, ihm „um Himmelswillen“ nicht mitzuteilen, wenn Schunke stirbt. Schon vier Wochen später, am 7. Dezember 1834, war der arme Schunke tot.
Nach Leipzig zurückgekehrt, nahm Schumann unverzüglich die Arbeiten an seiner Zeitschrift, deren alleiniger Eigentümer er inzwischen geworden war, wieder auf, und es ist erstaunlich, daß dieser „Träumer“ während all dieser beruflichen Belastungen einige seiner bedeutendsten Kompositionen fertigstellen konnte. Angeregt durch die Buchstaben des Heimatortes von Ernestine, Asch, entstand sein „Carnaval“ op. 9, eine Art musikalischer Bildergalerie, in der zum ersten Mal die schattenhaften Gestalten des Florestan im „Appassionato“ und des Eusebius im schwermütigen „Adagio“ als musikalischer Ausdruck seiner Doppelnatur auftauchen, jene Gestalten, die bereits in seinen „Papillons“ angedeutet wurden. Aber auch seine „Symphonischen Etüden“ op. 13 verdanken wir seiner kurzen Beziehung zu Ernestine oder vielmehr Baron von Fricken, dessen selbst komponiertes Flötenthema die Grundlage für dieses großartige Variationswerk abgibt.
Mit dem Eintreffen von Felix Mendelssohn Bartholdy am 30. August 1835 in Leipzig erschien für Schumann ein Rivale, denn nicht nur er selbst bewunderte diesen außergewöhnlichen Künstler und Menschen, sondern auch Clara. War Robert bisher eher noch unschlüssig über seine Gefühle für sie, so wurde ihm nun mit einem Mal klar, wie sehr sich Clara zu einer bezaubernden und attraktiven jungen Frau entwickelt hatte. So kam es schon im November 1835 zu „schönen Stunden in ihren Armen“, wie es in seinem Tagebuch heißt, und zu einem ersten Kuß. Die entscheidende Begegnung erfolgte aber einen Monat später in Zwickau anläßlich eines Konzertes, als Clara und Robert mit seiner Mutter zusammentrafen und deren Wunsch nach einer Verlobung der beiden einen unauslöschlichen Eindruck bei den Liebenden hinterließ. Was nun folgte, war ein mehr als vier Jahre dauernder Kampf Schumanns um Clara Wieck.

Der Kampf um Clara Wieck

Gerechtigkeitshalber muß man einräumen, daß Friedrich Wieck einige gute Gründe hatte, sich gegen die unausgereiften Heiratspläne der beiden zu widersetzen. Seine Tochter war erst sechzehn Jahre alt und hatte eine strahlende Virtuosenlaufbahn vor sich, die um den Preis unsäglicher Mühen erreicht wurde und durch eine frühe Heirat gefährdet hätte werden können. Schumann bezog auch weder aus seiner Tätigkeit als Redakteur noch aus dem Ertrag seiner Kompositionen Einkünfte, die in der Lage gewesen wären, „eine standesgemäße Häuslichkeit zu begründen." Schließlich bildete noch Schumanns Gefährdung durch seine Depressionen und seine sporadischen Neigungen zu alkoholischen Exzessen für Wieck Anlaß zu väterlichen Bedenken. Daß er deshalb seine Tochter immer wieder auf Konzertreisen schickte, um eine Begegnung mit Schumann zu verhindern oder ihr jeden brieflichen Kontakt mit ihm untersagte, wäre deshalb nicht ungewöhnlich gewesen. Hingegen kann man kein Verständnis aufbringen für die vielen brutalen, unbeherrschten und unehrenhaften Handlungen des Vaters. Er verleumdete Schumann bei seiner Tochter, zwang sie zur Herausgabe seiner Briefe oder drohte ihr wiederholt mit Enterbung. Clara, die den Vater liebte und ihn nicht wegen ihrer Liebe zu Robert verlieren wollte, wurde durch solche Gewaltaktionen mehrfach völlig verunsichert und verhielt sich deshalb Schumann gegenüber anfangs oft ziemlich passiv und reserviert. So schrieb sie Robert, die Argumentation ihres Vaters aufgreifend, einmal: „Das Eine muß ich Dir doch sagen, daß ich nicht eher die Deine werden kann, ehe sich nicht die Verhältnisse noch ganz anders gestalten. Ich will nicht Pferde, nicht Diamanten, ich bin ja glücklich in Deinem Besitz, doch aber will ich ein sorgenfreies Leben führen. Also Robert, prüfe Dich, ob Du imstande bist, mich in eine sorgenfreie Lage zu versetzen." Verständlich, daß Briefe wie diese Schumann in tiefe Depression versetzen konnten. Dazu traf ihn noch in jener Zeit der gewaltsamen Trennung von Clara ein weiteres schmerzliches Ereignis: Am 4. Februar starb seine Mutter. Mit ihrem Tod endete gleichzeitig eine Liebe, auf die er so sehr angewiesen war, die sich nicht nur auf ideelle Entscheidungshilfen beschränkte, sondern auch materielle Unterstützung miteinschloß. Sie war die wichtigste Bezugsperson in seinem Leben, und beide standen zueinander in einer gegenseitigen und nicht immer konfliktfreien Abhängigkeit. Wie wir aus einem ihrer Briefe ersehen, hatte sie seine musikalischen Neigungen in seiner frühen Kindheit gefördert: „Ich, die ich so gern, so viel sang und das lebendige Arienbuch genannt wurde, freute mich innig Dich ‚Schöne Minka, ich muß scheiden' mit welch herrlicher Betonung und richtigem Takt singen zu hören." Später hingegen „vertrat sie ihm den Weg zur Kunst", wie Schumann sich ausdrückte, wodurch es wiederholt zu erheblichen Spannungen zwischen den beiden gekommen ist. Sie haben sich eigentlich erst durch die Bekanntschaft Frau Schumanns mit Clara Wieck, die sie anläßlich ihres erfolgreichen Debuts in Zwickau 1832 ins Herz geschlossen hatte, etwas verringert.

Ähnlich wie bei dem Tode seines Bruders Julius und seiner Schwägerin Rosalie konnte er sich auch jetzt wieder nicht entschließen, zur Beerdigung seiner Mutter zu gehen. Statt dessen suchte er Clara in Dresden auf, um ihr seinen großen Schmerz zu klagen; die infolge der Scheidung ihrer Eltern praktisch mutterlos gebliebene Clara konnte sicher volles Verstehen entgegenbringen. Nach dem Begräbnis fuhr er zur Testamentseröffnung seiner Mutter nach Zwickau, von wo er an

Clara schrieb, daß seine „Zukunft jetzt um vieles sicherer steht ... Du wirst mittragen, mitarbeiten, Freud und Leid mit mir theilen wollen ... Wir sind vom Schicksal schon füreinander bestimmt." Diese Worte verlor Clara nie aus ihrem Gedächtnis; unter dieser Prophezeiung ihres Schicksals sollten ihre Ehe und ihre lange Witwenschaft stehen. Durch den Tod seiner Mutter nun endgültig völlig vereinsamt, überstürzte sich nun die Entwicklung seiner schwärmerischen Gefühle zu Clara. Umso mehr traf ihn die Trennung von ihr, die mit dem vom Vater geforderten Abbruch jeglicher Beziehung zwischen den beiden im Frühjahr 1836 erzwungen wurde. Er geriet zunächst in eine lähmende Depression, die ihn zu jeder Arbeit unfähig machte. Doch schon Ende April 1836 besserte sich seine Niedergeschlagenheit; er komponierte „in jener sich selbst heilenden Weise" drei monumentale Klavierkompositionen, die ähnlich wie seine Briefe seine Leiden und seine Gefühle musikalisch ausdrücken. So schrieb er etwa an Clara, daß die ihr „von Florestan und Eusebius gewidmete" fis-Moll Sonate op. 11 „einen einzigen Herzensschrei" nach ihr symbolisierte. In dieser Sonate überstürzen sich denn auch seine Einfälle so, daß sie kaum in strenger Sonatenform komponiert werden konnten. Weniger innovativ und fast in klassischer Perfektion stellt sich hingegen die g-Moll Sonate op. 22 dar, wenngleich sie von Clara besonders geschätzt wurde. Die mit Abstand bedeutendste Komposition aus dieser Zeit ist jedoch seine Fantasie in C-Dur op. 17. Über dieses Meisterwerk, in welchem alle Aspekte des freien Fantasierens auf verschiedenartigste Weise gebündelt wurden, schrieb er an Clara: „Die Fantasie kannst Du nur verstehen, wenn Du Dich in den unglücklichen Sommer 1836 zurückversetzt, wo ich Dir entsagte ... Der erste Satz ist wohl mein passioniertestes, was ich je gemacht – eine tiefe Klage um Dich."
Indessen wähnte sich Clara wegen Schumanns Passivität von ihm verlassen. Als wahrscheinlich nur halbbewußte Vergeltungsmaßnahme knüpfte sie Beziehungen zu seinem Freund Karl Bank an, die zunächst von Wieck gefördert, im Mai 1837 jedoch ebenfalls unterbunden wurden. Diese Enttäuschungen auf beiden Seiten boten nun aber wieder die Möglichkeit einer erneuten Annäherung. Nachdem zwischen Februar 1836 und August 1837 kein einziges Wort zwischen den Liebenden gewechselt werden konnte, nahmen sie im Sommer 1837 den Briefwechsel wieder auf. Wie sehr Schumann unter der langen Trennung litt, geht aus einem Brief vom Januar 1837 hervor, wo er ihr schrieb: „Die dunkelste Zeit, wo ich gar nichts mehr von Dir wußte und die Gewalt vergessen wollte ... Wir müssen um jene Zeit uns fremd gewesen sein. Ich hatte resigniert. Aber dann brach der alte Schmerz wieder auf, dann rang ich die Hände – da sagte ich oft des Nachts zu Gott ‚Nur das Eine lass geduldig vorübergehen, ohne dass ich wahnsinnig werde'. Ich dachte einmal Deine Verlobung in den Zeitungen zu finden – da zog es mich am Nacken zu Boden, dass ich laut schrie. Dann wollte ich mich heilen, mich mit Gewalt in eine Frau verlieben, die mich schon halb in ihren Netzen hatte." Diese Frau war zweifellos seine frühere Freundin Christel, denn in seinem Tagebuch vom Jahre 1836 findet sich die Eintragung: „Charitas vorgesucht und Folgen davon im Januar 1837." Nun aber, am 13. August 1837, wagte er es zum ersten Mal wieder – wenn auch mit der förmlichen Anrede des „Sie" – Clara seine Liebe zu beteuern und sie gleichzeitig um ihr Jawort zu bitten: „Sind Sie noch treu und fest? ... Tausendmal habe ich mir alles überlegt und alles sagt mir: Es muß werden, wenn wir wollen und handeln. Schreiben Sie mir nur ein einfaches Ja, ob Sie Ihrem Vater gerade an Ihrem Geburtstage (zum 13. September) einen Brief von mir selbst geben

wollen." Clara empfand zwar seinen Brief „kalt, ernst und doch so schön", antwortete ihm aber dennoch herzlich: „Mein Innerstes flüstert es Ihnen auf ewig zu" und arrangierte nach ihrem ersten Zusammentreffen nach eineinhalb Jahren Trennung eine Zusammenkunft Schumanns mit ihrem Vater. Dieser blieb allerdings unnachgiebig und zeigte sich von seiner brutalsten Seite, wie wir dem Brief Roberts an Clara vom 18. September entnehmen können: „Die Unterhaltung mit Ihrem Vater war fürchterlich. Diese Kälte, dieser böse Willen, diese Verworrenheit, diese Widersprüche – er hat eine neue Art zu vernichten, er stößt einem das Messer mit dem Griff in das Herz ... Fürchten Sie alles von ihm; er wird Sie zwingen, durch Gewalt, kann er es nicht durch List. Fürchten Sie alles! ... Strengen Sie sich jetzt an, was zu tun ist. Ich folge wie ein Kind ... Ach wie geht mir's doch im Kopfe herum; ich möchte lachen vor Todesschmerz. Der Zustand kann nicht lange so dauern – dies hält meine Natur nicht aus ... Tröste mich, bitte Gott, daß er mich nicht in Verzweiflung untergehen läßt. Ich bin angegriffen an der Wurzel meines Lebens".

Trotz dieser groben väterlichen Ablehnung gelobten sich Robert und Clara nun brieflich endgültig, fest zueinanderzustehen und sich spätestens nach ihrer Volljährigkeit 1840 zu verehelichen. Inzwischen trat sie eine von ihrem Vater arrangierte Konzerttour an, die bis Mitte Oktober dauerte und sie auch nach Wien führte, wo sie außerordentliche Erfolge erntete. Schumann stürzte sich in die Arbeit, wenngleich seine Kreativität stark unter der Einwirkung von Alkohol, innerer Wut und Trennungsangst beeinträchtigt wurde. Es entstanden achtzehn kurze Klavierstücke, die er unter dem Titel „Davidsbündler-Tänze" op. 6 Walther von Goethe, dem Enkel des Weimarer Dichterfürsten, widmete. Wie er später Clara erläuterte, enthalten diese Tänze „viele Hochzeitsgedanken". Der Symbolismus der „Davidsbündler-Tänze", in denen er seine eigenen, unterschiedlichen Gefühle musikalisch durch Florestan und Eusebius ausdrückte und dementsprechend die einzelnen Abschnitte mit „F" oder „E" signierte, zeigt, daß er sich wieder mit der bittersüßen Realität seines Junggesellendaseins abgefunden haben dürfte. „Hierauf schloß Florestan, und es zuckte ihm schmerzlich um die Lippen", schrieb Schumann über das letzte Stück der ersten Hälfte seiner Tonerzählung. Florestan und Eusebius tanzen in dieser Komposition einzeln oder zusammen, und man spürt förmlich, wie manchmal Wonne und Schmerz ineinanderfließen. Kein Wunder, daß seine „Davidsbündler-Tänze" als sein aufschlußreichstes autobiographisches Werk gelten, in welchen er uns wie kaum zuvor seine Seele offenlegt und uns erahnen läßt, welche Phasen tiefer Niedergeschlagenheit er in dieser Zeit durchleben mußte.

Seine Briefe und Tagebucheintragungen geben uns Auskunft darüber, wie sehr er in dieser Zeit unter stärksten Stimmungsschwankungen litt. So heißt es in einem Schreiben vom 28. November 1837: „... Die letzte Seite Deines Briefes hat mich recht auf die Erde versetzt ... Dein Vater führte die Feder, die Kälte jener Zeilen hat etwas Mörderisches ... Und nun auch, dass Du so gar wenig von meinem Ring hältst. Seit gestern habe ich Deinen auch gar nicht lieb mehr und trag' ihn auch nicht mehr. Mir träumte, ich ginge an einem tiefen Wasser vorbei, da fuhr mir's durch den Sinn und ich warf den Ring hinein. Da hatte ich unendliche Sehnsucht, dass ich mich nachstürzte." Dieser Traum wurde später schreckliche Realität. Zugleich aber wollte er Clara beruhigen: „... Was aber diese ganze dunkle Seite meines Lebens anlangt, so möchte ich Dir ein tiefes Geheimnis eines schweren psychischen Leidens, das mich früher einmal befallen hatte, einmal offenbaren. Es gehört aber viel Zeit dazu ... Du solltest es aber noch erfahren einmal und hast dann den Schlüssel zu allen meinen Handlungen, meinem ganzen sonderbaren Wesen."

Zu Beginn des Jahres 1838 kam es zu einem plötzlichen Stimmungsumschwung. Am 11. Februar schrieb er Clara: „So glücklich bin ich seit einiger Zeit, wie fast nie vorher. Es muss Dir ein schönes Bewußtsein sein, einen Menschen, den Jahre lang die fürchterlichsten Gedanken zernagten, der mit einer Meisterschaft die schwarzen Seiten aller Dinge herauszufinden wusste, vor der er jetzt selber erschrickt, der das Leben wie einen Heller hätte wegwerfen mögen, dass Du diesen dem hellen frohen Tage wiedergegeben hast." Clara kam aus dem Wundern nicht heraus, wenn sie lesen mußte: „Heute früh so ernst, jetzt so heiter auf einmal. So bin ich nun, immer aber liebend ... Ich kann vor Lachen nicht weiter schreiben." In diesen Tagen komponierte er seine „Kinderszenen" op. 15, in denen ihm mit der „Träumerei", dem klassischen Prototyp der pianistischen Miniatur, eine poetische Köstlichkeit von einmaligem Wurf gelang. Bald darauf entstanden die „Noveletten" op. 21 und die „Kreisleriana" op. 16, bei deren Komposition er „wie ein Seliger unter den Menschen" wandelte. In seinem während der Trennung geführten poetischen Briefwechsel mit Clara erlebte er seine Gefühle mitunter ganz in der Fantasie, wie eine Briefstelle am 14. April zeigt: „Erzählen will ich Dir noch von neulich Nacht. Ich wachte auf und konnte nicht wieder einschlafen – und da ich mich dann immer tiefer und tiefer in Dich und Dein Seelen- und Traumleben hineindachte, so sprach ich auf einmal mit innerster Kraft ‚Clara, ich rufe Dich' – und da hörte ich ganz hart wie neben mir ‚Robert, ich bin ja bei Dir'. Es überfiel mich aber eine Art Grauen, wie die Geister über die grossen Flächen Landes hinweg miteinander verkehren können." Dieser Bericht gibt ein eindrucksvolles Bild von der überreizten, fast krankhaft übersteigerten Fantasie Schumanns.

Im Jahre 1838 finden wir aber auch bereits die ersten Hinweise auf akustische Pseudohalluzinationen, wie er sie Ende Juli, möglicherweise im Zusammenhang mit alkoholischen Exzessen, erlebte. Unmittelbar anschließend konnten solch düstere Erlebnisse wieder einer strahlenden Heiterkeit weichen, wie die Eintragungen während der letzten Julitage erkennen lassen: „Schrecklich viel getrunken ... so übernächtig war ich, dass ich kaum reden konnte ... ich war in einer Art hellsehendem Zustand, mir schien's als wüßte ich Alles voraus – Dienstag den ganzen Tag und die Nacht darauf, die fürchterlichste meines Lebens; ich dachte, ich müßte verbrennen vor Unruhe – kein Auge zugethan unter dem schrecklichsten Sinnen und ewiger peinigender quälender Musik. Gott behüte mich, daß ich noch einmal so sterbe." Immer wieder wurde er von Zwangsvorstellungen seines nahenden Todes gequält. Doch schon am folgenden Tag hieß es: „Heute ist mir's wieder leichter. Die Welt strahlt wieder und dazu noch ein Brief von meinem guten Mädchen."

Nach Claras Rückkehr im Mai 1838 hatte die Labilität Schumanns neben den fortdauernden Spannungen und der Aussichtslosigkeit, eine Einwilligung Wiecks zu erreichen, noch einen anderen Grund. Er begann in zunehmendem Maße an den relativ geringen Erfolgen als Komponist zu leiden, zumal er dadurch den Triumphen Claras nichts annähernd Gleichwertiges entgegensetzen konnte. So beschloß er, nach angstvollen inneren Kämpfen nach Wien zu gehen, um in der Musikmetropole einen Neubeginn und möglicherweise auch die Basis für eine spätere gemeinsame

Existenz zu wagen. Am 3. Oktober 1838 traf er in Wien ein; er suchte sofort Joseph Fischhof, der Arzt und zugleich prominenter Musiker war, auf, da er ihn als Korrespondent seiner „Neuen Zeitschrift für Musik“ bereits kannte. Leider brachte dieser Wien-Aufenthalt nicht den erhofften Erfolg. Es gelang Schumann weder die Verwirklichung seines Plans, die „Neue Zeitschrift für Musik“ dorthin zu verlegen, noch vermochte er infolge seiner aus der vorherrschenden traurigen Grundstimmung resultierenden Kontaktscheu, nützliche gesellschaftliche Verbindungen anzuknüpfen. Seiner Schwägerin Therese klagte er deshalb: „Viel könnte ich erzählen von meinen großen Bekanntschaften ... und daß ich mich oft sehr wohl befinde, aber noch öfter zum Erschießen melancholisch.“ Das wichtigste Zusammentreffen für die Musikwelt in Wien war das mit Ferdinand Schubert, dem älteren Bruder Franz Schuberts, bei dem er unter vielen Notenblättern die große C-Dur Symphonie Schuberts entdeckte, die schon am 21. März 1839 in Leipzig unter der Stabführung Mendelssohns ihre Uraufführung erlebte.
Obwohl die fehlgeschlagene Mission in Wien ihren deprimierenden Einfluß auf Schumanns Stimmung nicht vermissen ließ, wurden durch die schmerzliche Trennung von Clara seine kreativen Kräfte sehr angeregt, was in seinen Briefen an sie deutlich zum Ausdruck kommt: „Du hast Frühling um mich gemacht“, schrieb er am 18. Dezember, „Ich komponiere seit Deinen Briefen, ich kann gar nicht lassen vor Musik. Nur wenn ich lange nichts von Dir erfahre, fangen die Kräfte mich zu verlassen an. ...“ Und in einem anderen Schreiben versicherte er ihr: „Ich höre nur immer Deine Stimme und Abschiedsmusik; ich leide viel, aber schön: es sind Tränen auf Blumen.“ Einen ganz anderen stimulierenden Einfluß übten die „Ideen zu einer Ästhetik der Tonkunst“ von Christian Friedrich Daniel Schubart, dem Textdichter von Schuberts Lied „Die Forelle“, auf ihn aus, die sich in einer gewissen Leichtigkeit und Beschwingtheit auswirkten. Beispiele hiefür sind seine „Arabeske“ op. 18 und vor allem das „Blumenstück“ op. 19. Im übrigen zieht sich wie ein roter Faden durch all seine Wiener Kompositionen ein Auf und Ab seiner Seelenstimmungen, wie dies vielleicht am deutlichsten in seiner „Humoreske“ op. 20 zum Ausdruck kommt, über die er Clara berichtete: „... Die ganze Woche saß ich am Klavier und komponierte und schrieb und lachte und weinte durcheinander; dies findest Du nun alles schön abgemalt in meinem Opus 20, der großen Humoreske.“ Bevor er Wien verließ, schrieb er noch die „Nachtstücke“ op. 23 unter außergewöhnlich bedrückenden Umständen. Er erhielt am 30. März 1839 die Nachricht, daß sein Bruder Eduard im Sterben liege und er deshalb unverzüglich nach Leipzig zurückkehren solle. Diese schmerzliche Nachricht vom bevorstehenden Tod seines Bruders rief in ihm ein Verhalten hervor, welches auf gleichzeitig existierende psychopathologische und künstlerische Prozesse schließen läßt. Aus einer fatalistischen Stimmung heraus deutete er zunächst Clara an, daß mit dem Tod Eduards die Einkünfte aus dem Verlagshaus Gebrüder Schumann wegfallen könnten: „Eduards Tod könnte auch für uns ein Unglück sein ... Wenn ich nun ein ganz armer Mann würde und Dir selbst sagte, Du möchtest von mir lassen, weil ich Dir ja nichts als Sorgen mitbrächte – würdest Du dann nicht von mir lassen?“ Dies schrieb er am 1. April noch aus Wien, und teilte ihr wenige Tage später aus Prag, schon auf der Rückreise, in morbider Fantasie eine geheimnisvolle Vorahnung des Todes seines Bruders mit: „Ich sah bei der Komposition [der „Nachtstücke“. Anm. d. Verf.] immer Leichenzüge, Särge, unglückliche, verzweifelte Menschen, und als ich fertig war und lange nach einem Titel suchte, kam ich immer auf den:

‚Leichenfantasie' ... Beim Komponieren war ich auch oft so angegriffen, daß mir die Thränen herankamen und wußte noch nicht warum und hatte keinen Grund dazu." Eduard starb am 6. April, einen Tag nach Roberts Abreise aus Wien, die Brüder sahen sich nicht mehr. Um an den Begräbnisfeierlichkeiten nicht teilnehmen zu müssen, traf er erst am 10. April in Zwickau ein. Clara gestand er nach Eduards Tod, daß er während der Rückreise aus Wien „einen Choral von Posaunen" gehört hätte, und in diesem Brief bewies er auch wieder seine große Abhängigkeit von ihr, wenn er schrieb: „Ohne Dich wär ich schon längst da, wo Eduard nun ist ... aber ich denke an kein Sterben, wenn Du noch lebst."
Da Clara während seines Aufenthaltes in Wien im Januar 1839 für ein halbes Jahr nach Paris ging, um dort Konzerte zu geben, konnten beide wieder fast ein Jahr lang nur brieflich in Verbindung stehen. Gerade dieser Briefwechsel aber, in welchem immer wieder die Ambivalenz Claras zwischen Roberts Liebe und der ihres Vaters zum Ausdruck kommt, verstärkten Schumanns hoffnungslos gedrückte Stimmung. Doch nun faßte er im Juni 1839 den Mut, gegen den unnachgiebigen Wieck einen Prozeß um die Herausgabe seiner Tochter anzustrengen, nachdem ihm vorher Clara aus Paris ihre Einwilligung hierzu übersandte. Angesichts der labilen Psyche Schumanns ist es erstaunlich, mit welch konsequenter, ausdauernder Strategie er die Belastungen des zermürbenden Kampfes um Clara, der oft mit schwersten Beleidigungen und verleumderischen Anschuldigungen seitens des Vaters verbunden war, durchstehen konnte. Nun, als Clara und Robert jeden Gedanken an Versöhnung mit dem Vater aufgaben, fühlte er durch die Einschaltung der Gerichtsbehörde um die Ermächtigung zur Eheschließung eher eine Erleichterung: „Es war Zeit, daß diese schreckliche Situation zu Ende ging, denn sonst wäre ich völlig zusammengebrochen ... ich konnte weder denken noch arbeiten." Und voller Zuversicht sandte er am 8. Juni 1839 an Clara die Zeilen: „Ich bin heute in mein neunundzwanzigstes Jahr getreten, vielleicht schon die größte Hälfte von meinem Leben liegt hinter mir. Sehr alt werde ich ohnedies nicht, dies weiß ich genau. Es haben meine großen Leidenschaften in mir gestürmt, und Kummer um Dich hat auch an mir gezehrt. Du bist es aber auch, die mir wiederum Frieden und Heilung bringen wird ... O Du meine geliebte Clara, wann endlich werde ich Dir in die Arme stürzen können. Vergessen und verziehen soll dann alles sein ... auch Deinem Vater."
Trotzdem versetzte der im Juli in Gang gekommene Prozeß, der sich über ein Jahr hinziehen sollte, Schumann in Depressionen, die bis zum Jahresende währten und zweifellos auch dadurch noch verstärkt wurden, daß mit dem bedingungslosen Kampf gegen den Vater bei beiden tiefe Schuldgefühle aufkommen mußten: „Ich habe doch eine große Schuld auf mir, daß ich Dich von Deinem Vater getrennt habe und das foltert mich oft", schrieb er an Clara und es folgten dann Gedanken an Selbstvernichtung, wenn er fortfuhr: „... mir ist es hier, als müßt ich mich auch hinlegen, wo so viele liegen, die mich geliebt." Im Grunde zeigt diese Selbstanklage und die Sehnsucht, sich mit den geliebten Toten zu vereinigen, wie kampfunfähig sein Ich eigentlich in dieser alles entscheidenden letzten Phase war.
Andererseits gab es aber auch seit der Rückkehr Claras aus Paris am 18. August 1839 glückliche und erfüllte Zeiten. Das verliebte Zusammensein der beiden und die zuversichtliche Hoffnung auf baldige Vereinigung machten das Jahr 1840 zur glücklichsten Zeit ihres Lebens. Im Februar erwachte der „zum sterben müde" und manchmal „vor Schmerz wie von Sinnen" betäubte Robert zu neuen schöpferischen

Kräften. Schrieb er bisher so gut wie ausschließlich nur für das Klavier, so wandte er sich nun dem Liedschaffen zu, das ihm ein unendliches Glücksgefühl verschaffte. Allein im Jahre 1840 – seinem „Liederjahr“ – komponierte er hundertachtunddreißig Lieder, weshalb er in Anlehnung an einen Ausspruch Jean Pauls wohl selbst von sich sagte: „Ich könnte mich totsingen wie eine Nachtigall.“ Man fühlt förmlich, wie er sich nun vom virtuosen Klavierstil freigemacht hat, wenn man im Brief an Clara vom 24. Februar 1840 liest: „Wie mir dies alles leicht geworden, kann ich Dir nicht sagen, und wie ich glücklich dabei war. Meistens mach' ich sie stehend oder gehend, nicht am Klavier. Es ist doch eine ganz andere Musik, die nicht erst durch die Finger getragen wird, viel unmittelbarer und melodiöser.“ Das für Schumann Neue an der Liedkomposition ist nicht nur die Verwendung der menschlichen Stimme, sondern auch die Eingliederung der Sprache in die Musik, wodurch eine präzisere Formulierung des Inhalts möglich wurde. Dabei kam ihm seine Doppelbegabung zugute, die es ihm fast spielerisch ermöglichte, die sprachliche und die musikalische Poesie zu einer vollkommenen Einheit zusammenzuschmelzen. Zu den wichtigsten Werken dieser neuen Gattung zählen der „Liederkreis“ nach Heinrich Heine op. 24, eine Liederreihe nach Gedichten von Justinus Kerner op. 35, der „Liederkreis“ nach Gedichten von Eichendorff op. 39, „Frauenliebe und -leben“ nach Chamisso op. 42 und „Dichterliebe“ nach Texten von Heinrich Heine op. 48. Viele bedeutende Gedichte wurden vertont, wobei auffällt, daß er für die in die glücklichste Zeit seines Lebens fallenden Lieder häufig traurige Texte wählte und diese auch erschütternd vertonte. Besonders deutlich spürt man die Spuren durchstandener Leiden im Liederkreis op. 24 nach Gedichten von Heine, der in mancher Hinsicht an die „Winterreise“ von Franz Schubert erinnert. Man denke nur etwa an das Lied „Schöne Wiege meiner Leiden“, in welchem an der Stelle „Wahnsinn wühlt in meinen Sinnen“ das ganze Ausmaß der Seelenverfassung Schumanns mit all seinen Angstzuständen in erschütternder Weise zum Ausdruck gebracht wird. Vielleicht noch deutlicher erkennt man dies in den Liedern op. 35 nach Gedichten von Kerner, deren Texte nur von Trauer, Einsamkeit und Wahnsinn erzählen und deren Schlußlied „Alte Laute“ eine gewisse Analogie zum „Leiermann“ der „Winterreise“ darstellt. Auf diese Weise vermochte er schöpferisch all die Kränkungen und Leiden, die er im Verlaufe der Geschichte seiner Liebe durchmachte, musikalisch zu verarbeiten und seine tief angesiedelte melancholische, den Lebenswillen lähmende Resignation zu verdrängen. Dabei verwirklichte er in seinem Liedschaffen jene innige Verflechtung von Poesie und Musik, von der er schon in seiner Jugend geträumt hatte und in der er im Klavierpart sein „Ich“ so eindeutig auszudrücken vermochte, daß es sich im Dialog mit der menschlichen Stimme als gleichrangige „Persönlichkeit“ behaupten konnte. Gleichzeitig schuf er mit dem meist langen Vorspiel, aus dem heraus sich erst die Stimme erhebt, und mit dem langen Nachspiel, in welchem sie wieder verdämmert, eine neue Form des Liedes, in welchem eng verschlungen das Klavier und die menschliche Stimme ein geisterhaftes Netz von Tönen weben.

Erste Ehejahre

Inzwischen nahm der Prozeß seinen Lauf, um erst am 1. August 1840 nach mehreren gerichtlichen Zwischenstadien mit dem Konsens zur Eheschließung entschieden zu werden. Wie haßerfüllt Wieck, der wegen Verleumdung Schumanns in einem gesonderten Strafverfahren zu achtzehn Tagen Gefängnis verurteilt wurde, den Kampf führte, bezeugen seine letzten Worte, die er nach dem Urteilsspruch in den Gerichtssaal, zu Clara gerichtet, schleuderte: „So verfluche ich Dich, und Gott gebe, daß Du eines Tages bettelnd mit Deinen Kindern vor meiner Türschwelle erscheinen mögest." Dennoch notierte Robert damals: „Glücklichster Tag und Ende des Kampfes". Am 12. September 1840 fand in der Dorfkirche zu Schönefeld bei Leipzig die Trauung statt: Der dreißigjährige Dr. Robert Schumann – die Universität Jena hatte ihm inzwischen die Ehrendoktorwürde verliehen – durfte die einundzwanzigjährige Clara endlich als die Seine in die Arme schließen. In seinem Brautgeschenk, dem Liederzyklus „Myrthen" op. 25, fand sein überströmendes Glücksgefühl beredten Ausdruck.

„Ereignisse nur wenig, Glück die Fülle", so beginnt das gemeinsame Ehetagebuch, das drei Jahre lang von Robert und Clara abwechselnd geführt wurde und aus welchem wir das vollkommene Einvernehmen zwischen den beiden, in der Liebe wie in der Kunst, herauslesen können. Dabei fällt auf, daß Schumann den sexuellen Kontakten mit Clara, die er im Haushaltbuch jeweils neben dem Datum mit einem „F" markierte, starke Beachtung schenkte. Das „F", das jeden zweiten bis fünften Tag eingetragen wurde, verschwand nur dann, wenn sie ein Kind gebar, um vier Wochen später zusammen mit dem Kommentar „mit Clara zum ersten Mal geschlafen" wiederzuerscheinen. Und dennoch bahnten sich schon in den ersten Ehejahren auch Konflikte an, da Roberts kompositorische Tätigkeit von Clara nicht nur „durch Stillschweigen und Unsichtbarkeit" erkauft werden mußte, sondern auch durch häufigen Verzicht auf das von Robert in Beschlag genommene Klavier. Ihre Sorge, ihre pianistische Meisterschaft zu verlieren und die Gewissensbisse, die sich Robert deshalb immer wieder machte, finden im Ehetagebuch deutlichen Ausdruck. Aber auch aus der Rivalität mit Clara, die damals als die berühmteste Pianistin Europas galt, begannen sich zunehmend Spannungen abzuzeichnen, die durch unliebsame und für ihn verletzende Vorkommnisse noch verstärkt wurden. So sandte man während einer Konzertreise nach Kopenhagen, auf der er seine Frau begleitete, „eine Einladung zu Hofe für Clara, während er ausgeschlossen blieb." Schumann kehrte damals nach Leipzig zurück, um das kürzlich geborene erste Kind zu betreuen. Auch diese Situation machte ihm erheblich zu schaffen, da ihn eine solche emanzipierte Ehe an seiner Arbeit stark behinderte. „Trübsinnige Zeit. An Komponieren war nicht zu denken", schrieb er damals in sein Tagebuch und er setzte fort: „Soll ich denn mein Talent vernachlässigen, um Dir als Begleiter auf der Reise zu dienen? ... sollst Du deshalb Dein Talent ungenützt lassen, weil ich nun mal an Zeitung und Klavier gefesselt bin? ... Wir haben den Ausweg getroffen. Du nahmst Dir eine Begleiterin, und ich kehrte zum Kind zurück und zu meiner Arbeit. Aber was wird die Welt sagen? So quäle ich mich mit Gedanken."

Andererseits bedeutete ihm der Ehestand nicht nur die lange ersehnte äußere und innere Sicherheit. Er war auch eine Bürde, da er nun als Komponist auch für den Lebensunterhalt seiner Familie zu sorgen hatte. Er beschäftigte sich wohl deshalb schon vier Wochen nach der Hochzeit mit symphonischen Plänen, und als er im Dezember erfuhr, daß Clara ein Kind erwarte, beflügelte ihn dies so, daß er in den wenigen Tagen vom 23. bis zum 26. Januar 1841 den gesamten Entwurf zu seiner Symphonie in B-Dur op. 38, der „Frühlingssymphonie", fertigstellen konnte. „Heute, Montag, hat Robert seine Symphonie ziemlich vollendet; sie ist wohl meistens

in der Nacht entstanden – schon einige Nächte brachte mein armer Robert darüber schlaflos hin", schrieb Clara ins Ehetagebuch und wenige Tage später beklagte sie sich darüber, wie wenig er sich in dieser Zeit um sie kümmerte: „Robert ist seit einigen Tagen sehr kalt gegen mich; zwar ist wohl der Grund ein sehr erfreulicher, ... doch zuweilen kränkt mich diese Kälte, die ich am allerwenigsten verdiene."
Noch weniger konnte sie verstehen, warum er nach der in fast manischer Erregung fertiggestellten Symphonie in einen depressiven Zustand verfiel. Tatsächlich lesen wir im Haushaltbuch während der letzten Woche des Februar 1841: „Unwohl. Abends verdammt viel getrunken. Dummer Esel ... Unwohlbefinden. Überhaupt eine ewige krankhafte Spannung in mir ... Immer melancholisch. Lust nach Liederlichkeit" – ein Verhaltensmuster, das sich mehrmals wiederholen sollte.
Die von Mendelssohn im Leipziger Gewandhaus „mit großer Liebe und Sorgfalt" am 31. März 1841 uraufgeführte Frühlingssymphonie, mit welcher der Typ der romantischen Symphonie geschaffen wurde, verschaffte Robert einen ungeheuren Auftrieb, und in dieser schaffensfrohen Stimmung schrieb er für Clara nicht nur seine „Symphonietta" und die erst nach zehn Jahren in überarbeiteter Form herausgegebene Symphonie in d-Moll op. 120, sondern auch jene „Fantasie" in a-Moll für Klavier und Orchester, die vier Jahre später, um ein Intermezzo und ein Finale bereichert, zu einem seiner größten Meisterwerke ausgebaut wurde, nämlich seinem Konzert für Klavier und Orchester op. 54. Ein anderer Anstoß, der zu einem erstaunlichen Aufblühen seiner Schaffenskraft führte, war die Anregung seines Freundes Franz Liszt, sich der Kammermusik zuzuwenden. Ähnlich wie im „Liederjahr" 1840 stürzte er sich auch diesmal mit geradezu fieberhaftem Eifer in diese neue Aufgabe. Zwischendurch geriet er allerdings wieder in einen depressiven Zustand, der durch die erwähnte Konzertreise Claras nach Kopenhagen mit all ihren unliebsamen Begleitumständen ausgelöst wurde. In diesem melancholischen Zustand war er unfähig zu komponieren, umso mehr, als er wieder zu trinken begann, wie eine Eintragung vom 12. April 1842 im Haushaltbuch bezeugt: „Ich trinke zu viel, Robert!" In dieser ersten Ehekrise wurde durch die pianistischen Erfolge Claras nicht nur sein Selbstwertgefühl gefährdet, sondern es lebten auch wieder die schon früher erlittenen Ängste des Verlassenwerdens auf. Erst nach ihrer Rückkehr konnte er schon nach wenigen Wochen intensivster Arbeit am 22. Juni sein drittes Streichquartett abschließen. Nachdem er mit seinen drei Streichquartetten die neu entdeckte Welt der Kammermusik eroberte, arbeitete er bereits im Herbst des gleichen Jahres an den Höhepunkten seines kammermusikalischen Schaffens, nämlich an seinem Klavierquartett und an seinem berühmten Klavierquintett.
Im Klavierquintett op. 44, einem Musterbeispiel dieser Gattung und für Brahms und Dvořák ein Vorbild, breitet sich nach einem lebensbejahenden, schwungvollen Beginn im ersten Satz im darauffolgenden zweiten Satz eine eher düstere, schmerzliche und entsagungsvolle Grundstimmung mit einem unvergleichlichen Zauber von Tonverwebungen aus. Ohne Zweifel ist dieser langsame Satz das inhaltliche Zentrum des ganzen Werkes. In dem an Beethovens „Eroica" gemahnenden Trauermarsch griff Schumann unverkennbar den Beginn der Arie „Es ist vollbracht" aus der Johannespassion von J. S. Bach auf, eine Vision des Todes, die dann unvermittelt in einen Forte-Ausbruch entladen wird. Im Finale, in welchem in meisterhafter Kompositionstechnik das Thema des Kopfsatzes mit jenem des letzten Satzes in einer großartigen Synthese vereint wird, versuchte Schumann offenbar

die Rückkehr in die Wirklichkeit und damit gleichzeitig die Überwindung der Todesgedanken auszudrücken.
Noch während der Arbeit am Quintett verfiel er neuerlich in einen melancholischen Zustand mit „schrecklichen schlaflosen Nächten", wobei er versuchte, sich durch Arbeit am nächsten Kammermusikwerk abzulenken. So entstand in weniger als einer Woche sein Klavierquartett op. 47, das eine geradezu überströmende Fülle von melodischen Einfällen enthält. Erschöpft und völlig verausgabt vollendete er am 28. Dezember 1842 sogar noch ein Trio, dessen Komposition ihm aber bereits unsägliche Mühe bereitete. „Am Trio geschrieben – zu viel – Unwohlsein abends" heißt es zwölf Tage vorher im Haushaltbuch. Dazu kam noch, daß er – hauptsächlich aus finanziellen Gründen – an der Musikschule zu Leipzig eine Dozentur für Klavier, Komposition und Partiturspiel angenommen hatte, was ihm wegen seiner Kontaktschwierigkeiten mit den Schülern negative Erfolgserlebnisse bescherte und so sein ohnedies schwach entwickeltes Ich zusätzlich beeinträchtigte. So endete nach dem „Symphoniejahr 1841" das „Kammermusikjahr 1842" wieder einmal mit einer Depressionsphase,und es ist auffallend, daß die periodisch wiederkehrenden Schübe häufig mit jahreszeitlichen Veränderungen – besonders im Spätherbst und im Winter – oder mit Gedenktagen, also Geburts- oder Todestagen, zusammenfielen. Sein „stilles in sich gekehrtes Wesen" verstärkte sich, und er selbst führte diese „Nervenschwäche" auf eine Überarbeitung zurück. Da ihm diese Melancholie „Besorgungen um die Zukunft" verursachte, wie er am 30. Dezember 1842 im Haushaltbuch anmerkte, wandte er sich am Neujahrstag an „Dr. Müller senior und Dr. Müller junior", zwei Spezialisten auf dem Gebiete der Homöopathie, die ihm einige Arzneien verordneten, ihn im übrigen aber hauptsächlich psychotherapeutisch betreuten.
Dem Pendelgesetz seines Wesens gehorchend, nahmen Schumanns Kräfte mit Herannahen des Frühlings wieder zu, und er begann in einer neuen Metamorphosephase seines künstlerischen Schaffens sich mit seinem, wie er meinte, „größten und hoffentlich auch besten Werk", nämlich mit seinem Oratorium „Das Paradies und die Peri" op. 50 zu beschäftigen – eine Arbeit, die den größten Teil des Jahres 1843 in Anspruch nahm. Die Uraufführung wollte Schumann selbst dirigieren, obwohl die Probenarbeiten ihm größte Schwierigkeiten bereiteten und überhaupt nur durch die unterstützende Mitwirkung seiner Gattin möglich wurden. Trotz seiner jedermann offenkundigen Schwächen als Dirigent wurde die Uraufführung des Oratoriums im Dezember 1843 im Leipziger Gewandhaus zu einem überragenden Erfolg, der Wieck sogar veranlaßte, mit ihm Frieden zu schließen. Mit wenigen großherzigen, wenn auch trockenen Worten schrieb er ihm: „Lieber Schumann! ... Wir können uns, der Clara und der Welt gegenüber, nicht mehr fernstehen. Sie sind jetzt auch Familienvater – warum lange Erklärung? ... Mit Freuden erwartet Sie Ihr Vater Fr. Wieck." Tatsächlich hatte Schumann mit „Das Paradies und die Peri" ein „neues Genre für den Konzertsaal" geschaffen, das man das lyrische Oratorium nennen könnte. Er wollte ja auch kein Oratorium für den Betsaal, sondern für heitere Menschen schreiben. Interessanterweise hatte er mit keinem einzigen Werk als Protestant zur evangelischen Kirchenmusik etwas beigetragen, wohingegen er gegen Ende seines Lebens sehr wohl eine katholische Messe und ein Requiem verfaßte.
Im Januar 1844 kam es trotz erheblicher Widerstände seitens Schumanns nun doch zu der schon lange geplanten Konzertreise Claras durch Rußland, auf der sie

Robert begleitete und die ihn auf eine harte Probe stellte. Schon in Dorpat erkältete er sich so stark, daß ihm sechs Tage Bettruhe verordnet werden mußten. Seine Zustände wurden mit „rheumatischen Beschwerden mit Angsterscheinungen" beschrieben, denen „trübste Melancholie" folgte. In Moskau selbst, wo er als Komponist so gut wie unbekannt war, fühlte er sich angesichts der rauschenden Erfolge seiner Frau verkannt, zurückgesetzt und zeitweilig auch wirklich gedemütigt, wobei er bei Clara offenbar nicht immer den entsprechenden Rückhalt fand. In einer seiner Tagebucheintragungen heißt es: „Kränkungen kaum zu ertragen und Clara's Benehmen dabei." So ist es nicht verwunderlich, daß er sich mehr und mehr zurückzog und in Gesellschaft häufig verstört schien. Schon in St. Petersburg, so berichtet ein Augenzeuge, sei er schweigsam und verschlossen gewesen und habe auf Fragen meist nur Unverständliches gemurmelt. In Moskau traten zusätzlich heftige Schwindelzustände auf. Mehr und mehr litt er unter dem Gedanken, nur der Mann seiner Frau zu sein, er weinte häufig und versuchte wieder einmal, seine Verzweiflung und seine Angstzustände mit Alkohol zu betäuben. Nicht ohne schmerzliche Empfindung liest man seine in Moskau niedergeschriebenen fünf Gedichte, diese „in der Form wie im Inhalt eine merkwürdige Hilflosigkeit verratenden Zeugen dunkelster Stunden", die im nachhinein „wie Vorboten der Schatten, die zehn Jahre später für immer über sein Leben Macht gewannen", erscheinen.

Nach der Rückkehr aus Rußland verschlimmerten sich seine Symptome, nicht zuletzt infolge der Enttäuschung, daß man seine Bewerbung um die Nachfolge Mendelssohns am Leipziger Gewandhaus ablehnte und die Stelle an den mit ihm befreundeten dänischen Komponisten Niels Gade vergab. Diese Entscheidung war wohlbegründet, wie wir einer Schilderung Ferdinand Davids von den Probenarbeiten Schumanns zu seinem Oratorium „Das Paradies und die Peri" entnehmen dürfen: „Schumann hat vier Orchesterproben von der Peri gemacht, und er hätte ebenso gut noch zehn machen können, ohne daß es besser gegangen wäre. Der einzige Mensch, der etwas von seinen Bemerkungen verstanden hat, war sein Taktstock, den er beim Sprechen immer vor den Mund hielt, alle übrigen hörten nichts, und so mußte denn allen Leipzigern guter Wille vorhanden sein, damit es am Abend erträglich ginge." Damit sind die Probleme, die Schumann später in Düsseldorf zum Verhängnis werden sollten, bereits erkennbar. Die Familie Schumann beschloß jedenfalls, nach Dresden zu übersiedeln – eine Stadt, die damals, kulturell gesehen, einer Wüste glich. So ist es nicht verwunderlich, daß sich dort sein Zustand eher weiter verschlechterte und seine schöpferischen Kräfte fast völlig zum Erliegen kamen. Im Haushaltbuch aus dieser Zeit lesen wir von „trauriger Melancholie ... von großer Nervenschwäche.. von heftigen Nervenanfällen." Eine im September unternommene Harzreise brachte keinen Erfolg und er schien so geschwächt, daß er „kaum über das Zimmer ohne grösste Anstrengung gehen" konnte. Im Oktober in Dresden eingetroffen, berichtete Clara: „Es vergingen nun acht schreckliche Tage. Robert schlief keine Nacht, seine Phantasie malte ihm die schrecklichsten Bilder aus. Früh fand ich ihn gewöhnlich in Tränen schwimmend, er gab sich gänzlich auf." Um seinen Geist einigermaßen in Aktion zu halten, arbeitete er an einigen Fugen und beschäftigte sich fast zwangshaft mit Kontrapunktstudien. Schon unmittelbar nach der Rückkehr aus Rußland, am 30. Mai 1844, wurde auch das Ehetagebuch nicht mehr weitergeführt, sodaß man von nun an nur mehr auf die Haushaltbücher und das von Clara unabhängig geführte eigene

Tagebuch angewiesen ist, um Einzelheiten über sein Befinden, seine Krankheiten und sein kreatives Schaffen zu erfahren. Nach außen gab er sich als glücklicher Gatte und Vater mit Reiseplänen nach Holland oder England – eine Verdrängung der Realität und als solche ein Vorzeichen der kommenden Phase von Schumanns psychischer Krankheit.

Übersiedlung nach Dresden

Da der panisch überstürzte, fluchtartige Umzug nach Dresden keine Wendung in seinem Befinden brachte, beschloß Schumann wegen seiner angeschlagenen Gesundheit, sich von der „Neuen Zeitschrift für Musik" zurückzuziehen und sie um lumpige 500 Thaler am 20. November am Franz Brendel zu verkaufen. Dieser Entschluß war ohne Zweifel schon deshalb fatal, weil die Zeitschrift für ihn den wichtigsten Kontakt mit der Außenwelt darstellte, durch die er seine Gadanken einem größeren Interessentenkreis mitteilen konnte. Darüber hinaus beraubte er sich einer finanziellen Quelle und er verfiel auch einem erzwungenen Müßiggang, der ihm Gelegenheit bot, sich mehr und mehr mit seinen seelischen und körperlichen Beschwerden zu befassen.

Wie labil sein psychischer Zustand damals war, zeigt eine Begebenheit, die sich am Abend des 27. Dezember 1844 zugetragen hatte und die er im Haushaltbuch aufzeichnete. Nach einem „einsamen Spaziergang nach Weber's Grab" erlitt er, überwältigt von Trauer und Mitleid, einen derartig „heftigen Nervenanfall", daß er sich genötigt sah, unverzüglich ärztliche Hilfe in Anspruch zu nehmen. Der erste Arzt, den er in Dresden konsultierte, war Dr. Carl Gustav Carus, ein Verwandter des Dr. Carus in Leipzig. Er zählte zu Deutschlands berühmtesten Naturphilosophen, der sich nicht nur mit der Epidemiologie der Geisteskrankheiten und anderen medizinischen Fragen beschäftigte, sondern auch sprachwissenschaftliche Bücher schrieb. „Hofrat Carus", wie er als Arzt am königlichen Hof in Dresden bezeichnet wurde, zählte schon bald zu den engeren Freunden Schumanns und so suchte er ihn am Abend des 3. Jänner 1845 auf, um ihm seinen Nervenzustand zu schildern. Carus empfahl ihn daraufhin Dr. Carl Helbig, der sich als Nachfahre des Wiener Arztes Franz Anton Mesmer mit Hypnose und Magnetismus intensiv beschäftigte. In seinem ärztlichen Bericht schilderte dieser Schumanns Symptome folgendermaßen: „Er war namentlich durch die Komposition des Epilogs von Goethes Faust so sehr in Anspruch genommen worden, daß er bei der Abfassung des Schlusses dieses Musikstückes in einen krankhaften Zustand verfiel, der sich durch folgende Erscheinungen aussprach: Sobald er sich geistig beschäftigte, stellten sich Zittern, Mattigkeit und Kälte in den Füßen und ein angstvoller Zustand ein mit einer eigentümlichen Todesfurcht, die sich durch Furcht vor hohen Bergen und Wohnungen, vor allem metallenen Werkzeugen (selbst Schlüsseln), vor Arzneien und Vergiftungen zu erkennen gab. Er litt dabei viel an Schlaflosigkeit und befand sich in den Morgenstunden am schlechtesten. Da er an jedem ärztlichen Rezepte so lange studierte, bis er einen Grund gefunden hatte, die ihm vorgeschriebene Arznei nicht einzunehmen, so verordnete ich kalte Sturzbäder, welche auch seinen Zustand so weit verbesserten, daß er wieder seiner gewöhnlichen (einzigen!) Beschäftigung, der Komposition, nachhängen konnte. Da ich eine ähnliche Gruppe von Krankheitszuständen bei solchen Männern beobachtet hatte, welche im Über-

maß mit einer und derselben Sache ... beschäftigt waren, so führte dies zu dem Rate, daß Schumann sich mindestens zeitweise mit einer Geistesarbeit anderer Art als Musik beschäftigen und zerstreuen möge. Er wählte selbst bald Naturgeschichte, bald Physik usw., stand aber schon nach ein bis zwei Tagen davon ab und hing, er mochte sein, wo er wollte, seinen musikalischen Ideen nach. – Lehrreich für den Beobachter waren die mit dem hohen Grad von Entwicklung des Musik- und Gehörsinnes zusammenhängenden Gehörstäuschungen und das eigentümliche Gemütsleben des Mannes. Das Ohr ist der Sinn, der in Nacht und Finsternis am tätigsten ist, am spätesten einschläft, am frühesten erwacht, durch den sich selbst bei Fortdauer des Schlafs auf den Menschen durch Zuflüstern wirken läßt, der am meisten mit dem Gefühlsvermögen in Verbindung steht und in dessen Nähe die Organe der Vorsicht, Offensive und des Tonsinns gelegen sind."
Dr. Helbigs Behandlung mit Magnetismus schien zunächst eine Besserung zu bewirken. Vielleicht angeregt durch seine Arbeit mit der Vertonung des „Faust" kaufte sich Schumann am 18. Januar, seiner Vorliebe für alles Magische entsprechend, sogar ein „Amulet", das ihn vor bösen Geistern schützen sollte. Allmählich entwikkelte sich aber eine ablehnende Haltung gegen Dr. Helbig, hauptsächlich wohl deshalb, weil dieser Schumanns ständigen Drang zu komponieren als eine Art Sucht und als ein Zeichen krankhafter Besessenheit auffaßte und ihm deshalb das Komponieren verbieten wollte. Sein Widerstand begann sich aber nach anfänglicher Kooperation auch bald gegen die Behandlungsmethode dieses Arztes, der Hypnose, zu richten. Da man schon damals zur Erreichung eines geeigneten Trancezustandes des Patienten gerne Schlüssel, Magneten oder andere metallische Gegenstände benützte, könnte die von Dr. Helbig in seinem Bericht erwähnte Angst Schumanns vor metallischen Gegenständen und insbesondere vor Schlüsseln nichts weiter als das Symptom einer negativen therapeutischen Reaktion auf dessen Hypnoseversuche gewesen sein und damit eine einfache Erklärung finden.
Die Besserung seines Zustandes nach den verordneten Sturzbädern machte nur langsame Fortschritte und geringste äußere Anlässe konnten ihn rasch aus dem seelischen Gleichgewicht bringen, weshalb Clara im Tagebuch notierte: „Roberts Nervenübel will noch immer nicht weichen." Als Ende März durch die Eisschmelze die Elbe Hochwasser führte, schrieb er ins Haushaltbuch: „Die Elbe furchtbar – Herunterstürzen des Crucifixes", und im Gedenken an Beethovens Sterbetag hieß es wenige Tage vorher: „Abends krank, schlaflose Nacht." Im Sommer häuften sich Klagen über seinen „angegriffenen Zustand", allgemeines Krankheitsgefühl und „Angstzustände", wieder einmal im Zusammenhang mit den Vorbereitungen einer Konzertreise seiner Frau. Charakteristischerweise fühlte er sich schlagartig besser, als er einige Tage „zuhause" in Zwickau verbrachte. In einem Brief an Mendelssohn vom September schrieb er: „Etwas besser geht mir's schon: Hofrat Carus hat mir Früh-Morgen-Spaziergänge angeraten, die mir denn auch sehr gut bekommen, doch langt es überall noch nicht und es juckt und zuckt mich täglich an hundert verschiedenen Stellen. Ein geheimnisvolles Leiden – wenn es der Arzt anpacken will, scheint es zu entschlüpfen." Die Besserung schritt jedenfalls fort, und Schumann wandte sich allmählich wieder seiner kompositorischen Tätigkeit zu, wobei ihm die Beschäftigung mit Fugen und Kontrapunktstudien noch am besten halfen, seine wirr durcheinander fliegenden Gedanken in geordnete Bahnen zu zwingen. Hatten ihn doch die vielen Beschwerden des ablaufenden Jahres, insbesondere die Gehörshalluzinationen, die er als „merkwürdige Verstimmung des Gehörgangs"

beschrieb, und die oft quälenden Angstzustände, die ihn glauben machten, daß ihn „finstere Dämonen beherrschen" würden, mehr als beunruhigt.
Wenn die Psychiaterin Miriam Linder allerdings die Meinung vertreten will, daß in Schumanns Kompositionsstil nach der schweren Krise der Jahre 1844 und 1845 die gefühlsbetonte Komponente seiner Musik nicht mehr vollständig zur Geltung gekommen und in seinem Schaffen ein deutlicher Bruch festzustellen wäre, dann kann dem keinesfalls zugestimmt werden. Keine Komposition könnte die Kontinuität in seinem kreativen Schaffen besser bezeugen, als sein Konzert für Klavier und Orchester op. 54, das am 1. Jänner 1846 von seiner Gattin unter der Leitung von Mendelssohn im Leipziger Gewandhaus einem begeisterten Publikum erstmals vorgestellt wurde und dessen erster Satz schon vier Jahre früher fertiggestellt wurde. In diesem Meisterwerk Schumanns ist in den beiden, nach seiner Krise hinzugefügten Sätzen der gleiche Erfindungsreichtum, die gleiche rhythmische Kraft und Variationskunst der einzelnen Themen und die gleiche Ausdrucksintensität festzustellen, wie in dem Jahre vorher komponierten ersten Satz, und niemand könnte hier unvoreingenommen einen Bruch in seinem Kompositionsstil erkennen.
Hingegen ist es richtig, daß Schumanns schöpferische Tätigkeit während des Jahres 1845 fast zum Stillstand kam. Erst im September begannen sich wieder seine Geister zu regen, wie einem Brief vom 8. September 1845 an Mendelssohn entnommen werden kann: „In mir paukt und trompetet es seit einiger Zeit sehr [Trombe in C], ich weiß nicht, was daraus werden wird", und am 12. Dezember notierte er bereits in sein Haushaltbuch: „Symphonistische Gedanken". Mit wahrem Feuereifer machte er sich nun an die Arbeit, sodaß Clara voller Glück Mendelssohn mitteilen konnte: „Er ist lauter Musik jetzt, so daß eigentlich gar nichts mit ihm anzufangen ist." Schon am 28. Dezember wurden die Skizzen für Schumanns zweite Symphonie in C-Dur op. 61 beendet, die allerdings noch der Ausschreibung der Orchesterstimmen bedurfte und erst 1847 veröffentlicht wurde. In einem Brief an Georg Dietrich Otten, dem Leiter des „Hamburger Musikvereins", äußerte er sich selbst über den Charakter dieser Symphonie: „Die Sinfonie schrieb ich im Dezember 1845 noch halb krank; mir ist's, als müßte man ihr dies anhören. Erst im letzten Satz fing ich an, mich wieder zu fühlen; wirklich wurde ich auch nach Beendigung des ganzen Werkes wieder wohler. Sonst aber erinnert sie mich an die dunkle Zeit." Tatsächlich zählt sie zu jenen seiner Symphonien, die sich dem Zuhörer am schwierigsten erschließt. Der langsame Satz, das Adagio espressivo, zählt zu den Höhepunkten in Schumanns gesamtem instrumentalen Schaffen und der elegische Charakter nimmt stellenweise eine fast trauermarschartige Feierlichkeit an. Die Melodie, durch die ein stiller, ergreifender Schmerz geht, ähnelt in ihrer Struktur der Arie „Erbarme Dich" aus der Matthäuspassion von J. S. Bach.
Nach dieser fieberhaften Arbeitsperiode traten im März neue Symptome auf, die ihn beunruhigten; angeblich durch Überanstrengung stellte sich ein Singen und Brausen in seinen Ohren ein, „sodass ihm jedes Geräusch zu Klang wurde" und er über „Kopfaufregung" klagte. Er fühlte sich „angegriffen", „melancholisch" und „krank", und am 6. März erwähnte er im Haushaltbuch wieder „Abends merkwürdige Verstimmung des Gehörorgans." Da er gleichzeitig auch über Kopfschmerzen und Schwindelzustände berichtete, dürfte es sich dabei am ehesten um eine Menieresche Erkrankung, die auf Durchblutungsstörungen im Bereiche der Bogengänge im Innenrohr zurückzuführen ist, gehandelt haben. Schon wenige Tage später klang dieser Anfall allmählich wieder ab, und er nahm sich sogar den

Vorsatz eines „Faulenzerlebens auf einige Zeit, desgleichen nicht mehr zu rauchen." Ruhe und Anwendung von Biliner-Wasser brachten eine Besserung, die jedoch nicht lange anhielt. Anläßlich eines Landaufenthaltes in Maxen im Mai dieses Jahres fühlte er sich wieder sehr matt, sodaß ihm jeder Spaziergang zur Qual wurde. Er selbst notierte im Haushaltbuch „dabei tiefe Hypochondrie"; er mag sich in dieser Rolle vielleicht an seinen Vater erinnert haben, der ihm mit seiner dauernden Invalidität und kränklichen Hypochondrie Modell gestanden sein könnte. Im Tagebuch Claras lesen wir: „Er kann es nicht überwinden, dass er von seinem Zimmer aus immer den Sonnenstein sehen muss", der Name eines dort befindlichen Irrenhauses, das sich in einer alten Burg am Elbeufer befand. Ähnlich wie im Jahre 1833, in dem sich Schumann von Herrn Portius psychologisch beraten ließ, konsultierte er nun einen gewissen Kapitän Noel, den er anläßlich eines Mittagessens bei einer befreundeten Offiziersfamilie kennenlernte und der sich mit der Phrenologie beschäftigte. Anhänger dieser Lehre glaubten, aus dem Betasten des knöchernen Schädels eines Menschen eine psychologische Charakterisierung treffen zu können. Das Ergebnis dieser etwas „merkwürdigen phrenologischen Untersuchung" am Abend des 1. Juni 1846 dürfte Schumann ein wenig verunsichert und verwirrt gemacht haben, wie seine Eintragung ins Haushaltbuch wenige Tage später vermuten läßt: „Nachmittag Schachparthie mit mir und Ohnmacht." Starker Blutandrang nach dem Kopfe und große Unruhe machten ihn völlig unfähig zu jeglicher Arbeit, und so beschloß das Ehepaar, eine Erholungsreise nach Norderney zu unternehmen. Noch knapp vor der Abreise klagte Schumann in einem Brief: „Ich verlor jede Melodie wieder, wenn ich sie eben erst in Gedanken gefasst hatte; das innere Hören hatte mich zu sehr angegriffen."

Während ihres Badeaufenthaltes, der vom 15. Juli bis zum 21. August dauerte, erlitt Clara eine Fehlgeburt. Sie fühlte sich plötzlich, vielleicht ausgelöst durch die kalten Bäder, sehr übel, weshalb ein Arzt, John Paul Bluhm, geholt werden mußte. Wir wissen nicht, welche Maßnahmen er vornahm, doch stellte sich auf alle Fälle heraus, daß sie nach seiner „Behandlung" nicht mehr schwanger war. Schumann selbst befleißigte sich der Bäder, die ihm auch wohl taten, fühlte sich aber sonst von „unendlicher Langeweile" geplagt. Nach der Rückkehr aus Norderney setzte er die Bäder in der Elbe fort und sein Befinden besserte sich, von einzelnen Verstimmungen und gelegentlichen Schwindelzuständen abgesehen, zusehends.

Zum festen Dresdner Kreis gehörten Ferdinand Hiller und Richard Wagner. Hiller schätzte nicht nur Schumann als Komponist hoch, sondern war ihm auch in seiner Art ähnlich. Er meinte deshalb auch, daß Schumanns Anwesenheit in Dresden schon aus dem einen Grund angenehm für ihn sei, weil sie nun auch gemeinsam schweigen konnten. Anders der Kontakt mit Wagner, dessen Natur und musikalische Vorstellungen zu verschieden waren. So beklagte sich Wagner, daß Schumann ein unmöglicher Mensch sei, da er einmal fast eine ganze Stunde lang so gut wie stumm verharrte. „Man kann doch nicht immer allein reden", meinte er deshalb ungeachtet der Tatsache, daß er dies selber sogar recht gut konnte. Umgekehrt beklagte sich Schumann über die „enorme Suada" Wagners, dem man beim besten Willen „nicht lange zuhören" könne.

Im übrigen unternahm das Ehepaar in der Zeit vom Spätherbst 1846 bis zum Frühjahr 1847, in der sich Schumann deutlich besser fühlte, einige Reisen, unter anderem nach Wien, Prag und Berlin, um im Sommer in seine Vaterstadt Zwickau zu kommen, wo zu seinen Ehren ein Musikfest stattfand. In der Folge wandte er

sich mit einer geradezu glühenden Begeisterung der deutschen Oper zu, wenngleich seine Opernentwürfe fast nie über die Ouvertüre hinauskamen, unter denen allerdings einige als symphonische Dichtungen von großer Schönheit auch heute noch Bestand haben, allen voran die Ouvertüre zu „Manfred". Aber auch jene zur „Genoveva", die er in nur fünf Tagen Anfang April 1847 skizzierte, zählt zu seinen besten Orchesterwerken. Es ist erstaunlich, daß die rasch voranschreitende Arbeit an dieser Oper, deren erster Akt in weniger als einem Monat vollendet wurde, in eine Zeit fiel, in welcher er und seine Frau schwere Schicksalsschläge ertragen mußten. Am 14. Mai hatte ihn und Clara die erschreckende Nachricht von Fanny Mendelssohns Tod überrascht, und schon einen Monat später starb Schumanns einziger Sohn Emil im Alter von nur sechzehn Monaten. Emil war von Beginn an ein kränkliches Kind, das seinen besorgten Eltern großen Kummer bereitete und nun an „verhärteten Drüsen" starb. Über die wahre Diagnose ist nichts bekannt, doch dürfte es sich angesichts der familiären Häufung tuberkulöser Erkrankungen am ehesten um eine Lymphdrüsentuberkulose gehandelt haben. Im November schließlich kam noch die völlig unerwartete Nachricht vom plötzlichen Tod Felix Mendelssohns, der für Schumann eine Vaterfigur war und von dem er einmal sagte: „Mendelssohn ist der, an den ich hinblicke wie zu einem hohen Gebirge. Ein wahrer Gott ist er." Bei einer solchen freundschaftlichen Verehrung ist es verständlich, daß ihn dieses Ereignis mehr noch als der Tod anderer geliebter Menschen in tiefe Schwermut versetzte. Clara gab eine Beschreibung von Schumanns Verhalten, die zugleich ein eindrucksvolles Beispiel für ein sogenanntes „kompliziertes Trauern", wie Peter Ostwald dies nannte, darstellt: „Robert hatte der plötzliche Heimgang des Freundes nicht bloß als unersetzlicher Verlust getroffen, sondern es hatte gerade auch die Erscheinung des Todes in dieser Gestalt ihn in tiefster Seele erschreckt. Der Gedanke, daß ihm ein gleiches Ende bevorstehe, ließ ihn seitdem nicht mehr los und wurde in Erregungszuständen geradezu zur fixen Idee." Bestärkt wurde er darin durch seine häufigen Kopfschmerzen, die seiner Meinung nach jenen seines Freundes sehr ähnlich waren. Sein sofortiger Aufbruch nach Leipzig erfolgte nicht nur deshalb, um an den Begräbnisfeierlichkeiten teilzunehmen, sondern auch aus dem Grund, seinen befreundeten Arzt Dr. Reuter zu konsultieren, der ja anläßlich eines Attestes zwecks Befreiung vom Dienst bei der Leipziger Communalgarde von einer „apoplektischen Constitution" Schumanns sprach.
Unter dem Eindruck dieses Schocks wurde die Arbeit an der Oper „Genoveva" unterbrochen, um sich der Kammermusik zuzuwenden. Es entstanden die beiden Klaviertrios op. 63 und op. 80; von dem ersteren sagte er selbst, daß es „in der letzten Zeit düsterer Stimmungen" entstand. Das zweite Trio hingegen strahlt bereits wieder Schwung und jugendliche Begeisterung aus, wobei er daraus vor allem den zweiten Satz mit seiner gefühlsgesättigten Stimmung und der aufs äußerste verdichteten Ausdruckskraft liebte. Auf Anraten seines Arztes übernahm Schumann 1847 die Leitung der Liedertafel und 1848 auch jene des Chorgesangsvereines in Dresden, was ihn wieder verstärkt mit anderen Menschen zusammenführte und ihm auf diese Weise half, seine bekannte Kontaktarmut etwas zu überwinden. Mit dem Wiedererlangen seines seelischen und damit auch körperlichen Wohlbefindens nahm seine kompositorische Tätigkeit 1848 und vor allem 1849 merklich zu und erreichte schließlich eine solche Intensität, daß man glauben könnte, er hätte seine nur mehr knapp bemessene Zeit vorausempfunden. „Ich muß schöpferisch tätig sein", schrieb er damals, „so lange der Tag andauert", und

er selbst bezeichnete ja das Jahr 1849 als sein „fruchtbarstes Jahr". Unmittelbar auf „Genoveva" folgte die Ouvertüre zu „Manfred" op. 115, das „Album für die Jugend" op. 68, die „Waldszenen" op. 82, die „Drei Fantasiestücke für Klarinette und Klavier" op. 73 und vor allem die Vollendung der „Faust-Szenen", deren Vertonung ihn fast zehn Jahre lang ununterbrochen beschäftigte und die seine bedeutendste dramatische Komposition darstellt. Er wendete sich aber nach fast zehn Jahren Pause auch wieder dem Liedschaffen zu, wenngleich wir gegenüber dem Liederjahr 1840 jetzt eine völlig veränderte Seelenlage vorfinden. Während damals eine jugendliche, selige, frühlingshafte Stimmung vorherrschte, überwiegen nun eher herbe, weltabgewandte Klänge, die von tiefer Resignation und Schwermut überschattet sind. Wenn aber auch die Grundstimmung seiner späten Lieder mit ihrer von Todesgedanken umdüsterten Melancholie bereits die Schatten auf kommende Ereignisse vorauswerfen, so stehen einige dieser Lieder doch auf einer beachtlichen künstlerischen Höhe, wie etwa die „Lenau-Lieder" op. 90, deren letztes ein Requiem auf ein altkatholisches Gedicht darstellt. Wie sehr ihm gerade dieses Requiem am Herzen lag, geht daraus hervor, daß er noch aus der Endenicher Anstalt um das Autograph bat. Die Vermutung liegt nahe, daß zum Zeitpunkt der Niederschrift dieses Requiems sein Entschluß zum Selbstmord bereits so gut wie feststand.

Angesichts dieser enormen kompositorischen Produktivität mit zum Teil außerordentlich genialen Arbeiten gewinnt man den Eindruck, daß er im Wissen um seine Sterblichkeit und um die Kürze der ihm noch zur Verfügung bleibenden Zeit fast unter einem Zwang stand, so viele Pläne wie nur möglich zu realisieren und in den unterschiedlichsten musikalischen Formen zur Vollendung zu bringen. Dabei muß sich Schumanns Zustand doch allmählich verschlechtert haben, denn in dieser Zeit wurde erstmals auch von „törichten Handlungen" berichtet, von plötzlichen und völlig unmotivierten Abänderungen vorher gefaßter Beschlüsse. So ließ er etwa die schon fertiggepackten Koffer wieder auspacken mit der Begründung, „die Ausgabe für das Vergnügen sei zu groß." Auch Gustav Adolf Keferstein, ein Pastor aus Jena und ehemaliger Mitarbeiter an der Schumannschen Musikzeitschrift, erzählte später, sein Freund sei ihm in Dresden mitunter schon recht bedenklich vorgekommen.

Berthold Litzmann, Professor für Literaturgeschichte an der Universität in Bonn, gab folgende Beschreibung Schumanns für die Jahre 1848 bis 1850: „Man gewinnt aus diesen Angaben, auch wenn man sonst gar nichts weiter von der Vergangenheit und Zukunft des Betreffenden wüsste, doch sicher das Bild der Lebenslinie eines kranken Mannes und einer Krankheit, die in wechselnder Stärke und mit längeren Ruhepausen und mit wechselnden Symptomen, aber doch mit unheimlicher Regelmässigkeit immer wieder in Überreizungserscheinungen zu Tage tritt, die wieder, was hier allerdings erst zwischen den Zeilen zu lesen war, ausnahmslos mit geistiger Überanstrengung in ursächlichem Zusammenhange stehen, die allemal bei längerer Enthaltung von aller anstrengenden Arbeit sich verlieren, aber immer wieder wie ein Feind aus dem Hinterhalte hervorbrechen, sobald der Patient seiner neugewonnenen Kraft froh zu werden beginnt und zur Arbeit zurückkehrt. Und wenn man nun einen Blick in das Kompositionsverzeichnis Schumanns aus den Jahren 1848 bis 1850 wirft und sich dabei klar macht, welch eine überwältigende Fülle von schöpferischer Kraft nach den verschiedensten Richtungen hin, dieser, von solchen Dämonen unablässig belauerte und verfolgte Geist, den versagenden Nerven zum

Trotz, mit eiserner Energie seinem schwachen Körper und seinem zartorganisierten seelischen Organismus abzuringen gewusst, so weht es einen an wie der Anhauch vom Grabe eines Helden. Keiner, auch die nächsten nicht, hatten doch eine deutliche Vorstellung davon, mit welchen Gewalten der oft so verdüsterte, reizbare, launische Mann zu kämpfen hatte, und vor allen Dingen keiner, dass das, was er da in schier unerschöpflicher Fülle an Wohllaut über seine Zeit ausströmen ließ, erkauft war im eigentlichen Sinne des Wortes mit der langsamen Zerstörung seiner Lebenskraft."

Aber auch in diesem so fruchtbaren Jahr 1849 spielten sich Ereignisse ab, die nicht ohne Einfluß auf sein seelisches Innenleben bleiben konnten. Im März erhielt er von seinem letzten noch lebenden Bruder Carl, der in Karlsbad zur Kur weilte und mit Aderlässen behandelt wurde, einen Abschiedsbrief. Aus einem unveröffentlichten Brief Rosalia Schumanns erfahren wir, daß Carl offenbar einen Schlaganfall erlitten hatte, der zum Sprachverlust und zu einer rechtsseitigen Lähmung führte und bald den Tod zur Folge hatte. Auf diese Weise war Robert nun der letzte Überlebende aus seiner Familie und die Angst, einmal wie Mendelssohn oder nun sein Bruder Carl an einer Gehirnblutung sterben zu müssen, beschlich ihn von neuem.

Ein ganz anderes Ereignis war die Revolution in Dresden, die am 3. Mai 1849 ausbrach, weil König Friedrich August II. sich nicht an die von der Frankfurter Nationalversammlung beschlossenen Grundrechte halten wollte und mit der deshalb angeordneten Auflösung des sächsischen Landtages einen eklatanten Verfassungsbruch beging, der zum Aufruhr führte. Nicht nur Richard Wagner, sondern auch zahlreiche andere Künstler unterstützten die Aufständischen – der in Wien berühmt gewordene Architekt Gottfried Semper organisierte sogar fachmännisch die Errichtung der Barrikaden gegen die eingreifenden preußischen Regimenter. Der ängstliche Schumann hingegen flüchtete aufs Land nach Bad Kreischa, um dort „ein Gegengewicht gegen das von außen so furchtbar Hereinbrechende" in seiner kompositorischen Arbeit zu finden. Nichtsdestoweniger beflügelte ihn aber doch die Revolution zur Komposition einiger Märsche op. 76, „keine alten Dessauer, sondern eher republikanische", schrieb er seinem Verleger und setzte fort: „Ich wußte meiner Aufregung nicht besser Luft zu machen; sie sind in wahrem Feuereifer geschrieben."

Seine Popularität hatte inzwischen so bedeutend zugenommen, so daß man zur Feier von Goethes hundertstem Geburtstag Schumanns Szenen aus „Faust" für Soli, Chor und Orchester an drei Orten gleichzeitig aufführte – in Weimar, Dresden und Leipzig, am 28. August 1849!

Schon am 31. Juli klagte er jedoch wieder über „plötzliches Kranksein und Choleragerüchte", und dieses Krankheitsgefühl wie auch seine immerwährende Angst vor einer Ansteckung führten dazu, daß sich während der ersten vier Augusttage in seinem Haushaltbuch wieder einmal die Eintragung „Unwohl" vorfindet.

Schicksalsstadt Düsseldorf

Im November 1849 erhielt nun Schumann von seinem Freund Ferdinand Hiller, der als Musikdirektor in Düsseldorf ausschied, die Einladung, seine Stelle zu übernehmen, obwohl Hiller dessen begrenzte Fähigkeiten als Dirigent sehr wohl kannte.

Eine solche offizielle Position im Musikleben bot Schumann endlich die Möglichkeit, die mit so viel Unsicherheit verbundene Last als freischaffender Künstler gegen einen Beruf mit fixen Einkünften einzutauschen. Sein Entschluß, dieses Angebot anzunehmen, wurde ihm dadurch noch erleichtert, daß man soeben sein Bewerbungsgesuch um die durch die Flucht Richard Wagners frei gewordene Dirigentenstelle an der Dresdner Oper abgelehnt hatte. Dennoch behielt er sich die Entscheidung bis zum April 1850 vor, nicht zuletzt deshalb, weil ihn gewisse Auskünfte über Düsseldorf in eine „dumme trübselige Stimmung" versetzten. Er fand in einem alten Geographiebuch den Hinweis, daß sich in Düsseldorf eine Irrenanstalt befinde, was ihn sehr unangenehm an sein Erlebnis in Maxen aus dem Jahre 1845 erinnerte. In einem Brief an Hiller versuchte er sich zwar zu beruhigen, wenn er schrieb: „Vielleicht ist aber die Notiz unrichtig und die Anstalt ist eben nur ein Krankenhaus, wie sie in jeder Stadt sind", doch zeigt sich in dieser trotz äußerlicher Gelassenheit schlummernden Angst ein eigenartiges dunkles Vorausahnen lauernder Gefahr. Fast wie eine Entschuldigung schrieb er weiter: „Ich muß mich sehr vor allen melancholischen Eindrücken der Art in acht nehmen. Und leben wir Musiker so oft auf sonnigen Höhen, so schneidet das Unglück der Wirklichkeit um so tiefer ein, wenn es sich so nackt vor die Augen stellt. Mir wenigstens geht es so mit meiner sehr lebhaften Phantasie." Wahrscheinlich machte er sich auch Sorgen über seine Direktorialfähigkeit, wenn sie auch durch seine Erfahrungen als Leiter der Dresdner Liedertafel offensichtlich weitgehend verdrängt wurden, denn er schrieb: „Namentlich hat mir doch die Liedertafel das Bewusstsein meiner Direktionskräfte wiedergegeben, die ich in nervöser Hypochondrie gebrochen glaubte."
Am 1. September 1850 war es dann endlich so weit; die Familie reiste aus Dresden ab, ohne daß dies übrigens vom offiziellen Dresden oder seinen philiströsen Musikern auch nur mit einem Wort kommentiert worden wäre. In Düsseldorf angekommen, fühlte sich Schumann so unwohl und erschöpft, daß er sich außerstande sah, dem von Hiller veranstalteten festlichen Empfang beizuwohnen. Zu allem Überfluß gesellte sich am 14. September noch ein „Rheuma im Fuß" hinzu, das ihm einige Tage „furchtbare" Beschwerden verursachte. Ansonsten nahm jedoch seine neue Tätigkeit einen glücklichen Anfang. Mit Freude konnte er sich von dem guten Stimmaterial des Chors und von der beachtlichen Leistungsfähigkeit des Orchesters, das von Mendelssohn und Hiller bestens geschult war, überzeugen. Auch das erste von ihm geleitete Konzert am 24. Oktober, an dem Clara als Solistin des Mendelssohnschen Klavierkonzertes in g-Moll mitwirkte, brachte ihm stürmischen Beifall, und auch die nächstfolgenden Konzerte fanden eine ähnlich gute Aufnahme. Wasielewski, sein Biograph und damaliger erster Konzertmeister, konnte dies am glaubhaftesten bestätigen: „Die erste Hälfte seiner Düsseldorfer Wirksamkeit war von guten, erfreulichen Erfolgen begleitet. Die meisten Aufführungen erwiesen sich als genussbringend." Doch schon bald sollte es sich zeigen, daß er seinem Beruf als Musikdirektor nicht gewachsen war, wie der Bericht seines Konzertmeisters weiter ausführt: „Schumann hatte ebensowenig entschiedenes Talent zur Direktion wie zur musikalischen Pädagogik. Zu beidem fehlten ihm die wesentlichsten Eigenschaften, zunächst aber das Vermögen, sich mit anderen in engen Rapport zu versetzen, ihnen seine Intentionen klar und anschaulich zu machen; dies deshalb, weil er entweder gar nicht oder doch so leise redete, daß er nur selten dem Wortlaute nach verstanden wurde. Dann auch mangelte ihm die

physische Ausdauer und Energie zu einem Direktorialposten; er war immer sehr bald erschöpft und mußte von Zeit zu Zeit ausruhen im Verlaufe einer Probe. Endlich entbehrte er Massen gegenüber der erforderlichen Um- und Übersicht."
Man darf jedoch nicht glauben, daß Schumann erst in Düsseldorf als merkwürdiger und unberechenbarer Dirigent galt. Ein zehn Jahre früher verfaßter Brief des Geigenvirtuosen und damaligen Konzertmeisters am Leipziger Gewandhaus Ferdinand David an Felix Mendelssohn bezeugt: „Gestern war Schumann bei mir und hat mir eine Stunde lang was vorgeschwiegen, woraus mir dann endlich klar wurde, daß er seine (erste) Symphonie gern noch einmal vor dem Publikum hören möchte. Ich schlug ihm vor, worauf er aber durch Zeichen zu verstehen gab, daß er eine Probe bezahlen wollte, um sie recht gründlich durchzumachen. Hierauf rauchte er zwei Cigaretten, fuhr sich zwei Mal über den Mund, da gerade eine Silbe heraus wollte, nahm seinen Hut, vergaß seine Handschuhe, nickte mit dem Kopf, ging an eine falsche Thür, dann an die rechte und weg war er."

So ist es nicht verwunderlich, daß er sich schon bald zunehmenden Widerständen von Chor und Orchester ausgesetzt sah und auch die Konzerte allmählich weniger erfolgreich verliefen. Zunächst jedoch schwelgte er in einem hypomanischen Hochgefühl, in welchem er schon am 10. Oktober 1850 „Compositionsgelüste" verspürte und innerhalb weniger Tage, noch vor seinem Eröffnungskonzert, beendete er sein Konzert für Violoncello und Orchester in a-Moll op. 129, dem bald seine dritte Symphonie, die „Rheinische" in Es-Dur op. 97, folgte. Auch sie wurde in weniger als vier Wochen komponiert, und man wundert sich angesichts derart angestrengter Kompositionsarbeit nicht, daß er zuweilen über ein „Augenleiden" klagte. Im übrigen fühlte er sich jedoch ausgesprochen wohl, sodaß er Anfang Jänner sogar Pläne für England schmiedete. Einen Dämpfer erhielt seine Stimmung erst im März 1851, als nach seinem achten Subskriptionskonzert ein unhöflicher, abwertender Artikel erschien, der noch dazu von einem Mitglied der Musikgesellschaft verfaßt worden sein soll. In seinem Haushaltbuch beklagte er sich über „ewige Aergerniße", und er hegte sogar „Bedenken wegen längeren Bleibens in Düsseldorf." Dazu kam noch, daß sich Ende März eine neuerliche Schwangerschaft Claras ankündigte, die seine Pläne für England zunichte machte. Doch schon bald kehrte seine fröhliche Stimmung zurück. Fühlt man schon in der „Rheinischen" und in seinem Cellokonzert fröhliche Zuversicht und einen mit neuem Schwung ausgestatteten Lebensmut, so äußerte sich sein Hochgefühl auch in einem unbändigen Drang zum Komponieren. Allein in seinem ersten Düsseldorfer Jahr, in dem er sich wieder verstärkt der Kammermusik zuwandte, entstanden die einzigartigen „Märchenbilder" für Viola und Klavier op. 113, die beiden höchst originellen Sonaten für Violine und Klavier op. 105 und 121 sowie sein drittes Trio für Klavier, Violine und Cello in g-Moll op. 110 neben verschiedenen Kompositionen für Klavier allein, darunter die „Drei Fantasiestücke" op. 111. Dies ist umso beachtenswerter, als schon seit Beginn des Jahres 1851 in seinem Haushaltbuch wieder die üblichen monotonen Eintragungen aufscheinen, wie „unwohl", „Schwindelanfall" oder „schlechtes Befinden", und im Herbst entschuldigte er in einem Brief an Wasielewski sein langes Stillschweigen mit einem „langwierigen Leiden nervöser Art."

Im September kam es schließlich zu einer ersten Konfrontation mit Mitgliedern der Düsseldorfer Musikgesellschaft, die mit seinem Konzertprogramm und den Aufführungen selbst unzufrieden waren. Dabei wurde vor allem seine zunehmende „Indolenz" kritisiert, von der auch Wasielewski in seinem Bericht über Schumanns

Dirigententätigkeit in Düsseldorf sprach: „Das Unzureichende seiner Direktorialbefähigung machte sich erst fühlbar, als sein mehr und mehr sich entwickelnder krankhafter Zustand, sowie das gleichzeitige allmähliche Hervortreten einer gewissen Indolenz ihm die Möglichkeit raubte, ferner auch das nur noch zu leisten, was er früher wirklich zu leisten imstande war." In einer stürmischen Konferenz am Nachmittag des 6. September erklärte Schumann, die vielen von ihm geforderten Agenden nicht erfüllen zu können und bot seinen Rücktritt an, der vom Direktorium jedoch nicht angenommen wurde. Dennoch notierte er im Haushaltbuch: „Große Bedenken wegen der Zukunft", offenbar, weil er sich seiner Mängel als Dirigent voll bewußt geworden war. Clara hingegen wollte dies nicht wahrhaben und drängte ihren Mann, seinen Platz am Dirigentenpult unter keinen Umständen zu räumen.

Während des zweiten Jahres in Düsseldorf dominierte sein Wunsch, religiöse Musik zu schreiben. Zunächst hatte er ein gigantisches Oratorium im Sinn, in welchem das Leben Martin Luthers im Mittelpunkt stehen sollte und sein berühmter Choral „Eine feste Burg", ähnlich der „Reformations-Symphonie" Mendelssohns, eingebaut werden sollte. Dieser Plan zerschlug sich jedoch, statt dessen schrieb er mit ungeheurer Hast Anfang 1852 in nur neun Tagen die gesamten Skizzen für seine Messe in c-Moll op. 147 und in ähnlich kurzer Zeit, nämlich vom 27. April bis zum 8. Mai, ein zweites religiöses Werk, das „Requiem" op. 148. Es hieß, daß Schumann während der Komposition dieses Werkes von Zwangsvorstellungen über den Tod und Gedanken über sein eigenes Begräbnis gequält worden sei. Aufgrund eines Briefes, den Johannes Brahms am 29. Januar 1855 an Clara schrieb, weiß man heute, daß ihm Clara erzählte, Robert „meinte, er habe das Requiem, wie Mozart, für sich selbst geschrieben".

Schon im Frühjahr 1852 begann sich sein Zustand, der während der Jahre 1850 und 1851 einigermaßen stabil gehalten werden konnte, wieder zu verschlimmern. Wegen seines Unwohlseins, seiner verstärkten Schlaflosigkeit und den Zeichen wieder beginnender Depressionen wandte er sich an den Arzt Adolf Pfeffer, der ihm offenbar völlige Ruhe empfahl, da er nun volle vier Wochen keine einzige Note schrieb. Am 6. April setzte ein „furchtbarer Rheumatismus" ein, der allerdings nur eine „Leidenszeit" von wenigen Tagen mit sich brachte und wahrscheinlich eher einem Gichtleiden entsprochen haben dürfte. In diesem Sinne sind wohl auch seine übrigen Angaben über Anfälle von „Rheumatismus" zu deuten, die gleichfalls immer nur wenige Tage anhielten. Um diese Zeit reifte in ihm auch der Plan, alles, was seit Homer über die Musik geschrieben wurde, zu sammeln und als „Dichtergarten" herauszugeben, was darauf hindeutet, daß er zu seiner inneren Stabilisierung neben der Musik auch die Dichtung benötigte.

Anfang Juli fühlte er sich so krank, daß er der Einladung, der Uraufführung seiner „Manfred"- Ouvertüre unter der Leitung von Franz Liszt in Weimar beizuwohnen, nicht nachkommen konnte. Indessen unternahm er mit Clara einen Kurzurlaub in der Nähe von Bad Godesberg am Rhein, wo es zu einem bedrohlichen Zwischenfall kam. Nach einer anstrengenden Wanderung in der bergigen Umgebung nahe Godesberg während eines „schrecklich heißen" Tages fiel Robert in eine Ohnmacht, über die keine näheren medizinischen Details vorliegen. Clara sprach von einem „nervösen Krampfanfall", ohne jedoch Anzeichen eines echten epileptischen Anfalles zu beschreiben, dessen dramatisches Erscheinungsbild ihr unmöglich verborgen geblieben wäre. So darf man wohl am ehesten auf einen Kreislaufkollaps

schließen, wie er bei heißer Witterung, unpassender Kleidung, Flüssigkeitsverlust durch übermäßiges Schwitzen und körperlicher Überanstrengung, inbesonders bei untrainierten Personen, auftreten kann. Eine Durchblutungsstörung des Gehirns aus organischer Ursache oder gar eine Hirnblutung, wie dies vereinzelt vermutet wurde, erscheint ganz unwahrscheinlich und darf ausgeschlossen werden. Nichtsdestotrotz suchten beide nach ihrer Rückkehr in Düsseldorf sofort einen Arzt auf, diesmal Dr. Wolfgang Müller von Königswinter, der zugleich ein einflußreiches Mitglied der Musikgesellschaft in Düsseldorf war und der, wie wir wissen, dem Ehepaar Schumann mit eher gemischten Gefühlen gegenüberstand. War er schon mit dem stillen und zurückgezogenen Leben, das sich der von Ängsten geplagte Schumann gewissermaßen zum Selbstschutz angeeignet hatte und das er auch in Düsseldorf fortsetzte, nicht einverstanden, da es seiner Meinung nach eine engere Kontaktaufnahme mit der Bevölkerung verhinderte und damit die wichtige Rolle eines Musikdirektors für die künstlerische Atmosphäre der Stadt nicht wirkungsvoll genug in Erscheinung treten ließ, so wies er auch Clara große Schuld am merkwürdigen Verhalten ihres Gatten zu. Durch ihre überängstliche Abschirmung des Meisters gegen jede Anforderung der Umwelt wäre Schumann seiner Ansicht nach seiner Entschlußkraft gänzlich beraubt, wodurch er den Schwierigkeiten des Lebens immer hilfloser gegenüberstehe. So wurde auch Dr. Müllers Rat, einen Teil der Aufgaben Schumanns an dessen Assistenten Julius Tausch abzutreten, von Clara mit dem Hinweis energisch abgelehnt, daß der krankhafte Zustand ihres Mannes nur die Folge von Überanstrengung wäre und bald wieder überwunden würde.
Auf Anraten Dr. Müllers begann er am 8. Juli mit einer Reihe von insgesamt achtzehn Flußbädern im Rhein, die auch eine gewisse Besserung brachten. Sofort beabsichtigte er, die Leitung der Konzerte wieder zu übernehmen, wobei er Julius Tausch, der in seiner Abwesenheit die Proben leitete, in recht taktloser und unkollegialer Weise beiseite schob. Das Ergebnis der auf diese Weise erzwungenen Leitung des Konzertes vom 3. August 1852 lesen wir im Haushaltbuch: „Traurige Ermattung meiner Kräfte. Sehr angegriffen" mit anschließender „schwerer Leidenszeit" und „immer großer Angegriffenheit". Nun entschloß sich Dr. Müller zu einer drastischeren Kur und schickte ihn in das holländische Seebad Scheveningen, wohin nach einigem anfänglichen Widerstand die Familie schließlich am 11. August aufbrach. In der ersten Septemberwoche kam es übrigens auch hier, ähnlich wie seinerzeit auf Norderney, zu einer Fehlgeburt der inzwischen neuerlich schwanger gewordenen Clara, von der sie sich aber schnell erholte. Schumann selbst fühlte allmählich eine leidliche Besserung, wenngleich die Erschöpfungszustände und verschiedene körperliche Beschwerden weiterbestanden.
Nach der Rückkehr aus Holland Mitte September – sie übersiedelten in Düsseldorf in die Bilkerstrasse in ein nahe dem Rhein gelegenes Haus – kam es zu einer Distanzierung zwischen den Eheleuten: Robert wurde durch den tragischen Tod der erst siebzehnjährigen Dichterin Elisabeth Kulmann vorübergehend ganz in deren Bann gezogen. Daß ihn die schwulstigen, gefühlsgetränkten und zum Teil ganz unmöglichen Reime dieser „Dichterin" in solche Begeisterung versetzen konnten, gibt zu denken und weist darauf hin, daß sein früher so zuverlässiges Urteilsvermögen und seine Selbstkontrolle bereits deutlich gelitten haben. Besonders ergriffen war er von Elisabeth Kulmanns „Traumbild nach meinem Tod", das kurz vor ihrem Tod entstanden war und ihn möglicherweise an den tragischen Verlust seiner Schwester Emilie erinnerte. Solchen Todesphantasien verdanken

seine Kulmann-Lieder Op. 103 und 104 ihre Entstehung. Den ganzen November fühlte sich Clara jedenfalls „sehr leidend", wobei es am 3. November abends sogar zu einem „schlimmen Ohnmachtsanfall" kam. Aus den fehlenden „F" im Haushaltbuch erfahren wir auch, daß es längere Zeit zwischen beiden zu keinem ehelichen Verkehr kam, was sich in der Regel auf Roberts psychischen Zustand negativ auswirkte. Julius Tausch leitete in dieser Zeit die Konzerte, wodurch die Isolation Schumanns verstärkt wurde, wie auch aus seiner Eintragung „Resignationszeit" hervorgeht. Er blieb weiterhin in der Behandlung Dr. Müllers, erhielt Mineralwässer und wegen eines Schwindelanfalles Mitte Oktober auch Pillen, deren Zusammensetzung wir nicht kennen und von denen wir nur wissen, daß sie 1,11 Thaler kosteten. Schließlich wurde am Abend des 18. Oktober ein „Blutegeladerlaß" vorgenommen, worauf sich sein Befinden rasch besserte.
Ende November bemerkte er „merkwürdige Gehöraffektionen", bei denen er anscheinend richtige Töne hörte, wie wir einer Frage an einen früheren Korrespondenten seiner Zeitschrift, Hieronymus Truhn, entnehmen, den er erst kürzlich in Leipzig damit überraschte: „Hörst du auch ein A?" Zum Unterschied von den Hörstörungen in Dresden handelte es sich diesmal aber nicht um unangenehme oder gar erschreckende Geräusche, sondern vielmehr um Töne, die dem Charakter halluzinatorischer Stimmen nicht entsprachen. Möglicherweise spielten dabei auch psychische Faktoren eine gewisse Rolle, weil diese „Gehöraffektionen" zeitlich mit seinem Wiederauftreten als Dirigent zusammenfielen. Wie sensibel sein gesamter Nervenzustand damals gewesen sein muß, geht unter anderem daraus hervor, daß er das Vorlesen des Textes zum Schauspiel „Manfred" vor Freunden abbrechen mußte, da er von heftigen Weinkrämpfen geschüttelt wurde. Offenbar sah er in dem durch fortschreitende Krankheit frühzeitig beendeten Leben Manfreds das Spiegelbild seiner eigenen Tragödie. In ähnlicher Weise spricht auch ein Bericht in seinem Reisetagebuch von seinem hochgradig überreizten Nervensystem, wenn er darin beschrieb, wie durch die Bäderkur in Scheveningen ein „Wechsel prickelnder nervöser Empfindungen namentlich im Rückgrade und in den Fingerspitzen" hervorgerufen wurde. Einem Mitarbeiter der jetzt von Franz Brendel geleiteten „Neuen Zeitschrift für Musik", Richard Pohl, versuchte er in einem Brief vom 27. Dezember seinen Zustand so zu schildern: „Ich lag fast die Hälfte des Jahres sehr krank darnieder an einer tiefen Nervenverstimmung. Folge von vielleicht zu angestrengter Arbeit."
Trotzdem nahm er am 2. Dezember seine Dirigententätigkeit wieder auf, wenngleich dieses dritte Subskriptionskonzert vor der Pause von Tausch geleitet wurde. Neuerlich wurden Stimmen laut, Schumann von seinen Verpflichtungen zu entbinden. Nach einer erregten Konferenz wurde ein „frecher Brief" einiger Mitglieder des Direktoriums mit der Rücktrittsaufforderung an ihn abgesandt, der einige Aufregung, vor allem bei Clara, hervorrief und „Gedanken an Fortzug" aufkommen ließ. Durch die Vermittlung Dr. Richard Hasenclevers, eines hochrangigen Mitgliedes der Musikgesellschaft, konnten die hochgehenden Wogen wieder geglättet werden, sodaß Schumann am 30. Dezember allen Widerwärtigkeiten zum Trotz doch wieder am Podium stand und schon Mitte Jänner 1853 mit den Vorbesprechungen für das bevorstehende 34. Niederrheinische Musikfest beginnen konnte. Auf das Programm setzte er unter anderem auch seine eigene, neuinstrumentierte Symphonie in d-Moll op. 120. Bei diesem mehrtägigen Musikfest wurde am 17. Mai Beethovens Violinkonzert von Joseph Joachim so unvergleichlich schön vorge-

tragen, daß dieser von nun an die erste Stelle unter allen deutschen Geigern einnahm. Von dieser unvergeßlichen Wiedergabe datiert aber auch die Freundschaft, „die Robert Schumann, neben jener des jungen Brahms, die letzten lichten und die langen dunklen Monate erwärmte, und die Clara während vierzig Jahren ihres Lebens treulich begleitete."

Im April 1853 war er nicht nur intensiv mit den Vorbereitungen für das Musikfest beschäftigt, sondern er wurde nun auch von der okkultistischen Welle erfaßt, besonders vom „Tischrücken", mit dem man eine Verbindung zum Jenseitigen herzustellen versuchte und das damals in allen Bevökerungsschichten – auch in den gebildeten Ständen – ungeheuer beliebt und verbreitet war. Vom 18. April an finden sich im Haushaltbuch zahlreiche Eintragungen wie „Tischrücken. Wunderbare Erscheinung" oder „Abends merkwürdiges Tischrücken. Der zerbrochene Tisch", und am 27. April schrieb er sogar einen Aufsatz über diese „wunderbaren Versuche", die ihm ein herrlicher Zeitvertreib schienen. Auch Clara und seine Freunde nahmen an diesen „magnetischen Experimenten" oder dem „Geisterklopfen", wie Schumann es mitunter bezeichnete, unbefangen teil, und sie fanden es eher belustigend, welch großen Eindruck dies auf Robert machte: „Seine gewöhnlich halbgeschlossenen Augen öffneten sich weit während der inneren Meditation und mit einer unheilverkündenden und geheimnisvollen Stimme sprach er langsam und halblaut die Worte: Die Tische wissen alles!" Tatsächlich schien Schumanns Stimmung durch solche okkultistischen Sitzungen eher günstig beeinflußt worden zu sein, und sie schienen, wenigstens für eine Zeit, seine Psychose in den Hintergrund gedrängt zu haben. Wahrscheinlich suchte er mit seiner generellen Neigung zu allem Imaginären und Magischen, darin ähnlich wie seinerzeit mit der Anwendung von Magnetismus, Hypnose oder dem Tragen eines Amulettes, Zuflucht vor der rauhen und oft schmerzlichen Wirklichkeit mit ihren Frustrationen und ärgerlichen Belastungen. Andererseits dürfte ihm das Tischrücken auch die Illusion vermittelt haben, mit verstorbenen bedeutenden Komponisten, wie mit Beethoven, in direkten Kontakt treten zu können.

Der Sommer 1853 verlief nach Claras Darstellung und den Aufzeichnungen Schumanns so heiter und fröhlich wie schon lange keiner vorher, obwohl es während seines Aufenthaltes in Bonn, wo er mehrere Konzerte dirigierte, wieder einmal zu einem „heftigen Rheumaanfall" kam, der ihn „unfähig für Alles" machte und ihn zwang, nach Düsseldorf zurückzukehren. Schon zwei Tage später, am 1. August, sind jedoch die Schmerzen wieder abgeklungen – wieder ein Hinweis darauf, daß es sich dabei mit größter Wahrscheinlichkeit um einen Gichtanfall gehandelt haben dürfte. Er selbst hielt den Anfall für einen „Nervenschlag" und betrachtete ihn in hypochondrischer Überbewertung als einen düsteren Vorboten seiner Zukunft. Der von Clara am Morgen des 30. Juli herbeigerufene Arzt Dr. Domenicus Kalt beruhigte ihn jedoch mit dem Hinweis, daß es sich lediglich um einen „Hexenschuß" handle, eine Diagnose, die Schumann im Haushaltbuch mit den Worten „Dr. Kalt, sehr gescheut" etwas sarkastisch in Zweifel zog. Tatsächlich dürfte die Untersuchung nur sehr oberflächlich erfolgt sein, da das Honorar für die Visite des Arztes mit 1,15 Thalern sehr niedrig angesetzt wurde. Aber gerade der Konsiliarbesuch Dr. Kalts löste eine Reihe spekulativer Betrachtungen nach Schumanns Tod aus, angefangen von einer möglichen Gehirnerweichung bis hin zu einem Schlaganfall. Angeblich soll damals Sanitätsrat Dr. Kalt, ohne zunächst zu wissen, um wen es sich handle, zu „einem Hotelgast" in den „Goldenen Stern" gerufen worden

sein, wo sich folgendes abgespielt haben soll: „Er beobachtete ihn sorgfältig, frug ihn vorsichtig aus, ordnete das augenblicklich Rätliche an und stellte insgeheim für sich eine unheilbare Geisteskrankheit (Gehirnerweichung) fest.“ Auf eine posthume Anfrage von dem Schumann-Forscher Hermann Erler gab Dr. Kalt folgende Darstellung: „Ich kann nur erwidern, dass ich Herrn Schumann im ‚Goldenen Stern‘ dahier einmal ärztlich gesehen und beraten habe. Als ich den Gasthof verlassen wollte, wurde ich ersucht, zu Herrn Schmitz, dem damaligen Eigenthümer des Hauses, einzutreten. Dieser frug mich rasch nach dem Zustand des von mir besuchten Herrn. Ich sagte ihm, ‚der sei ein verlorener Mann, habe ein unheilbares Gehirnleiden (Gehirnerweichung)‘. Wissen Sie auch, mit wem Sie es zu tun haben, entgegnete mir Herr Schmitz vorwurfsvoll? ... Nunmehr erst erfuhr ich, dass mein Patient Herr Dr. Robert Schumann sei.“ Abgesehen davon, daß Dr. Kalt seine Diagnose eines unheilbaren Gehirnleidens wahrscheinlich erst nach Bekanntwerden von Schumanns Tod in dieser Form weitergab, um seinen diagnostischen Weitblick der staunenden Nachwelt unter Beweis zu stellen, stimmt auch das klinische Bild dieses „rheumatischen Anfalles“ und seine kurze Dauer nicht mit solchen spekulativen Betrachtungen überein, weshalb Schumanns ironisch gemeinte Beurteilung dieses Arztes mit „sehr gescheut“ weitgehend zugetroffen haben dürfte.
Ein anderes Ereignis, das zu ärztlichen Spekulationen Anlaß gab, trug sich am 30. August 1853 zu. Nach einer fast „Nonstop-Orgie“ über zwei Tage, in denen gemeinsam mit dem zu Besuch weilenden Joseph Joachim Kammermusik gespielt wurde, kam es abends zu einer „sonderbaren Sprechorganschwäche“. Da sie nur ganz flüchtig in Erscheinung trat, ist kaum eine von dem Psychiater Philippe André vermutete neurologische Ursache anzunehmen, sondern viel eher eine psychische Überforderung durch das exaltierte Erleben so vieler und „wundervoller“ Kammermusikstunden mit Joseph Joachim. Begeistert äußerte er sich wiederholt im Haushaltbuch über das außergewöhnliche Geigenspiel seines Freundes mit den Worten „Joachim wundervoll“, „Joachim alles bezaubernd“. Wie aufgewühlt und freudig erregt er in diesen Stunden gewesen sein muß, beweist seine Handschrift, die an diesem Tag noch fahriger und unleserlicher war als sonst. Vollends überzeugend, daß es sich bei dieser „Sprechorganschwäche“ um keine neurologische Ausfallserscheinung handelte, ist aber die Tatsache, daß er ohne jede Schwierigkeit die als Überraschung für Claras Geburtstag am 13. September geplante „Introduction und Allegro in d-Moll für Klavier und Orchester“ op. 134 sowie die „Fantasie in C-Dur“ für Violine und Orchester oder Klavier op. 131 für seinen Freund Joachim innerhalb weniger Tage zu Ende komponierte.
Neben Joseph Joachim trat noch ein anderer in den Lebenskreis Schumanns, um ihn – wenn auch nur mehr für kurze Zeit – mit Freundschaft zu beglücken. Am 30. September 1853 heißt es im Haushaltbuch kurz und bündig: „Herr Brahms aus Hamburg“. Fasziniert von dessen genialer Begabung als Pianist und Komponist griff er bereits zehn Tage, nachdem er Brahms' Schaffen und hier wieder vor allem seine fis-Moll Sonate kennengelernt hatte, noch einmal zur Feder und kündigte in seinem berühmt gewordenen Aufsatz „Neue Bahnen“ der Welt mit begeisternden Worten den kommenden größten Komponisten Deutschlands wie einen Messias an: „Und er ist gekommen, ein junges Blut, an dessen Wiege Grazien und Helden Wache hielten. Er heißt Johannes Brahms.“ Aber auch Clara bewunderte mit überschwenglichem Gefühl diesen genialen und zugleich außergewöhnlich schönen

Jüngling mit seinem fast mädchenhaften Antlitz. Es soll an dieser Stelle schon vorweggenommen werden, daß Robert Schumanns Enkel, Albert, den jungen Brahms der Vaterschaft für Claras letztes Kind Felix, das am 11. Juni 1854 das Licht der Welt erblickte, verdächtigte. Läßt schon die Berechnung des Geburtstermins diese Behauptung als unsinnig und absurd erscheinen, so spricht auch ein erst kürzlich wieder aufgefundener Brief, den Brahms eine Woche nach der Geburt des kleinen Felix an seinen Freund Joachim schrieb, mit Entschiedenheit gegen eine solche Verdächtigung. Außerdem kann jeder Verdacht einer Vaterschaft Brahms' dadurch ausgeschlossen werden, daß Robert und Clara – wie im Haushaltbuch vermerkt ist – in den vier Wochen vor der Ankunft des Jünglings aus Hamburg siebenmal ehelichen Verkehr hatten, und am 3. Oktober, also genau drei Tage nach Brahms' erstem Besuch im Hause Schumann, die Gewißheit einer neuerlichen Schwangerschaft Claras ausdrücklich im Haushaltbuch vermerkt wurde. Merkwürdig hingegen erscheint die Ausbildung einer Feindseligkeit Schumanns gegenüber Clara, die er mitunter geradezu bösartig zu kritisieren begann, was wahrscheinlich mit dem Beginn seiner Psychose im Zusammenhang stand. So lehnte er es etwa plötzlich ab, daß anläßlich einer öffentlichen Wiedergabe seines Klavierquintettes der Klavierpart, wie sonst üblich, von Clara übernommen wurde, wobei er sich an Julius Tausch mit den Worten wandte: „Spielen Sie es, ein Mann versteht das besser." In ähnlicher Weise untersagte er ihr, ihm künftig bei den Proben beratend und unterstützend zur Seite zu stehen.

Dies war allerdings ab November 1853 aus ganz anderen Gründen nicht mehr erforderlich. Schon seit längerer Zeit fiel Schumann den Musikern des Orchesters immer häufiger durch sein eigenartiges Benehmen beim Dirigieren auf. So kam es immer wieder vor, daß er während des Dirigierens plötzlich, alles um sich herum vergessend, wie geistesabwesend in sich versunken dasaß, wodurch verständlicherweise das Orchester zunehmend in Schwierigkeiten geriet. Eigenartig waren auch seine Anweisungen einer oft ganz unmotivierten Verlangsamung der Tempi, gewissermaßen ein „Versinken in die Flut der Töne". Offenbar war er bereits so sehr in die Ideenwelt und in die Klangvorstellungen in seinem Inneren versunken, daß er oft genug gar nicht mehr versuchte, sein in der Phantasie entstandenes Idealbild an dem wirklichen Klangbild zu messen. Wissen wir doch, daß der ältere Schumann die längste Zeit mit Begeisterung auf einem völlig verstimmten Klavier phantasieren konnte, ohne daß ihn die falschen Töne stören konnten. Neben stereotypen Bewegungen, etwa dem Vorhalten seiner Hand oder seines Taschentuches vor den Mund, fiel der Umwelt die Entwicklung einer schleppenden, schwerfälligen Sprache auf. „Seine körperliche Haltung hatte etwas Gedrücktes, und im Verkehr mit anderen war trotz aller kundgegebenen Freundlichkeit eine gewisse Apathie herauszufühlen", schrieb Wasielewski.

Aus all diesen Schwierigkeiten heraus mußte er als Dirigent natürlich scheitern. Ob dabei zusätzlich auch noch seine extreme Kurzsichtigkeit eine Rolle spielte, ist schwer zu entscheiden. Wahrscheinlich dürfte dieser Faktor jedoch von den meisten Biographen bisher unterschätzt worden sein. Schon im Gutachten Dr. Reuters aus dem Jahre 1841 hieß es, daß „Herr Schumann schon seit seinem Knabenalter ... immer kurzsichtiger geworden" sei, und tatsächlich begründete er 1842 seine Ablehnung einer Einladung der Hamburger Konzertgeber, seine d-Moll Symphonie dort zu dirigieren, mit den Worten: „Ich bin so kurzsichtig, daß ich keine Note, keinen Musiker sehen kann. Muß mich erst in eine Brille finden, ehe ich es wagen darf." Wenn dies auch ohne Zweifel eine Übertreibung war, mit der er wieder einmal seine Angst vor einem öffentlichen Auftreten überdecken wollte, so dürfte ihm seine Kurzsichtigkeit beim Dirigieren doch zumindest erheblich hinderlich gewesen sein. Merkwürdigerweise verzichtete er zeitlebens auf eine Brille und verwendete ausschließlich nur die Lorgnette.

Nach einem Konzert am 27. Oktober 1853 beschloß das Konzertkomitee, Tausch das Amt des Musikdirektors zu übertragen und Schumann nur mehr seine eigenen Werke dirigieren zu lassen. Als man ihn am 7. November von dieser Entscheidung unterrichtete, lehnte er diese „Unverschämtheiten", wie er sich im Haushaltbuch ausdrückte, wie zu erwarten ab und beschloß, zu dem für den 10. November festgesetzten Konzert gar nicht mehr zu erscheinen, womit der endgültige Bruch vollzogen war. Die fast beleidigenden Umstände der Enthebung änderten jedoch nichts daran, daß er die Position eines Musikdirektors formal noch bis zum Herbst 1854 innehatte. Hingegen führten sie dazu, daß sich bereits jetzt die ersten Anzeichen der kommenden schweren Psychose ankündigten. Nach einem „Ultimatumbrief an den Verein und Herrn Tausch", den er am 19. November absandte und in dem er paranoid anmutende Beschuldigungen vorbrachte, schrieb er zwei Tage später an Joachim einen höchst merkwürdigen Brief, den er mit „Lieber Kriegskamerad" betitelte: „Nachdem ich in der vorigen Woche einige 20-Pfünderladungen in das feindliche Lager geschickt, ist einige Ruhe eingetreten. Noch gestern hörte ich, dass ein anderer Kriegskamerad von den bösen Feinden heimlich angestellt worden wäre, mich mittels einer unterirdischen Mine in die Luft zu sprengen, worauf besagter Kamerad aber durch seinen Gesichtsausdruck geantwortet hätte, er möchte s i e lieber in die Luft sprengen. Ist das nicht lustig? Aber sollte Ihnen etwas von der Verschwörung bekannt sein, so möchte ich's recht gerne wissen. Ich komme immer in guten Humor, wenn ich Ihnen schreibe; eine Art Arzt sind Sie für mich."

Die tumultartigen Ereignisse der letzten Wochen schienen in seinem Inneren sehr gewütet zu haben. Umso erstaunlicher ist es, daß er unter solchen Umständen in der Lage war, kreativ zu sein. In weniger als zwei Wochen schrieb er sein Violinkonzert in d-Moll, das von Yehudi Menuhin als das „fehlende Bindeglied" zwischen den Konzerten von Beethoven und Brahms bezeichnet wurde und das bis 1936 als verschollen galt. Nach Aussage von Eugenie Schumann, der letzten lebenden Zeugin, sollte dieses Violinkonzert nach dem Willen Claras niemals öffentlich aufgeführt und das Manuskript sogar vernichtet werden, da sie darin Spuren von Schumanns letzter Krankheit zu entdecken glaubte. In Wahrheit ist es nach dem kompetenten Urteil Yehudi Menuhins ein echter, romantischer und frischer Schumann ohne jede Spur eines krankhaften Geistes und Menuhin vermutet, daß manche darin enthaltenen kühnen Harmonien, die unser Ohr heute nicht mehr überraschen, damals als unerhört und abwegig empfunden worden sein könnten. Daneben komponierte Schumann noch seine „Märchenerzählungen" für Klarinette (oder Violine), Viola und Klavier op. 132 und sein letztes Werk, die „Gesänge der Frühe" op. 133 mit einer heimlichen Widmung an Diotima, der Heldin des geistig umnachteten Hölderlin. Es ist erstaunlich, wie er in diesen beiden Kompositionen den Brahmsschen Geist in seinen eigenen musikalischen Stil mit einfließen ließ. Mit den „Gesängen der Frühe" kehrte er wieder zu seinem geliebten Klavier zurück, um ihm, seinem engsten Vertrauten, seine letzte erschütternde Botschaft mitzuteilen. Wohl niemals ist ein rätselhafteres Lebewohl für das Klavier geschrieben worden.

Am 24. November trat das Ehepaar Schumann eine vierwöchige Konzertreise nach Holland an. Sie erlebten dabei einen Triumphzug ohnegleichen, wurden vom holländischen Publikum enthusiastisch gefeiert und sogar vom königlichen Hof empfangen. Während des Klavierspiels seiner Gattin wurde Schumann vom musikunkundigen königlichen Gastgeber gefragt: „Sind Sie auch musikalisch?“ Angesichts seiner Erfolge konnte er sich jetzt aber durch solche Bemerkungen nicht mehr gekränkt fühlen. Erschöpft, jedoch unter dem Eindruck der erfolgreichen Reise mit dem Schicksal versöhnt, kehrten sie am 22. Dezember nach Düsseldorf zurück, wo sie im Kreise ihrer Kinder den Christabend feierten – den letzten, bei dem sie den Vater in ihrer Mitte hatten.
Am 3. Jänner 1854 notierte Schumann: „Den Katalog beendigt und fortgeschickt“. Es handelte sich um das Verzeichnis aller seiner bisherigen Kompositionen, das er für eine spätere Gesamtausgabe für notwendig hielt und in welchem ähnlich wie in seinem „Dichtergarten“ weder durch den Duktus seiner Handschrift noch durch die Formulierung der Kommentare auch nur der geringste Hinweis auf das Vorliegen einer etwaigen organischen Gehirnerkrankung erkennbar ist. Gelegentlich war seine Stimmung sogar euphorisch, wie einem Brief vom 6. Januar an Joachim zu entnehmen ist und weshalb wohl Clara in ihr Tagebuch schrieb: „Robert ist so heiter, daß ich mich wahrhaft an ihm erheitere.“ Diese fröhliche Stimmung hielt auch während des Schumann-Festes, das seine Freunde Joachim und Brahms in Hannover vorbereitet hatten, an, zu dem sie am 18. Januar aufbrachen. Die dort erlebten Triumphe ließen ihn noch einmal all die Bitternisse in Düsseldorf vergessen. In fast ausgelassener Stimmung soll nach Augenzeugenberichten der sonst so wortkarge und scheue Schumann die ganze Gesellschaft mit Stimmenimitationen und anderen Späßen unterhalten haben.
Am 30. Januar trafen sie wieder zu Hause ein, wo sein stilles und zurückgezogenes Leben im Kreise seiner Familie seinen gewohnten Lauf nahm und er sich sofort wieder seinem „Dichtergarten“ zuwandte, jener Anthologie aller erreichbaren Zitate über Musik, auf die sich jetzt sein ganzes Interesse konzentrierte. Seine kompositorische Tätigkeit hingegen ruhte seit November vollständig; zuletzt schrieb er die von Clara später vernichteten „Romanzen für Violoncello“. Das Versagen seiner schöpferischen Kräfte zeigte sich ja schon Ende 1852, als er nur mehr unveröffentlichte Werke aus seinem „Liederjahr“ in Opus 142 zusammenfaßte, in welchem das letzte Lied daraus, „Mein Wagen rollet langsam“, in erschütternder Weise die Schatten kommender Ereignisse voraus wirft.
War er in Hannover noch bei bester Laune – abgesehen von einer Verstimmung am 27. Januar, die durch überreichlichen Alkoholgenuß hervorgerufen wurde – stellten sich in Düsseldorf nicht nur bald seine üblichen Beschwerden wieder ein, sondern es traten nun auch andere, unheilverkündende Vorzeichen auf. So deutete er etwa in einem Brief an Joachim vom 6. Februar geheimnisvolle telepathische Verbindungen zwischen ihm und Johannes Brahms an, wenn er schrieb: „Mit sympathetischer Tinte habe ich Euch oft geschrieben, und auch zwischen diesen Zeilen steht eine Geheimschrift, die später hervorbrechen wird.“ Und er fügte hinzu: „Die Musik schläft jetzt, wenigstens äußerlich.“ Doch begannen sich – erstmalig am 10. Februar im Haushaltbuch vermerkt – jetzt während der Nacht „sehr starke und peinliche Gehöraffektionen“ einzustellen, die ihn nicht schlafen ließen, tagsüber verschwanden und in der folgenden Nacht wiederkehrten. Clara gab hierzu folgende Darstellung: „Freitag den 10., in der Nacht auf Sonnabend den 11., bekam Robert eine so

heftige Gehörsaffektion die ganze Nacht hindurch, dass er kein Auge schloß. Er hörte immer ein und denselben Ton und dazu zuweilen noch ein anderes Intervall. Den Tag über legte es sich. Die Nacht auf Sonntag den 12., war wieder ebenso schlimm und der Tag auch, denn das Leiden blieb nur zwei Stunden am Morgen aus und stellte sich schon um zehn Uhr wieder ein. Mein armer Robert leidet schrecklich! Alles Geräusch klingt ihm wie Musik! Er sagt, es sei Musik so herrlich mit so wundervoll klingenden Instrumenten, wie man auf der Erde nie hörte! Aber es greift ihn natürlich furchtbar an. Der Arzt sagt, er könne gar nichts tun. Die nächstfolgenden Nächte waren sehr schlimm – wir schliefen fast gar nicht ... Den Tag über versuchte er zu arbeiten, doch es gelang ihm nur mit entsetzlicher Anstrengung. Er äusserte mehrmals, wenn das nicht aufhöre, müsste es seinen Geist zerstören ... Die Gehörsaffektionen hatten sich so weit gesteigert, dass er ganze Stücke wie von einem vollen Orchester hörte, von Anfang bis zum Ende, und auf dem letzten Akkorde blieb der Klang, bis Robert die Gedanken auf ein anderes Stück lenkte. Ach, und nichts konnte man tun zu seiner Erleichterung!"
Ähnlich war die Schilderung Ruppert Beckers, des Konzertmeisters im Düsseldorfer Orchester, der am 14. Februar mit Schumann einen Spaziergang unternahm: „Schumann sprach sich heute über eine eigentümliche Erscheinung, die er seit mehreren Tagen wahrgenommen, aus. Es ist dies: Das innerliche Hören von wunderschönen, in der Form vollkommenen Musikstücken! Der Klang ist ihm wie ferne Blasmusik; die herrlichsten Harmonien zeichnen diesen noch besonders aus. Selbst als wir bei Junge (Restaurateur) sassen, begann sein inneres Konzert, und er war gezwungen, das Lesen der Zeitung aufzugeben. Gebe Gott, dass dies alles auf nichts Schlimmes deute. Er sprach davon: so müsste es sein in einem anderen Leben, wenn wir unsere körperliche Hülle abgelegt hätten. Merkwürdiger Weise tritt diese sonderbare Erscheinung jetzt, wo Schumann seit 8 Wochen, und noch länger, nicht komponierte, auf."

Sprung von der Rheinbrücke

Tatsächlich schien es ihm in den Krisen von 1833 und 1844/45 möglich gewesen zu sein, seine innere Zerrissenheit und seine wirr durcheinanderfliegenden Phantasien in musikalische Kompositionen zu bannen. Wir wissen, daß er bei einigen seiner besten Schöpfungen, wie etwa den „Kreisleriana", der „Frühlingssymphonie", den frühen Liedkompositionen und der „Manfred-Ouvertüre", fast zwangshaft dem Drängen innerer Stimmen nachgab. Die Gehörstörungen nahmen in der folgenden Woche ständig an Intensität zu, und Clara beschloß deshalb, den mit der Familie befreundeten Arzt und Musikliebhaber, Dr. Richard Hasenclever, um Rat zu fragen, dem selbst die rapide psychische Wandlung seines Freundes nicht verborgen geblieben war; er schlug deshalb den Regimentsarzt Dr. Böger als behandelnden Arzt vor. Wir wissen nicht, wie seine Behandlung war, doch schien es ihm in den nächsten Tagen gelungen zu sein, Schumanns Zustand etwas zu bessern. Clara gab über den weiteren Verlauf folgende authentische Auskunft:
„Freitag den 17., nachts, als wir nicht lange zu Bett waren, stand Robert wieder auf und schrieb ein Thema auf, welches, wie er sagte, ihm die Engel vorsangen; nachdem er es beendet, legte er sich nieder und phantasierte nun die ganze Nacht, immer mit offenen, zum Himmel aufgeschlagenen Blicken; er war des festen

Glaubens, Engel umschweben ihn und machen ihm die herrlichsten Offenbahrungen, alles das in wundervoller Musik: sie riefen uns Willkommen zu, und wir würden beide vereint, noch ehe das Jahr verflossen, bei ihnen sein ... Der Morgen kam und mit ihm eine furchtbare Änderung! Die Engelstimmen verwandelten sich in Dämonenstimmen mit grässlicher Musik; sie sagten ihm, er sei ein Sünder, und sie wollen ihn in die Hölle werfen, kurz sein Zustand wuchs zu einem förmlichen Nervenparoxysmus; er schrie vor Schmerzen (denn wie er mir nachher sagte, waren sie in Gestalten von Tigern und Hyänen auf ihn losgestürzt, um ihn zu packen), und zwei Ärzte, die glücklicherweise schnell genug kamen, konnten ihn kaum halten. Nie will ich diesen Augenblick vergessen, ich litt mit ihm wahre Folterqualen. Nach etwa einer halben Stunde wurde er ruhiger und meinte, es lassen sich wieder freundlichere Stimmen hören, die ihm Mut zusprachen. Die Ärzte brachten ihn zu Bett, und einige Stunden liess er es sich auch gefallen, dann stand er aber wieder auf und machte Korrekturen von seinem Violoncellkonzert, er meinte dadurch etwas erleichtert zu werden von dem ewigen Klange der Stimmen. Sonntag den 19., brachte er im Bett zu unter grossen Qualen der bösen Geister! Dass wirklich überirdische und unterirdische Menschen ihn umschweben, liess er sich durchaus nicht ausreden; wohl glaubte er, wenn ich ihm sagte, er sei sehr krank, seine Kopfnerven furchtbar überreizt; aber von dem Glauben an die Geister brachte ich ihn keinen Augenblick ab. Im Gegenteil sagte er mir mehrmals mit wehmütiger Stimme: Du wirst mir doch glauben, liebe Clara, dass ich dir keine Unwahrheiten sage! Es blieb mir nichts übrig, als ihm ruhig zuzugeben, denn ich regte ihn durch Zureden nur noch mehr auf. Abens 11 Uhr wurde er plötzlich ruhiger, die Engel versprachen ihm Schlaf ... Montag, den 20. verbrachte Robert den ganzen Tag an seinem Schreibpult, Papier, Feder und Tinte vor sich, und horchte auf die Engelstimmen, schrieb dann wohl öfter einige Worte, aber wenig, und horchte immer wieder. Er hatte dabei einen Blick voll Seligkeit, den ich nicht vergessen kann; und doch zerschnitt mir diese unnatürliche Seligkeit das Herz ebenso, als wenn er unter bösen Geistern litt. Ach es erfüllte ja dies alles mein Herz mit der furchtbarsten Sorge, welch ein Ende das nehmen solle; ich sah seinen Geist immer mehr gestört und hatte doch noch nicht die Idee von dem, was ihm und mir noch bevorstand."

An jenem Montag, den 20. Februar kam Ruppert Becker zu Besuch, der Schumann in seinem ganzen Benehmen unauffällig fand und „ganz wie gewöhnlich; eine halbe Stunde unterhielt ich mich mit ihm, dann nahm ich Abschied." Offenbar war Schumann imstande, seinen wahren psychischen Zustand vor dem Besucher völlig zu verbergen. Doch schon in der folgenden Nacht kehrten alle Symptome wieder, und Clara setzte ihren Bericht am Dienstag, dem 21. Februar, wie folgt fort:

„Wir schliefen wieder die ganze Nacht nicht; er sprach immer davon, er sei ein Verbrecher und solle eigentlich immer in der Bibel lesen. Ich merkte überhaupt, dass sein Zustand immer aufgeregter wurde, wenn er in der Bibel las, und kam dadurch auf die Idee, dass er sich beim Lesen derselben, als er für seinen Dichtergarten sammelte, vielleicht zu sehr in Dinge hinein vertieft, die seinen Geist verwirrten, wie denn sein Leiden fast durchgängig religiöser Art förmliche Überspannung war."

In den folgenden Tagen trat eine Änderung ein: die guten und bösen Geister sprachen nun nicht mehr in Musik, sondern mit Worten zu ihm, was ihn etwas beruhigt haben dürfte. Er war imstande, einige Briefe zu schreiben und besaß auch soviel Klarheit, daß er zu dem rührenden Thema, das ihm angeblich Engel in der

Nacht des 10. Februar diktierten, einige ergreifende Variationen komponieren konnte. Als ihm am 24. Februar Ruppert Becker einen neuerlichen Besuch abstattete, fand ihn dieser wiederum ganz unauffällig und vernünftig: „Ich besuchte ihn nachmittags. Frau Schumann forderte mich auf, mit ihm spazieren zu gehen. Während einer Stunde, die ich mit ihm zubrachte, unterhielt er sich ganz vernünftig – ausgenommen, dass er mir erzählte, die Gestalt Franz Schuberts sei ihm erschienen, habe ihm eine herrliche Melodie geschickt, die er auch aufgeschrieben, und über die er Variationen komponiert habe."
Mit Fortschreiten der Psychose begann er Clara, in der Angst, er könnte ihr etwas antun, zu drängen, von ihm fortzuziehen. In ihrem Bericht heißt es hierzu: „In den Nächten hatte er oft Momente, wo er mich bat von ihm zu gehen, weil er mir ein Leid antun könnte! Ich ging dann wohl auf Augenblicke, um ihn zu beruhigen; kam ich dann wieder zu ihm, so war es wieder gut ... Oft klagte er, dass es in seinem Gehirn herumwühle, und dann behauptete er, es sei in kurzer Zeit aus mit ihm, nahm dann Abschied von mir, traf allerlei Verordnungen über sein Geld und Kompositionen ... Sonntag, den 26. war die Stimmung etwas besser und da spielte er dem Herrn Dietrich abends noch mit grösstem Interesse eine Sonate von einem jungen Musiker, Martin Cohn, vor, geriet aber dabei in eine so freudige Exaltation, darauf ass er mit furchtbarer Hast viel zu Abend. Da plötzlich 9 1/2 Uhr stand er vom Sofa auf und wollte seine Kleider haben, denn er sagte, er müsse in die Irrenanstalt, da er seiner Sinne nicht mehr mächtig sei und nicht wissen könne, was er in der Nacht am Ende täte ... ich sandte nach Dr. Böger. Robert legte sich alles zurecht, was er mitnehmen wolle: Uhr, Geld, Notenpapier, Federn, Zigarren, kurz, alles mit der klarsten Überlegung. Und als ich ihm sagte: ‚Robert willst du deine Frau und Kinder verlassen?' erwiderte er: ‚es ist ja nicht auf lange, ich komme bald genesen zurück'. Dr. Böger bewog ihn aber, zu Bett zu gehen, und vertröstete ihn auf morgen. Mir erlaubte er die Nacht nicht, bei ihm zu bleiben, ich musste einen Wärter holen lassen, blieb aber natürlich im Nebenzimmer."
Schumann fand sich mit dieser Lösung ab, plauderte mit dem Wärter Bremer, las in Journalen und schlief schließlich ein. Clara bat ihre Freundin Elise Junge, die Nacht mit ihr zu verbringen. Am nächsten Morgen versuchte sie ihrem Gatten seine am Vorabend geäußerten Ideen auszureden und fand ihn „so tief melancholisch, dass es sich nicht beschreiben läßt! Wenn ich ihn nur berührte, sagte er: ‚Ach, Clara, ich bin deiner Liebe nicht wert'. Das sagte Er, zu dem ich immer in grösster, tiefster Verehrung aufblickte ... ach, und alles Zureden half nichts." Da sein psychotisches Delirium bereits zwei Wochen dauerte und er am Vorabend selbst den Wunsch äußerte, in einer Anstalt behandelt zu werden, fand in den späteren Morgenstunden eine Besprechung statt, zu der Clara Dr. Hasenclever und Albert Dietrich, einen befreundeten Dirigenten und Komponisten, gebeten hatte. Ihre zwölfjährige Tochter Marie sollte inzwischen in der Nähe ihres Vaters bleiben, der die Variationen ins Reine schrieb. Als er plötzlich das Zimmer verließ und ins Schlafzimmer ging, dachte Marie, er käme sogleich wieder zurück. Hatte er schon Tage vorher mit seiner Bitte an Clara, in erregten Momenten ihn zu verlassen, die Angst ausgedrückt, eine überbordende Aggression gegen die ambivalent geliebten Menschen, und hier wieder vor allem gegen Clara, könnte ihn zu lebensgefährdenden Handlungen verleiten, so richtete sich nun die gefährliche, lauernde Aggressivität, die sich nicht Luft machen konnte, gegen ihn selbst: Er schlich sich unbemerkt aus dem Haus und lief, nur im Morgenrock und mit Hauspantoffeln, im strömenden

Regen zur Schiffsbrücke über den Rhein, von deren Mitte aus er sich in die eiskalten Fluten des Stromes stürzte. Wie Ruppert Becker in seinem Tagebuch vermerkte, war Schumann „glücklicherweise schon am Eingange der Brücke aufgefallen, und zwar dadurch, dass er, da er kein Geld bei sich hatte, sein seidenes Taschentuch als Pfand übergab. Mehrere Fischer verfolgten ihn mit den Augen, nahmen, sogleich nach dem Sprung, einen Kahn und retteten ihn glücklich." Wie später berichtet wurde, sprang er, nachdem er in einen Nachen gezogen wurde, neuerlich in die Fluten, aus denen er nur gegen seinen heftigsten Widerstand herausgezogen werden konnte. Vor seinem Sprung warf er den Ehering in die Fluten, so wie er es auf dem später aufgefundenen Blatt Papier ankündigte: „Liebe Clara, ich werfe meinen Trauring in den Rhein; tue du dasselbe, beide Ringe werden sich alsdann vereinigen."
Da Vorübergehende den Meister erkannten, konnte er rasch nach Hause getragen werden; er verbarg sein Gesicht mit beiden Händen vor den Blicken der gaffenden und wegen des Rosenmontags zahlreich erschienenen Leute. In den Tagen danach, die er schreibend an seinem Schreibtisch verbrachte, mußte er von zwei Wärtern „fortwährend bewacht werden", während Frau Schumann auf Anraten der Ärzte das Haus verlassen mußte und für die nächste Zeit bei einer befreundeten blinden Dame, Frau Rosalie Leser, untergebracht wurde. Da Schumann täglich die Ärzte drängte, ihn doch endlich in eine Anstalt zu bringen, da er nur so wieder gesund werden könne, entschloß man sich endlich, ihn in die private Heilanstalt des bekannten Psychiaters Dr. Franz Richarz in Endenich, einem Bonner Vorort, einzuliefern. Nach einigem Widerstand stimmte schließlich Clara diesem Vorschlag schweren Herzens zu. In ihrem Bericht heißt es: „Sonnabend, der 4. März brach an! O Gott, nun stand der Wagen vor unserer Tür. Robert zog sich mit grosser Eile an, stieg mit Hasenclever und seinen 2 Wärtern in den Wagen, frug nicht nach mir, nicht nach seinen Kindern ... Ich hatte dem Dr. Hasenclever noch ein Bukett für ihn gegeben, dies gab er ihm auch unterwegs; er hatte es lange in der Hand gehalten, ohne daran zu denken, doch plötzlich roch er daran und drückte dem Hasenclever dabei lächelnd die Hand. Später schenkte er jedem im Wagen eine Blume daraus. Spät am Abend kam der eine Wärter von Endenich zurück und brachte mir die Nachricht, dass Robert glücklich angelangt sei." Erst zweieinhalb Jahre später sollte sie Robert wiedersehen!

... Sein Ende in einer Nervenheilanstalt

Um das Verhalten Claras nach der Einlieferung ihres Gatten zu verstehen, muß man wissen, daß in der damals modernen Anstalt Dr. Richarz' die Patienten nach der aus England kommenden, von John Conolly begründeten Methode des „No restraint" behandelt wurden. Bei diesem Behandlungsverfahren galt als oberstes Prinzip der absolute Schutz des Geisteskranken, der nicht für unsinnige Taten zur Verantwortung gezogen werden durfte und auch sonst keinerlei Zwang oder gar Gewalt ausgesetzt werden sollte. In Deutschland war es vor allem der bedeutende Psychiater und Gelehrte Wilhelm Griesinger, der sich um die Mitte des vorigen Jahrhunderts ebenfalls vehement für eine humanere Behandlung der Geisteskranken eingesetzt hatte. Die meisten Menschen haben ja heute keine Ahnung mehr, unter welch grausamen und menschenunwürdigen Bedingungen diese Kranken früher gehalten wurden. Noch im 15. Jahrhundert schrieb man das Auftreten von Geistesstörungen äußeren Mächten zu, so wie man sie in der geschichtlichen Frühzeit als Besessenheit durch böse Geister oder Dämonen ansah. Im Verlauf des Mittelalters übte vor allem die fast ausschließliche Beschäftigung mit religiösen Gedanken einen bestimmenden und tiefgreifenden Einfluß auf die Einstellung der Bevölkerung zum Wahnsinn aus. Jean Etienne Esquirol, der französische Vorläufer der Psychotherapie in der ersten Hälfte des vorigen Jahrhunderts, beschrieb die damalige Situation der Kranken mit den Worten: „Das Unglück der Verrückten nahm ständig zu; schreckliche Vorstellungen plagten sie. Sie zerrissen ihre Kleidung, verkrochen sich an einsamen Orten, irrten auf Gräbern umher und schrien, sie seien in der Gewalt der Dämonen." So kam es, daß sich im 15. Jahrhundert nicht etwa die Ärzte mit diesen Kranken befaßten, sondern Theologen, die eine grenzenlose Einfältigkeit an den Tag legten. Da sie von der Wirklichkeit der Dämonen überzeugt waren, haben die Inquisitoren – die kirchlichen Pendants zu den nationalsozialistischen Schergen des Volksgerichtshofes – in ihrem blinden Fanatismus Tausende hilfloser Geisteskranker in ganz Europa zum Scheiterhaufen verurteilt. Unverständlicherweise glaubten nicht zuletzt sogar berühmte Ärzte, wie Ambroise Paré, der Vater der französischen Chirurgie, schließlich auch an die Einwirkung von Dämonen. So ist es nicht verwunderlich, daß es noch im 18. Jahrhundert ein beliebtes Ziel für Spaziergänge gelangweilter, reicher Nichtstuer war, das 1547 von Heinrich VIII. gegründete berühmte psychiatrische Asyl im Bedlam Hospital in London zu besuchen, um sich am Anblick der ärmsten aller Kranken, der Geisteskranken, zu erheitern. Wie schrecklich deren Lage noch zu Beginn des 19. Jahrhunderts war, beschreibt wieder Esquirol besonders eindrucksvoll: „Ich habe sie nackt gesehen und mit Lumpen bedeckt. Sie hatten lediglich Stroh, um sich gegen die feuchte Kälte des Steinbodens zu schützen, auf dem sie liegen. Ich habe gesehen, daß sie erbärmlich ernährt wurden, weder Luft zum Atmen hatten, noch Wasser, um ihren Durst zu stillen, noch die lebensnotwendigen Dinge. Sie waren der brutalen Beaufsichtigung wahrhafter Kerkermeister ausgeliefert. Ich habe sie in engen, schmutzigen und stinkenden Verschlägen ohne Licht und Luft gesehen. Sie waren in Höhlen angekettet, in denen man nicht einmal die wilden Tiere einsperren würde, die die Regierungen als Luxus in den Hauptstädten unterhalten." In ihren Exkrementen liegend und mit Ungeziefer übersät, blieben sie mitunter sogar lebenslänglich angekettet.

Auch wenn es Behandlungen für Geisteskranke da und dort gab, stellten sie meist nichts anderes als grausame Quälereien dar. So mußten die Kranken, wenn sie etwas anstellten, die längste Zeit zwangsstehen, oder sie wurden auf den Drehstuhl gebunden und dort so lange rotiert, bis heftigstes Erbrechen einsetzte. Andere wiederum erhielten stundenlang Sturzbäder mit eiskaltem Wasser, und man schreckte auch schon damals nicht vor einer Zwangskastration zurück. Daß selbst seriöse Ärzte solchen Methoden gegenüber relativ unbewegt blieben, hing wiederum mit den aus dem Mittelalter stammenden religiösen Vorstellungen zusammen, daß Geisteskranke ihre gerechte Strafe für begangene Sünden zu erleiden hätten, hier wieder vor allem für sexuelle Ausschweifungen und Selbstbefriedigung. Auch Schumann verfiel ja in seinem psychotischen Delirium vor seiner Einweisung in den Wahn, er müsse für seine Sünden büßen.

Man kann deshalb die mutigen Vorkämpfer für eine menschliche Behandlung der Geisteskranken und die radikale Ausräumung der Vorstellungen, die Besessenheit

eines Menschen käme von Dämonen oder vom Teufel, nur rückhaltlose Bewunderung zollen. Daß zu diesen fortschrittlichen Ärzten auch Dr. Franz Richarz gehörte, der seine Anstalt in Endenich gründete, war für den armen Robert Schumann ein Glück. Er wurde nicht nur sehr komfortabel in zwei Zimmern der ersten Etage untergebracht, wo ihm übrigens auch ein Klavier zur Verfügung stand, sondern er konnte sich auch frei bewegen und in Begleitung seiner beiden Wärter auch außerhalb der Anstalt ausgedehnte Spaziergänge unternehmen. Eine Forderung allerdings, die zum Prinzip der „No restraint"-Methode gehörte, fand keine ungeteilte Zustimmung, nämlich die völlige Trennung der Geisteskranken von ihren nächsten Angehörigen, was damit begründet wurde, daß die Patienten nach Familienbesuchen oft unruhig und aggressiv wurden. So war es auch Clara nicht gestattet, ihren Mann zu besuchen, während seine Freunde – vor allem Joachim und Brahms – jederzeit Zutritt erhielten, wenngleich auch sie sich, abhängig vom Zustand des Patienten, mitunter mit einem Blick durch das Fenster oder durch ein Guckloch begnügen mußten.
Wie wir von Dr. Peters, der als Assistent Dr. Richarz' wegen dessen zunehmender Taubheit die Leitung der Anstalt übernommen hatte, und vom Neffen Dr. Richarz', dem Studenten und späteren Geheimrat Dr. Bernard Oebeke, wissen, war Schumann in der ersten Zeit noch des öfteren aggressiv, wobei er wiederholt auch seine Pfleger tätlich angriff. Im übrigen wechselten seine Zustände häufig. Dr. Peters berichtete am 20. März: „Befinden im ganzen besser. Oft Beängstigungen, wo er dann unruhig im Zimmer auf und ab gehe und zuweilen auch niederkniee und die Hände ringe." Nach einigen Monaten trat in Schumanns subjektivem Befinden allmählich eine Besserung ein, und seine Aggressivität verschwand schließlich ganz. Mit Freude erhielt Clara am 8. Juni die Nachricht: „Robert war ruhig, ohne Gehörstäuschungen, ohne Beängstigungen, redete auch nicht irre und tat einige Fragen, welche bewiesen, dass er anfängt, sich der Vergangenheit zu erinnern." Im August, so berichtete der Arzt, habe Schumann mehrere Lieder aus dem deutschen Liederwald von Scherer abgeschrieben; er äußerte auch den Wunsch nach Spaziergängen. Nach Besuchen des botanischen Gartens oder des Naturhistorischen Museums zu Poppelsdorf sprach er seine Freude und Bewunderung über das Gesehene aus. Überhaupt schien er durchaus klare Antworten gegeben zu haben, denn als man ihn fragte, was er während eines Besuches des Bonner Friedhofes gesehen hätte, erzählte er über die Grabmonumente Niebuhrs und Schillers. Dann konnte es aber wieder vorkommen, daß er beim Trinken seines Weines plötzlich innehielt, im Glauben, es sei Gift im Weine, und den Rest auf den Boden leerte. Merkwürdig waren auch manche Sätze, die er mit kaum leserlicher Schrift tagsüber oft hinschrieb, etwa „Robert Schumann, Ehrenmitglied des Himmels".
Am auffälligsten war jedoch seine Schweigsamkeit, die es den Ärzten so gut wie unmöglich machte, sein Innenleben zu erforschen. Über seine früheren Lebensgewohnheiten, seine seelischen Konflikte und seine früheren Nervenkrisen waren sie nicht informiert und konnten dadurch keine Vorstellung haben, was sich in Schumanns Seele abspielte und warum er sich vor den Menschen in eine imaginäre Welt, die erfüllt war von tiefer Trauer und unsagbarer Enttäuschung, zurückzog. Hatte er doch in seiner jetzigen Situation fast alles verloren: Seine Stellung als Musikdirektor in Düsseldorf, jeden Kontakt mit seiner Familie und seinen Freunden, den Glauben, jemals wieder ganz gesund zu werden und schließlich sogar sein Selbstvertrauen als Künstler. Die wenigen minderwertigen Kompositionen, die in Ende-

nich noch entstanden, beweisen nur, daß seine ärgsten Befürchtungen, nämlich „seine Genie zu verlieren", endgültig Wirklichkeit geworden sind. In seinen wahnhaften Halluzinationen glaubte er Stimmen zu hören, die auch alle seine bisher komponierten Werke als minderwertig beurteilten, was ihn innerlich nicht nur sehr verletzen, sondern auch empören mußte. Zu diesem Zweifel kam noch die Trennung von Clara, deren Gegenwart, wie er seit Jahren fühlte, für ihn unabdingbare Voraussetzung war, am Leben zu bleiben. Als ihm diese Stütze entzogen wurde, lag ihm nichts mehr am Leben. So könnte sein Selbstmordversuch zum Teil auch gegen Clara gerichtet gewesen sein, da ihm seine Ehe immer mehr in Gefahr zu geraten schien, sei es durch ihren Ehrgeiz und ihr Karrieredenken, sei es durch ihre ihm nicht unbemerkt gebliebenen Gefühle für den blutjungen und hochbegabten Johannes Brahms.

Über die Art der Behandlung Schumanns in Phasen von „Gewalttätigkeit gegen seinen Wärter" wissen wir mangels entsprechender Unterlagen nichts. Indessen ist bekannt, daß in solchen Situationen das Personal die Anweisung erhielt, den Patienten durch Anlegen einer Zwangsjacke oder von Handschellen „ruhigzustellen", Maßnahmen, die allerdings in der Endenicher Anstalt kaum zur Anwendung gekommen sein dürften. Hingegen war es auch in privaten Anstalten durchaus üblich, eine „Ruhigstellung" durch einen schwächenden Aderlaß, Ansetzen von Schröpfköpfen oder Aufbringung von Zugpflastern bzw. der sehr schmerzhaften und gelegentlich sogar zu Geschwürbildung auf der Haut führenden Antimon-Salbe zu erreichen. Ob auch Schumann in dieser Art behandelt wurde, wissen wir nicht, liegt aber sehr im Bereich des Möglichen. Ziemlich sicher darf man annehmen, daß er die damals fast unvermeidlichen „Wasserkuren" bekam.

Bis zum September hatte er „kein einziges Mal Claras Erwähnung getan." Erst an seinem Hochzeitstage, dem 12. September 1854, äußerte er erstmals den Wunsch, von ihr zu hören. Der Arzt bat deshalb Clara, ihm einige Zeilen zu schreiben, da er zu sehen wünschte, welchen Eindruck dies auf den Patienten mache. Schumann, der schon zwei Tage später antwortete, reagierte überglücklich: „Wie freute ich mich, geliebte Clara, Deine Schriftzüge zu erkennen, habe Dank, daß Du gerade an solchem Tage schriebst und Du und die lieben Kinder sich meiner noch in alter Liebe erinnern. Grüsse und küsse die Kleinen. O könnt' ich Euch einmal sehen und sprechen; aber der Weg ist doch zu weit ..." Es folgten viele schöne Erinnerungen an vergangene, glücklich verbrachte Tage, und man kann wahrlich der Auffassung Moebius' nicht beipflichten, daß Schumanns Briefe aus Endenich „auffallend stimmungsarm" gewesen seien. Auch trifft die Bemerkung Schnebels nicht zu, daß in Schumanns Briefwechsel kein Gedanke an Gegenwart oder Zukunft aufscheine. Im Gegenteil, er schien sein Gedächtnis üben zu wollen, um sich und den Ärzten beweisen zu können, daß sein Geist wieder zu arbeiten beginne, wenn er etwa an Clara schrieb: „So viel möchte ich von Dir erfahren ... wo meine Partiturensammlung und die Manuskripte hingekommen sind ... wo die Neue Zeitschrift für Musik und meine Korrespondenz? ... Könntest Du mir vielleicht etwas Interessantes schicken, vielleicht die Gedichte von Scherenberg, einige ältere Bände meiner Zeitschrift und die musikalischen Haus- und Lebensregeln."

In den folgenden Monaten zeigte Schumann eine Besserung, die viele Besucher überraschte, wenngleich Dr. Richarz in seinen „Mitteilungen" über diese Zeit die Hoffnungen etwas dämpfte: „Die Fortdauer einiger der schlimmsten Erscheinungen, wenn auch in geändertem Grade, konnte den Kundigen nicht über den Wert der günstigen Veränderung im äusseren Verhalten täuschen, die den Patienten damals nur wenig von seinem gewöhnlichen Erscheinen, vor der Katastrophe in Düsseldorf, verschieden zeigte." Immerhin begann er auch, wieder etwas Klavier zu spielen. Im wesentlichen schien er sich dabei mit dem „Phantasieren" beschäftigt zu haben, da er damit am besten seine poetische Identität erfühlen und sein zerrissenes Inneres ausloten konnte. Erschüttert lesen wir in einem Brief an Clara vom 10. Oktober 1854: „Ich wünschte manchmal, daß Du mich am Flügel phantasieren hörtest; das sind meine seligsten Stunden!" Er fand aber auch wieder Interesse am Studium neuer Kompositionen, vor allem an jenen von Brahms, der ihm mit der Übersendung seiner „Variationen für Klavier, über ein Thema von Robert Schumann, gewidmet an Clara Schumann" op. 9 eine große Freude bereitete und in ihm den sehnlichen Wunsch auslöste, seinen jungen Freund endlich zu sehen. Am 11. Januar 1855 traf Brahms in Endenich ein. Dieser Besuch aktivierte noch einmal Schumanns Kräfte, sodaß er sogar den Wunsch äußerte, wieder zu komponieren. Umso befremdender klingt der Nachsatz im Brief vom 25. Januar 1855, der nur bei Litzmann erwähnt wird und Clara den Atem stocken ließ: „Meine Clara, mir ist, als stünde mir etwas Fürchterliches bevor. Sehe ich Dich und die Kinder nicht mehr, wie weh!" Wahrscheinlich stammt aus dieser Zeit seine letzte Komposition über eine Melodie eines aus dem Jahre 1569 stammenden und auch von J. S. Bach verwendeten alten Chorals. Die Wahl dieses Textes zeigt in erschütternder Weise die empfundene Hoffnungslosigkeit seines Leidenszustandes, aus der er nur mehr einen Ausweg sah, den Tod. Das Manuskript selbst zeigt eine klare Handschrift ohne Hinweise auf einen Tremor, also ein Zittern der Hand, oder fehlerhafte Notationen, die auf progressive Paralyse deuten könnten. Der rührende Text zu dieser seiner letzten Komposition lautet:

> „Wenn mein Stündlein vorhanden ist aus dieser Welt zu scheiden,
> So hilf Du mir, Herr Jesu Christ, in meinem letzten Leiden.
> Herr, meine Seel' an meinem End' befehl ich Dir in Deine Händ',
> Du wirst sie wohl bewahren."

Zu dieser Zeit trug sich Schumann mit dem Gedanken, Endenich zu verlassen. Im Gedenken an einen gemeinsamen Ausflug mit Brahms anläßlich dessen Besuchs schrieb er ihm am 11. März 1855: „Der Spaziergang neulich war gar nicht weit, er hätte viel ferner sein müssen. Ganz fort von hier! Über ein Jahr, seit dem 4. März 1854 ganz dieselbe Lebensweise und dieselbe Aussicht nach Bonn. Wo anders hin! Überlegt es Euch! Benrat ist zu nahe, aber Deutz vielleicht oder Mühlheim. Schreibt mir bald." Während eines Besuches im April wiederholte er diese Bitte an Brahms, nachdem er schon vorher um einen Atlas bat, offenbar um mit dessen Hilfe seine „Flucht" besser planen zu können. Durch diese „krankhaft gesteigerte Aktivität" Schumanns alarmiert, rieten die Ärzte zu einer vorübergehenden Einstellung des Briefwechsels zwischen ihm und Clara. Die letzten Zeilen erhielt Clara am 5. Mai 1855:

„Liebe Clara! Am ersten Mai sandte ich Dir einen Frühlingsboten; die folgenden Tage waren aber sehr unruhige; Du erfährst aus meinem Brief, den Du bis übermorgen erhältst, mehr. Es wehet ein Schatten darin; aber was er sonst enthält, das wird Dich, meine Holde, erfreuen ... Leb wohl, Du Liebe! Dein Robert."

Der angekündigte Brief kam niemals an. Schon wenig später heißt es im Bericht des Arztes: „Unruhige Tage, Mangel an Schlaf, Stimmenhören"; seine Sprache wirkte unartikuliert und verwaschen. Ohne Zweifel erlitt Schumann einen Rückfall,

auch wenn dies Bettina von Arnim, die ihn im Mai besuchte, nicht wahrhaben wollte und die Kompetenz der behandelnden Ärzte in Zweifel zog. Sie schilderte ihr Zusammentreffen mit Schumann: „Er sagte mir mit Worten, die er nur mit Mühe aussprechen konnte, das Sprechen sei ihm immer schwer geworden, und nun er seit länger als einem Jahr mit Niemand mehr rede, habe dieses Übel noch zugenommen. Er unterhielt sich über alles, was ihm Interessantes im Leben begegnete ... kurz, er sprach über alles unausgesetzt, was ihn je freudig erregt hatte." Ihre Schilderung läßt annehmen, daß Schumann in einem Zustand einer extremen Gedankenflucht den Eindruck einer auffallenden Redseligkeit machte, denn zur selben Zeit war ärztlicherseits von „starken Erregungen" die Rede.
Welch starke Veränderungen inzwischen mit Schumann vor sich gingen, veranschaulicht ein Bericht Wasielewskis, der ihn im Sommer 1855 besuchte: „Schumann sass gerade am Klavier ... Da war es denn herzzerschneidend, den edlen grossen Mann in voller Gebrochenheit seiner geistigen und physischen Kräfte sehen zu müssen. Das Spiel war durchaus ungeniessbar. Er machte den Eindruck, als ob die Kraft, von welcher es ausging, vollständig gelähmt war, gleich einer Maschine, deren Mechanismus zerstört, nur noch in unwillkürlichen Zuckungen fortzuarbeiten versucht." Einen ähnlichen Eindruck gewann Joseph Joachim, der an Eduard Hanslick schrieb, wie herz- und ohrenzerreißend Schumann mit zitternden Händen seine eigenen Kompositionen verstümmelt wiederzugeben versuchte. Angesichts der fortschreitenden Verschlechterung schrieb Dr. Richarz am 10. September 1855 an Clara einen Brief, der ihr „alle Hoffnung auf eine gänzliche Genesung Roberts benahm" und in welchem er ihr bekannte, daß ihr „geistesgeschwächter" Gatte sich im Zustande „schrecklichster Melancholie" befände.
Im Frühjahr 1856, dem dritten Jahr seiner Hospitalisierung, kündigte sich das Endstadium seiner Krankheit an. Anläßlich eines Besuches im April berichtete Brahms, daß Robert das, was er sagen wollte, nur mehr in unverständlich durcheinanderlaufenden Worten wiedergeben konnte. Man konnte ihm weder mit Musik, noch mit Literatur eine Freude machen, da er es geistig nicht mehr zu verarbeiten vermochte. Er war kaum zu bewegen, zuzuhören und plapperte unentwegt unverständliche Worte vor sich hin, aus denen man manchmal die Namen seiner Töchter Marie und Julie herauszuhören glaubte. Nach Aussage der Ärzte kam es auch zu „Krampfanfällen", von denen wir leider keine zuverlässige Beschreibung besitzen. Seit Mitte Mai mußte Schumann, der wegen Nahrungsverweigerung sehr von Kräften gekommen war und bereits deutliche Eiweißmangelödeme, also starke Schwellungen beider Beine entwickelt hatte, meist das Bett hüten. Nahm er doch schon „seit Wochen nichts als etwas Wein und Gelee zu sich."
Die Nahrungsverweigerung als eine Art von Selbstmord war in jener Zeit keine Seltenheit. Dr. Richarz widmete dieser Frage sogar eine eigene wissenschaftliche Arbeit, woraus wir erfahren, was man ärztlicherseits bei solchen Patienten unternommen hatte: War gutes Zureden ohne Erfolg, wurde den Patienten über eine durch den Mund oder die Nase eingeführte Sonde eine Nährlösung infundiert, die in der Regel aus Salzwasser, Milch, Fleischextrakten und Wein zusammengesetzt war. Bei besonders unruhigen Patienten erfolgte diese Art von künstlicher Ernährung über Darmeinläufe. Wie oft und womit Schumann in seiner letzten Krankheitsphase auf diese Weise am Leben zu erhalten versucht wurde, wissen wir nicht.
Im Juni 1856 beschäftigte sich Schumann mit der „alphabetischen Zusammenstellung von Städte- und Ländernamen", und als ihn Brahms am 10. dieses Monats

besuchte, erhielt Clara von Johannes eine traurige Nachricht: „Er hat ihn wenig beachtet, sondern immer im Atlas studiert und Worte herausgesucht." Noch immer war Clara nicht zu bewegen, nach Endenich zu fahren und ihren Mann zu besuchen. Als sie jedoch erfuhr, daß ihr geliebter Robert wegen Schwäche, extremer Abmagerung und aufgetretener Beinschwellungen bereits bettlägerig war, unterbrach sie nun doch ihre Konzertreise in England und eilte nach Endenich, ohne jedoch ihren Gatten in seinem Zimmer aufzusuchen. Als sie am 14. Juli bei Dr. Richarz Auskünfte einholen wollte, sagte er ihr „kein Jahr Leben mehr" für ihren Mann voraus. Doch schon neun Tage, nachdem sie nach Düsseldorf zurückgekehrt war, traf – wie wir aus einem erst kürzlich aufgefundenen Brief erfahren – eine telegraphische Depesche aus Endenich ein: „Wollen Sie Ihren Mann noch lebend sehen, so eilen Sie unverzüglich hierher. Sein Anblick ist freilich grauenerregend."
Als Clara am 23. Juli in Brahms' Begleitung eintraf, hatte Robert soeben, wie es in dem Brief heißt, einen „Zungenkrampf" erlitten, von dem die Ärzte glaubten, er hätte den Tod sogleich zur Folge, weshalb man angeblich Clara davon abhielt, ihn in diesem Zustand aufzusuchen. So sah sie ihn erst am Sonntag, dem 27. Juli. Brahms berichtete über dieses erschütternde Wiedersehen der beiden Eheleute nach zweieinhalb Jahren Trennung: „Ich erlebe wohl nie wieder so Ergreifendes wie das Wiedersehen Roberts und Claras. Er lag erst länger mit geschlossenen Augen und sie kniete vor ihm. Er erkannte sie aber hernach und begehrte deutlich sie zu umarmen und schlug einen Arm weit um sie. Sprechen freilich konnte er schon länger nicht mehr." Clara war ganz sicher, daß er sie erkannt hatte, denn sie schrieb später über diesen denkwürdigen Augenblick: „Er nahm schon seit Wochen nichts als Wein und Gelee zu sich – heute gab ich es ihm, und mit der glücklichsten Miene und wahrer Hast nahm er es, den Wein schlürfte er von meinem Finger – ach, er wußte, daß ich es war."
Zwei Tage später, am Nachmittag des 29. Juli 1856, war Schumann tot. Er war so sanft entschlafen, daß es kaum bemerkt wurde, als seine Seele den abgezehrten, von Krämpfen und Hungerödemen entstellten Körper verließ, fast so, wie er im Nachruf für die junge Dichterin Kulmann schrieb: „Leicht wie ein Engel, der von einem Ufer zum andern übersetzt, aber in weithin leuchtenden Zügen die Spuren einer himmlischen Erscheinung zurücklassend." Als er am 31. Juli in milder, abendlicher Stille auf dem Bonner Friedhof, begleitet von seinen beiden liebsten Freunden Joachim und Brahms, zur letzten Ruhe gebettet wurde, weilte Clara betend in der nahen Friedhofskapelle, unfähig, dem Sarg zu folgen. Sie fühlte, daß es nur sein armer und von schwerem Leid gezeichneter Körper war, der der Erde übergeben wurde, während seine Seele, wie es in der „Mondnacht" – einem seiner schönsten Lieder – heißt, mit weit ausgespannten Flügeln durch die stillen Lande flog und längst die Reise in die Ewigkeit angetreten hatte.

Analyse der Krankengeschichte

Die Lebensgeschichte wurde aus medizinischer Sicht deshalb so ausführlich geschildert, weil die Krankheit Schumanns, einschließlich seines Sterbens, geradezu eine Flut diagnostischer Überlegungen und Spekulationen auslöste, die bis heute zu den unterschiedlichsten Ergebnissen führte und ein Ausmaß annahm, wie man dies bei anderen großen Komponisten – Mozart ausgenommen – kaum wiederfinden wird.

Im wesentlichen kreisen die Erörterungen immer wieder um drei Diagnosegruppen: endogene Psychosen verschiedenster Prägung als Ausdruck einer chronischen Geisteskrankheit, eine organische Erkrankung des Gehirns als Folge einer luetischen Infektion in der Jugend und schließlich organische Veränderungen des Gehirns, verursacht durch Gefäßveränderungen infolge eines Bluthochdruckes. Da Unterlagen über Schumanns Krankengeschichte in der Endenicher Heilanstalt wahrscheinlich vernichtet wurden – möglicherweise sogar mit Absicht –, jedenfalls aber nicht mehr auffindbar sind, sind wir auf zwei Berichte seines behandelnden Arztes Dr. Richarz sowie auf einige wenige Hinweise seiner früher konsultierten Ärzte angewiesen, um zusammen mit der ausführlichen medizinischen Krankheitsgeschichte zu einer möglichst schlüssigen und stichhältigen Diagnose zu gelangen.
In Wasielewskis Biographie berichtete Dr. Richarz über Schumanns Krankheit aus seiner Sicht: „Das psychische Leiden, welches aus dieser organischen Hirnkrankheit entspringt, trägt immer den Charakter des Schwachsinns an sich, das heißt einer allmählichen Abnahme der intellektuellen Kräfte, die übrigens bei Schumann erst spät bis zu höheren Graden sich entwickelte. Die Gemütsverfassung ist dabei in der Regel die der Exaltation, und wenn interkurrent auch kurze Perioden der Depression auftraten, so bleibt doch jene stets vorwaltend.
Unserm großen Künstler war es anders beschieden: in seiner Organisation müssen die Bedingungen dafür gelegen haben, dass eine geistige Schwäche vom Anfang bis zum Ende von melancholischer Depression begleitet war, wie dieses allerdings in seltenen Fällen dieser Art vorkommt. Statt der narrenhaften Heiterkeit, des eitel erhöhten Selbstgefühls und des flachen Optimismus, die gewöhnlich solche Kranke trotz des Zusammenbrechens ihrer Kräfte beseligen und mit grandiosen Wahnbildern umgaukeln, war der diesem Geiste anerschaffene Ernst, die ihm eigene Ruhe und Schweigsamkeit, sein in sich gekehrtes beschauliches Wesen in gesunden Tagen auch die Unterlage der Gemütsverstimmung in der Krankheit, der Schwermut nämlich und des Trübsinnes mit den entsprechenden Wahnvorstellungen der Verfolgung, der geheimen Berückung, Verkürzung seines Rechts und seines Wertes, des Versagens der ihm gebührenden Anerkennung, endlich der geheimen Vergiftung.
Diese während Schumanns Krankheit ununterbrochen andauernde Melancholie war sicher das Ergebnis eines grösseren Fonds von primitiver geistiger Kraft, als er da vorhanden ist, wo wie gewöhnlich die Exaltation bei diesem Leiden sich einstellt. Das ruhige Beharren und Ansichhalten der Melancholie im Leiden ist der Ausdruck von Kraft gegenüber jener Neigung zu ohnmächtigen Reaktionen, welche die Schwäche kennzeichnet. Umschwebt doch der poetische Duft einer hehren Melancholie wie ein Hauch der Vergänglichkeit jede grosse und erhabene Erscheinung in der Weltgeschichte, wie in der Kunst (man denke nur an Beethoven).
Die Melancholie erhielt dem Kranken ein höheres Bewusstsein seiner selbst; aber auch seiner Krankheit, als es sonst unter gleichen Umständen der Fall ist; sie entstellte weniger die ursprüngliche Persönlichkeit und bedingte eine der Schwere des Leidens angemessenere Stimmung, als die Exaltation getan haben würde, die solchen Kranken bei augenscheinlichem Verfall der leiblichen und geistigen Kräfte nicht nur meistens jedes Bewusstsein eines Leidens raubt, sondern auch eine mit der Wirklichkeit aufs Grässlichste kontrastierende Stimmung verleiht, die das Gefühl des Beobachters auf's Tiefste verletzt, weil sie von der früheren Persönlichkeit gemeinlich nur noch ein Zerrbild erkennen läßt.
Diese Melancholie machte denn auch eine so grosse scheinbare Besserung möglich,

wie sie Schumann im Frühjahr 1855 darbot, bei der übrigens die Fortdauer einiger der schlimmsten Erscheinungen, wenn auch im geänderten Grade, den Kundigen nicht über den Wert der günstigen Veränderung im äusseren Verhalten täuschen konnte, die den Patienten damals nur wenig von seinem gewöhnlichen Erscheinen, vor der Katastrophe in Düsseldorf, verschieden zeigt. Die Melancholie stand ferner im engsten ursächlichen Zusammenhang mit den Halluzinationen, die, anfänglich nur, oder doch hauptsächlich im Gehör vorkamen (als Stimmenhören, Hören von Worten und Redensarten, deren Bedeutung den obengenannten Wahnvorstellungen entsprach), und erst später bei zunehmender Schwäche auch im Geruch und Geschmack auftraten, gegen das Lebensende aber in diesen Sinnen die höchste Stufe erreichten, als sie für das Gehörorgan schon längst erloschen waren.
Die Melancholie endlich war es, die, obschon im obigen Sinne ein Zeichen höherer Kräftigkeit, gleichwohl das Ende des verehrten Meisters beschleunigte: während nämlich bei der Exaltation in dieser Krankheit oft ungeachtet des rapiden Unterganges aller höheren Kräfte des Organismus die vegetative Seite desselben nur wenig beeinträchtigt erscheint, war hier der Gang insofern ein umgekehrter, als die geistigen Fähigkeiten und die ihnen zugesellten Triebe, Neigungen und Gewohnheiten sich bis in die letzte Lebenszeit, wenngleich stetig sinkend, auf einer verhältnismäßig grossen Höhe behaupteten, dahingegen die allgemeine körperliche Ernährung unter dem Einflusse des auf dem Nervensystem lastenden Druckes der Melancholie nur eine gewisse Zeitlang künstlich und mühsam aufrecht erhalten werden konnte, worauf dieselbe unter häufiger Nahrungsverweigerung in ein unaufhaltsames Sinken geriet, so dass bei äusserster Abmagerung der Tod erfolgen musste."

Das Obduktionsprotokoll

Soweit der abschließende klinische Bericht über den Krankheitsverlauf während der zweieinhalb Jahre Aufenthaltes in der Nervenheilanstalt Endenich, in dem Dr. Richarz seine offenbar doch sehr sorgfältigen Beobachtungen – wenn auch in einem damals üblichen blumenreichen Stil verfaßt – zusammenfassend schilderte. Dr. Richarz hatte aber auch vor der Überführung des Leichnams nach Bonn mit seinem Neffen Oebeke eine Obduktion vorgenommen, dessen Protokoll bis vor wenigen Jahren als verschollen galt. Erst im Jahre 1973 entdeckte G. Neuhaus unter verschiedenen Dokumenten im „Robert Schumann Haus" zu Zwickau einen Umschlag mit der Aufschrift „Dr. Richarz, Franz", der ein gefaltetes Papierblatt enthielt mit der Überschrift von Clara Schumann: „Dr. Richarz ärztliche Untersuchung. 1856." Im folgenden soll der erstmalig 1986 veröffentlichte vollständige Text in der Originalfassung wiedergegeben werden:
„Sektionsbefund der Leiche von Robert Schumann! Äußerst große Abmagerung am ganzen Körper, sowohl großer Fett- als Muskelschwund. Beginn der Sektion am 30. July 4 Uhr Nachmittags, 24 Stunden nach dem Tode.
Die ziemlich dünne „harte Haut" des Hirns sehr fest an der innern Schädelwand adhärend. Das Schädelgewölbe sehr dick und fest mit wenig „zelliger Zwischensubstanz", am Hinterhaupte auffallend viel dicker und fester, als am vordern Theile. Alle Knochenhervorragungen, Punkte, Linien und Leisten an der Basis der beiden mittlern Schädelgruben abnorm stark und scharf. In der linken mittlern Grube nach

vorne hin an dem Ende eines, einer Hirnfurche entsprechenden Knochengrates ein die harte Hirnhaut durchdringendes, spitziges, erbsengroßes Osteophyt (Bildung einer abnormen Knochenmasse). Derselben Stelle ungefähr entsprechend in der rechten mittlern Schädelgrube eine abnorm starke Knochenhervorragung. Die Knochenhervorragungen in den vordern Schädelgruben weniger stark, als in den mittlern, in der rechten vordern stärker als in der linken. Hinter der sella turcica der processus clinoideus posterior rechterseits fehlend. In der linken vordern Schädelgrube an der Seite der crista galli eine warzenförmige Knochenhervorragung. Die glandula pituitaria an sich wenig entwickelt, dagegen mit einer ziemlich großen Menge einer gelblichen, sulzigen Masse umgeben, die stellenweise die Consistenz des Faserknorpels erreichte. Das Gehirn an seiner Basis sehr stark injicirt in den venösen und arteriellen Blutgefäßen, die arteriellen mit Faserstoffgerinnsel erfüllt, durchweg am hintern Theile stärker, als am vordern. Am hintern Ende des linken hintern Lappens ziemlich beträchtliche Bluteechymosen (Blutaustretungen), wie überhaupt das Gehirn an der ganzen Basis sehr starke Erscheinungen der Blutcongestion an sich trug. Aus Hirn und Schädelhöhle beim Herausnehmen etwa 1 Unze Blut ausfließend, keine erhebliche Quantität Serum.
Das Gehirn wog ohne harte Hirnhaut 46 Unzen und 120 Gran (preuß. mediz. Gewicht); also ein erheblicher Schwund der Hirnsubstanz, da das Normalgewicht des Gehirns von einem Manne im Alter Schumann's nie weit unter 53 Unzen sinkt. Auf der höchsten Wölbung beider Hemisphären des großen Gehirns gleichfalls Bluteechymosen, vom Ende des vordern bis nach dem hintern Hirnlappen reichend, auf der linken Seite viel stärker, als auf der rechten. Die weichen Hirnhäute sehr blutreich, insbesondere die Gefäßhaut, wo sie sich in den Vertiefungen einschlägt, dunkel braun – roth gefärbt. Die weichen Hirnhäute beider Hemisphären über dem Balken aneinander gelöthet. Dieselben allenthalben zu derb und dicht, nicht sowohl weißlich entfärbt, als mit Blut überfüllt. Die Gefäßhaut an mehreren Stellen des Gehirns mit der grauen Substanz verwachsen, so daß diese beim Abziehen der Häute an deren inneren Seite sitzen blieb, und die Oberfläche des Gehirns wie mit sandkornförmigen Vertiefungen überdeckt erschien. Diese Erscheinung war überhaupt stärker auf der linken, als auf der rechten Hemisphäre entwickelt; am stärksten auf der linken Seite nach außen und nach hinten, auf der rechten nach vorn und innen. Die Windungen des Gehirns an der Oberfläche zahlreich und schmal. Aus der Substanz des Gehirns während der Zergliederung viel Blut ausfließend. Die graue Substanz bleich. Die rechte Hemisphäre an der Oberfläche etwas weniger consistent, als die linke. Die Consistenz der Substanz der Hemisphären des großen Gehirns im Ganzen bei Abtragung der einzelnen Schichten normal für den zufühlenden Finger. Unter dem Mikroskop jedoch ließen sich in der Rindensubstanz des Gehirns zahlreich jene gekernten und ungekernten Zellen erkennen, wie sie in den Leichen der mit paralysie générale incomplete behaftet Gewesenen vorzukommen pflegen. In den Ventrikeln des Gehirns nur wenig seröse Flüssigkeit; die innern Gebilde des Gehirns von gehöriger Consistenz, doch das Gewölbe viel zu weich und leicht zerreißend; die commissura mollis dagegen breit und derb. Die striae transversales (Ursprünge der Gehörnerven) am Boden des 4ten Ventrikels zahlreich und fein gebildet.
Das Herz groß, schlaff und dünnwandig, in allen Höhlen gleichmäßig zu weit. Infiltration der Lungen, in den obern Lappen serös, in den untern blutig.
Endenich b. Bonn, d. 30. July 1856. Dr. Richarz Dr. Peters."

Dieser Sektionsbefund, der mit seinen teilweise ins Deutsche übersetzten Fachausdrücken offenbar absichtlich in einer Sprache abgefaßt wurde, die auch für den Nichtmediziner verständlich sein sollte, enthält leider keine diagnostisch verwertbaren Informationen, die zur einwandfreien Klärung der Grundkrankheit beitragen würden. Hingegen erlaubt er doch, einige der in der Literatur vorgebrachten Hypothesen mit ziemlicher Sicherheit zu widerlegen, wenngleich beim Studium des Textes klar wird, daß die beiden obduzierenden Ärzte offenbar keine allzu erfahrenen Pathologen waren, deren Interesse sich fast ausschließlich auf etwaige krankhafte Befunde am Gehirn beschränkte und dabei, wie W. Jänisch und N. Malamud sehr richtig bemerkten, viele Details sehr verschwommen und manche geradezu einander widersprechend beschrieben haben.
Das betrifft zunächst schon den wichtigsten Befund im Obduktionsprotokoll, den „nicht unbedeutenden Schwund (Atrophie) des Gehirns im Ganzen", wie sich Richarz in einem kurz zusammengefaßten Sektionsbericht ausdrückte. Diese Diagnose stützte sich auf das Gehirngewicht von „46 Unzen und 120 Gran", was umgerechnet einem Wert von 1336 Gramm entspricht. Nun wissen wir aus neueren Untersuchungen von Kopsch, daß das Gewicht des Hirns beim Mann beträchtlichen individuellen Schwankungen unterliegt und zwischen 1250 und 1800 Gramm, durchschnittlich 1375 Gramm, beträgt. Für die Diagnose einer Hirnatrophie ist deshalb weniger die Gewichtsbestimmung als das Verhältnis zwischen dem Hirngewicht und dem Rauminhalt des Schädels ausschlaggebend, über welches wir durch eine Veröffentlichung aus dem Jahre 1885 von Schaaffhausen Auskunft erhalten. Diesem Anthropologen wurde es anläßlich des Schumannfestes 1880 gestattet, den Schädel für wissenschaftliche Studien aus dem Grab zu entnehmen und einen Schädelausguß anzufertigen. Wenn auch aus seinen Untersuchungen nicht ersichtlich ist, wie er zu seiner Gewichtsangabe von 1475 Gramm kam, so beweist doch allein schon die Bestimmung der Kapazität des Schädels von 1410 ccm, daß keine nennenswerte Hirnatrophie vorhanden gewesen sein konnte. Sein Befund lautete deshalb auch:
„Richarz nahm Hirnschwund an. Dazu gibt das Verhältnis des Hirngewichts zum Schädelvolumen keine Veranlassung."
Ein zweiter Befund im zusammenfassenden Bericht Dr. Richarz' betrifft die Hirnhäute: „Verdickung und Entartung der beiden inneren (der weichen) Häute des Gehirns und Verwachsung der innersten (der Gefäß-) Haut mit der Rindensubstanz des grossen Gehirns an mehreren Stellen." Dieser Befund, dem vor allem von den Vertretern der These, Schumann hätte an einer Syphilis gelitten, Bedeutung beigemessen wird, ist allerdings, wie Jänisch und Neuhaus mit Recht betonen, so uncharakteristisch, daß es nicht berechtigt ist, auf das Vorliegen einer durch Syphilis verursachten Entzündung der Hirnhäute zu schließen. Vor allem spricht auch die als „ziemlich dünn" beschriebene harte Hirnhaut dagegen.
Der dritte Befund in Richarz' Bericht bezieht sich auf „Knochenwucherungen an der Basis des Schädels" und auf die Beschreibung eines harmlosen kleinen Osteophyten, einer umschriebenen gutartigen Wucherung des Knochens. Auch diese unnötig langatmig erfolgte Darstellung von Form und Aussehen der Schädelknochen besitzt keinerlei diagnostische Bedeutung, da es sich um keine krankhaften Veränderungen handelt. Schaaffhausen schrieb deshalb aufgrund seiner eigenen Untersuchungen auch sehr richtig: „Wiewohl Richarz in der linken mittleren Schädelgrube ein erbsengrosses Osteophyt erwähnt, wird man die Tiefe der Fur-

chen, in die sich die Schläfenlappen gleichsam eingebohrt haben, nicht für eine pathologische Erscheinung halten dürfen." Man kann deshalb der Ansicht von Kettler und Martin, es handle sich bei den beschriebenen Auffälligkeiten an Schumanns Schädelknochen im Obduktionsbefund Dr. Richarz' um eine durch Syphilis hervorgerufene ossifizierende Periostitis, also eine verknöchernde Entzündung der Beinhaut, wirklich nicht zustimmen. Ich stütze mich dabei auf die Aussage von Jänisch und Neuhaus, die den beschriebenen Knochenveränderungen ebenfalls keinerlei krankhafte Bedeutung beimessen.

Schwierig zu interpretieren ist Richarz' Beschreibung einer „ziemlich großen Menge einer gelblichen sulzigen Masse, die stellenweise die Consistenz des Faserknorpels erreichte", und die in der Umgebung der Hypophyse, des Hirnanhangs, gefunden wurde. Hier handelte es sich sicher um einen krankhaften Befund, der von den Vertretern der Meinung, Schumann wäre an Syphilis erkrankt gewesen, als ein syphilitisches Gumma gedeutet wird, wie es bei einem Patienten im dritten Stadium dieser Erkrankung in Form einer umschriebenen Geschwulst von gummiartiger Konsistenz denkbar wäre. Da es sich jedoch hier auf Grund der vagen Beschreibung ebenso gut um ein Tuberkulom oder ein Meningeom der mittleren Schädelgrube, also eine von den Hirnhäuten ausgehende Geschwulst handeln konnte, die sich in dieser Gegend mit Vorliebe entwickelt und relativ häufig einen Zufallsbefund darstellt, erscheint eine derart leichtfertige, für den posthum jedoch nicht mehr verteidigungsfähigen Patienten schwerwiegende Diagnose, die sich auf einen so nebulösen und verschwommenen Befund eines relativ unerfahrenen Pathologen wie Dr. Richarz stützt, mehr als waghalsig und in meinen Augen auch unfair.

Somit liefert uns das wiederaufgefundene Obduktionsprotokoll keine verläßliche Information, die dazu dienen könnte, eine der in der Literatur seit mehr als hundert Jahren diskutierten Hypothesen über das Wesen der Grundkrankheit Robert Schumanns auch nur einigermaßen stichhältig zu untermauern.

Diagnostische Überlegungen

Sieht man von der ersten psychiatrischen Diagnose ab, die von Dr. Richarz als „paralysis générale incomplete" bezeichnet wurde, aus der das infolge „geistiger Überanstrengungen" hervorgegangene „psychische Leiden" sowie die „Melancholie" entsprungen sein soll, so war es zunächst der bekannte deutsche Psychiater Paul Moebius, der anläßlich des fünfzigsten Todestages Schumanns 1906 in einem „Gutachten" die Diagnose einer progressiven Paralyse verwarf und darzulegen versuchte, daß Schumann an einer Schizophrenie – oder wie man dies damals noch nannte, an einer „Dementia praecox" – litt und daran auch verstarb. Neben der Veranlagung von Geisteskrankheiten in der Familie Schumann schienen ihm die hypochondrischen Zustände, die Melancholie, die Angstzustände, die Schweigsamkeit, seine Introvertiertheit, das häufige Gehen auf Zehenspitzen, die charakteristische Pfeifstellung des Mundes wie die akustischen Halluzinationen ausreichend typische Symptome für diese Diagnose zu sein. Dabei hielt er die schwere Krise von 1833 für Schumanns erste schizophrene Periode und jene des Jahres 1844 für ein Rezidiv, gefolgt von einem nun beginnenden fortschreitenden Persönlichkeitsverfall. Diese Argumente, der Beginn der Erkrankung im jugendlichen Alter und

der anfangs schubhafte und später chronische Verlauf veranlaßten später auch andere Psychiater unseres Jahrhunderts wie etwa M. Linder oder W. Schweisheimer, sich für die Diagnose „Schizophrenie“ zu entscheiden.
Doch schon ein Jahr später stellte ein anderer bekannter Psychiater Deutschlands, Hans Werner Gruhle von der Universität Heidelberg, in Form eines offenen Briefes an Paul Moebius diese Behauptung in Frage. Er vertrat die Ansicht, daß die bis in die späten vierziger Jahre fast ausschließlich das Bild beherrschenden Angst- und Depressionszustände, das Fehlen einer Modifikation seiner Moralbegriffe und das Erhaltenbleiben des Erinnerungsvermögens und der Konzentrationsfähigkeit bis in seine Endenicher Zeit hinein sich mit einigen anderen Ungereimtheiten nicht mit Schizophrenie in Einklang bringen lassen. Gruhle kam deshalb zu dem Schluß, die bei Schumann von Möbius angeführten Symptome ließen sich – zumindest bis 1850 – ebenso gut in das klinische Bild einer „zyklischen Psychose“ einfügen. Allerdings hielt Gruhle ab dem Jahre 1850 zusätzlich zu einer „manisch-depressiven“ Psychose das Hinzutreten einer organischen Hirnschädigung für wahrscheinlich, wobei seiner Meinung nach die Sprachstörung, der ab 1850 fortschreitende Verfall und die rasch sich entwickelnde geistige Verödung am ehesten in das Bild einer komplizierenden progressiven Paralyse passen würden. Er wollte sich nicht ausdrücklich über die Art eines organischen Hirnprozesses festlegen, dachte aber, ähnlich wie in jüngster Zeit auch Slater und Franken, wahrscheinlich aufgrund des ominösen Befundes in der Nähe der Hypophyse, die Richarz im Sektionsbericht erwähnte, am ehesten an eine syphilitische Hirnerkrankung. Zum besseren Verständnis muß man einräumen, daß zur Zeit Schumanns die Bevölkerung mit Syphilis verseucht war und noch zu Beginn unseres Jahrhunderts die syphilitischen Paralytiker etwa ein Drittel aller Insassen einer psychiatrischen Anstalt ausmachten. Da damals der Nachweis einer vermuteten Syphilis durch Blutuntersuchungen noch nicht möglich war, mußte man um die Mitte des 19. Jahrhunderts stets an eine solche Möglichkeit denken, wenn ein Patient ab seinem fünften Lebensjahrzehnt geisteskrank wurde, in seinen jungen Jahren sexuelle Partner wechselte und eine lange Vorgeschichte mit körperlichen und psychischen Problemen zu erheben war. Betrachtet man in dieser Hinsicht Schumanns Krankheitsverlauf und seine Lebensgewohnheiten, die vor seiner Verehelichung laut eigener Eintragungen in seinen Tagebüchern von häufig wechselnden Sexualpartnerinnen gekennzeichnet waren, dann hätte er nach Franken „schon von Glück sagen müssen, wenn er sich dabei nicht eine luetische Infektion zugezogen hätte.“ Um zu illustrieren, wie viele hervorragende Männer in jener Zeit Jahrzehnte nach einem flüchtigen „Abenteuer“ durch dieses Leiden tragisch endeten, werden gerne Nietzsche, Smetana, Donizetti und Hugo Wolf angeführt.
Meiner persönlichen Meinung nach sprechen Schumanns erhaltenes Erinnerungsvermögen, das Fehlen strafbarer Handlungen und die Selbstkritik und Urteilsfähigkeit an sich schon gegen die Annahme einer luetischen progressiven Paralyse. Mit dieser Diagnose aber schon gar nicht läßt sich sein künstlerisches Werk, das während seiner kritischen letzten Lebensjahre entstanden ist und das neben der Inspiration auch die vollkommene Beherrschung der Musiktheorie erkennen läßt, in Einklang bringen. Da gerade die qualitative Beurteilung seiner letzten kreativen Phase für die Erstellung einer Diagnose, die der Wirklichkeit am nächsten liegt, von eminenter Bedeutung ist, soll eine kritische Analyse desselben versucht werden. Stellt man eine vergleichende Beurteilung seiner Kompositionen gemessen an

seinen Krankheitsphasen an, dann erkennt man unschwer, daß sie während der depressiven Lebensphasen stark beeinträchtigt und weitgehend durch den vorherrschenden Seelenzustand geprägt waren, in den gesunden Phasen aber einer gesteigerten, mitunter geradezu hektischen Arbeitsweise entsprangen. Darüber hinaus erscheint der Hinweis wichtig, daß manche seiner Werke – und das trifft vor allem auch auf seine späteren zu – nicht so sehr durch seinen seelischen Zustand geprägt wurden, sondern aus der ewigen Suche nach neuen Ausdrucksformen heraus entstanden. Schon 1837 lesen wir in seinem Tagebuch: „Wer sich immer in denselben Formen und Verhältnissen bewegt, wird zuletzt Manierist oder Philister." Auf der Suche nach neuen Ausdrucksmöglichkeiten gelang es ihm später auch, seinen Stil auf immer klarere und einfachere Formen zu reduzieren. Das findet bei der qualitativen Beurteilung seiner späteren Werke nicht immer genügend Berücksichtigung und wird in der Rückschau oft völlig falsch interpretiert. Man muß sich dabei auch von dem Gedanken freimachen, daß die Depression seine Arbeit immer nur störend beeinflußt hätte. Eine schöpferische Tätigkeit vermag nämlich eine Depression auch zurückzudrängen, wenngleich sie nach Beendigung der kreativen Phase sofort wieder in den Vordergrund tritt. Wie wenig in seiner Musik mitunter von der Depression, an der er gerade litt, zu merken ist, zeigt das während des Höhepunktes der Krise 1844 bis 1846 fertiggestellte Klavierkonzert, das zu den frischesten Kompositionen seines Schaffens zählt. Auch 1853, als viele seiner letzten Werke bereits ein Nachlassen erkennen lassen, schrieb er immerhin noch die reizenden „Drei Klaviersonaten für die Jugend", und schließlich zeigte er ja auch noch in seinem „Konzertallegro" op. 134 vom Herbst 1853 eine meisterhafte Instrumentationstechnik.

Seine letzte vollendete Komposition, das vieldiskutierte Violinkonzert mit jenem Melodiefragment im langsamen Satz, das ihm im Februar 1854 im Traum von Engeln diktiert worden sein soll, zeigt, daß er offenbar noch Monate nach Beendigung des Werkes sich mit dieser Komposition beschäftigte, bevor „sein Ich die letzte entsetzliche Reise in die geistige Umnachtung antrat." Vor allem aber läßt es von der immer wieder behaupteten angeblichen Hilflosigkeit nicht viel erkennen. Ja, Truscott hält in diesem Werk Schumann sogar noch auf der Höhe seiner schöpferischen Kraft und weist jede behauptete musikalische Inkompetenz des Künstlers schroff zurück, ähnlich wie auch H. S. Mickel keinen Bruch im künstlerischen Schaffen Schumanns während der letzten Lebensjahre sehen will. Mit dem ersten Satz des Violinkonzertes, in welchem stellenweise Bruckner vorweggenommen wird, dem Hauptthema des langsamen Satzes, das eines der schönsten Einfälle Schumanns ist und mit der auf das Wesentliche reduzierten musikalischen Aussage im Finale stellt dieses Konzert, wie Harold Truscott schreibt, eine Großtat dar. Es scheint undenkbar, diese künstlerische Leistung einem progressiven Paralytiker zuzutrauen, weshalb mir diese immer wieder vorgebrachte Diagnose absurd erscheint und nur ernstlich von einem Arzt vertreten werden kann, der sich nur mit dem „Fall" Schumann, nicht aber mit dem „Künstler" Schumann beschäftigt. Einschränkend muß dazu bemerkt werden, daß selbst Clara in den späteren Jahren kein Verständnis mehr für die Musik ihres Mannes aufbrachte, und es ist denkbar, daß dies die Krise des Jahres 1854 bei Schumann mit ausgelöst hat, dem diese Haltung seiner Frau nicht verborgen bleiben konnte. Schuld an der Verkennung seines Spätwerkes mag der Umstand sein, daß Schumann in seiner Spätphase die sogenannte monothematische Kompositionsweise anstrebte, bei der fast jeder Ton

eine bestimmte Aufgabe zu erfüllen hat. Diese Kompositionslogik einer monothematischen Idee, die Schumann seit 1849 bevorzugte, brachte zugegebenermaßen natürlich auch die Gefahr mit sich, in Monotonie zu verfallen. Dazu kommt noch, daß er angesichts seines fortschreitenden psychischen Leidens immer weniger in der Lage war, die Reduzierung seiner kompositorischen Mittel so zu gestalten, daß ein Verlust an Spannung vermieden werden hätte können. Ist doch, abgesehen vom Violinkonzert und von den Faustszenen, zuletzt ein immer deutlicher werdendes Nachlassen seiner Phantasie zu erkennen.
Diese kurzen musikalischen Ausführungen sollten unterstreichen, daß eine sein psychisches Leiden komplizierende syphilitische progressive Paralyse aus der Analyse des Künstlers Schumann wohl mit Sicherheit auszuschließen sein dürfte. In diesem Zusammenhang muß auch noch darauf hingewiesen werden, daß der von Richarz erhobene mikroskopische Befund von „gekernten und ungekernten Zellen, wie sie in den Leichen der mit paralyse générale incomplete behaftet Gewesenen vorzukommen pflegen", nur eine scheinbare Stütze für die Anhänger der Syphilis-These darstellt. Abgesehen davon, daß es sich bei den mikroskopisch beschriebenen Zellen um bedeutungslose Kunstprodukte handelt, wurde in dieser Zeit der Begriff der unvollständigen Paralyse im Sinne Dr. Richarz' keineswegs mit der Syphilis in Verbindung gebracht. Richarz verwies in seinem Obduktionsprotokoll ausdrücklich auf das 1852 erschienene Lehrbuch von J. Guislain, in welchem im Kapitel „Hirnerweichungen" die klinischen und morphologischen Kennzeichen der „paralysis générale" als Folge gefäßbedingter Erweichungsherde beschrieben werden. Man darf daher annehmen, daß Richarz den Ausdruck „paralysis générale" als Folgezustand einer Durchblutungsstörung und nicht einer syphilitischen Infektion aufgefaßt wissen wollte.
Bevor der Versuch einer abschließenden Diagnosestellung unternommen werden soll, muß noch auf die Untersuchungen von Kleinebreil hingewiesen werden, welche die organische Hirnschädigung neben der von Gruhle diagnostizierten zyklischen Psychose aus einer anderen Sicht heraus erklären sollten. Seiner Meinung nach litt Schumann schon in relativ jungen Jahren an einer Arterienverkalkung der Hirngefäße, wobei er ursächlich Bluthochdruck in Betracht zog. Wies doch bereits Dr. Reuter in seinem Attest – Freistellung vom Dienst in der Communalgarde zu Leipzig – darauf hin, daß für Schumann bei Anstrengung oder Hitze „die Gefahr eines Schlagflusses" entstehen könnte, und auch spätere Symptome wie Schwindel, Blutandrang zum Kopf, Ohrensausen und vor allem der ominöse „Nervenschlag" 1853 mit der nachfolgenden Sprechorganschwäche würden ja auf eine mögliche Erhöhung des Blutdruckes hinweisen. Hans Martin Sutermeister hat 1959 diesen Gedanken Kleinebreils aufgegriffen und glaubhaft zu machen versucht, daß Schumann „frühzeitig gealtert" und schon mit seinem Eintritt in sein fünftes Dezennium eine Art „Involutionspsychose" entwickelt habe, die mit ihren halluzinatorischen und schizophrenen Zügen in den Kreis der arteriosklerotischen Psychosen eingereiht werden könne. Diese von D. Kerner und R. Payk unterstützte These macht die ständige Überarbeitung, einen erhöhten Blutdruck und eine Herzmuskelschwäche für die frühzeitige Arteriosklerose verantwortlich, wenngleich für eine solche Annahme jeder Beweis fehlt. Bei der Beschreibung der Arterien an der Hirnbasis finden sich nämlich im Obduktionsprotokoll keine Hinweise auf Arteriosklerose, und auch am Herzen wurde keine Verdickung der linken Kammermuskulatur festgestellt, wie sie bei Vorliegen eines Hochdruckleidens zu erwarten

wäre. Berücksichtigt man, daß der mit Schumann eng befreundete Arzt Dr. Reuter in seinem Gutachten wahrscheinlich aus Gefälligkeit etwas zu dick aufgetragen hat, und erinnert man sich daran, daß es sich bei dem „Nervenschlag" entweder um einen Hexenschuß oder um einen akuten Gichtanfall handelte, den er übrigens mehrmals erlitt, dann verlieren auch die von den Vertretern der These einer arteriosklerotisch bedingten Involutionspsychose vorgetragenen klinischen Verdachtssymptome, denen sich zuletzt auch H. Müller anschloß, jede Beweiskraft. Was hingegen bisher unberücksichtigt blieb, ist der jahrelange und zeitweise erhebliche Alkoholkonsum. Wir wissen ja heute, daß die Hälfte dieser Menschen nach mehr als zehn Jahren Zeichen einer Hirnatrophie, die heute mit Computertomographie früh diagnostiziert werden kann, erkennen lassen. Wenn sich dies auch nicht entscheidend auf den psychischen Zustand oder die geistige Leistungsfähigkeit auswirken muß, so könnte doch der an der unteren Grenze der Norm angegebene Wert für das Hirngewicht Schumanns damit in einem ursächlichen Zusammenhang gesehen werden.

Persönliche Stellungnahme

Der amerikanische Psychiater Peter Ostwald, derzeit wohl einer der profundesten Kenner der medizinischen wie auch der musikalischen Aspekte im Leben Schumanns, der sich in seiner Biographie auch intensiv mit tiefenpsychologischen und psychoanalytischen Problemen auseinandersetzt, vertritt die Meinung, daß es sich bei Schumann um eine endogene Psychose gehandelt habe, eine Entscheidung in Richtung einer Schizophrenie oder einer manisch-depressiven zyklischen Psychose aber nach nunmehr einhundertdreißig Jahren wohl kaum mehr möglich wäre. Dieser Meinung kann man sich unter Berücksichtigung aller biographischen und medizinischen Fakten nicht anschließen, wenngleich zugegeben werden muß, daß auch meine im folgenden gegebene eigene Darstellung, die sich im wesentlichen an die sehr gründliche Studie des Berliner Neuropsychiaters K. Leonhard anlehnt, nur den meiner Meinung nach derzeit höchsten Grad an Wahrscheinlichkeit besitzt.
Bezieht man die Betrachtungen über sein künstlerisches Werk in die Krankengeschichte mit ihrer schillernden Symptomatologie und ihren phasenhaften Verläufen ein, dann ist man zunächst geneigt, eine zyklische Psychose, also eine manisch-depressive Krankheit, anzunehmen. Vor allem seine mit Angst verbundenen Depressionszustände, die von zahlreichen körperlichen Beschwerden begleitet waren und ihn zeitweilig an jeder Arbeit hinderten, sowie das schubweise Auftreten solcher Phasen mit nachfolgenden Perioden gehobener Stimmung und vermehrter, ja mitunter geradezu manischer Aktivität verleiten dazu, sich der Ansicht Gruhles anzuschließen. Dies umso mehr, als aus der Familiengeschichte Schumanns eine hereditäre Belastung vorzuliegen scheint – neben der Neigung zu depressiven Verstimmungszuständen bei beiden Elternteilen ist dies vor allem der Selbstmord seiner Schwester und eines Onkels. Bei genauerem Hinsehen passen jedoch einige Symptome gar nicht recht zu dieser Diagnose, etwa seine paranoiden Vergiftungsideen, das Hören von Stimmen und das völlige Vermissen von Selbstanklagen während seiner depressiven Phasen, in denen er sogar nicht selten aggressiv und anklagend gegen seine nächsten Angehörigen agierte.
Die zyklische Psychose verliert aber noch mehr an Glaubwürdigkeit, wenn man

Schumann außerhalb eines psychotischen Schubes betrachtet. Man würde erwarten, daß er sich in diesen Zeiten zwar vielleicht manchmal etwas depressiv oder umgekehrt in hektischer Aktivität befand, seine Kontaktfähigkeit gegenüber seiner Umwelt jedoch völlig unkompliziert gewesen wäre. Er sah sich jedoch auch in solchen Phasen außer Stande, im Zusammenleben mit anderen Menschen eine zwischenmenschliche Beziehung aufzubauen und eine aufrichtige innere Verbindung herzustellen. Seine Schweigsamkeit, in die er immer mehr flüchtete, nahm gelegentlich groteske Formen an, wenngleich darin keine manirierte Absichtlichkeit erkennbar wurde. Bei anregenden Themen konnte er sogar, wenn auch meist mit schwacher, tonloser Stimme, seine Gesprächsteilnehmer „durch bedeutende, geistig hervorragende Bemerkungen überraschen." Auffallend blieb weiterhin seine äußere Haltung. Der leicht vorgeschobene, wie zum Pfeifen zugespitzte Mund sowie seine meist zusammengezogenen Augenlider muten, wie auch seine Angewohnheit, ohne äußere Veranlassung in seinem Zimmer häufig nur auf Zehenspitzen zu gehen, doch eigenartig an und erinnern an ein Verhalten, das man in der Medizin mit Stereotypie bezeichnet und das bei zyklischer Psychose nicht angetroffen wird.

Auffallend ist auch, daß all diese Besonderheiten in seinem Wesen und seiner äußeren Haltung vor seinem ersten psychotischen Schub im Jahre 1833 nicht vorhanden waren. Er war in seiner Jugend in lebhaftem und regem Kontakt mit seiner Umwelt, produzierte sich gerne im Kreise seiner Freunde mit literarischen oder musikalischen Darbietungen oder theatralischen Scherzen und wollte stets der Mittelpunkt sein. Auch seine Briefe waren aufgeschlossen, mitteilsam und erzählfreudig und lassen nichts von einem verschlossenen, in sich gekehrten Wesen Schumanns erkennen. Wenn Wasielewski glaubte, Robert hätte schon in der Pubertät seine lebhafte Art abgelegt, verwechselte er dies offensichtlich mit der versponnenen Verträumtheit während seiner Pubertät und in den Jahren danach, in denen er ganz im Banne Jean Pauls schwelgend in Gefühlen und träumend lyrische Gedichte schrieb mit dem Ziel, einmal Schriftsteller zu werden.

Eine schroffe Wendung trat erst mit seiner Psychose im Jahre 1833 ein. Von nun an fiel seiner Umgebung sein merkwürdiges Benehmen auf, und da all diese absonderlichen Verhaltensweisen ursprünglich nicht vorhanden waren und erst jetzt zu Tage traten, müssen sie wohl als Restsymptome seiner ersten psychotischen Krise aufgefaßt werden. Medizinisch gesehen heißt dies aber nichts anderes, als daß es sich bei Schumann um eine psychische Krankheit gehandelt haben mußte, die Dauererscheinungen hervorgerufen hat und in der weiteren Folge zu einem schubweisen Verlauf neigte. Sie besaß aber einen phasenhaften Verlauf nach zwei Richungen, in denen sich Zeiten depressiver Stimmung mit solchen gesteigerter Aktivität abwechselten, und da aus den oben angeführten Gründen eine manisch-depressive Psychose im Sinne Gruhles wohl doch ausgeschlossen werden muß, kommt eigentlich nur eine der „vielgestaltigen" Formen von Schizophrenie in Frage.

Unter diesen Formen hält der Psychiater K. Leonhard jene der sogenannten „periodischen Katatonie" für Schumanns Krankheit am ehesten zutreffend. Abgesehen davon, daß diese schizophrene Form mit ihrem bipolaren Verlauf – den Phasen gesteigerter Aktivität einerseits und solchen mit Verlangsamung und Einkapselung bis hin zur „Verpuppung" andererseits – Schumanns Symptome am besten erklärt, weist sie auch eine besonders starke erbliche Belastung auf. Auch bei Schumann finden sich doch, was sonst selten der Fall ist, gleich zwei Krankheitsfälle in seiner engsten Familie: Die Psychose seiner Schwester und jene seines Sohnes Ludwig, der die letzten siebenundzwanzig Jahre seines Lebens wegen „unheilbarer Geisteskrankheit“ in der Heilanstalt Colditz bei Leipzig dahindämmerte.

Beweisen läßt sich jedoch auch die Diagnose einer „periodischen Katatonie“ im Rahmen einer Schizophrenie nicht, da bei Schumann eindeutige Hyperkinesen, also agitierte Erregungen und Unruhezustände, nicht mit Sicherheit erkennbar sind. Für die Akinesie, also die Bewegungsarmut und innere Verschlossenheit, hingegen würde seine Wortkargheit oder seine Angabe von 1833, er hätte sich „wie eine Statue“ gefühlt, sprechen. Vor allem dürften sich aber in seiner letzten Phase in Endenich sowohl hyperkinetische wie auch akinetische Symptome gezeigt haben, da von krampfartigen Zuckungen seiner Beine berichtet wurde und eine Nahrungsverweigerung, wie sie am Schlusse vorlag und die letztlich auch seinen Tod herbeiführte, bei Akinesen der periodischen Katatonie häufig zu beobachten ist. Keine Schwierigkeit bereitet die Einordnung von Schumanns ängstlichen und ekstatischen Zuständen sowie seine akustischen Sinnestäuschungen. Da diese bei periodischer Katatonie oft nur diskrete Ausfallserscheinungen zeigen, könnte man sich erklären, warum Schumann nach den beiden schweren Schüben wieder sein künstlerisches Schaffen aufnehmen konnte und das Niveau seiner Leistung durch intensivere Verarbeitung des Erlebten sogar noch angehoben wurde. So wäre es auch verständlich, daß selbst nach dem tragischen dritten schweren Schub die Ärzte der Heilanstalt Endenich später ausdrücklich betonten, daß bei Schumann weder eine völlige Zerstörung des Bewußtseins noch ein Zerfall der Persönlichkeit eingetreten sei, was wiederum gegen die Annahme einer komplizierenden progressiven Paralyse spricht.

Für Schumanns tragische Persönlichkeit trifft in vollem Ausmaß der Ausspruch von Thomas Mann zu, wenn dieser sagte: „Genie ist eine in der Krankheit tief erfahrene, aus ihr schöpfende und durch sie schöpferische Form der Willenskraft.“ Im Text seines Liedes „Abschied von der Welt“ dürfte Schumann das auf ihn zukommende, drohende Unheil vorausgeahnt haben, wenn es dort heißt: „Was nützt die mir noch zugemessene Zeit? Mein Herz erstarrt für irdisches Begehren.“ Von seiner Musik jedoch war er zutiefst überzeugt, daß sie auch nach seinem Tod noch Generationen überdauern würde und es ist ergreifend, wie die Musik seiner „Faust“-Szenen am Schluß geheimnisvoll ausklingt, weit über die bedeutungsschweren letzten Worte Goethes hinausstrahlend: „Es kann die Spur von meinen Erdentagen nicht in Äonen untergehn – die Uhr steht still – es ist vollbracht.“

JOHANNES BRAHMS

„Ich dachte, ... es würde und müsse ... einmal plötzlich Einer erscheinen, der den höchsten Ausdruck der Zeit in idealer Weise auszusprechen berufen wäre, einer, der uns die Meisterschaft nicht in stufenweiser Entfaltung brächte, sondern, wie Minerva, gleich vollkommen gepanzert aus dem Haupte des Kronion spränge. Und er ist gekommen, ein junges Blut, an dessen Wiege Grazien und Helden Wache hielten. Er heißt Johannes Brahms."

Mit diesen prophetischen Worten erhob der Gründer der „Neuen Zeitschrift für Musik", Robert Schumann, nach zehnjährigem Schweigen in dem flammenden Artikel „Neue Bahnen" vom 28. Oktober 1853 seine Stimme für einen bis zu diesem Tage noch unbekannten Künstler. Es gibt in der Musikgeschichte wenige Dokumente, die eine derart legendäre Berühmtheit erlangten, wie diese Proklamation Schumanns, die der musikalischen Welt den damals zwanzigjährigen Johannes Brahms als ein fertiges Genie vorstellte. Inzwischen haben neue Erkenntnisse aufgezeigt, daß die dieser literarischen Arbeit zugrundeliegenden psychologischen Voraussetzungen den Aufsatz in einem neuen Licht erscheinen lassen. Liest man Schumanns Eintragungen im Haushaltsbuch und Clara Schumanns Tagebuchaufzeichnungen aus diesen Oktobertagen des Jahres 1853, dann erkennt man unschwer, daß Schumann das Erscheinen von Brahms als eine höhere Fügung empfunden hat, mit dem Ziel, eine Sendung zu erfüllen. In diesem Sinne spricht auch ein späterer Brief vom März 1855, in welchem er Brahms den „anderswoher kommenden Johannes" nannte. Schumanns Artikel erhält nach neueren Studien deshalb immer mehr die Bedeutung einer „messianischen Weissagung", in der er in Brahms den Evangelisten Johannes, den von ihm schon lange ersehnten Messias der deutschen Musik, ankündigte und durch diesen „Abgesandten" die Realisierung seiner künstlerischen Pläne erwartete.

Brahms selbst wurde offenbar von Schumann in dieses symbolische Spiel mit den theologischen Begriffen eines „Lieblingsjüngers" und des „wahren Apostels" Johannes eingeweiht. Anders wäre es nicht zu erklären, daß er im Brief vom 29. November 1853 Schumann mit „Mynheer Domine" anredete, wohl um zu bekunden, daß er sich in diesem symbolischen Spiel als Abgesandter seines Herrn verstanden wissen wollte. Brahms war sich natürlich bewußt, welch ungeheure künstlerische Verantwortung ihm mit dem aufsehenerregenden Artikel Schumanns aufgeladen wurde. So ist es nicht verwunderlich, daß er auf dieses öffentliche Lob in seinem Brief vom 16. November 1853 eher ängstlich reagierte: „Das öffentliche Lob, das Sie mir spendeten, wird die Erwartung des Publikums auf meine Leistungen so außerordentlich gespannt haben, daß ich nicht weiß, wie ich denselben einigermaßen gerecht werden kann. Vor allen Dingen veranlaßt es mich zur größten Vorsicht bei der Wahl der herauszugebenden Sachen ... Sie werden es natürlich finden, daß ich mit aller Kraft strebe, Ihnen so wenig Schande als möglich zu machen."

Man hat sich oft gefragt, ob Schumanns Aufsatz dem jungen Brahms mehr Nutzen oder mehr Schaden brachte. Unbestreitbar wurde sein Weg aus völligem Dunkel in das grelle Licht der Öffentlichkeit auf diese Weise ganz wesentlich verkürzt und erleichtert. Alle Welt sprach plötzlich von dem bislang unbekannten jungen Künstler, und durch die Vermittlung Schumanns erklärte sich der renommierte Verlag Breitkopf und Härtel in Leipzig sogar bereit, seine ersten Jugendkompositionen zu veröffentlichen. Freudestrahlend berichtete Brahms darüber seinem Mentor Schumann in dem schon erwähnten Brief vom 29. November 1853: „Ihrer warmen Empfehlung verdanke ich eine über alle Erwartung und besonders über alles Verdienst freundliche Aufnahme in Leipzig. Härtels erklärten sich mit vieler Freude bereit, meine ersten Versuche zu drucken ... Dürfte ich meinem zweiten Werk den Namen Ihrer Frau Gemahlin voraussetzen?" Andererseits mußte der junge Brahms aber auch befürchten, durch Schumanns Artikel unversehens in den Strudel eines zu dieser Zeit in Deutschland gärenden Konfliktes in künstlerischen Kreisen zu geraten. Nach der Übernahme der Redaktion der „Neuen Zeitschrift für Musik" im Jahre 1844 durch Franz Brendel wurde dieses Blatt immer mehr zum Sprachrohr der „Neudeutschen", also jener neuen Richtung in der Musik des 19. Jahrhunderts, deren Hauptrepräsentanten Franz Liszt und Richard Wagner waren. Während Franz Brendel als neuer Redakteur das Postulat dieser Schule, die Musik müsse ein Programm haben und erfülle ihren Zweck am besten in der Gestalt einer „Symphonischen Dichtung", als „Generalissimus der neudeutschen Musik" voll unterstützte, distanzierte sich Robert Schumann, sein Vorgänger in der Redaktion des Blattes, immer deutlicher von diesen „Zukunftsmusikern", wie sie auch genannt wurden. Mit dem Aufsatz „Neue Bahnen", in welchem die „Neudeutschen" mit keinem Wort gewürdigt wurden, lieferte Schumann nun fast ein „musikpolitisches Manifest": „Es waltet in jeder Zeit ein geheimes Bündniß verwandter Geister. Schließt, die Ihr zusammengehört, den Kreis fester, daß die Wahrheit der Kunst immer klarer leuchte, überall Freude und Segen verbreitend."
Liszt, Wagner und Franz Brendel mußten in dieser brisanten Formulierung eine Herausforderung erblickt haben, auch wenn dies Schumann möglicherweise mit seinem Aufsatz nicht beabsichtigt hat. Auf jeden Fall war der junge Brahms mit dem berühmtesten Artikel, der je über ihn geschrieben wurde, zwangsläufig auch in den musikalischen Parteienstreit hineingezogen worden. Unglückseligerweise unterschrieb er, wohl aus Anhänglichkeit an Schumann, gemeinsam mit einigen Schumann-Freunden eine Erklärung, in der ausdrücklich festgestellt wurde, „daß sie die Produkte der Führer und Schüler der sogenannten ‚Neudeutschen Schule' ... nur beklagen und verdammen können." Die Antwort auf diesen provokanten Text blieb von den Programmusikern nicht aus. Wenn es später auch gar keine „Richtung" gab, die Brahms formieren oder gar anführen hätte können, so waren diese Ereignisse zweifellos mit eine Voraussetzung für die späteren Kontroversen, die mit Franz Liszt begannen und bei Anton Bruckner endeten.

In diesem Parteienstreit, der die musikpolitische Szene während der zweiten Hälfte des neunzehnten Jahrhunderts beherrschte, wurde Brahms, nicht zuletzt aufgrund dieses überaus unglücklichen musikalischen Manifestes vom Jahre 1860, einer bestimmten Richtung zugeschlagen und für das Haupt der Anti-Wagner-Partei gehalten, obwohl er sich stets beharrlich weigerte, als Führer der Opposition gegen die Neudeutschen aufzutreten. Es sind uns, so sehr er auch gegen die Theorien und Kompositionen Franz Liszts wetterte, weder mündliche noch schriftliche negative

Äußerungen über die Musik Wagners überliefert. Trotzdem verfiel man, vor allem in Wien, nach dem Tode Richard Wagners sofort auf einen neuen Brahms-Gegenspieler, Anton Bruckner, obwohl die beiden in den symphonischen Werken keine Gegenpositionen vertraten. Wenn aber auch die „Brahminen“, die mit wahrhaft fanatischem Eifer gegen die „Wagnerianer“ zu Felde zogen, in Johannes Brahms ihren geistigen Führer erblickten, so vermied er es selbst immer wieder geflissentlich, in diesen Parteienstreit einzugreifen. Wie sehr Brahms im Grunde jede Polemik fern lag, geht aus einer Äußerung hervor, die er in seinem Todesjahr 1887 Richard Specht gegenüber machte: „Ich bin keiner, der dazu taugt, an die Spitze irgendeiner Partei gestellt zu werden, denn ich muß meinen Weg allein und in Frieden gehen und hab' ihn auch nie mit einem anderen gekreuzt.“
Zum Unterschied von Franz Liszt und Richard Wagner, die von dem Fortschrittsglauben des neunzehnten Jahrhunderts, wonach sich die Menschheit nicht nur in naturwissenschaftlicher, sondern auch in kultureller Hinsicht zum Vollkommeneren hin entwickelte, durchdrungen waren, war für Brahms das Spätere nicht unbedingt auch das Vollkommenere. Er vertrat vielmehr die Meinung, daß die Musik ihren Höhepunkt bereits überschritten habe, weshalb er der Kunst der Vergangenheit eine besondere Verehrung entgegenbrachte. Brahms hielt sich deshalb auch streng an die „alten“ Formen. Was ihn jedoch von den Konservativen abgrenzt, ist die Originalität in der Behandlung der überlieferten Formen: „Brahms füllt die alten Schläuche mit neuem Wein.“ Wenn er als Klassiker bezeichnet wird, dann geschieht es aus der Überzeugung, daß Brahms der legitime Erbe Beethovens sei. Zum erstenmal wies Albert Dietrich am 5. November 1853 auf Brahms' Ähnlichkeit mit Beethoven hin, als er an Ernst Naumann schrieb: „Wenn seine Musik überhaupt an irgendetwas erinnert, so ist es der späte Beethoven“, und neun Jahre später rief Joseph Hellmesberger nach dem ersten Durchspielen des Klavierquartetts in g-Moll op. 25 begeistert den Anwesenden zu: „Das ist der Erbe Beethovens.“ Spätestens 1877, als Hans von Bülow Brahms' Erste Symphonie die „Zehnte“ nannte, wurde die klischeehafte Vorstellung „Brahms als Nachfolger Beethovens“ endgültig besiegelt.
Brahms selbst war sich der überragenden Größe Beethovens stets bewußt, wenngleich er keineswegs ein unkritischer Bewunderer war und etwa viele Spätwerke Mozarts höher einstufte als die frühen Kompositionen Beethovens. Vor allem aber wollte er Beethoven niemals nachahmen, sondern, aufbauend auf seinem Werk, einen völlig neuen Weg einschlagen. Wie schwer ihm dies gefallen sein mag, geht aus einer Äußerung Hermann Levi gegenüber hervor: „Ich werde nie eine Symphonie komponieren! Du hast keinen Begriff davon, wie es unsereinem zumute ist, wenn er immer so einen Riesen hinter sich marschieren hört.“ Tatsächlich dauerte es ja bis zum Jahre 1876, bis seine schon 1862 in Angriff genommene Erste Symphonie vollendet wurde.
Brahms gilt als Meister der absoluten Musik, wenngleich aus mehreren seiner Äußerungen auch bei ihm auf einen engen Zusammenhang zwischen Musik und Dichtung zu schließen ist. Die moderne Musikwissenschaft rechnet Brahms deshalb heute doch zu den Vertretern der „poetischen“ Musik, wie sie von Schumann so nachhaltig propagiert wurde. Der in erster Linie auf biographischen Fakten begründeten Meinung, Brahms sei historisch als Nachfolger Robert Schumanns zu betrachten, kann hingegen nicht zugestimmt werden. In diesem Sinne schrieb Philipp Spitta schon 1892 in einem Aufsatz über Johannes Brahms: „Das Seltsamste, was

man heute noch über Brahms zu hören bekommt, ist, daß er ein Nachfolger Schumann's sei. Er ist von ihm so gänzlich verschieden, wie es zwei Künstler mit übereinstimmenden Grundanschauungen überhaupt sein können." Schon der junge Brahms, der zu komponieren begann, als der Höhepunkt der musikalischen Romantik schon überschritten war, erkannte bald, daß eine romantische Verfeinerung nicht mehr möglich ist. Seine Wesensart, der eine Enthüllung der Gefühle fremd war und eher eine Bändigung überquellenden Ausdrucks suchte, führte ihn zur Vereinigung klassischer Formen mit romantisch-musikalischem Ausdruck. Dieses Ziel konnte nur erreicht werden, wenn er den strengen Satz der alten Meister zur melodischen Linie der Romantik in Beziehung zu setzen versuchte.
Sahen Brahms' Zeitgenossen in ihm anfänglich den Romantiker und später den Klassiker, so hat sich in unserem Jahrhundert das Brahms-Bild in erstaunlicher Weise geändert. Zu Beginn des zwanzigsten Jahrhunderts, als die expressiven Qualitäten der Musik höher eingestuft wurden als die Kompositionstechnik, schätzte man Brahms vor allem wegen seiner Fähigkeit, „daß er ungeahnte seelische Stimmungen auszulösen wußte." Galten doch nach Nietzsche zwei Charakteristika der Musik Brahms' – Melancholie und unerfüllte Sehnsucht – als allgemeine Krankheitszeichen seiner Zeit. Wichtiger für das heutige Brahms-Verständnis war Arnold Schönberg, der ihn in einem Aufsatz nicht als den Konservativen, als den ihn seine Zeitgenossen einschätzten, sondern als den fortschrittlichen Komponisten beschrieb. War man um die Jahrhundertwende noch der Meinung, daß Brahms, ähnlich wie Bach, den Schlußstein einer Entwicklung darstelle, in der sich die Musik noch einmal zu höchster Pracht entfaltet habe, ohne für die Zukunft Konsequenzen nach sich zu ziehen, ist man heute der Auffassung, daß die Kompositionen von Brahms nicht nur Vergangenes widerspiegeln, sondern gleichzeitig grundlegende Neuerungen der Kompositionstechnik enthalten.

Elternhaus

Die weitverzweigte Familie Brahms stammt aus Niedersachsen, Ostfriesland und Holstein. Der Urgroßvater von Johannes, Peter Brahms, war Tischler in Brunsbüttel, während sein Großvater Johann Brahms als Gastwirt und Krämer sich später im holsteinischen Heide niederließ, wo sein ältester Sohn Peter Hinrich das Gastwirtgewerbe forsetzte. Der am 1. Juni 1806 in Heide geborene zweite Sohn Johann Jacob, Johannes' Vater, spürte als erster dieser Familie eine unbesiegbare Leidenschaft zur Musik. Als der Vater diesen unbezwinglichen Drang bemerkte, brachte er den Jungen zur Lehre in die Stadtpfeiferei, einem ehrwürdigen Relikt aus dem Mittelalter; dort brachte er es zu einigen Fähigkeiten auf den Streichinstrumenten, der Flöte und dem Horn. Mit neunzehn Jahren zog der Vater nach Hamburg, wo er zunächst das Flügelhorn in verschiedenen Tanzlokalen von St. Pauli spielte. Als er sich mit viel Fleiß ein genügendes handwerkliches Können auf dem Kontrabaß angeeignet hatte, spielte er dieses Instrument schließlich im Konzertpavillon an der Alster. Als ihn einmal der Dirigent wegen eines unreinen Tones ermahnte, soll er in der treuherzigen Art eines Handwerksmannes geanwortet haben: „Herr Kapellmeister, en reinen Ton up den Kunterbaß is en puren Zufall."
Nach seinem Aufstieg in das angesehene Sextett des vornehmen Alsterpavillons erwarb sich Vater Brahms 1830 das Hamburger Bürgerrecht und heiratete noch im

selben Jahr Johanna Henrica Christiane Nissen, die einen Kurzwarenladen unterhielt. War Johann Jacob nicht nur ein fröhlicher, sondern auch ungewöhnlich hübscher junger Mann, so war die um 17 Jahre ältere Christiane, abgesehen von ihren sanften blauen Augen, alles andere als schön, hinkte etwas und war häufig kränklich. Aus den 120 erhalten gebliebenen Briefen an Johannes erfahren wir allerdings, daß sie – aus einer Familie von Lehrern, Pastoren und Ratsherren stammend – einen ausgeprägten Schönheitssinn besaß und sich an schönen Natureindrücken, Bildern und Gedichten über alle Maßen erfreuen konnte. In ihrer zartfühlenden, liebevollen Art sowie in ihrer schriftlichen Ausdrucksweise war sie ihrem Gatten weit überlegen. In den ersten Jahren ihrer Ehe kamen drei Kinder zur Welt: Elise, Johannes und schließlich Fritz.

Johannes wurde am 7. Mai 1833 im Hamburger Gängeviertel, in „Schlüters Hof“ unter dem „Specksgang“, geboren, wo die Familie eine Stube mit Küche und einem winzigen Alkoven bewohnte. Bald darauf zogen die Eltern in die Ulrikusstraße, in der sie bereits früher einmal gewohnt hatten und die vor der Sanierung des Viertels im Jahre 1821 wegen ihrer zahlreichen Bordellwirtschaften berüchtigt war. Bewohner dieser Gegend beklagten sich, wie schlimm es für Familien mit Kindern sei, in solchen Vierteln hausen zu müssen, wo einem beständig Prostituierte über den Weg laufen. Aber auch der Specksgang zählte, laut einer Topographie aus dem Jahre 1832, zu jenen Straßenzügen, die man im Volk als „Ehebrechergang“ bezeichnete. In diesem Armeleuteviertel war es nicht zu vermeiden, daß Johannes als Kind tagsüber immer wieder auf Stiegen und Gängen mit der „Halbwelt“ in Berührung kam und der Jüngling auch später mit Dirnen und Zuhältern Tür an Tür wohnte. Der kleine Johannes ist in diesem Hafenviertel, wo er von früh an dem Laster, der Trunksucht und der Kriminalität begegnete, ohne Zweifel mit abstoßenden und obszönen Erlebnissen konfrontiert worden. Da der Knabe bekanntlich moralisch immer rigoroser und strenger urteilt als der Mann, mögen diese Jugenderinnerungen und dieser schonungslose Anschauungsunterricht psychoanalytisch gesehen manche seltsame Eigenheiten seines Wesen in späteren Jahren – und vielleicht auch manche Schwierigkeiten im Umgang mit dem anderen Geschlecht – erklären. Wie sehr ihn diese Kindheitserinnerungen belastet haben, kann man den Worten Eugenie Schumanns, der Tochter Robert Schumanns, entnehmen: „Er hat es einst selbst meiner Mutter gesagt, daß er, noch in den Knabenjahren stehend, Eindrücke empfangen, Dinge gesehen habe, die einen düsteren Schatten auf seinem Gemüte hinterlassen hätten.“

Wenn man allerdings immer wieder in den Biographien liest, daß er, um zum Einkommen der Familie beizutragen, nachts mit seinem Vater in „verrufenen“ Kneipen musizieren mußte und ihm auch dadurch Eindrücke aus dem obszönen Hamburger Nachtleben vermittelt wurden, dann entspricht dies nicht den Tatsachen. „Das Bild, den unverdorbenen blondhaarigen, blauäugigen Jungen und Jüngling der denkbar schlechtesten Gesellschaft aufspielen zu sehen, hat etwas tief ergreifendes“, heißt es bei Kalbeck, und er stützt sich dabei auf eine Bemerkung von Brahms, „nachts in Schänken am Klavier“ häufig aufgespielt zu haben. Diese Schankwirtschaften waren aber nichts anderes als Speiserestaurants für die ärmere Bevölkerungsschicht und hatten nichts mit „verrufenen“ Lokalen zu tun. Wie sehr die Dinge hier verzerrt wurden, zeigt die häufig erzählte Geschichte, wonach der junge Brahms für ein Entgelt von „Twee Daler un duhn“ in einer Matrosenkneipe zum Tanz aufspielen sollte. In Wahrheit handelte es sich hier um eine private

Veranstaltung im Hause des Hamburger Großkaufmannes Schröder! Nach kritischer Durchsicht der Quellen scheint es sicher zu sein, daß Johannes von seinem 13. Lebensjahr an wiederholt in einfachen, gelegentlich auch in besseren Lokalitäten am Klavier aufspielte, niemals jedoch in verrufenen Kneipen anzutreffen war. Als Kind ist er musikalisch nicht in irgendeiner Form öffentlich aufgetreten, wie wir von Christian Otterer, dem Bratschisten im Unterhaltungssextett am Hamburger Alsterpavillon erfahren: „Mit dem besten Willen kann ich mich nicht erinnern, daß Johannes als ein noch junges Kind in Lokalen gespielt hätte; ich war damals täglich mit seinem Vater beisammen und müßte es wissen, wenn es der Fall gewesen wäre. Jakob war ein ruhiger und rechtschaffener Mann und hielt Hannes fleißig zum Studium an, ihn so viel als möglich der allgemeinen Beachtung entziehend."
Darüber aber, daß Johannes Musiker werden sollte, bestanden zu keinem Zeitpunkt Zweifel, nicht etwa wegen seiner ungewöhnlichen Begabung für Musik, sondern weil er das gleiche Handwerk wie sein Vater erlernen sollte. Als Kind spielte der kleine Johannes am liebsten mit Bleisoldaten, wobei uns überliefert wird, daß er schon damals eine besondere Fähigkeit an den Tag legte, sich zahllose Kombinationen auszudenken – ähnlich den Variationen eines musikalischen Themas –, die ihm später ein so wichtiges Anliegen wurden. Von Anfang an interessierte sich der Junge hauptsächlich für das Klavier, weshalb ihn der Vater im Alter von sieben Jahren zu dem renommierten Pianisten Otto Friedrich Willibald Cossel brachte. Schon mit zehn Jahren trat er als Pianist in einem Subskriptionskonzert auf, in dem er bereits den Klavierpart des Beethovenschen Klavierquintettes op. 16 und eines Klavierquartettes von Mozart übernehmen konnte, das ihm ein Angebot einbrachte, eine Wunderkind-Tournee durch Amerika anzutreten. Glücklicherweise gelang es Cossel, die Eltern von dieser Idee abzubringen und sie zu überzeugen, daß Johannes besser als Schüler bei dem als Lehrer und Komponist angesehenen Eduard Marxsen sein Studium fortsetzen sollte. Dieser erkannte bald die schöpferische Begabung des Jungen und förderte im Gegensatz zu Cossel die eifrigen Kompositionsversuche seines Schülers. Dreißig Jahre später schrieb Marxsen über den jungen Brahms: „... die ersichtlich großen Fortschritte bestärkten meine Ansicht, daß hier ein außergewöhnliches Talent zum Heil und Segen der Kunst zu bilden sei. ... Bei der Nachricht von Mendelssohns Tode machte ich unter vertrauten Freunden schon die Äußerung nach innigster Überzeugung: Ein Meister der Kunst ist heimgegangen, ein größerer erblüht uns in Brahms."
Als Knabe war Johannes zart und von häufigen Kopfschmerzen geplagt. Möglicherweise war der stundenlange Aufenthalt in stickigen, verrauchten Lokalen und der mit diesen nächtlichen Auftritten verbundene chronische Schlafmangel die Ursache dafür, daß Johannes als Junge offenbar an Blutarmut litt. Wie er später seinem Freund Klaus Groth, dem nachmaligen Begründer der neuniederdeutschen Lyrik, erzählte, sei er „in einer Allee von Baum zu Baum balanciert, da er sonst gefallen wäre." Cossel schildert den Siebenjährigen als „ein blasses, zart aussehendes Kind mit hellem Teint, blauen Augen und einer Mähne von Flachshaar, das ihm über die Schultern fiel." Er war klein, und das Zarte und Schmächtige seiner Erscheinung gab ihm noch als Zwanzigjährigem ein knabenhaftes Aussehen, ein Eindruck, der durch seine helle Stimme, die er während des Stimmbruchs angeblich zu sehr überanstrengt hatte, noch verstärkt wurde. Walter Hübbe, der Sohn eines Hamburger Senators, schildert uns den achtzehnjährigen Brahms folgendermaßen: „Das äußerlich Imponierende fehlte noch gänzlich. Er hatte etwas Schüchternes, Ver-

legenes, Unfreies an sich. Zu diesem Eindruck trug seine auffallend hohe, helle und heisere Stimme nicht wenig bei. Sie klang wie die eines herangewachsenen Knaben, der nicht zum Mutieren kommen kann."

Mit 14 Jahren beendete Johannes die private Realschul-Ausbildung bei Johann Friedrich Hoffmann, dem er auch später ein liebevolles Andenken bewahrte, wie die Übersendung einer Photographie mit dem Vermerk „in dankbarster Erinnerung" anläßlich seines 1878 stattgefundenen 50jährigen Jubiläums als Schuldirektor beweist. Mit Beendigung der Schulzeit begann neben dem Klavierunterricht und der Fortsetzung seiner Musikstudien die Zeit, in der ihn der Vater häufig zur abendlichen musikalischen Mitwirkung in verschiedenen Lokalen heranzog, wodurch er in seinen Entwicklungsjahren sicher körperlich erheblichen Anstrengungen ausgesetzt war. Ob dies sein Wachstum beeinträchtigte oder ob er seiner Mutter nachgeriet, die zart und von kleinem Wuchs war, kann nicht sicher gesagt werden. Auf jeden Fall scheint jedoch die physische und psychische Überbelastung sowie vor allem der häufige Schlafentzug sich nachträglich auf seine Gesundheit ausgewirkt zu haben, wenn auch Brahms später erzählte, daß er all die strapaziösen Umstände in seiner Jugend recht gut vertragen habe: „Ich möchte diese Zeit der Dürftigkeit um keinen Preis missen, denn ich bin überzeugt, sie hat mir wohlgetan und war zu meiner Entwicklung nötig."

In der Tat schien Johannes als Kind, wenn man von den häufigen Kopfschmerzen absieht, niemals krank gewesen zu sein. Dennoch muß das blasse Aussehen des schmächtigen, kleinen und zarten Jungen Anlaß zu Sorgen um seine Gesundheit gewesen sein, weshalb ihn Adolf Giesemann, ein häufiger Gast im Alsterpavillon und Besitzer einer Papiermühle in Winsen an der Luhe, zu einem längeren Landaufenthalt in sein Haus einlud. Was er dort erlebte, hat in seinem verschlossenen Wesen lange nachgewirkt. Vor allem war es die Natur als tragendes Element alles Lebens, die ihm manche musikalische Einfälle eintrug und von seiner späteren Schaffensweise nicht mehr zu trennen war.

Für das spätere Verhalten Brahms' ist aus seiner Jugenzeit noch ein anderer Umstand von Bedeutung. Aus dem größtenteils bisher unveröffentlichen zehnseitigen Brief seiner Mutter, den sie kurz vor ihrem Tode an Johannes absandte, erfahren wir erschütternde Einzelheiten aus dem Familienleben, die uns einige Aufschlüsse über manch abweisende und schroffe Wesenszüge von Brahms zu geben vermögen. Wegen der Wichtigkeit dieses Dokumentes seien einige Passagen daraus zitiert:

„Freitag nachmittag 26.Jan[nuar 18]65

Lieber Johannes

Elise ist wieder zum Zahnarzt – ich bin allein und will versuchen Dir zu schreiben, du glaubst nicht, wie schwer es mir wird, die Augen schwach, die Hand unsicher, der Inhalt des Briefes nicht so wie früher ... das Vater daran Schuld ist, das Du so Arges denkst, weis ich recht gut, er sagt zu allen Leuten, wir kennen den Werth des Geldes nicht. Er hat ihn nie gekant, sonst stände es besser um uns ... ich war 13 Jahr, wie ich ausging zu nähen, Abends kam ich mit 6 s[hilling] nach Hause... meiner Mutter zu Hülfe zu kommen, und Abends nähte ich oft noch bis 12 Uhr, und so 6 Jähr ... Wie wir uns Verheirateten, verdiente Vater wenig ... ich hatte auch noch 33 M, womit ich Ihn überraschte ... er kündigte es gleich, verspielte auch bald 100 M in der Zalenloteri ... für 50 M kaufte er das Instrument, worauf Du noch immer aufgespielt hast ... er schafte mehr an wie wir gebrauchten ... so war das

Geld immer alle, ich konte für Euch nicht mal das nötige zeug kriegen ... ich hatte es in dem Hause sehr Sauer ... da dauerte es Vater viel zu lange mit dein lernen, er war oft brummig ... Vater wolte, du soltest machen, das du in die Welt kamst, er wolte Dich nicht länger Ernähren, Du wurdest so aufgeregt, und wir weinten beide ... mit Vater seinen unzufridnen Launen habe ich immer viel zu kämpfen gehabt ... ich habe alles mit Geduld ertragen und mich immer über meine Guten Kinder gefreut ... er wurde aber immer gröber, und ließ mich ein paar Tage darauf citiren, wie ist es möglich? eine Frau, die gewiß immer treu ihre Pflicht erfüllt hat ... das war mir nun nicht möglich, mit dem Mann vorn Richter zu gehen ... ich wolte, du soltest nichts davon Erfaren ... es ist wohl längst seine Absicht gewesen, das er von uns wolte, den er hat schon lange für sich Geld weggesetzt ... und da wir gewiß nicht so viel Mündlich mit einander sprechen, schreibe ichs Dir, damit ich ruhig sterben kann, das mein Kind kein Mistraun gegen mich hat ... Leb Wohl und Schreib uns bald wieder, viele Grüße von Deiner Elise und Mutter."

Dieser Brief zeigt uns nicht nur die Herzensgüte, die Demut und die Rechtschaffenheit der geduldig alles Elend ertragenden Mutter, an der Johannes sein Leben lang in kindlicher Liebe hing, sondern er belegt auch die patriarchalischen Verhältnisse und die Verständnislosigkeit Johann Jakob Brahms' seinem Sohne gegenüber. Am meisten schienen den Sohn die Worte des Vaters getroffen zu haben, er solle machen, daß er in die Welt käme, er wolle ihn nicht länger ernähren und der Nachsatz: „die Jungs kommt nichts nach, das sollst Du sehn", grub sich nicht weniger in seine Seele ein. Das seelische Trauma, dem sein ganzes Leben hindurch als höchste Autorität geltenden Vater zu zeigen, daß er es schließlich doch erreicht hat, in der Welt Ansehen und Ruhm geerntet zu haben, hat ihn nie verlassen. So äußerte er sich etwa noch an seinem Geburtstag 1890 seinem Schüler Gustav Jenner gegenüber: „So schwer, wie ich, hat es nicht leicht jemand gehabt. Wenn mein Vater heute noch lebte, und ich sässe etwa im Orchester am ersten Pult der zweiten Geige, so könnte ich immerhin zu ihm sagen, ich sei etwas geworden." Aus diesem Jugendtrauma erklärt sich auch sein eifriges Streben, aus seiner ärmlichen Jugend und dem einfachen familiären Milieu seines Elternhauses einen angesehenen bürgerlichen Beruf zu erlangen. Tragischerweise war dieser geheime Wunsch später deshalb nie realisierbar, weil ihm dazu die Traumwelt „seiner an E.T.A. Hoffmanns Romanfigur des Kapellmeisters Kreisler orientierten ‚Johannes Kreisler-junior' Seele" im Wege stand. Diese Seelenlage, in einer phantastischen Welt ungestört seinen Neigungen nachgehen zu können, war zwar die Quelle seiner schöpferischen Impulse, trennte ihn aber gleichzeitig von seinen Mitmenschen.

Die Verhältnisse in seinem Elternhaus sowie das Umweltmilieu, in dem der junge Brahms aufgewachsen ist, haben verständlicherweise den Charakter des jungen Genies weitgehend geprägt. Seine Schweigsamkeit, die Scheu vor einem innigeren vertraulichen Umgang mit seinen Mitmenschen und sein früher Hang zum Einzelgängertum – Charakterzüge, die ihm zeitlebens eigen waren – dürften hier ihre Wurzeln haben. Vielleicht erklärt sich daraus in der Musik des späteren Brahms die gelegentliche Sprödigkeit und die Angst, sich ganz auszusingen. Brahms mißtraute beim Komponieren bekanntlich dem bloßen Einfall sehr und ließ ihn wahrscheinlich nur selten in seiner ursprünglichen Gestalt stehen. Desgleichen war er sich immer der Gefahr des Trivialen bewußt. Möglicherweise spielte dabei aber auch das Milieu der freien Hansestadt Hamburg eine zusätzliche Rolle. In dieser Stadt, die „geschützt durch ihre Verfassung, stets ein wenig außerhalb der politischen

Abenteuer Deutschlands im neunzehnten Jahrhundert lebte" und in der „eine beinahe vollständige politische Gleichgültigkeit" herrschte, wurde Brahms zweifellos ebenfalls in seinem Hang zur Isolation und zum Einzelgängertum bestärkt.
Wie seinen Freunden die wesentlichsten Charakterzüge des Zwanzigjährigen erschienen, schildert uns ein Brief seines Freundes, des berühmten Geigers Joseph Joachim vom 20. Oktober 1854. Darin heißt es: „Brahms ist der eingefleischeste Egoist, den man sich denken kann, ohne daß er es selbst wüßte ... was nicht in s e i n e Begeisterung, in s e i n e Erfahrung, ja in s e i n e Stimmung paßt, wird mit liebloser Kälte zurückgewiesen ... Ungestört seiner Musikseligkeit, seinem Glauben an eine höhere, fantastische Welt nachzuhängen, ist Alles was ihm nahe liegt – und wahrhaft genialisch ist seine Art sich alle ungesunden Empfindungen und eingebildeten Schmerzen Anderer vom Halse zu halten – darin ist er wahrhaft gesund, wie denn auch seine Sorglosigkeit für die Existenz in ihm schön, ja großartig ist. Nicht das kleinste Opfer seiner geistigen Neigungen ist er gewillt zu bringen – er will nicht öffentlich spielen, aus Nichtachtung des Publikums und aus Bequemlichkeit." Hier irrte allerdings sein Freund; was da als Egoismus und Nichtachtung des Publikums als Rücksichtslosigkeit bezeichnet wurde, war in Wirklichkeit pure Rücksichtnahme auf sein eigenes Talent, das seine Zeit brauchte, um zur Reife gelangen zu können. Nachdem er seine romantischen Vorbilder Jean Paul, Novalis und E. T. A. Hoffmann überwunden hatte, wuchs er mehr und mehr in einen strengen Kritizismus hinein, der ihn vor Versuchungen bloßen virtuosen Könnens und rascher Augenblickserfolge schützte. Er trug diesen Reifungsprozeß mit sich selbst unter manchen Verzichtleistungen und der Gefahr, mitunter mißverstanden zu werden, aus und konnte geduldig warten, bis er als Künstler der allgemeinen Beachtung wert schien. Aus diesem Grunde sind uns auch von Brahms keine peinlichen Frühwerke bekannt.
Brahms mußte auf diese Weise auf seine Mitwelt egozentrisch und introvertiert gewirkt haben, als ein „Abseiter", wie er sich in späteren Jahren selbst gerne apostrophierte. Er zog es vor, sich lauter Geschäftigkeit und immer wieder neuen Begegnungen zu entziehen und lieber in der Stille und Zurückgezogenheit seinem Schaffen zu leben. Wie befremdend dies mitunter auf seine Zeitgenossen wirkte, schildert uns der Präsident des Wiener Tonkünstlervereins Anton Door anläßlich seines ersten Zusammentreffens mit dem jungen Brahms im November 1855: „Während der ganzen Zeit unseres Zusammenseins ging im Hintergrund des Zimmers ein schlanker junger Mann mit langen blonden Haaren, Cigaretten rauchend, fortwährend auf und ab, ohne sich im geringsten um meine Anwesenheit zu kümmern ... mit einem Wort, ich war Luft für ihn." Ähnlich abweisend verhielt er sich häufig dann, wenn er in Gesellschaft zum Spielen gebeten wurde. Hier nahm er es meist lieber in Kauf, nicht verstanden zu werden, als seine Abneigung zu überwinden, vor einem nicht kompetenten Kreis von Zuhörern zu spielen. In dieser Weise erinnerte sein Gehaben an Beethoven, der ebenfalls mitunter nicht zu bewegen war, vorzuspielen – sei es sogar auf Geheiß eines Fürsten. Wenn er sich allerdings dann ans Klavier setzte, war sein Spiel so, daß er seine Zuhörer ganz in seinen Bann schlug. Über Brahms äußerte sich Friedrich Christian Avé-Lallemant, in dessen musikalischem Hause Johannes öfter zu Gast war, in ähnlicher Weise: „Schon als blutjunger Mensch war sein Spiel ein wunderbar herrliches ... Seine Vorträge im Concert haben eine ganz besonders ihm angehörende Eigenthümlichkeit. Er vertieft sich in das von ihm vorzutragende Werk so sehr, als wäre Keiner

um ihn, als spielte er es nur sich vor ... Am glücklichsten fühlt er sich im engen Kreise seiner Freunde. Wenn er sich dann zum Klavier gezogen fühlt, wie lauschen da Alle dem, was er so meisterhaft in kaum geahnter Art und Weise hervorzaubert. So, denke ich mir, muß Beethoven gespielt haben."
Ein entscheidendes, sein bisheriges Leben abrupt veränderndes Ereignis war die europäische Revolution von 1848. Unter den vor der österreichischen Polizei nach Hamburg flüchtenden Ungarn war einer, der schon bald erhebliches Aufsehen erregte: sein Name war Eduard Reményi, laut Franz Liszt der einzige unter den lebenden Geigern, der „die echte Überlieferung, die wahre Form, das eigentliche Geheimnis der Zigeunermusik" besitze. Brahms lernte den um drei Jahre Älteren in einem Privathause kennen, und beide schlossen rasch Freundschaft. Der Ungar war in allem das Gegenteil des eher scheuen, schüchternen, wortkargen und schwerblütigen Norddeutschen: er war selbstsicher, weltmännisch gewandt und von virtuosem Temperament, wie sein vor einem Konzertauftritt überlieferter Ausspruch zeigt: „Werde ich haite Kraitzersonate spielen, daß sich Haare fliegen."
Schon im Frühjahr 1853 beschlossen die beiden, gemeinsam auf eine Konzertreise zu gehen, die sie über Celle, Lüneburg und Hildesheim auch nach Hannover führte, wo sie bald den jungen königlichen Konzertmeister kennen lernten. Als sie über Joachims Empfehlung nach Weimar kamen und Brahms dort auf Schloß Altenburg, dem Sitz der mit Franz Liszt eng verbundenen Fürstin Sayn-Wittgenstein, die exaltierte theatralische Atmosphäre rund um den angebeteten Meister erlebte, der ihn gerne für die Neudeutsche Schule gewonnen hätte, zeigte sich Brahms so uninteressiert und abweisend, daß Reményi erklärte, er wolle mit einem so ungehobelten Gefährten die Kunstreise nicht weiter fortsetzen. Joseph Joachim hingegen war von Anfang an von dem stillen und bescheidenen jungen Brahms fasziniert, dessen Wesen ihm „rein wie Demant, weich wie Schnee" erschien. Auch Johannes fühlte sich von Joachim, der neben seinem virtuosen Geigenspiel auch eine beachtliche Allgemeinbildung besaß, vom ersten Augenblick an angezogen, und er beschloß, ungeachtet der seit der Trennung von Reményi fehlenden finanziellen Einkünfte, nach Göttingen zu reisen, um dort den Sommer mit Joachim zu verbringen. Den besorgten Eltern schrieb Joachim nach Hamburg: „Gestatten Sie mir, obwohl ich Ihnen unbekannt bin, daß ich mich an Sie wende, Ihnen zu sagen: Wie unendlich ich mich beglückt fühle durch das Zusammensein mit Ihrem Johannes ... Seine Reinheit, seine frühe Selbständigkeit, der ungewöhnliche Reichtum seines Herzens und seines Verstandes sprechen sich ebenso sympathisch in seiner Musik aus, wie sein ganzes Wesen allen denen freudebringend sein wird, die ihm geistig entgegenkommen."
In seiner Jugend war Brahms nicht zu bewegen, seine Kompositionen zu veröffentlichen, was mit seiner strengen Selbstkritik zu erklären ist. Nach seinen eigenen Angaben gingen den uns bekannten, zwischen seinem achtzehnten und zwanzigsten Jahr geschaffenen Werken mehrere Lieder und rund zwanzig Streichquartette voraus, die jedoch alle wieder vernichtet wurden. So ist es verständlich, daß uns mit seinem es-Moll Scherzo für Klavier op. 4, dem Lied „Liebestreu" op. 3/1, der C-Dur Klaviersonate op. 1 und jener in fis-Moll op. 2 bereits die charakteristischen Merkmale eines gereiften Johannes Brahms entgegen treten. Auch klaviertechnisch erzielte er damit in seiner Vollgriffigkeit und seinem über die gesamte Klaviatur ausgelegten Satz eine bisher nicht gekannte Klangwirkung, die Schumann zu dem begeisternden Vergleich mit „verschleierten Symphonien" veranlaßte.

Die „Werther-Zeit“

Über Empfehlung Joseph Joachims eröffnete sich nun auch die Möglichkeit, Robert Schumann persönlich kennen zu lernen. Am 30. September 1853 war es so weit: Der junge Brahms traf in Düsseldorf ein und stand vor der Haustür in der Bilkerstrasse – ein Augenblick von größter Bedeutung und Tragweite. Schumann, durch Joachims Briefe schon vorbereitet, ersuchte ihn schon nach wenigen Worten, etwas von seinen eigenen Kompositionen vorzuspielen, und schon nach den ersten Takten sprang er auf mit den Worten: „Das muß Clara hören!“ Bereits am nächsten Tag findet sich in Schumanns Haushaltbuch der Satz: „Brahms zu Besuch, ein Genius.“ Aber auch Clara Schumann hat das Erlebnis ihrer ersten Begegnung mit Brahms in ihrem Tagebuch festgehalten: „Dieser Monat brachte uns eine wunderbare Erscheinung in dem zwanzigjährigen Komponisten Brahms aus Hamburg. Das ist wieder einmal einer, der kommt, wie eigens von Gott gesandt! – Es ist wirklich rührend, wenn man diesen Menschen am Klavier sieht mit seinem interessanten jugendlichen Gesicht, das sich beim Spielen ganz verklärt, seine schöne Hand, die mit der größten Leichtigkeit die größten Schwierigkeiten besiegt, und dazu nun diese merkwürdigen Kompositionen ... das, was er uns spielte, ist so meisterhaft, daß man meinen müßte, den hätte der liebe Gott gleich so fertig auf die Welt gesetzt.“

Brahms selbst erblickte in Clara etwas Respekteinflößendes und Erhabenes: die Gattin des berühmten Schumann, Mutter von sechs Kindern, bedeutende Künstlerin und überdies noch schön und kultiviert. Er war von der Familie Schumann nicht nur als Schüler, sondern wie ein Sohn aufgenommen und blieb bis zum 2. November. In dieser Zeit vollendete er seine f-Moll Sonate op. 5, mit der er alle Möglichkeiten ausschöpfte, die das Klavier zu bieten hat. Diesem Aufenthalt in Düsseldorf verdanken wir auch eines der reizendsten Bildnisse, die wir von Brahms besitzen: den Knabenkopf des Zwanzigjährigen als Silberstiftzeichnung des Malers und Musikers J. J. B. Laurens aus Montpellier, der zu dieser Zeit gerade an einem Portrait Schumanns arbeitete.

Trotz der spontanen und bedingungslosen Begeisterung, die dem jungen Brahms im Hause Schumann entgegenschlug und die in dem Aufsatz „Neue Bahnen“ ihren Höhepunkt fand, blieb Johannes – wie wir einem Brief Joachims an Gisela von Arnim entnehmen können – in sich gekehrt und wortkarg, wenngleich er im tiefsten Inneren seiner Seele von seinem Talent überzeugt war. Auch Clara notierte anläßlich eines fröhlichen Zusammenseins mit Brahms und Joachim im Jänner 1854 in Hannover: „Brahms fällt uns durch seine Schweigsamkeit auf, er spricht fast gar nicht, oder tut er es zuweilen, so geschieht es so leise, daß ich es nicht verstehen kann. Er hat gewiß seine heimliche innere Welt.“

Im Februar 1854 wurde Brahms aus seinen schöpferischen Träumen durch die erschütternde Nachricht gerissen, daß Schumann in suizidaler Absicht in den Rhein gesprungen sei und mit seiner Einlieferung in die Anstalt von Endenich für die Familie eine Katastrophe hereingebrochen war. Sofort eilte Brahms aus Hannover nach Düsseldorf, um der leidgeprüften und fassungslosen Clara beizustehen. Aus dem nun folgenden Beisammensein entwickelte sich für Johannes eine Konfliktsituation, die sich bestimmend auf sein ganzes weiteres Leben auswirkte, da er zeitlebens im Banne dieser außergewöhnlichen Frau stand. Aber auch für seine schöpferische Tätigkeit war die entstandene komplizierte Beziehung zu Clara und

zu dem von ihm so verehrten Robert Schumann bestimmend für jene seelische Grundstimmung, aus der erste Ansätze leidenschaftlicher Moll-Kompositionen erwuchsen, die er erst zwei Jahrzehnte später in gemildeter Form vollendete. Mit ihnen versuchte er – etwa in seinem Klavierquartett op. 60 – seine „Wertherzeit" zu überwinden. Renate Hofmann hat sich in jüngster Zeit der Mühe unterzogen, Johannes Brahms im Spiegel der Korrespondenz Clara Schumanns zu untersuchen und dabei etwa 2000, im Schumannhaus in Zwickau befindliche und zum größten Teil unveröffentliche Briefe Clara Schumanns zu sichten. Aus dieser Studie lassen sich auch wesentliche Rückschlüsse auf Brahms' seelische Verfassung ziehen.
In zahlreichen ihrer Briefe kommt immer wieder zum Ausdruck, daß sie in der Musik ihre einzige und größte Kraftquelle und den stärksten Trost fand. So gesehen mußte Johannes Brahms in dieser schweren Zeit ihr idealer Partner gewesen sein, gelang es ihm doch immer wieder, sie durch Musik von ihren traurigen und betrübenden Gedanken abzulenken. Nach ihren eigenen Worten fühlte sie sich am wohlsten beim Musizieren mit ihren Freunden, besonders wenn Werke ihres geliebten, von ihr jetzt so grausam getrennten Gatten gespielt wurden. „Es ist das einzige, was mir jetzt Linderung verschaffen kann – seine Musik!" Brahms wohnte zunächst in der Nähe des Schumannschen Hauses, zog aber im Dezember 1854 zur Familie Schumann, wodurch eine noch engere menschliche Bindung zwischen beiden enstand. Für ihn war es zunächst eine jugendliche Schwärmerei. Für den jungen, unerfahrenen, schüchternen und eher linkischen Brahms war Clara aber auch der Inbegriff einer unerhört kultivierten, schönen und nicht zuletzt auch wissenden, erfahrenen Frau, wodurch sie für ihn sehr bald auch zum Inhalt seiner ganzen romantischen Sehnsucht wurde. Aus ihren Briefen erhält man aufschlußreiche Einblicke in die subtile Gefühlswelt dieser ungewöhnlichen Frau, deren selbstbewußtes Handeln alle Schwierigkeiten des täglichen Lebens zu meistern verstand, und die, bei aller Schwärmerei und Begeisterungsfähigkeit, stets als gleichberechtigte Partnerin akzeptiert werden wollte. „Auch in den Liebesbeziehungen war sie nie die Aktive, sondern verweilte gern auf den Vorstufen der Erotik und neigte zur Sublimierung, wodurch sich bei ihr die Möglichkeit der platonischen Liebe wie die erotische Bindung an Ferngeliebte, ja Verstorbene ergab." So sah sie auch in Johannes anfänglich mehr den Sohn, den sie mit mütterlichem Beistand zu leiten versuchte, weshalb er wohl in einem Brief vom 30. November 1854 Clara als „liebe Frau Mama" ansprach. Während Clara, die ihrem Gatten mit unwandelbarer Treue anhing, als mütterliche Freundin dem jungen Brahms das „Du" gewährte, mußte er ihr gegenüber die strenge „Sie"-Form beibehalten. Johannes stellte sich vor, nicht nur in der schmerzlichen Zeit der Trennung des Ehepaares Clara und ihren Kindern hilfreich zur Seite zu stehen, sondern auch nach der Rückkehr Robert Schumanns aus der Heilanstalt bei der Familie bleiben zu können. Am 24. Oktober 1854 schrieb er an Clara: „Ich komme wieder zu Ihnen und bleibe, solange Sie allein sind, herrscht erst wieder die Zweieinigkeit, dann bleibe ich erst recht .... Ich träume und denke nur von der herrlichen Zeit, wo ich mit Ihnen beiden leben kann." Wie selbstlos er seinen Beistand bei der Familie Schumann leistete, geht schon daraus hervor, daß er seine materielle Lage völlig in den Hintergrund drängte. „Muß nicht Brahms, dieser geniale Mensch, Stunden geben und Potpourri's machen, will er nicht Hunger leiden?", schrieb Clara am 24. Jänner 1854 an ihre Mutter. Andererseits mußten ihn die Ereignisse im Hause Schumann doch sehr belastet haben. Begeisterte er den einen Tag mit seinem „neuen, ganz genialen

Trio" – dem Klaviertrio in H-Dur op. 8 –, so konnte er am anderen Tage wieder schroff und ruppig sein, wie Clara in ihrem Tagebuch am 26. März 1854 vermerkte: „Brahms war eben nicht sehr liebenswürdig gegen mich, wie er denn überhaupt, wie mir scheint, durch die furchtbare Anbetung von den anderen jungen Leuten verdorben wird, denn er äußert sich oft über Dinge in einer Weise, wie ich es z. B. von meinem Robert nie ähnlich gehört." Solche und ähnliche Äußerungen wurden später häufiger und bitterer wiederholt.

Aus den düster leidenschaftlichen Kompositionen des Jahres 1854, den Balladen und vor allem dem Einleitungssatz des Klavierquartettes in c-Moll op. 60 mit seinen wildbewegten Themen, läßt sich erahnen, daß sich in Brahms ein tragischer Konflikt anzubahnen schien zwischen der allmählich immer deutlicher aufkeimenden Liebe zu Clara und dem festen Wunsch, seinem Freund und Wohltäter Schumann die Treue zu halten. Schon Ende März besuchte er gemeinsam mit Julius Otto Grimm, jenem jungen Musiker, mit dem er sich in Leipzig anfreundete, den kranken Meister in Endenich; auch musikalisch suchte er immer wieder Beziehungen zu Robert Schumann. Als am 11. Juni 1854 Clara von einem Knaben entbunden wurde, dessen Pate Johannes Brahms sein sollte, widmete er ihr die Bearbeitung eines Schumannschen Themas aus den „Bunten Blättern" op. 9 mit den Worten: „Kleine Variationen über ein Thema von Ihm. Ihr zugeeignet." Clara fuhr wenige Wochen später zur Kur, während Brahms nach Süddeutschland reiste, um für Robert Schumann ein geeignetes Sanatorium zu suchen.

Nun begann ein Briefwechsel, aus dem sich tatsächlich die Geschichte einer Liebe herauslesen läßt. Seine Gefühle für Clara, der er seit dem Unglück vom Februar 1854 so nahestand wie nie zuvor, ließen sich nun nicht mehr zurückdrängen. Es beginnt jene Periode im Leben Brahms', in der er von seinen Gefühlen und Sehnsüchten rettungslos überwältigt wurde und seine heftigen Empfindungen sogar die Musik in den Hintergrund zu drängen vermochten. Schon wenige Tage nach seiner Abreise schrieb er: „Länger halt ich's nicht aus; ich reise zurück, noch heute. Ich will nach Hause und musizieren und lesen allein, bis Sie kommen und ich es mit Ihnen kann." Zu Hause angelangt – gemeint ist das Haus Schumann –, besuchte er wieder Robert Schumann in Endenich, worüber er Clara am 21. August berichtete. In den folgenden Monaten schleicht sich nun immer häufiger das vertraulichere „Du" in seine Briefe ein, in denen er ihr von seiner Sehnsucht erzählt, seine Liebe jedoch nicht eingestehen darf. Leider sind die meisten jener Liebesbriefe von Brahms, die zu den schönsten dieser Gattung gehören, unwiederbringlich verloren. Wie er später selbst erzählte, erhielt er sie nach Jahren von Clara zurück, versenkte sie aber von einem Dampfschiff aus in den Rhein. Auch Claras Briefe an ihn erlitten ein ähnliches Schicksal, sie vernichtete sie selbst.

Überwog zunächst bei Clara die liebevolle Fürsorge dem Künstler und Komponisten gegenüber, wobei sie sich auch für die Veröffentlichung Brahmsscher Kompositionen einsetzte, wurde sie doch allmählich immer stärker von der starken Zuneigung des jungen Mannes bewegt. 1855 schrieb sie bereits: „Ich fühle die Trennung von Johannes zu schmerzlich … Wie wehmütig dünkt es mich, daß ich allein es genießen soll ohne den heißgeliebten Mann [gemeint ist Robert Schumann. Anm. d. Verf.] und den teuersten Freund, den ich auf der Welt habe, und das ist mir Johannes." Und am 28. März 1855 heißt es in einem Brief an Joachim, nachdem sie soeben von einer Konzerttournee nach Düsseldorf zurückgekehrt ist: „… ich konnte es nicht mehr aushalten dort, ich sehnte mich zu sehr nach dem theueren

Johannes ... nun, Sie wissen's, wie wir ihn lieben müssen am Clavier und auch so!" Immer wieder klingt ihre mütterliche Fürsorge durch, etwa wenn sie in ihrem Brief vom 21. Juli 1856 über eine nicht näher beschriebene Krankheit Brahms' berichtet: „Der arme Johannes besteht rechte Geduldsprobe, er ist nun schon bald 14 Tage aufs Zimmer angewiesen, und wird wohl noch eben so lang nicht hinaus dürfen. Man kann sich aber wohl keinen liebenswürdigeren Kranken denken – nie ein Wort der Klage, und nicht um ein Haarbreit weicht er von den Vorschriften des Arztes. Ich leide viel mehr dabei, als Er." Es ist dies übrigens einer der ganz wenigen Hinweise im Leben Brahms', die uns von einer Krankheit berichten.

Waren die Äußerungen seiner Empfindung für Clara zunächst noch zurückhaltend und bloß zarte Bekenntnisse eines schwärmenden Romantikers, so brachte die ständige Konfrontation mit den Problemen und Empfindungen einer sensiblen, reifen Frau es mit sich, daß sich seine Beziehung zu ihr nach und nach veränderte. Waren seine Bekenntnisse bisher in seinen Briefen mehr oder weniger nur verschlüsselt herauszulesen, so verwandelten sie sich nunmehr in Briefe eines Liebenden. Man kann diese Entwicklung schon allein aus der Wandlung der Anrede ablesen: Sprach er Clara zuallererst mit „verehrte Frau" an, so hieß es später schon „Teuerste Freundin", „Innigst geliebte Freundin" und „Geliebte Frau Clara", um schließlich nur mehr „Liebe Clara" zu heißen. Seine Sehnsucht nach ihr wurde so groß, daß er ihr schon wenige Tage, nachdem sie zu Konzerten nach Rotterdam abgereist war, nachfuhr. Doch immer noch verwendet er das „Sie" in seinen Briefen, selbst wenn er schreibt: „Jedes Wort reut mich, das ich an Sie schreibe und das nicht von Liebe spricht." Solche Worte bezeugen, wie tief Brahms in seiner hingebungsvollen Leidenschaft steckte. Es scheint, als glaubte er wirklich an eine „Erfüllung" ihrer Liebe. Dennoch nahm er das Angebot Claras, sie doch auch mit „Du" anzureden, nur zögernd an: „Ich will doch meine neuliche Überrumpelung nicht gleich wahrnehmen! Die mit dem ‚Du' nämlich. Ich dachte, ich wollte doch nicht Deine augenblickliche Güte und Liebe benutzen, es möchte Dir später nicht recht sein. Deshalb schreibe ich auch immer noch per Sie." Da der Briefwechsel zwischen beiden zu einem großen Teil vernichtet wurde, tauchten bald die wildesten Vermutungen auf, die in neuester Zeit in journalistischer Aufmachung in dem Verdacht gipfelten, Brahms wäre möglicherweise der Vater von Claras letztem Kind Felix. Abgesehen davon, daß Brahms am 30. September 1853 das Haus der Familie Schumann erstmals betrat und Clara am 11. Juni 1854 von dem Knaben entbunden wurde – der junge und äußerst schüchterne Johannes hätte somit bereits spätestens in den ersten Oktobertagen mit der wesentlich älteren und Ehrerbietung heischenden Gattin Robert Schumanns eine körperliche Verbindung eingehen müssen –, sprechen mehrere briefliche Hinweise entschieden gegen eine solche geschmacklose Unterstellung. So heißt es in einem Brief vom 19. Juni 1854 an Joseph Joachim, also eine Woche nach der Geburt Felix': „Ich glaube, ich achte und verehre sie doch nicht höher, als ich sie liebe und in sie verliebt bin. Ich muß mich oft mit Gewalt halten, daß ich sie nicht ganz ruhig umfasse und gar – ich weiß nicht, es kommt mir so natürlich vor, als ob sie es gar nicht übel nehmen könnte." Selbst zu dieser Zeit deutete er seinem Freunde nur seine geheimen Wünsche an, die wohl niemals wirklich in Erfüllung gingen. In diesem Sinne ist auch ein Ausspruch Brahms' zu deuten, den er viele Jahre später in Wien der mit ihm befreundeten Frau Ida Conrat gegenüber tat: Als am 10. Juni 1863 sein Freund Joachim die ehemalige Brahmssche Schülerin Amalie Weiss ehelichte und er das

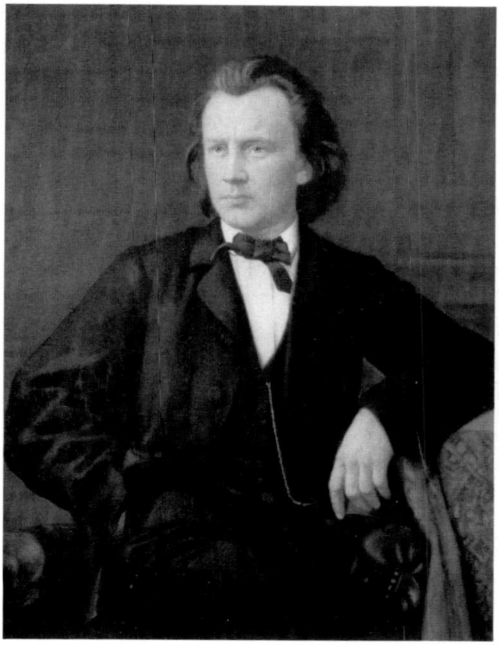

Johannes Brahms, Porträt von Carl Jagemann. Es basiert auf einer 1866 oder 1867 in Wien entstandenen Photographie.

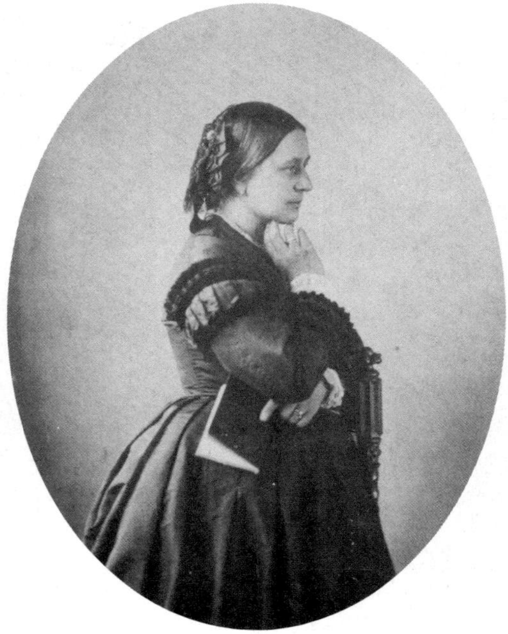

Clara Schumann, nach Roberts Erkrankung.

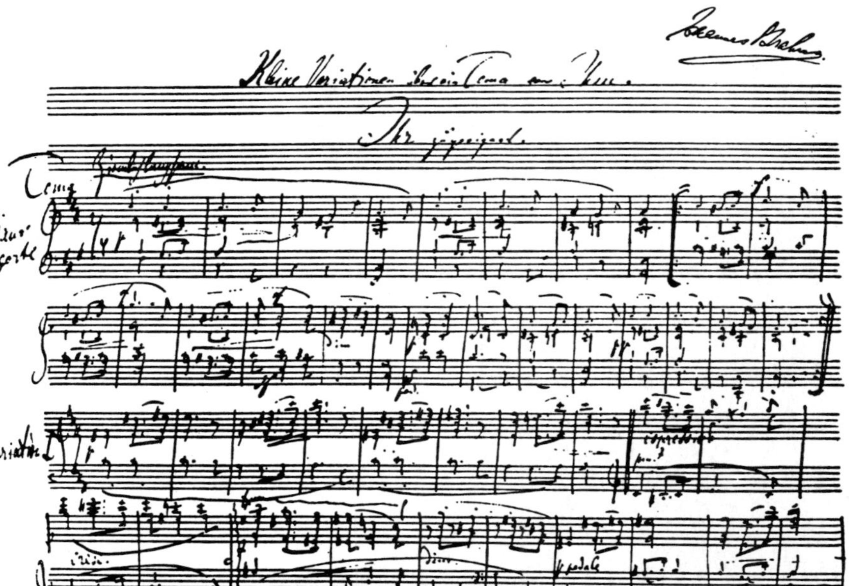

„Kleine Variationen über ein Thema von Ihm. Ihr zugeeignet."

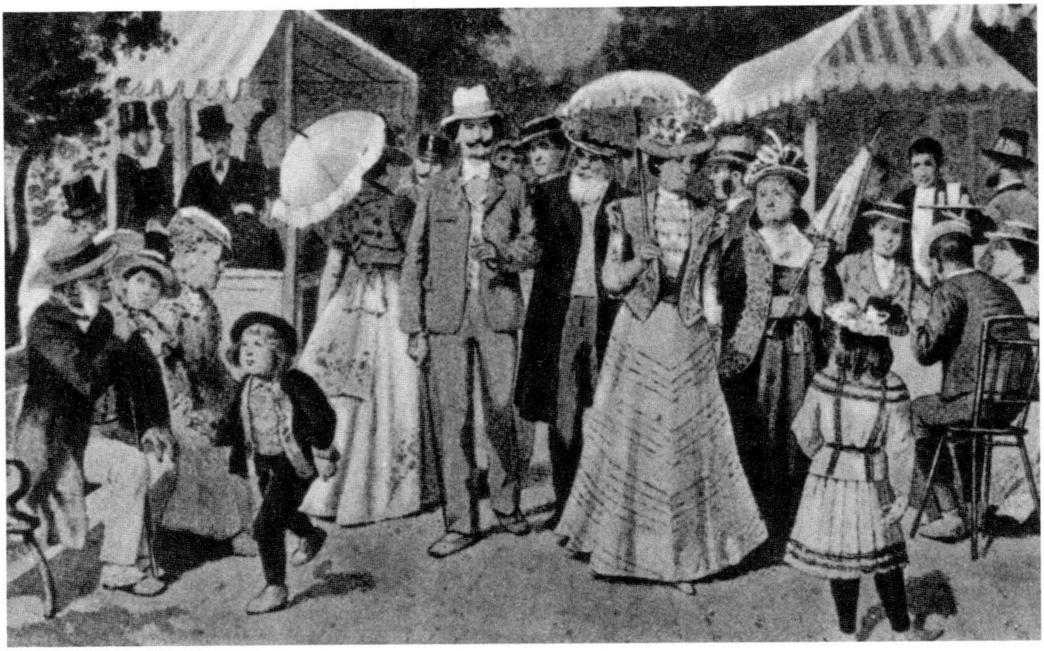

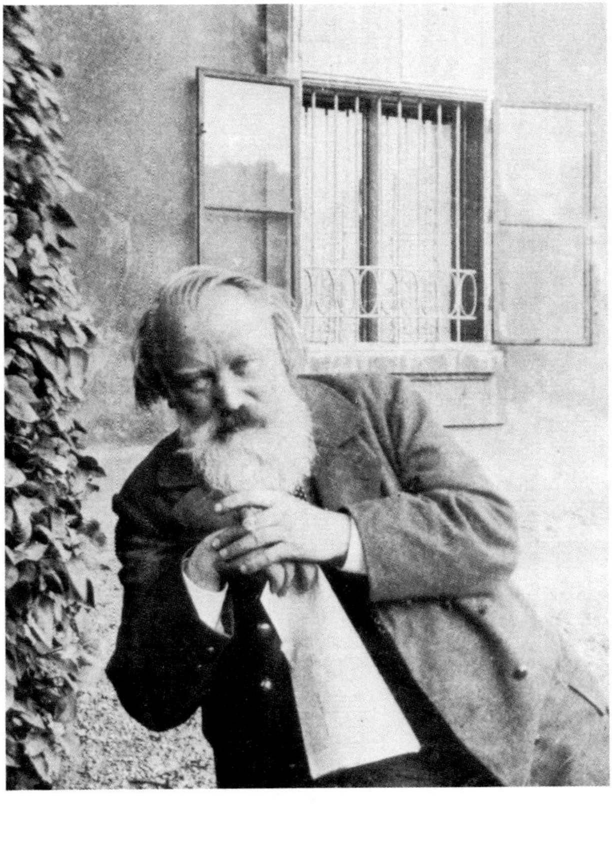

Oben: Johann Strauß (Sohn) und Brahms auf der Kurpromenade in Bad Ischl.

Letztes Photo von Johannes Brahms, aufgenommen von Maria Fellinger am 15. Juni 1896.

„Weh dir, daß du ein Enkel bist".

Weh dir, daß du ein Enkel bist

Der Reklameminister des Dritten Reiches entdeckte, daß Johannes Brahms großväterlicherseits ein «Judenstämmling» gewesen sei, worauf die bevorstehenden Feiern von Brahms' 100. Geburtstag in Deutschland abgeblasen wurden.

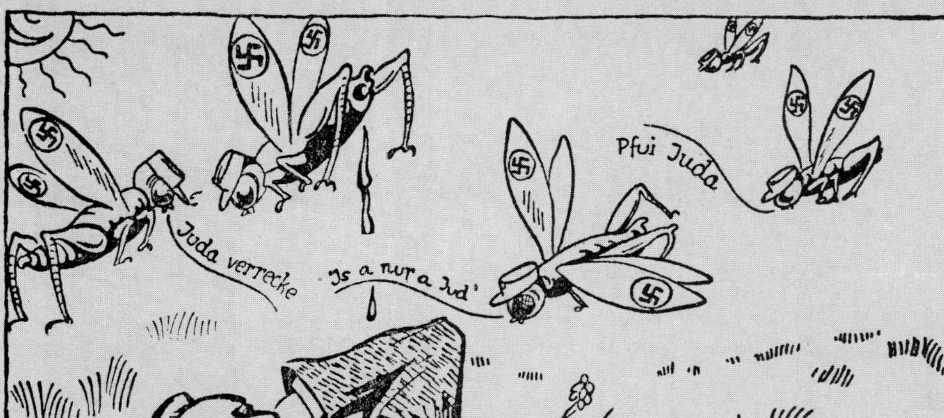

**„Ich ruhe still im hohen grünen Gras
Und sende lange meinen Blick nach oben.
Von Grillen rings umschwirrt ohn Unterlaß,
Von Himmelsbläue wundersam umwoben."**

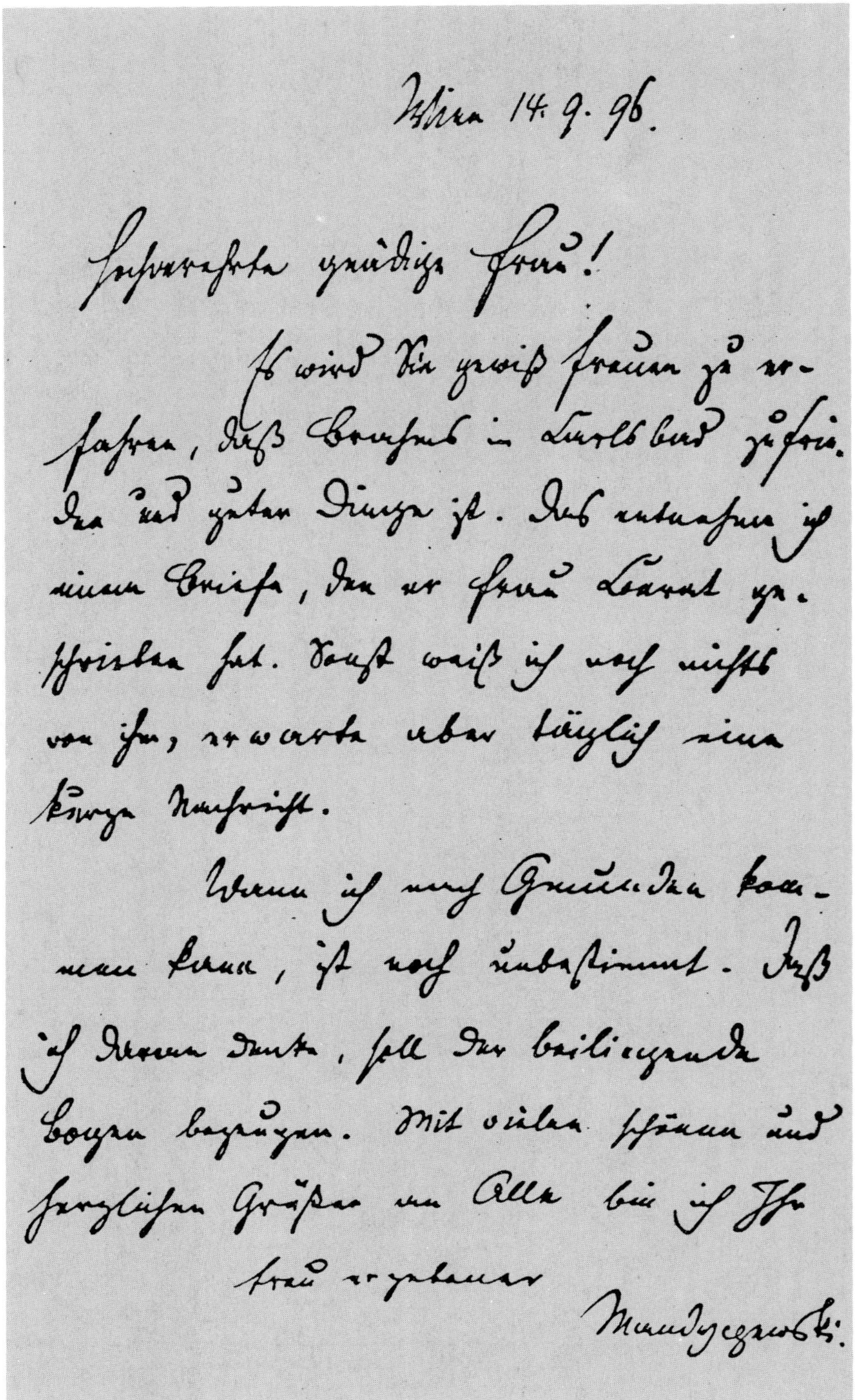

Wien 14. 9. 96.

Hochverehrte gnädige Frau!

Es wird Sie gewiß freuen zu erfahren, daß Brahms in Karlsbad zufrieden und guter Dinge ist. Das entnehme ich einem Briefe, den er Frau Conrat geschrieben hat. Sonst weiß ich noch nichts von ihm, erwarte aber täglich eine kurze Nachricht.

Wann ich nach Gmunden kommen kann, ist noch unbestimmt. Daß ich daran denke, soll der beiliegende Bogen bezeugen. Mit vielen schönen und herzlichen Grüßen an Alle bin ich Ihr

treu ergebener

Mandyczewski.

Brief von Mandyzewski an Olga Miller von Aichholz vom 14. 9. 1896.

glückliche Paar während ihrer häufigen Sommeraufenthalte in Aigen bei Salzburg besuchte, mußte er sich ernstlich hüten, in seinem reifen Mannesalter sein Herz nicht an die inzwischen voll erblühte Frau seines Freundes zu verlieren. Als Frau Conrat scherzhaft darauf hinwies, erklärte er abweisend und in ernstem Tone: „Ich habe nie in meinem Leben mit einer verheirateten Frau zu tun gehabt!" Um wieviel mehr mußte diese Einstellung seinem einst so verehrten Meister und Gönner Robert Schumann gegenüber gelten! Erst kurz vor dem Tod Schumanns wurden seine Briefe unverhüllte, offene Bekenntnisse: „Meine geliebte Clara, ich möchte, ich könnte Dir so zärtlich schreiben, wie ich Dich liebe, und so viel Liebes und Gutes tun, wie ich Dir's wünsche. Du bist mir so unendlich lieb, daß ich es gar nicht sagen kann. In einem fort möchte ich Dich Liebling und alles mögliche nennen, ohne satt zu werden, Dir zu schmeicheln ... Deine Briefe sind mir wie Küsse."
Und dann kam das zwar zu erwartende, doch weder für Johannes noch für Clara vorstellbare Ereignis, der Tod Robert Schumanns am 29. Juli 1856 in der Heilanstalt Endenich, wenige Tage, nachdem beide zu ihm gereist waren. Die Umstände des letzten Zusammentreffens der so lange getrennten Eheleute haben auf Brahms eine ungeheure Wirkung ausgeübt und zweifellos das für Clara und die Umwelt schwer begreifliche Verhalten Brahms' mitbestimmt. Er selbst hat dies in dem kurze Zeit später an Julius Otto Grimm abgesandten Brief vom September 1856 so beschrieben: „Ich erlebe wohl nie wieder so Ergreifendes, wie das Wiedersehen Roberts und Klaras ... Wir hätten freier atmen sollen, daß er erlöst, und wir konnten's nicht glauben." Dieser Eindruck hat Brahms nie mehr verlassen, und der Schatten des von ihm so verehrten und nunmehr toten Freundes wurde zum bestimmenden Schicksal für das weitere Leben von Clara und Johannes. Man hat deshalb nicht zu Unrecht die nun zu Ende gehende Krisenzeit Brahms' als seine „Werther-Zeit" bezeichnet. Dem Kopfsatz des c-Moll Klavierquartettes op. 60 hatte er wohl deshalb auch die vielsagende Erklärung mitgegeben: „Nun stellen Sie sich einen Menschen vor, der sich eben totschießen will und dem nichts anderes mehr übrig bleibt." Und wenn uns auch heute dieser Textvorschlag an seinen Verleger scherzhaft dünkt, so scheint es ihm damals sehr ernst gewesen zu sein: Das Titelblatt sollte ein Kopf mit einer Pistole zieren, dazu seine Photographie im Stile Werthers in blauem Frack, gelben Hosen und Stulpenstiefeln.
Durch die Trennung von Clara, die nach Robert Schumanns Tod im Herbst 1856 nach Berlin übersiedelte, änderte sich auch der Stil seiner Briefe. Zwar bekundete er ihr in einem Brief vom 28. Oktober 1856 noch sein tiefes Mitleiden: „Ich wünsche mir nichts sehnlicher, als Dich trösten zu können, doch wie das?", doch wurde der Ton in seinen Briefen nun zurückhaltender und aus der Sprache des Verliebten wurde immer mehr jene des aufrichtig teilnehmenden, aber ruhigen Freundes. Wie befremdend mußten Worte auf Clara wirken, wie etwa: „Leidenschaften gehören nicht zum Menschen als etwas Natürliches. Sie sind immer Ausnahme oder Auswüchse. Bei wem sie das Maß überschreiten, der muß sich als Kranken betrachten und durch Arznei für sein Leben und seine Gesundheit sorgen." Er hat die Notwendigkeit des Verzichtes begriffen, jene Notwendigkeit, die auch für seine Selbstbefreiung erforderlich war. Es sieht wie eine Flucht aus, wenngleich wir nur ahnen können, was sich damals wirklich ereignet hat. Den einzigen direkten Hinweis auf dieses Ereignis findet man in den Lebenserinnerungen von Claras Tochter Eugenie. Dort heißt es: „Was Brahms' Freundschaft meiner Mutter in der schwersten Zeit ihres Lebens gewesen ist, wußte ich damals nicht; erst mehrere

Jahre nach meiner Mutter Tod las ich die Worte, die sie gleich einem Vermächtnis uns Kindern in ihr Tagebuch geschrieben hatte, Worte, in denen sie uns zu lebenslänglicher Dankbarkeit gegen den verpflichtet, der ihr einst Jahre seines jungen Daseins geopfert habe. Nach der Erkrankung unseres Vaters erfüllte ihn die schwärmerische Hingabe an unsere Mutter, die sein ganzes Sein beherrschte und der er mehrere Jahre seines Lebens nicht opferte, denn er folgte seinem innersten Herzensbedürfnis, sondern weihte." Auch aus diesen Worten können wir entnehmen, daß Brahms' Verhältnis zu Clara Schumann nicht nur das entscheidende, tragisch verhängnisvolle Erlebnis seiner Jugend gewesen ist, sondern daß es sich bei dieser Beziehung wohl um eine reine, zu Opfern bereite Liebe zwischen zwei großen Menschenseelen gehandelt hat. Diese „Fluchtbereitschaft" ist auch in seinem späteren Lebensabschnitt „das eigentliche Rätsel" bei Brahms. Da er kein verbindlicher Mensch war, erfolgte die Loslösung von Clara eher abrupt, und sie, deren Äußerungen über ihre Sehnsucht nach Johannes nach Schumanns Tod stärker und häufiger wurden, mußte diese plötzliche Wesensänderung als herzlos empfinden. Von dem Augenblick an, als ihr endgültig klar wurde, daß die Trennung unwiderruflich war, wurden auch ihre Berichte über Brahms kühler und sachlicher, wenngleich sie sich immer mit unverminderter Hingabe für sein Werk einsetzte. Die Freunde schienen sich darüber etwas zu wundern, denn sie schrieb am 8. März 1859 an Joseph Joachim: „... glauben Sie, weil er mich tief gekränkt hat, das könnte meine Theilnahme auch nur im geringsten schmälern? Ich hege sie im Stillen nach wie vor, in dem Grade aber sie Ihm zu zeigen, wie früher, das läßt mein weibliches Zartgefühl nicht mehr zu." Durch wiederholte Kränkungen Claras wurde in den folgenden Jahren die Distanz zu Brahms noch deutlicher, wie aus einem Brief aus Baden-Baden an Joachim vom 31. August 1863 zu entnehmen ist, in welchem es heißt „... Meine Theilnahme an seinem Geschick und seinem Schaffen wird immer dieselbe warme bleiben, mein Zutrauen zu ihm ist aber ganz dahin."

Lehr- und Wanderjahre

Damit ist nicht nur eine schwere Krisenzeit – seine „Werther-Zeit" – für Brahms vorüber, sondern er erkannte nun auch, daß er Freiheit zum künstlerischen Schaffen brauchte und seine Sehnsucht nach weiblicher Partnerschaft und familiärer Geborgenheit seine kreative Tätigkeit als Komponist nicht beeinträchtigen dürfe. Der Instinkt des Genies entschied sich für den Weg der persönlichen Entsagung und das traurige Dasein eines „Abseiters".
In den Jahren 1857 bis 1859 wirkte er als Musiklehrer und Chordirigent am Detmolder Hof, in dessen abgeschiedener, an Naturschönheiten reicher Residenzstadt er nach den spannungsgeladenen Düsseldorfer Jahren seine innere Ruhe wiederfinden konnte, die er so dringend benötigte. Dieser gelösten, heiteren Stimmung sind seine beiden Orchesterserenaden op. 11 in D-Dur und op. 16 in A-Dur zu verdanken, die gleichzeitig den Weg ebneten, dem seit 1854 großangelegten Entwurf zu seinem d-Moll Klavierkonzert op. 15 seine endgültige Form zu geben. Als Dirigent des dortigen Chores nützte er aber auch die Gelegenheit, seine noch immer knabenhafte, hohe Sprechstimme zu üben, was allein schon für ein autoritatives Auftreten von nicht unerheblicher Bedeutung war. Am 11. Okto-

ber 1857 berichtete er Clara: „Sie macht sich majestätisch, meine Stimme. Wenn der Chor forte singt, dann übe ich sie und brülle dazwischen, eigentlich bloß meinetwegen und zu meiner Übung."
Ende Juli oder in den allerersten Tagen des August 1858 lernte Brahms in Göttingen die Professorentochter Agathe von Siebold kennen. Wie sehr Brahms in dieses junge Mädchen verliebt war, geht daraus hervor, daß er sich sogar mit dem Verlobungsring photographieren ließ. Doch auch diesmal war es wieder seine „Fluchtbereitschaft", daß aus dieser Bindung letztlich doch keine Ehe entstand. Er schrieb Agathe einen Brief: „Ich liebe Dich! Muß Dich wiedersehen! Aber Fesseln tragen kann ich nicht! Schreib mir, ob ich wiederkommen soll, Dich in meine Arme zu schließen, Dich zu küssen, Dir zu sagen, daß ich Dich liebe!" Der Abschiedsbrief Agathens besiegelte endgültig die versäumte Gelegenheit, eine Familie zu gründen, was Brahms längere Zeit ehrlich zu bedauern schien. Im Laufe der Jahre stellte sich jedoch eine eher heitere Resignation ein, wie uns der Schweizer Dichter Fritz Widmann berichtet, mit dem er in den Jahren 1886 bis 1888 wiederholt zusammentraf. Brahms habe dabei gerne den von Daniel Spitzer geprägten Satz zitiert: „Ich war leider nie verheiratet und bin es gottlob noch immer nicht." Mit seinem herrlichen Sextett in G-Dur op. 36 jedoch, aus dessen Notenbild sich der Name „Agathe" herauslesen läßt, hatte er nicht nur einen überzeugenden Beweis seiner Liebe zu diesem Mädchen erbracht, sondern diese Liebe zugleich auch überwunden. Seinem Freund Josef Gänsbacher, Musiklehrer und hervorragender Cellist, bekannte er dies mit den Worten: „Da habe ich mich von meiner letzten Liebe losgemacht." Und losgemacht hat er sich auch später immer wieder, wenngleich er sich niemals mehr so gefährlich verstrickte wie bei Agathe Siebold.
Seine „Hamburger Zeit" begann mit einer begeistert aufgenommenen Aufführung seines Klavierkonzertes in d-Moll, dem Schlußstück seiner „Sturm- und Drangzeit", am 24. März 1859. Leider war er gerade an diesem Abend arg mitgenommen durch eine Anschwellung des Halses und der Backe, wahrscheinlich Ausdruck einer Angina, die er jedoch schnell wieder überwunden zu haben schien. Die Hamburger Jahre waren für Brahms voller Anregungen, nicht zuletzt durch die Möglichkeit, mit Hilfe des Frauenchors einige seiner in Detmold komponierten Werke zur Aufführung zu bringen. Vor allem aber brachte sie ihm die Bekanntschaft mit dem berühmten Liedersänger Julius Stockhausen, der später der Protagonist seiner Lieder wurde und durch den er indirekt auch zur Komposition seines Liederzyklus „Magelone-Gesänge" op. 33 angeregt wurde. Probleme stellten sich allerdings durch das Zusammenleben mit seinen Eltern ein, da er sich inzwischen schon zu sehr an seine Unabhängigkeit und Selbständigkeit gewöhnt hatte. Entschädigt wurde er dafür durch die Begeisterung und Schwärmerei der jungen Sängerinnen des Hamburger Damenchors, unter denen ihn die Wienerin Bertha Porubszky besonders interessierte. Ihr verdanken wir das wohl bekannteste aller Lieder von Brahms, das Wiegenlied „Guten Abend, gute Nacht", das er ihr später zur Geburt ihres zweiten Kindes zum Geschenk machte. In einem ausführlichen Brief berichtete er Clara über dieses frische Musizieren in Hamburg in einer freien und ungezwungenen Art, aus der man herausspürt, daß die „Werther-Krise" der vergangenen Jahre überwunden war und seine innere Beziehung zu Clara sich nun in eine Freundschaft „auf Leben und Tod" entfaltet hatte: „... Soll ich Dir beschreiben, liebe Clara, daß ich die größte Liebe für Dich und den, der Dich verlassen hat, habe und ewig haben werde, ... ". Leider fiel in diese Ham-

burger Zeit auch die schon erwähnte unglückliche „Erklärung“ gegen die Neudeutsche Schule.
Als er beschloß, Hamburg zu verlassen, um sich in Wien einen Namen zu machen, über den man sich bei der Besetzung eines Dirigentenpostens in der Hansestadt nicht so leicht hinwegsetzen könnte, soll Johannes, der durch seine Konzerte inzwischen schon zu etwas Geld gekommen war, beim Abschied zu seinem Vater gesagt haben: „Wenn es dir einmal schlecht gehen sollte, der beste Trost ist immer die Musik. Lies nur fleißig in meinem alten Saul, da wirst du finden, was du brauchen kannst.“ Vorher aber hatte Brahms den Band reichlich mit Banknoten gespickt.
Als er am 8. September 1862 zum ersten Mal den Boden Wiens betrat, fand er gewissermaßen „musikalischen Urboden“ vor, und eine seiner ersten Nachrichten aus Wien war denn auch: „... ich wohne hier, zehn Schritte vom Prater und kann meinen Wein trinken, wo ihn Beethoven getrunken hat.“ Aus seinem musikalischen Gepäck, das er nach Wien mitbrachte und das die beiden Klavierquartette op. 25 und op. 26, das Klaviertrio in H-Dur op. 8, die drei Klaviersonaten op. 1, op. 2 und op. 5 und mehrere Kompositionen für Streicher enthielt, zeigte er, nachdem er den damals berühmten Pianisten Julius Epstein kennengelernt hatte, zuerst das Klavierquartett in g-Moll her. In dessen Wohnung fand denn auch bald die denkwürdige erste Probe im Oktober 1862 statt, bei der Joseph Hellmesberger prima vista den Part der ersten Geige übernahm. Die Begeisterung war so groß, daß Hellmesberger dieses Werk des „Erben Beethovens“, wie er sich ausdrückte, sofort in das Programm seiner Quartettabende aufnahm und es am 16. November im Konzertsaal der „Gesellschaft der Musikfreunde“ den Wienern vorstellte. Durch Julius Epstein angeregt, entschloß sich Brahms, am 29. November noch ein weiteres Konzert folgen zu lassen, in welchem er sich vorwiegend als Pianist hören ließ. Begeistert berichtete er seinen Eltern von seiner enthusiastischen Aufnahme in Wien. Da kam aus seiner Heimat die bestürzende Nachricht, daß man den Dirigentenposten der Hamburger Philharmonie nicht ihm, sondern Julius Stockhausen zugesprochen hatte. Enttäuscht verließ er Wien am 1. Mai 1863, fand jedoch auch in Hamburg bei seinen Eltern alles andere als friedliche Verhältnisse, die wohl vor allem durch den sich immer mehr auswirkenden Altersunterschied von 17 Jahren verursacht wurden.
So fiel es ihm nicht allzu schwer, die ihm angebotene Stelle des Chormeisters der Wiener Singakademie anzunehmen und im Herbst 1863 wieder nach Wien zurückzukehren, in die „Heilige Stadt der Musiker“, wie er sich einmal ausdrückte. Schon während seines ersten Wiener Aufenthaltes nahmen ihn die österreichischen Volkslieder, die Schrammelmusik im Prater oder beim Heurigen und die unvergleichliche Beschwingtheit der Walzer von Strauß ebenso gefangen wie die slawischen und ungarischen Einflüsse in der „Wiener Musik“, wie man sie aus seinen späteren „Ungarischen Tänzen“ und seinen „Walzern“ herausspürt. Die Walzer widmete er dem damals mächtigen Kritiker Eduard Hanslick, dessen Zuneigung zu Brahms wahrscheinlich eher seiner Abneigung gegen Wagner als seinem Verständnis der Brahmsschen Musik entsprang. Brahms selbst scheint dies vermutet zu haben, wenn er später einmal sagte: „Ich glaube, daß Hanslick zu meiner Musik niemals ein wirkliches Verhältnis gehabt hat.“ Seine Tätigkeit als Chormeister währte allerdings nur eine Saison lang, teils wegen verschiedener Intrigen, teils wegen seines Dranges, seinem künstlerischen Schaffen frei von festen Verpflichtungen nachgehen zu können.

So zog er im Juni 1864 wieder nach Hamburg, wo sich in seinem Elternhaus der endgültige Bruch vollzogen hatte. Johannes suchte für beide eine getrennte Wohnung und half seiner Mutter und seiner Schwester finanziell und durch menschlichen Beistand. Doch schon am 2. Feber 1865 mußte er Clara den Abschied von seiner Mutter vermelden: „Am Dienstag abends kam meine Mutter ganz wohl gelaunt aus einem Konzert und scherzte vom Wagen aus noch mit Fritz. Kaum fährt der Wagen, da klagt sie, daß sie die Zunge so schwer fühle und meine Schwester sieht mit Schrecken, daß der Mund sich schief verzogen und die Zunge geschwollen vorliegt." Es handelte sich um einen Schlaganfall mit linksseitiger Lähmung, dem sie in der folgenden Nacht um zwei Uhr früh erlegen ist. „Sie war ganz unverändert und sah so lieb und sanft aus wie im Leben." Als Künstler versuchte Brahms, den Schmerz, den er durch den Verlust seiner über alles geliebten Mutter erlitten hatte, durch eine gesteigerte Schaffenstätigkeit zu überwinden. In seinem Horntrio Es-Dur op. 40, vor allem in der düsteren Farbe des Mittelsatzes, hat er bereits seinem Schmerz um die verlorene Mutter Ausdruck verliehen. In diesem trüben es-Moll mit der für Brahms höchst ungewöhnlichen Tempobezeichnung „mesto" atmet dieses zu den schönsten Eingebungen der Brahmsschen Muse zählende Adagio mesto „eine tiefe, trostsuchende und nach wiederholtem Aufschrei des höchsten Schmerzes trostfindende Trauer." Wir besitzen allerdings keinen eigenen Hinweis Brahms' auf einen Zusammenhang dieser Komposition mit dem Tod seiner Mutter, wenn auch die Deutung eines Abschiedsgesanges für die geliebte Mutter, der Johannes als Junge so häufig gerade auf dem Waldhorn vorgespielt hatte, mit diesem schwermütig klingenden Adagio sehr naheliegend ist.
Wie vorsichtig man allerdings mit solchen Rückschlüssen sein sollte, beweist die bis 1927 vertretene Interpretation des Klagegesanges in seinem zweiten Streichsextett in G-Dur op. 36 aus dem ersten Satz, wonach dieser mit dem Verlust der Mutter in Verbindung stehe. Erst nach der Herausgabe des Briefwechsels zwischen Brahms und Clara Schumann wurde klar, daß dieses Thema Johannes schon im Februar 1855 konzipierte. Bemerkenswerter Weise aber beginnt nun ein Plan Formen anzunehmen, den er schon längere Zeit gehegt hatte: der Gedanke an die Komposition eines „Deutschen Requiems".
Die Entstehungsgeschichte seines „Deutschen Requiems" op. 45 ist uns in seinen Einzelheiten nicht vollständig bekannt. Wir wissen nur, daß ihn dieses Projekt länger als ein Jahrzehnt beschäftigte und daß er – vom Schicksal Robert Schumanns tief berührt – wahrscheinlich schon damals daran gedacht hat, auf den Tod Schumanns eine Trauerkantate zu komponieren. In einem solchen Sinne äußerte sich schon Max Kalbeck. Er vermutete, daß Brahms bei der Sichtung von Schumanns Nachlaß auf dessen „Projektbuch" stieß, in welchem bereits der Titel eines deutschen Requiems notiert vorlag. Das erschütternde Ereignis des Todes seiner Mutter dürfte nun den letzten Anstoß zur Weiterführung und Vollendung jener neuen Gattung einer Totenmesse gegeben haben, die ihm wie ein Vermächtnis des von ihm so verehrten Förderers und Wohltäters erschienen sein mag. Wie sehr diese Annahme zutrifft, beweist der Brief Brahms' an Joachim nach der Gedächtnisfeier für Schumann vom 17. bis 19. August 1873, an der zur großen Enttäuschung Brahms' sein „Requiem" nicht zur Aufführung gelangte: „... wüßtest Du, wie sehr und innig ein Stück wie das Requiem überhaupt Schumann gehört. Wie es mir also im geheimen Grunde ganz selbstverständlich scheinen mußte, daß es ihm auch gesungen würde." Die Texte aus Bibelstellen des Alten und Neuen Testamentes,

die er selbst auswählte und zusammenstellte, stehen in keiner Beziehung zur kirchlichen Liturgie und sind frei von jeder konfessionellen Bindung. So gesehen ist es eigentlich kein Requiem, sondern vielmehr eine Trauermusik ergreifendster Art, deren Text an die Fragwürdigkeit und Vergänglichkeit des Menschen erinnert und Trost und Erhebung gewähren soll. Der Kern des der Mutter geweihten Werkes ist der siebte, später als fünfter eingereihte Satz, der mit den Worten „Ihr habt nun Traurigkeit" am reinsten von ihrem Wesen kündet. Er wurde erst 1868 komponiert „in Gedanken an die Mutter" und sollte, wie er sich selbst dem deutschen Musikschriftsteller Hermann Deiters gegenüber ausdrückte, „den ruhenden Mittelpunkt in der allmählichen Wandlung von Trauer und Klage zu tröstendem Verstehen und beseligender Gewißheit über ein Weiterleben nach dem Tode bilden."
Die erste Aufführung des damals noch unvollständigen Werkes fand am Karfreitag, dem 10. April 1868, in Bremen statt und erschütterte die Zuhörerschaft. Clara Schumann notierte in ihr Tagebuch: „Mich hat dieses Requiem ergriffen wie noch nie eine Kirchenmusik ... Ich mußte immer, wie ich Johannes so da stehen sah mit dem Stab in der Hand, an meines teuren Roberts Prophezeiung denken: ‚Laß den nur mal erst den Zauberstab ergreifen und mit Orchester und Chor wirken' – welche sich heute erfüllte. Der Stab wurde wirklich zum Zauberstab und bezwang alle, sogar seine entschiedensten Feinde." Und ähnlich begeistert äußerte man sich in einer Besprechung in der „Neuen Evangelischen Kirchenzeitung" nach der Uraufführung des fertigen, siebensätzigen Werkes am 18. Februar 1869 im Gewandhaus zu Leipzig unter der Stabführung von Karl Reinecke: „... Und wenn wir von einem Genius erwarten, daß er eine neue Tür auftut, durch welche der Strom dessen, was in der Zeit lebt, sich ergießend auch alles mitfortreiße, was die Vergangenheit am Leben überliefert, so wird man Brahms nach diesem Requiem den Ehrennamen (Genius) schwerlich versagen dürfen."
Nach dem ungeteilten großen Erfolg seines „Deutschen Requiems" nahm er 1869 mit der „Rhapsodie" für Altstimme, Männerchor und Orchester op. 53 nochmals ein großes Chorwerk in Angriff. Die Worte dazu aus Goethes „Harzreise im Winter" entsprachen offenbar seiner augenblicklichen Entsagungsstimmung mit der Beschreibung des Seelenzustandes eines jungen Mannes, dem Goethes „Werther" die innere Ruhe geraubt hat. Brahms entwickelte nämlich im Sommer 1869 eine starke Zuneigung zur schönen und zarten Julie, der Tochter Clara Schumanns. Als diese – für ihn offenbar ganz unerwartet – sich im September dieses Jahres mit einem italienischen Grafen verlobte, schien Brahms, der sich über seine Empfindungen für Julie niemals geäußert hatte, konsterniert gewesen zu sein. Wenige Tage nach der Trauung überreichte er Julie seine „Altrhapsodie", und Clara schrieb später darüber: „Johannes ist wie umgewandelt jetzt, kommt selten und ist einsilbig, auch gegen Julie, gegen die er vorher so sehr liebenswürdig immer war. Hat er sie wirklich lieb gehabt? Doch er dachte ja nie an heiraten, und Julie hatte nie Neigung für ihn." Clara war von dieser „Altrhapsodie" begeistert und notierte: „Ein wundervolles Stück ... Er nannte es s e i n e n Brautgesang. Es erschütterte mich so durch den tiefsinnigen Schmerz in Wort und Musik, wie ich mich lange eines solchen Eindrucks nicht erinnere."
Ob Brahms an eine Verbindung mit Julie je gedacht, oder ob ihn nur die Schönheit dieses jungen Geschöpfes angezogen hat, muß offen bleiben. Wir wissen ja, daß er sich stets gerne mit schönen Menschen umgab, auch wenn diese männlichen

Geschlechts waren. So schätzte er den während seines Aufenthaltes in Baden-Baden angetroffenen Joseph Gänsbacher nicht nur als Musiker, sondern auch wegen seiner körperlichen Vorzüge. „Es gab bessere Cellisten, aber es konnte keinen schöneren Menschen geben; das Profil, wie mit künstlerischer Absicht von reicher Mähne, Haar und vollem Bart umrahmt, der bedeutende Kopf als Bekrönung einer hohen, schlanken aber nicht hageren Figur, dazu ein Adel der Haltung und Bewegung … das alles machte aus Gänsbacher eine Gestalt, auf der nicht nur Frauenaugen mit Wohlgefallen ruhten." Und ähnlich schloß sich Brahms während seiner Zeit in Baden-Baden auch besonders eng an Anselm Feuerbach an, dem Vollender und zugleich Überwinder des Klassizismus in der deutschen Malerei, der überall als Urbild männlicher Schönheit galt.
Am 22. März 1867 fand die Hochzeit seines Vaters mit Karoline Schnack statt, mit der Johannes bis zum Tode ein herzliches Verhältnis aufrecht hielt. Seinem Vater schrieb er: „Empfiehl mich der künftigen Mutter und sage ihr, sie könnte keinen dankbareren Sohn als mich haben, wenn sie meinen Vater glücklich macht." Schon im Juli holte er sich den Vater zu einem Besuch nach Wien, von wo aus sie die Schönheiten des Salzkammergutes und der Steiermark entdeckten. Gemeinsam bestiegen sie mit Gänsbacher verschiedene Berge, wobei Brahms dank seiner ausgezeichneten Konstitution den anderen immmer weit vorausstürmte. Noch immer erfreute er sich bester Gesundheit, die nur gelegentlich durch unbedeutende Unpäßlichkeiten oder belanglose Verkühlungen vorübergehend gestört wurde. So etwa berichtete Julius Stockhausen, mit dem er eine Konzertreise nach Ungarn unternahm, im Frühjahr 1868 seiner Frau Klara, daß sie sich beide ordentlich verkühlt hätten und als „Stockheiser & Co." auftreten müßten. In diesem Bericht lesen wir auch, Brahms hätte „letzthin bei dem schlechten Wetter halbe Nächte durch geschwiemelt mit jungen Männern und ist oft so naß geworden, daß ich ihm ein Paar Bottinen und ein Paar Socken leihen mußte." Die Frauen von Budapest kommen in diesem Bericht nicht sehr gut weg, denn Stockhausen schrieb weiter: „Das schöne Geschlecht ist im Ganzen ziemlich lose. Brahms hat merkwürdige Geschichten erlebt. Mich hat man in Ruhe gelassen." Wenn Brahms halbe Nächte „mit jungen Männern durchschwiemelte" und auch sonst sich von schönen Männern wie Joseph Gänsbacher oder Anselm Feuerbach angezogen fühlte, so muß dies nicht unbedingt als homoerotische Komponente gedeutet werden. Gibt es doch genügend Beweise aus seinem Leben, wie sehr er immer wieder dem weiblichen Geschlecht zugetan war, auch wenn daraus niemals eine dauerhafte Bindung entstand. Wie ihn die Frauen damals gesehen haben mögen, können wir einer Beschreibung seiner Schülerin und späteren englischen Biographin Florence May entnehmen, die ihn im Sommer des Jahres 1871 in Baden-Baden erstmals persönlich kennen lernte: „Unter Mittelgröße, hatte seine Gestalt etwas Breites und Festgebautes, obschon noch ohne Hinneigung zur Wohlbeleibtheit, die sich erst später entwickelte. Er hatte den blonden deutschen Typus, mit hellem schlichten Haar, das er lang und von den Schläfen zurückgebürstet trug. Sein Gesicht war glatt rasiert. Das auffallendste physische Kennzeichen bei ihm war das mächtige Haupt, mit der prächtigen geistreichen Stirn … In Brahms' Benehmen war eine Mischung von Geselligkeit und Zurückhaltung … ."

Brahms und Billroth

Einer der großen Glücksfälle im Leben Johannes Brahms' war, daß der berühmte Chirurg Theodor Billroth 1867 an die Wiener Universität berufen wurde. Mit dieser Berufung wurde nicht nur der Grundstein für die Entwicklung der chirurgischen Universitätsklinik Wiens zu einer Klinik von Weltruf gelegt, in der eine Reihe chirurgischer Großtaten ihre Geburtsstätte finden sollte, sondern mit diesem Datum wurde gleichzeitig ein neues Zeitalter im musikalisch-medizinischen Wien eingeleitet, das durch die legendäre Freundschaft mit Johannes Brahms einen Höhepunkt erreichen sollte. Um die Einmaligkeit dieser glücklichen Konstellation der beiden außergewöhnlichen Männer richtig beurteilen zu können, erscheint es notwendig, die Rolle des bedeutenden Chirurgen als Musiker etwas genauer zu beleuchten.

Die außergewöhnliche Musikbegabung Billroths erfuhr natürlich schon in seiner frühen Kindheit durch die Musikbegeisterung seines Vaters, der Pastor war, erste Anregungen. Zum stärksten, seine ganze Zukunft bestimmenden Eindruck wurde aber das Haus seines Großvaters, in welches nach dem frühen Tod seines Vaters die kränkliche Mutter mit ihren fünf Söhnen von Bergen auf der Insel Rügen nach Greifswald übersiedelte. Großvater Billroth, von Beruf Advokat, bestimmte damals das gesamte musikalische Leben in Pommern und überzeugte den jungen Theodor schon bald, daß die Musik wie keine andere Kunst den Menschen zu veredeln und zu adeln vermag. Aber auch Anregungen seitens seiner Großmutter mütterlicherseits, einer Sängerin am Nationaltheater zu Berlin, dürften sein inniges Verhältnis zur Musik mitbegründet haben. Diese musikalische Mitgift und die künstlerischen Eindrücke im Hause des Großvaters hatten in der Folge die Jugend Theodor Billroths so stark bestimmt, daß er das Gymnasium nur mit Mühe durchlief und – ähnlich wie sein Vorgänger am Lehrstuhl für Chirurgie in Wien, Professor Franz Schuh, oder der berühmte Professor Emil Richard Zuckerkandl, pathologischer Anatom an der Universität in Wien – sich bis zum zwanzigsten Lebensjahr so gut wie nur der Musik zuwandte. Erst auf das Drängen seiner todkranken Mutter entschloß er sich endgültig für das Medizinstudium, allerdings mit der Einschränkung, niemals seine Beschäftigung mit der Musik aufzugeben. So verwundert es nicht, daß sich Billroth auch während des Medizinstudiums eifrig musikalisch weiterbetätigte; als junger Student in Göttingen genoß er als Pianist bereits einen derartigen Ruf, daß man ihm die Ehre zuteil werden ließ, die damals wohl berühmteste Sängerin, Jenny Lind, bei ihrem öffentlichen Konzert am Flügel begleiten zu dürfen.

Hatte man in Göttingen nach seinem Weggang noch gesagt: „Der Billroth hätte gerade so gut Musiker wie Chirurg werden können", so beherrschte nach seiner Übersiedlung an die chirurgische Universitätsklinik in Berlin, die im Herbst 1851 erfolgte, die Chirurgie völlig sein Leben, sodaß er sich bereits im Jahre 1856 habilitieren konnte. Erst mit der Übernahme des chirurgischen Lehrstuhls an der Universität Zürich im Frühjahr 1860 begann er sich wieder mit großem Eifer und der ihm eigenen Ausdauer und Intensität seiner geliebten Musik zuzuwenden, wobei er sich nun mit besonderem Interesse der Kammermusik annahm. Als er feststellen mußte, daß in Zürich für die Zusammensetzung eines Streichquartettes kein geeigneter Bratschist aufzutreiben war, entschloß er sich kurzerhand, bei dem berühmten Lehrer Eschmann Unterricht in Bratsche zu nehmen. Mit der ihm eigenen Zielstrebigkeit übte er von nun an täglich von fünf bis sechs Uhr morgens Geige oder Bratsche, was unter seinen Studenten und Assistenten kein geringes Aufsehen erregt haben soll. Sein Hauptinstrument war und blieb aber weiterhin das Klavier. Wie ernst es ihm mit dem Musizieren war, bezeugt ein Brief vom August 1879, in welchem er mit den Worten beginnt: „Meine Finger zittern augenblicklich, weil ich eine Stunde lang Bach gespielt habe! Das strengt die Finger gewaltig an; denn nicht nur jeder Takt, das Ganze muß dastehen wie ein gothischer Bau, steinern, hoch und groß; ich habe mich heute Morgen mit einer Art Leidenschaft dieser Musik hingegeben." Diese Begeisterungsfähigkeit, die er bis an sein Lebensende behielt, zeigt uns, daß dieser große Arzt nicht nur zu seiner Entspannung oder aus reiner Musizierlust Musik betrieb, sondern daß sie in ihm Reflexionen auslöste und ihn zum Nachdenken veranlaßte. So wurde das Klavier für ihn beinahe ein lebenswichtiger Partner, auf den er nicht verzichten zu können glaubte. Als er einmal nach Karlsbad reiste, um im Hotel „Russischer Kaiser" einige erholsame Urlaubstage zu verbringen, holte er sich vorher von der Hotelleitung die Zusage ein, in seinem Appartement einen großen Flügel aufstellen lassen zu können – ein Wunsch, den man dem so prominenten Gast natürlich gerne gewährte.

Neben seiner vielseitigen aktiven Musikausübung hat Billroth in seinen jüngeren Jahren auch gerne komponiert. Wie er später seinem ehemaligen Schüler Professor von Mikulicz, der auch ein hervorragender Pianist war, mitteilte, hat er allerdings alle seine Kompositionen – darunter drei Klaviertrios, ein Klavierquintett und ein Streichquartett – den Flammen übergeben. Aus den wenigen, auf uns überkommenen Kompositionen, wie etwa dem Lied „Todessehnsucht" oder dem Fragment für Klavier und zwei Violoncelli, kann man erkennen, daß dieser Entschluß seiner – ähnlich wie bei Brahms – stark entwickelten Selbstkritik entsprang. Neben seinem Wirken als Musiker war aber noch eine andere Tätigkeit von größter Bedeutung, nämlich seine schriftstellerische Begabung. Schon als junger Ordinarius in Zürich begann er, über musikalische Ereignisse in der „Zürcher Zeitung" sowie in der angesehenen „Leipziger Allgemeinen Musikalischen Zeitung" zu berichten. Da er auch hier seine Aufgabe sehr ernst nahm und sie mit ebensoviel musikalischer Zuständigkeit wie literarischer Offenheit wahrnahm, beeinflußte er als Musikzensor in entscheidender Weise das gesamte Musikleben der Stadt Zürich. Seine kritische Feder war bald allseits gefürchtet, wurde aber nach anfänglicher Bestürzung rasch von den Künstlern voll akzeptiert, offenbar deshalb, weil niemand ernstlich an der Integrität und an der musikalischen Kompetenz dieses Mannes zweifelte. Auch diese Seite Billroths zeigt, wie sehr für ihn die Wahrheit oberste Maxime seines Handelns in allen Lebensgebieten war, sei es in der Wissenschaft oder in der Kunst.

Die für die Nachwelt bedeutendste Seite im Musikleben Billroths stellt aber zweifellos seine Freundschaft mit dem zweiten nach Wien verschlagenen Norddeutschen, mit Johannes Brahms, dar. Ihre erste persönliche Bekanntschaft machten beide bereits 1865 anläßlich eines Konzertes, das Brahms in Zürich gab. Schon beim ersten Kennenlernen, das am darauffolgenden Sonntag im Rahmen eines von Billroth eigens zu diesem Zweck veranstalteten Privatkonzertes erfolgte, zeigte sich die großzügige und kontaktfreudige Art Billroths, die Brahms schon deswegen besonders beeindruckte, weil sie ihm fehlte. Auch in seiner Musik bewahrte er sich zeitlebens eine Scheu, sich „auszusingen". Als dann Billroth 1867 auf den chirurgischen Lehrstuhl nach Wien berufen wurde – Johannes Brahms ließ sich 1869

endgültig in Wien nieder – , war er in der gemeinsamen neuen Wahlheimat einer der ersten Kritiker, zugleich aber auch einer der ersten rückhaltlosen Bewunderer der neuen Werke Brahms'. Dieser wiederum hielt gerade auf Billroths Urteil besonders große Stücke. Die hohe gegenseitige Wertschätzung begründete jene legendäre Freundschaft, die unter anderem zu einem kulturgeschichtlich wichtigen Briefwechsel führte. Das Besondere an dieser Freundschaft war sicher der Umstand, daß beide gleichzeitig stets Gebende und Nehmende waren: Billroth konnte im Miterleben der jeweils neuesten Schöpfungen des Freundes das erleben, was ihm selbst nicht vergönnt war, nämlich die musikalische Produktivität. Die Bedeutung, die Billroth für Brahms hatte, waren seine Kompetenz als Kritiker und nicht zuletzt auch seine Möglichkeiten, dem Komponisten den Vortrag seiner neuesten Schöpfungen vor einem ausgesuchten Kreis von Kennern zu bieten. Billroth veranstaltete zu diesem Zweck in seinem prachtvollen Haus in der Alserstrasse 20 Privatkonzerte, zu denen stets nur wenige von Brahms selbst ausgewählte Personen Zutritt erhielten und in denen die Uraufführung der meisten seiner Werke stattfand. Brahms brachte fast alle neuen, noch nicht veröffentlichten Manuskripte zuerst Billroth, der – wie der mit beiden eng befreundete Musikkritiker Eduard Hanslick einmal etwas bissig bemerkte – das uneingeschränkte „jus primae noctis" für die Kompositionen von Brahms genoß. Es mutet wie eine Schicksalslaune an, daß in dem gleichen Gartenschlößchen etwas weniger als hundert Jahre zuvor ein anderer bedeutender Arzt und Musiker, der Begründer des medizinischen Faches „Hygiene" und erste ärztliche Direktor des Wiener Allgemeinen Krankenhauses, Johann Peter Frank, mit Haydn und Beethoven musizierte.
Billroths kritisches Urteil und sein liebevolles Eingehen auf seine neuen Werke waren für Brahms immer wieder ein unschätzbares Glück und zugleich ein echtes Bedürfnis, zumal er sich der absoluten ärztlichen Diskretion seines Freundes bei neuen Kompositionen stets sicher sein durfte. Die gemeinsamen Interessen und die Aufgeschlossenheit beider Männer für künstlerische Belange waren wohl auch der Anlaß dafür, daß sie im Jahre 1878 gemeinsam ihre erste Italienreise antraten. Sichtbarer Ausdruck der besonderen Wertschätzung und Liebe Brahms' gegenüber Billroth ist die Widmung der beiden Streichquartette op. 51, die Brahms mit einem herzlich gehaltenen Schreiben seinem Freunde 1873 übersandte. Und wie hoch Billroth diese Widmung einschätzte, geht aus einem Brief an seinen Kollegen Professor Engelmann in Utrecht hervor, dem Brahms etwas später sein Streichquartett op. 67 gewidmet hatte: „Ich fürchte", heißt es darin, „daß diese Dedikationen unsere Namen länger in Erinnerung halten werden, als unsere besten Arbeiten. Für uns nicht schmeichelhaft, doch schön für die Menscheit, die mit richtigem Instinkt die Kunst ernster nimmt als die Wissenschaft."
In den letzten Lebensjahren Billroths gab es allerdings auch einige Trübungen im Verhältnis beider Freunde, die in den durch Alter und Krankheit bedingten Veränderungen Billroths und in der zunehmenden Starrheit beider Männer ihre Hauptursache hatten. Dennoch gab es auch in den letzten Lebensjahren Billroths noch Stunden vollkommener Harmonie und Eintracht, wie ein Brief vom November 1890 an Brahms bezeugt: „... Noch kann ich nicht zur Ruhe kommen, ohne Dir, mein lieber alter Freund, gesagt zu haben, welch glückliche Stunde Du mir heute wieder bereitet hast. Und fange ich an, darüber nachzudenken, in welchen Stunden meines Lebens, mit dessen Reichtum sich wohl wenige Sterbliche messen können, mir am wohlsten war – so nimmst Du doch immer den breitesten Platz ein." Deutlicher als

mit diesen Worten kann wohl die tiefe Bedeutung der Musik im allgemeinen und jene Johannes Brahms' im besondern im Leben dieses großen Chirurgen nicht zum Ausdruck gebracht werden. Außer seinem Beruf als Arzt war die Musik für ihn das größte Glück seines Lebens. Für Brahms bedeutete es wahrlich eine Sternstunde, diesem Manne begegnet zu sein, der ihm Mentor und Freund zugleich wurde und durch den er über zwanzig Jahre lang Bereicherung und Bestätigung erfahren hat. Kurz nachdem Brahms in der Weihnachtswoche des Jahres 1871 die Wohnung in der Karlsgasse 4, die bis zu seinem Tode sein Wohnsitz bleiben sollte, bezogen hatte, wurde er von seiner Stiefmutter verständigt, daß sein Vater schwer erkrankt sei. Dieser mußte schon im vergangenen Herbst eine bequemere Wohnung im ersten Stock beziehen, da ihm das Stiegensteigen zu beschwerlich wurde. Als Johannes am 1. Februar 1872 in Hamburg eintraf, war ihm sofort die hoffnungslose Lage seines Vaters klar. Es handelte sich um einen „Leberkrebs", dessen Diagnose dem Vater gegenüber geflissentlich verschwiegen wurde. Schon am 11. Februar starb Johann Jakob Brahms. Johannes schrieb an Frau Dr. Ebner nach Wien: „Nur kurz will ich melden, daß mein Vater am Sonntag gestorben ist; nachdem er am Donnerstag heißen Abschied von uns nahm, schwanden seine Kräfte und er ist dann zum Glück sanft und schmerzlos verschieden." Wie sehr er an seinem Vater zeitlebens hing, beweisen die Worte, die er in dieser Stunde an Julius Stockhausen richtete: „Du kennst meine Liebe zum Vater und weißt, wie tiefer Schmerz mir sein Verlust ist."
Im Herbst dieses Jahres begann Brahms seine Tätigkeit als Artistischer Direktor der Gesellschaft der Musikfreunde in Wien, und Billroth, der die psychische Labilität seines Freundes am besten kannte, bemerkte dazu: „... Vorläufig ist er ganz Feuer bei der Leitung des Gesangvereins und ist immer entzückt über die Stimmen und das musikalische Talent des Chores. Sind die Erfolge günstig, so wird er, glaub' ich, aushalten; ein Mißerfolg kann genügen, ihn so zu deprimieren, daß er die Lust verliert." Brahms war schon in jüngeren Jahren etwas kurzsichtig, weshalb er beim Erkennen von Personen mitunter Schwierigkeiten hatte. Von einem Musiker einmal befragt, ob er beim Dirigieren eine Brille aufsetze, da er doch kurzsichtig sei, reagierte Brahms eher unfreundlich. Er liebte es nämlich nicht, wenn Anspielungen auf diese Schwäche gemacht wurden. Im übrigen sah man merkwürdigerweise seinen blauen und meist scharfblickenden Augen die hochgradige Kurzsichtigkeit nicht an, und er selbst erblickte in diesem kleinen Übel eher einen Vorteil, da er – wie er sich auszudrücken pflegte – viel Unangenehmes und Häßliches nicht zu sehen brauchte. Auf der anderen Seite gäbe es für ihn tausend Mal mehr schöne Mädchen und Frauen, da seine Illusionen durch ein zu deutliches Sehen nicht zerstört werden könnten. Hans von Bülow bemerkte später, daß er mit Ausnahme von Richard Wagner keinen Dirigenten kenne, der so mitreißend zu dirigieren verstünde wie Brahms. Dabei soll dieser sich beim Dirigieren mitunter die Freiheit genommen haben, eine Hand in der Hosentasche zu belassen, ähnlich wie er beim Vortrag vierhändiger Klaviermusik mit Clara Schumann die glimmende Zigarre im Mund behalten haben soll. So, wie Billroth es vorausahnte, kam es: Die Arbeit mit dem Singverein wurde Brahms bald eine Last, der er nur drei Konzertsaisonen lang standhielt. Im Sommer zog er sich wegen eines Zerwürfnisses mit Clara Schumann, weshalb er nicht nach Baden-Baden wollte, in die bayrischen Berge zurück, wo er in Tutzing bei München mit den Haydn-Variationen op. 56a die Voraussetzungen für die große Symphonieform prüfte. Dort

entstanden auch die beiden Streichquartette op.51 in c-Moll und jenes süßherbe in a-Moll mit seinem sogenannten „Heurigen-Adagio“, die er Billroth gewidmet hat. Trotz Unstimmigkeiten meldeten sich bei Clara immer wieder Sorgen um die Gesundheit ihres Johannes, weshalb sie schrieb: „Du gehst doch nicht zu viel nach München? Die Cholera soll dort sehr arg sein.“ Natürlich ging Brahms viel nach München, ohne allerdings dabei Schaden zu nehmen.
Ende Januar 1874 traf Brahms zu Konzerten in Leipzig ein, wo er am 2. Februar seine ehemalige Schülerin, die Baronesse Elisabeth von Stockhausen aus Wien, wiedertraf. Er hatte sie vor zehn Jahren als Klavierlehrer plötzlich gemieden aus der Furcht, „eine Dummheit zu begehen“ und sich Hals über Kopf in dieses begabte, schöne und anmutige Mädchen zu verlieben. Jetzt stand er ihr, deren Schönheit und Charme unverändert waren, unbefangener gegenüber, da sie inzwischen mit dem Brahms sehr verehrenden Komponisten Heinrich von Herzogenberg verheiratet war. Er konnte sich nun ohne Gefahr für seine Freiheit und Unabhängigkeit neuerlich in sie verlieben, nämlich in der Art eines gegenseitigen abgeklärten, innigen Verstehens. Tatsächlich wurde ja diese begabte Frau mit ihrem ungewöhnlichen Einfühlungsvermögen in seine Musik für ihn zu einer „Art von künstlerischem Gewissen“. Nach seinen Konzerterfolgen in München, wo man ihm im März 1874 den Maximilianorden für Kunst und Wissenschaft verliehen hatte, fand er in Rüschlikon am Zürcher See den geeigneten Ort für seine kompositorischen Arbeiten. Dort entstand die Freundschaft mit den Dichtern J. V. Widmann und Gottfried Keller.

Glückliche Jahre in Wien

Inzwischen war die finanzielle Lage Brahms’ so abgesichert, daß er die Dirigentenstelle bei der Gesellschaft der Musikfreunde im Jahre 1875 niederlegen und daran denken konnte, sein Leben fortan nur mehr auf sein kompositorisches Schaffen einzustellen. Theodor Billroth konnte schon im Juni 1874 schreiben: „Brahms ist so populär und wird überall, wenn auch mit wenig Verständnis, so gefeiert, daß er leicht ein reicher Mann durch seine Kompositionen werden könnte, wenn er es leichtsinnig damit nehmen wollte. Zum Glück ist das nicht der Fall.“ In der Tat erklärte Brahms dem inzwischen mit ihm befreundeten Hauptverleger Fritz Simrock, den er zu seinem „Vermögensverwalter“ auserkor: „... ich brauche das Geld nicht. Auch wohl niemals für mich. Da möchte ich es also für die Meinen aufbewahren – aber an dem möglichst einfachen und sichersten Ort – so daß ich mit keinem Atemzug daran zu denken brauche!“ Nach der Not und den Entbehrungen der Jugendzeit strebte er danach, sein Leben in möglichst angenehmer Behaglichkeit zu führen und seine ganze Lebensweise dem Werk zu unterwerfen. Demnach begann sein Tag mit einem Spaziergang am frühen Morgen – meist in den Prater –, und nach der Rückkehr brachte er die während des Spazierganges gesammelten musikalischen Ideen zu Papier. Der Rest des Tages diente den einfacheren Tätigkeiten. In dieser ruhigen, freien Atmosphäre schloß er endlich die Arbeit an seinem Klavierquartett in c-Moll op. 60 ab, dessen erster Satz schon vor zwanzig Jahren entworfen wurde und Ausdruck seines inneren Kampfes zwischen der Liebe zu Clara und der Treue zu Robert Schumann ist. Gleichzeitig ist dieses Werk die letzte Vorstufe zu der immer mehr in den Vordergrund drängenden Arbeit an seiner

Symphonie in c-Moll. Nach einem fast zwanzigjährigen Reifungsprozeß erhielt die Erste Symphonie op. 68 ihre endgültige Gestalt, mit der er sich endlich auch von der Belastung durch das übermächtige Vorbild Beethovens befreien konnte. Schon im Sommer 1877 enstand in Pörtschach am Wörthersee seine Zweite Symphonie in D-Dur op. 73, die einen eklatanten Gegensatz zur strengen c-Moll Symphonie darstellt und mit ihrer heiteren Lebensfreude die nach vielen Kämpfen erreichte Ruhe und Sicherheit seines nunmehrigen Lebensabschnittes widerspiegelt. Es folgte sein Violinkonzert in D-Dur op.77 im Pörtschacher Sommer 1878 sowie – neben einigen Klavierkompositionen – die Violinsonate in G-Dur op. 78, die wegen ihrer thematischen Beziehung zum „Regenlied“ op. 59/3 auch „Regenlied-Sonate“ genannt wird. Über den nach innen gewendeten Klang der Violine schrieb Billroth: „Die Empfindungen sind zu fein, zu wahr und zu warm, die Innerlichkeit zu herzlich für die Öffentlichkeit“, womit der einmalige Reiz dieses herrlichen Werkes am besten charakterisiert ist.

Im Jahre 1878, als frischgebackener Ehrendoktor der Universität Breslau, ließ sich Brahms einen üppigen Bart wachsen, der ihm ein ernsteres Aussehen verlieh. Seine Freunde konnten ihn erstmals anläßlich der Aufführung seiner Zweiten Symphonie in Hamburg in vollem Schmucke seines Vollbartes bewundern, und Hanslick meinte sarkastisch: „Er gleicht jetzt einer seiner Variationen, in der man das Thema nur mühsam erkennt.“ Nach drei in Kärnten verbrachten Sommern suchte er im Jahre 1880 Bad Ischl auf, weil er sich dort weniger von Touristen und Autogrammjägern belästigt glaubte. Tätsächlich schienen die Bewohner des Ortes und die Bekannten des Meisters die Geistesabwesenheit des von seinen üblichen Morgenspaziergängen zurückkehrenden Brahms zu respektieren. Begegnete ihm etwa Dr. Eduard Prohaska vom Krankenhaus Ischl, dann sprach dieser niemals Herrn Dr. Brahms an, der an ihm vorüberlief „barhaupt, den Hut in der Hand, den Arm ausgestreckt schwingend, sodaß die Krempe fast die Straße fegte, während der Saum der hoch hinaufgezogenen Hose den Boden scheute.“ Brahms war, was seine äußere Erscheinung betraf, höchst unbekümmert. Von George Henschel, dem Dirigenten des neugegründeten Symphonieorchesters in Boston, besitzen wir eine Beschreibung des Meisters: „Er sieht prächtig aus und geht hier (gemeint Saßnitz auf der Insel Rügen), wie es ihm gefällt, immer mit sehr sauberer Wäsche, aber ohne Halskragen und Binde und gewöhnlich mit offener Weste, den Hut in der Hand. Nur während der table d'hote trägt er Halskragen und Binde. Sein Appetit ist vortrefflich. Abends trinkt er regelmäßig drei Glas Bier und zum Schluß stets seinen Kaffee. Er gleicht jetzt in Gesichtsfarbe und Haarwuchs, ja sogar im Gesicht selbst außerordentlich dem Bilde Beethovens, das im Besitz Joachims ist.“ Brahms mochte es nicht einsehen, warum er sich mit einem Hemdkragen abquälen sollte, weshalb er seit seinem fünfzigsten Lebensjahr konsequent ein kragenloses Jägerhemd trug. Als seine Wiener Freunde von der Verleihung des österreichischen Leopoldsordens erfuhren, besangen sie dieses Ereignis mit dem Vers: „Nun hat er doch was um den Hals zu tragen, aber es ist leider immer noch kein Kragen.“ Das Heiraten hatte er sich ja schon längst aus dem Kopfe geschlagen, und so sah er keine Veranlassung, einer besonderen Etikette Aufmerksamkeit zu zollen.

Der verregnete Sommer von 1880 bescherte Brahms einen Ohrenkatarrh, der ihn anfangs ziemlich erschreckt haben muß. Dies kann man daraus schließen, daß er Hals über Kopf nach Wien fuhr, um sich von einem Spezialisten, der ihm von Billroth empfohlen wurde, genau untersuchen zu lassen. Als er erfuhr, daß es sich

um keine ernste Erkrankung handelte, reiste er beruhigt wieder nach Ischl zurück. Brahms scheint übrigens, ähnlich wie Beethoven, von der Anwesenheit des Kaiserlichen Hofes und den damit verbundenen Festlichkeiten überhaupt nicht Notiz genommen zu haben, da in seiner Korrespondenz kein einziges Wort darüber zu lesen ist. Um so mehr war er von Johann Strauß und seiner Musik angetan. „Für ihn [gemeint ist Joh. Strauß. Anm.d.Verf.] wie für seine Musik hat Brahms eine ganz nahe und unkomplizierte Neigung gehabt. Schon in Baden-Baden hatte Brahms die Strauß-Konzerte genossen. Als Strauß auf den sogenannten Autographenfächer seiner Stieftochter Alice die ersten Takte des Walzers ‚An der schönen blauen Donau' setzte, schrieb Brahms, wohl nicht ganz unernst, darunter: ‚Leider nicht von Johannes Brahms.'"
Im Sommer 1881 zog Johannes nach Pressbaum, wo er sein zweites Klavierkonzert in B-Dur op. 83 vollendete, dessen freundlichen Charakter die anmutige Landschaft des Wienerwaldes zu atmen scheint. Andererseits entstand in diesem Sommer auch die „Nänie" op. 82, eine Todesklage für Chor und Orchester, welche der Trauer um die Vergänglichkeit des Schönen musikalischen Ausdruck geben sollte. Dieses Werk, das „über den Abgründen des Lebens in Verklärung dahinschwebt, nicht so hoch, daß der Schmerzenshauch es nicht errreichen kann und nicht so tief, daß es von ihm getrübt wird", nach einem Text von Friedrich Schiller im antiken Sinn komponiert, steht ursächlich mit dem frühen Tod seines Freundes Anselm Feuerbach in Zusammenhang, dessen Ziel in seinen Bildern ja die Wiederdarstellung der Antike war und der am 4. Jänner 1880 in Venedig gestorben war.
Als in diesem Jahr Hans von Bülow von dem kunstverständigen Herzog Georg II. von Sachsen-Meinigen den Auftrag erhielt, ein erstklassiges Orchester aufzubauen, lud er im Oktober 1881 Brahms ein, mit der inzwischen zur Verfügung stehenden Hofkapelle in Meiningen sein neues Klavierkonzert vorzustellen. Schon am 20. Oktober berichtete er dem Berliner Konzertmanager Wolff begeistert: „... sein neues Klavierkonzert ist aller-allerersten Ranges, klingt wundervoll – n.b., er spielt's unnachahmlich schön." Das Herzogspaar selbst, Georg II. und seine Gemahlin Frau von Heldburg, unternahm alles, um Brahms den Aufenthalt in Meiningen so angenehm wie möglich zu machen. Aus echtem Interesse an der Musik des Meisters und einer aufrichtigen Verehrung und Zuneigung entstand ein freundschaftlich warmes Verhältnis, das bis zum Tode Brahms' unvermindert weiterbestand.
Der Sommer 1883 zog ihn an die Ufer des Rheins, jener Stätte, mit der ihn seine wichtigsten Jugendjahre unauslöschlich verbanden. In Wiesbaden fand er ein geeignetes Domizil und eine Atmosphäre, die ihn bei seiner Arbeit an der Dritten Symphonie in F-Dur op. 90 beflügelte. Hier gab es für Brahms noch einmal eine Zuneigung zu der Sängerin Hermine Spieß, die dem inzwischen Fünfzigjährigen gehörig zugesetzt haben dürfte. „Das rheinische Mädchen" besaß eine warme, dunkel gefärbte Altstimme, deren Klang ihn richtig zu betören verstand. Es steht außer Zweifel, daß die sechsundzwanzigjährige, heitere und temperamentvolle Schönheit auf ihn einen tiefen Eindruck machte und er sich wahrscheinlich in sie richtiggehend verliebt hat. Dies läßt sich aus den für sie komponierten Liedern op. 96 erkennen; Billroth schrieb ihm: „Du hast mir eine große Freude durch die Zusendung Deiner neuen Lieder gemacht, sind sie wirklich neu, so hast Du einen so kräftigen gesunden Johannistrieb, wie es Deiner unverwüstlichen, gesunden Natur entspricht." Ob Brahms allerdings ernstlich an eine Verbindung mit Hermine gedacht hat, erscheint eher zweifelhaft. Mit seiner schon in früheren ähnlichen

Situationen bewährten Methode seiner scherzhaften Widmungen schützte er sich davor, eine „Dummheit" zu begehen, wenngleich es ihm nicht immer leicht gefallen zu sein schien. An einem Abend bei der musikliebenden und vermögenden Familie Beckerath soll er nach Beendigung seines C-Dur Klaviertrios op. 87 mit einem Seitenblick zu Hermine gestöhnt haben: „Ach, ich armer unverheirateter Mensch." Aus brieflichen Hinweisen wissen wir, daß das „rheinische Mädchen" realistischer dachte und ihr eine Ehe mit ihm undenkbar schien. Dazu hatte sie Brahms, dem sie herzlich zugetan war, zu sehr in seiner Bedeutung als Künstler und als Mensch erkannt.

Seine letzte Symphonie, die Vierte op.98 in e-Moll, entstand während der beiden Mürzzuschlager Sommer 1884 und 1885. Ihr Schwerpunkt liegt im vierten Satz, einer Passacaglia mit zweiunddreißig Variationen über ein Akkordthema von acht Takten, womit er die Kunst der Variation zu einem fulminanten Höhepunkt führte. Nach einer Probe mit dem Hoforchester von Meiningen schrieb Hans von Bülow: „Eben aus Probe zurück, Nr. IV riesig, ganz eigenartig, ganz neu, eherne Individualität. Atmet beispiellose Energie von A biz Z." Während den Wiener Freunden, denen er das Werk mit seinem Freund Ignaz Brüll auf zwei Klavieren vorspielte, die herbe Eigenart dieser symphonischen Ausdrucksweise schwer zugänglich war, rief sie bei der Uraufführung in Meiningen am 25. Oktober 1885 einstimmige Begeisterung hervor. Dennoch hatte Brahms' Vierte Symphonie mit der Neunten Symphonie Beethovens etwas gemeinsam: die Passacaglia im letzten Satz löste bei manchen Zeitgenossen ein ähnliches Befremden aus wie das Chorfinale in der „Neunten".

Nach den erfolgreichen Aufführungen seiner Vierten Symphonie war Brahms in bester Stimmung und selbst Fremden gegenüber zugänglich und gut gelaunt. Die folgenden drei Sommer in Hofstetten bei Thun in der Schweiz waren für ihn eine glückliche Zeit. Hier entstanden die zweite Violinsonate in A-Dur op. 100, die „Meistersingersonate" – so genannt, weil die ersten zwei Takte an das Preislied aus Wagners Oper „Die Meistersinger von Nürnberg" erinnern –, und die dritte Violinsonate in d-Moll op. 108, weshalb man den ersten Thuner Sommer auch den „Sonatensommer" nennt. Neben diesen ausgesprochen freundlichen Werken entstanden in dieser Zeit aber auch sein drittes Klaviertrio in c-Moll op. 101 sowie das wunderbare Doppelkonzert für Violine und Violoncello in a-Moll op. 102, sein letztes Orchesterwerk in Form des Concerto grosso der alten Meister, zu dem er möglicherweise das Beethovensche Tripelkonzert als Vorlage benutzte. Der Thuner Aufenthalt war aber auch deshalb für Brahms besonders anregend, weil im nahegelegenen Bern Joseph Viktor Widmann lebte, ein begabter Autor und Feuilletonist, begeisterter Republikaner und außerordentlich diskussionsfreudiger Gesprächspartner. Die beiden lernten sich schon 1874 anläßlich des „Schweizerischen Musikfestes" in Zürich kennen und vom ersten Thuner Sommer an entwickelte sich bald ein herzliches, freundschaftliches Verhältnis, was auch in den drei gemeinsam unternommenen Italienreisen zum Ausdruck kommt.

Brahms war auf dem Höhepunkt seines Lebens angelangt. Neben seinen Freunden und Anhängern sorgten besondere Brahms-Zentren dafür, daß seine Kompositionen in gebührender Weise der Öffentlichkeit nahegebracht wurden. In besonderer Weise wurde er in Wien, der Stadt mit den meisten Uraufführungen seiner Werke, gefördert, und er hatte hier eigentlich nur einen scharfen, fast unversöhnlichen Kritiker, den jungen Hugo Wolf, der sich rückhaltlos für Wagner, Liszt und

Bruckner einsetzte und als „wilder Wolf" im „Wiener Salonblatt", in dem er als Musikkritiker schrieb, seine Angriffe gegen Brahms und seine Anhänger formulierte. Brahms selbst reagierte auf diese Attacken eher humorvoll und pflegte die Kritiken Wolfs zur Unterhaltung der Anwesenden gerne im Freundeskreis um Johann Strauß selbst vorzulesen. Der Brahms der letzten Lebensphase kämpfte nicht mehr, sein Leben schwingt vielmehr langsam und allmählich aus. Er liebte die behagliche Atmosphäre seines Junggesellendaseins und seine Unabhängigkeit von gesellschaftlichen Zwängen jeder Art. Natürlich führte dies auch immer wieder zu gelegentlichen Mißverständnissen, die er selten zu bereinigen bereit war. „Ich weiß und erfahre zu oft", schrieb er einmal an Clara, „daß mit mir schwer umzugehen ist – ich gewöhne mich, den Schaden zu tragen." Dabei war Brahms zeitlebens eher zartfühlend und sensibel. Widmann berichtet in seinen Erinnerungen an Johannes Brahms, daß er etwa die Erzählung „Der Sonnenwirt" von Hermann Kurz oder auch „Schillers Heimatjahre" nie zu Ende lesen konnte, da ihm die Schilderung des entsetzlichen Elends der damaligen Bevölkerung tief zu Herzen ging. Auch in seiner ausgeprägten Tierliebe äußerte sich sein warmes, mitfühlendes Herz. Sein Tagesablauf begann mit dem Morgenkaffee, den er sich selbst zubereitete. Das Mittagessen nahm er, soferne er nicht eingeladen war, regelmäßig in seinem Stammgasthaus „Zum roten Igel" ein, das auch Anton Bruckner gerne besuchte. Er war ein mäßiger Trinker – ein bis zwei Gläser Bier und ein bis zwei Achtel Wein zum Mittagessen – und erfreute sich eines gesegneten Appetits, der allerdings bei weitem nicht an jenen Anton Bruckners heranreichte. Das Personal des Restaurants erinnerte sich noch Jahrzehnte später „des untersetzten Herrn in unscheinbarer Kleidung und mit dem ‚für einen Preußen' recht gemütlichen Wesen, der aber durch Aussehen, Blick und Haltung nicht weniger Respekt gebot als die Grafen und Generäle, die sie zu bedienen gewohnt waren." Seinen Mokka nach dem Abendessen trank er gerne in dem auf seinem Heimweg gelegenen Kaffeehaus an der ehemaligen Elisabethbrücke, wo sich zu später Nachtstunde die Musiker aus Oper und Konzertsälen gerne trafen und wo in den frühen Morgenstunden auch die „Halbweltdamen auf dem Fischzuge" tätig waren. Gleichgültig, wie lange Brahms in solchen Nächten mit Freunden dort verweilte: stets begann er seine Arbeit am Stehpult in seiner Bibliothek – wie gewohnt – zwischen sechs und sieben Uhr morgens. Man hat den Eindruck, daß Erfahrungen aus seiner frühesten Kindheit nicht nur das latente Mißtrauen und die instinktive Abschirmung gegen eine feindlich empfundene Umwelt hervorgerufen und prägend für die Entwicklung seines schwierigen Charakters gewirkt haben, sondern auch sein stetes Eintreten für Menschlichkeit und soziale Gerechtigkeit sowie sein Verständnis und Empfinden kleinen Leuten gegenüber geschärft haben – selbst wenn diese eine schiefe Bahn betreten haben sollten. In diesem Sinne könnte der Bericht von Max Graf gedeutet werden, der als angehender Jurist und Musikstudent in einem kleinen Lokal zu später Stunde Johannes Brahms mit einigen Freunden antraf und folgendes erlebte: Eine bekannte Halbweltdame, die Brahms augenscheinlich gekannt hatte, betrat mit zwei Zuhältern stark angeheitert das Lokal und rief zu ihm hinüber: „Professor, spiel uns etwas auf, wir möchten gern tanzen!" Zur Überraschung aller erhob sich Brahms und begann, auf dem verstimmten Pianino Tanzweisen aufzuspielen, und fast eine Stunde lang nützten nun auch andere Gäste die einmalige Chance, sich von dem berühmten Meister zum Tanz aufspielen zu lassen. Erst später hörte Graf, daß es sich in jener Nacht um Tanzmelodien der

frühen fünfziger Jahre handelte, wie sie der junge Brahms des Nachts in verschiedenen Hamburger Lokalen zum Besten geben mußte. Der Bericht läßt jedoch auch erkennen, daß der Junggeselle Brahms, der sich mit jungen Künstlerinnen oder Mädchen aus bürgerlichen Kreisen nicht, ohne sie zu kompromittieren, einlassen konnte, dann und wann Beziehungen zu Damen aus dem Bereiche der „Halbwelt" unterhalten haben dürfte. Vielleicht erklärt sich daraus auch seine oft ungerechte, gereizte oder sogar kränkende Einstellung bürgerlichen Damen gegenüber. Eine Künstlerin, die sein Herz noch einmal entflammte und die letzte Liebe seines Lebens war, war Alice Barbi, eine dunkelhaarige Südländerin, die mit ihrer samtwarmen Altstimme den alternden Meister überwältigte. Bei ihrem Abschiedskonzert, das sie kurz vor ihrer Verehelichung in Wien gab, bestand Brahms darauf, selbst den Klavierpart zu übernehmen. Max Graf beschrieb das Erscheinen des Meisters am Podium als „etwas verlegen und mit der Ungeschicklichkeit eines großen Neufundländers, der seiner Herrin folgt."
Im übrigen war Brahms im Grunde mit seinem Junggesellendasein wahrscheinlich einverstanden. Seiner Wiener Haushälterin Frau Truxa gegenüber äußerte er sich in seinen letzten Lebensjahren über sein Verhältnis zu den Frauen mit den Worten: „Ein Künstler darf nicht heiraten. Denn nimmt er eine Frau, die selbst künstlerisch tätig ist, so will sie von ihm bewundert werden. Und eine, die mit Kunst nichts zu tun hat, kann einen Künstlermenschen nicht verstehen. So oder so: die Ehe ist nichts für Unsereinen."
Im Dezember des Jahres 1889 wurde seine Schaffensfreude durch einen Umstand abrupt gestört, der in seinem bisherigen Leben so gut wie keinen Platz einnahm und ihn zu Einkehr und persönlicher Besinnung veranlaßte, nämlich durch eine Krankheit. Es handelte sich zwar nur um eine Grippeerkrankung, die bald überwunden wurde, die er aber immerhin als Warnung empfinden mußte, umso mehr, als sie ihn im Januar 1891 neuerlich heimsuchte. Wenn er auch nicht gerade das Gefühl einer nahenden Gefahr hatte, so beschloß er dennoch im Mai 1891 in Bad Ischl, seinen letzten Willen aufzusetzen, und dementsprechend schloß er auch den Brief an Fritz Simrock mit den Worten: „Glauben Sie nicht, daß ich heute früh melancholisch war." Mit seinem Streichquintett in G-Dur op. 111, dessen hinreißender Schwung und heitere Frische in keinem Zug den alternden Meister verrät, beschloß er, sein kompositorisches Schaffen mit diesem restlos geglückten Werk zu beenden. Er meinte, er müsse diesen Schlußpunkt setzen, weil er in der letzten Zeit ein Nachlassen seiner kreativen Kräfte zu verspüren glaubte und sich nunmehr dem Ordnen und Vollenden von Entwürfen aus früherer Zeit zuwenden wollte. So gab er etwa dem Klaviertrio in H-Dur aus seiner Jugendzeit, das ihm zu überschwenglich schien, eine neue Fassung, in der die Form konzentrierter und klassischer wurde, ohne die romantische Gefühlsintensität aufzugeben.
Doch schon bald wurde dieser Vorsatz fallengelassen. Bei einem Konzert in Meiningen, wo er den Klarinettisten Richard Mühlfeld hörte, wurde er von dem Ton der Klarinette und dem wundervollen Spiel Mühlfelds so gefangen genommen, daß es geradezu zu einer „Klarinettenperiode der Brahmsschen Kammermusik" kam. Sowohl im Klarinettentrio in a-Moll op. 114 als auch im Klarinettenquintett in h-Moll op. 115 kommt die ungemeine Weichheit der Stimmung, wie sie allen Kammermusikwerken aus der Spätzeit Brahms' eigen ist, deutlich zum Ausdruck. Das dunkle Timbre der Klarinette scheint das ideale Ausdrucksmittel der ernsten und schwermütigen Stimmung des alten Brahms geworden zu sein. Aber auch die

zwanzig Klavierstücke op. 116 bis op. 119 kennzeichnen den Meister in seinen letzten Lebenjahren. Als er sein Klavierstück op. 119/1 im Mai 1893 an Clara Schumann nach Frankfurt sandte, schrieb er: „Ich bin in Versuchung, Dir ein kleines Klavierstück abzuschreiben, weil ich gern wüßte, wie Du Dich damit verträgst. Es wimmelt von Dissonanzen! ... Das kleine Stück ist ausnehmend melancholisch, und, ‚sehr langsam spielen' ist nicht genug gesagt. Jeder Takt und jede Note muß wie ritardando klingen, als ob man Melancholie aus jeder einzelnen saugen wolle." In diesen Klavierstücken fand der äußerlich ruhig und ausgeglichen wirkende Brahms die geeignetste Form, der er „die leidenschaftliche Bewegung seines Gemüts anvertrauen kann."
Am 7. Januar 1892 starb Elisabeth von Herzogenburg, die er oft vernachläßigt und manchmal auch gekränkt, im tiefsten Herzen aber geliebt hatte. Mit ihr verlor er eine innig mit ihm verbundene Vertraute, die ihm sowohl menschlich wie vor allem auch künstlerisch eine unersetzliche Zuflucht bot. Schon wenige Monate später folgte ihr Brahms' Schwester Elise; das machte eine Neufassung des Ischler Testaments erforderlich, in der er nunmehr der Gesellschaft der Musikfreunde in Wien einen Großteil seines Vermögens und seine Bücher, Noten und Handschriften vermachte. Unter diesen Handschriften befanden sich immerhin Haydns „Sonnenquartette", die große g-Moll Symphonie Mozarts, Lieder von Schubert und sechzig Skizzenblätter Beethovens. Ein schwerer Schlag war für ihn auch die Nachricht, daß am 6. Febuar 1894 Theodor Billroth in Abbazia und sechs Tage später, am 12. Februar Hans von Bülow in Kairo gestorben waren. Damit hatte er zwei Männer verloren, die in seinem Leben größte Bedeutung besaßen und für die er stets aufrichtige Freundschaft empfunden hatte.
Nun wandte er sich einem Lieblingsthema zu. Seit seiner Jugend beschäftigte er sich mit Volksliedern. In seinen 49 Deutschen Volksliedern mit stilgerechter Klavierbegleitung faßte er jene Melodien zusammen, die ihm am liebsten waren, und wieder einmal glaubte er, damit endgültig sein künstlerisches Schaffen abzuschließen. Um dies auch symbolisch auszudrücken, beendete er das letzte der sieben Hefte mit jenem Volkslied, das ihm als Ausgangspunkt für das Andante seiner Klaviersonate op. 1 diente. In einem Brief vom 17. September 1894 an seinen Verleger Fritz Simrock in Berlin wies er auf diesen Zusammenhang hin: „Ist Ihnen übrigens aufgefallen, daß ich als Komponist deutlich Adieu gesagt habe? Das letzte der Volkslieder und dasselbe in meinem Op. 1 stellen die Schlange vor, die sich in den Schwanz beißt, sagen also hübsch symbolisch – daß die Geschichte aus ist ... ."
Doch wiederum sollte es bei diesem Vorsatz nicht bleiben, wie aus einem Brief an Clara Schumann zu entnehmen ist: „... ich weiß, was gute Vorsätze sind, und denk sie nur, sage sie mir nie laut .... Ich erwarte den Besuch des Klarinettisten Mühlfeld und werde zwei Sonaten mit ihm probieren. Es ist also möglich, daß wir Deinen Geburtstag musikalisch begehen ... ." Es handelt sich um die f-Moll Sonate und die Es-Dur Sonate op. 120 für Klarinette und Klavier, von denen vor allem letztere die liedhafte Schlichtheit des Altersstils der Brahmsschen Werke in bestechender Weise zum Ausdruck bringt.
Die Behaglichkeit dieser Monate und die vielen Ehrungen, die ihm allerorts entgegen gebracht wurden, erfuhren eine schmerzliche Trübung durch den sich ernstlich verschlechternden Gesundheitszustand der inzwischen sechsundsiebzigjährigen Clara Schumann. Schon seit vier Jahren klagte sie über eine zunehmende Schwerhörigkeit und eine starke Vergeßlichkeit, die sie selbst als „Dusel" bezeich-

nete. Sie hatte bereits „gichtische“ Finger – in Wahrheit dürfte es sich hier um sogenannte Heberdensche Knoten im Sinne degenerativer Abnützungserscheinungen der Fingergelenke gehandelt haben und nicht um ein echtes Gichtleiden –, und mußte zuletzt von ihrer Tochter Marie, die sie engelsgleich betreute, im Rollstuhl gefahren werden. Am 26. März 1896 erlitt sie einen leichten Schlaganfall. Brahms war es nun klar, daß der Tod an den letzten ihm noch verbliebenen heißgeliebten Menschen herantrat. In einem Brief an Joachim schrieb er: „Erschrecken kann uns der Gedanke, sie zu verlieren, nicht mehr, nicht einmal mich Einsamen, dem gar zu wenig auf der Welt lebt. Und wenn sie von uns gegangen ist, wird nicht unser Gesicht vor Freude leuchten, wenn wir ihrer gedenken? Der herrlichen Frau, deren wir uns ein langes Leben hindurch haben erfreuen dürfen – sie immer mehr zu lieben und zu bewundern.“ Er wagte es in diesen angstvollen Wochen nicht, sie zu besuchen, ja nicht einmal, ihr zu schreiben. Er suchte nach einem künstlerischen Ausweg, um zum Ausdruck zu bringen, was ihn so tief bewegte. Wieder griff er zur Bibel, aus der er sorgfältig die Worte für eine Alt-Solo-Kantate und die „Vier ernsten Gesänge“ für Baßstimme und Klavier auswählte. Seinem Verleger Simrock kündigte er dieses letzte große Werk als „Schnadahüpfeln“ und als „ein paar fröhliche Liederchen“ an. Mit ähnlichen, verniedlichenden Worten pflegte er auch andere bedeutende Kompositionen zur Veröffentlichung anzubieten, doch schien er diesmal mit besonderer Absicht den Ernst dieser Lieder verbergen zu wollen. Wie nahe ihm gerade dieses Werk ging und wie drohend und unheimlich er selbst diese Musik empfand, geht aus einem Schreiben an Simrock hervor, dem er mitteilte, daß er die „Liederchen“ Max Klinger zueignen möchte, der ihm 1894 zum Jahreswechsel eine „Brahms-Phantasie“ in Gestalt von 41 Radierungen übersandte und der soeben seinen Vater verloren hatte. In diesem Schreiben heißt es: „Daran siehst Du, daß sie nicht gerade Spaß sind – im Gegenteil, sie sind verflucht ernsthaft und dabei so gottlos, daß die Polizei sie verbieten könnte – wenn die Worte nicht alle in der Bibel ständen.“ Wenn auch die „Vier ernsten Gesänge“ op. 121 offiziell dem Maler und Bildhauer Klinger gewidmet sind, so waren wohl tief in seinem Herzen die Gesänge seiner greisen Freundin Clara zugedacht. In diesem Sinne spricht ein Brief vom 7. Juli 1896, den Brahms nach dem Tode Clara Schumanns, die am 20. Mai sanft entschlafen war, an deren älteste Tochter Marie übersandte und in dem es heißt: „... Durchspielen können Sie die Gesänge nicht, weil die Worte Ihnen jetzt zu ergreifend wären. Aber ich bitte, sie als ganz eigentliches Totenopfer für Ihre geliebte Mutter anzusehen und hinzulegen.“ Ein Beweis, daß er dieses Totenopfer schon vor dem Tode Claras darbrachte. Wie sehr ihn diese Gesänge im Gedanken an Clara erschüttert haben mußten, erfahren wir aus Ophüls „Erinnerungen an Johannes Brahms“: Als Johannes im Anschluß an Claras Begräbnis im engsten Freundeskreis „sich ans Klavier setzte und die Gesänge mit heiserer Stimme mehr deklamierte als sang, liefen ihm die hellen Zähren in den weißen Bart.“

Diese Gesänge sind wahrscheinlich auch ein Hinweis, daß ihr Schöpfer selbst den Tod nahen fühlte. Als er sie nämlich am Morgen des 7. Mai 1896 Max Kalbeck vorlegte, der ihm eben zu seinem Geburtstag gratulierte, erklärte er ihm vielsagend: „Das habe ich mir heute zum Geburtstag geschenkt. Aber nur mir“, setzte er hinzu. „Wenn Sie den Text lesen, werden Sie begreifen, warum.“ Diese Andeutung läßt vermuten, daß er ein unbestimmtes dumpfes Gefühl für Veränderungen empfand. Dies war wohl auch der Grund seiner unüberwindlichen Scheu, diese seine „Vier ernsten Gesänge" im Konzertsaal anzuhören. Zwar hatte er noch im Jänner 1896 in Berlin seine robuste und unverwüstliche Kondition unter Beweis gestellt und Frau Simrock gegenüber, die sich über seine Unverwüstlichkeit wunderte, stolz erklärt: „Was wollen Sie, ich habe noch nie in meinem Leben eine Mahlzeit ausgelassen und niemals einen Tropfen Medizin genommen." Im Mai desselben Jahres schien aber Brahms nicht mehr ganz so zuversichtlich und selbstsicher gewesen zu sein. Nicht nur die Andeutung vom 7. Mai Max Kalbeck gegenüber, er habe sich die „Ernsten Gesänge" zu seinem – womöglich letzten? – Geburtstag selbst geschenkt, sondern auch die am selben Tag geäußerte Bemerkung, daß man sich „doch einmal im Jahre einer ärztlichen Untersuchung aussetzen sollte", könnte dem Gefühl drohender Gefahr und uneingestandener Lebensangst entsprungen sein. Der düstere Schatten, der nach der Rückkehr vom Begräbnis Claras über seiner Seele lag, breitet sich auch über den elf „Choralvorspielen" op. 122 aus, die erst nach seinem Tode erscheinen sollten und in ihrer ganzen Haltung gleichsam dieser Welt schon entrückt sind. Das letzte Stück dieser Sammlung, „Oh Welt, ich muß dich lassen", ist handschriftlich mit „Ischl, Juni 1896" datiert und ist das letzte Stück, das Brahms geschrieben hat – sein eigentlicher Schwanengesang. Dieser Abschluß seines Lebenswerkes gemahnt an Johann Sebastian Bach, dessen letztes Werk das Choralvorspiel „Vor deinen Thron tret' ich allhier" war.

„Bürgerliche Gelbsucht" und Tod

Mit dem Sterbetag Clara Schumanns begann eigenartigerweise auch gleichzeitig die medizinische Krankengeschichte Brahms'. Durch ein verspätet eingelangtes Telegramm trat er überstürzt die mit Hindernissen gespickte komplizierte Reise über Frankfurt nach Bonn an, wo er nur mehr zum Ende der Begräbnisfeierlichkeiten zurecht kam. Durch die Aufregungen und Beschwernisse der vierzigstündigen Bahnfahrt seelisch und körperlich stark mitgenommen, kehrte er nach Bad Ischl zurück. Sowohl der Familie Miller von Aichholz, die er in Gmunden besuchte, als auch der Familie Fellinger, die zu seinen engsten Freunden zählte und die er deshalb in Wien anläßlich ihrer silbernen Hochzeit besuchte, fiel eine Veränderung in seinem Aussehen auf, wiewohl sie ihn dies aus Rücksichtnahme nicht merken ließen. Richard Heuberger, der als Komponist und Musikkritiker in letzter Zeit viel mit Brahms zusammen war, war der erste, der ihn bei einem Zusammentreffen am 5. Juni 1896 in Ischl aufmerksam machte, daß er stark an Gewicht abgenommen habe. Brahms tat dies allerdings mit der Bemerkung ab: „Das ist Unsinn! Ich bin immer gleich dick, trage immer dieselben Kleider, Sie bilden sich das nur ein." Als sich jedoch am 7. Juli bei Brahms durch die Gelbfärbung der Augenbindehäute eine Gelbsucht ankündigte, riet ihm Heuberger, einen Arzt aufzusuchen und empfahl ihm Dr. Hertzka, den Direktor der Kuranstalt in Ischl. Wie zu erwarten, lehnte er dieses Ansinnen zunächst schroff ab mit den Worten: „Sie wissen, ich mag mit den Ärzten nichts zu tun haben .... Die paar Jahre, die man noch zu leben hat... und zum Arzt gehen!". Er konsultierte aber nach einigen Tagen doch Dr. Hertzka, der eine Gelbsucht konstatierte, eine Karlsbader Trinkkur verordnete und den Genuß gewürzter Speisen verbot. „Doch nicht auch Gulyas", fragte Brahms überrascht, und als der Arzt bejahte, antwortete er: „So? Dann werde ich mir einbilden, ich hätte Sie erst morgen konsultiert und heute noch bei Elbenschütz Gulyas essen. Es ist nämlich für mich gekocht."

Ende Juli erschien er seinen Freunden gelber, mit faltiger Haut und sehr mager geworden; sein Gang wirkte mühsam, er war auffallend reizbar geworden. Er selbst glaubte fest daran, daß er sich die Krankheit auf der Reise zu Claras Begräbnis geholt habe: „Der furchtbare Ärger über das Mißlungene der Fahrt, dazu nichts essen, nicht schlafen und die Aufregung!", pflegte er zu sagen. Wie von ungefähr, in Wahrheit aber von Dr. Hertzka herbeigerufen, kam der berühmte Arzt und Musiker Professor Dr. Fritz Schrötter von der Universität Wien, der während des Sommers in der Nähe von Ebensee wohnte, bei Brahms vorbei und untersuchte ihn bei dieser Gelegenheit. Zur größten Überraschung Heubergers erhielt dieser am 2. August eine Karte von Brahms mit den Worten: „Höchst vergnügt mache ich Ihnen die pflichtschuldige Mitteilung, daß Dr. Schrötter eben da war, mich auf das Gründlichste zu untersuchen und den Ausspruch getan hat: nach Karlsbad zu gehen oder überhaupt eine stärkere Kur zu gebrauchen, läge nicht der geringste Anlaß vor!" Fünf Wochen später klärte Dr. Schrötter Heuberger über die hoffnungslose Situation des Patienten auf und schloß mit den Worten: „Für Brahms' Krankheit gibt's kein Karlsbad. Es ist ganz egal, wo er sein Geld ausgibt!"
In einem Brief Eusebius Mandyczewskis, des Archivdirektors der Gesellschaft der Musikfreunde in Wien, an die Familie Miller von Aichholz findet sich mit Datum des 23. August 1896 folgender Zustandsbericht: „... Ich fand Brahms heute früh zu Hause ... Sie wissen, daß ich ihn seit Wien nicht gesehen habe; das dürfte sehr dazu beigetragen haben, daß mir sein Zustand ganz kläglich erschien. Er sagt zwar, daß er sich nicht unbehaglich fühlt, aber ich kann den Eindruck nicht loswerden, daß er sich dazu Mühe gibt. Ich finde ihn sehr gealtert; mir ist, als wäre er 83 Jahre alt, nicht 63. Aber er war, wenn auch nicht besonders heiter, doch nicht schlechter Laune. Mit der Karlsbader Kur hat er für einige Zeit ausgesetzt und will, wenn sich sein Zustand nicht bald zum Besseren wendet – im September doch nach Karlsbad gehen .... Ich bin sehr traurig von ihm weggegangen. Mir ist fast, als wär's der Anfang vom Ende." Einen ähnlichen Eindruck hatte Richard Heuberger, der am 28. August notierte: „... Er sah schrecklich elend aus. Der lange weiße Bart, das dürre Gesicht, die gelben Augen, die schlotternde magere Gestalt, auf der die Kleider hingen wie auf einem Kleiderbügel, gaben ein klägliches Bild. Brahms war im Verlauf der letzten Monate vom strotzenden Mann zum jämmerlichen Greis zusammengeschrumpft."
Anscheinend erfuhr Brahms von der heimlichen Absprache zwischen Dr. Hertzka und Professor Schrötter, weshalb er sich ein anscheinend geplantes Konsilium verbat. Statt dessen plante er, am 31. August nach Wien zu reisen und sich dort dem ihm gut bekannten Professor Toelg anzuvertrauen, von dem er große Stücke hielt. Noch immer klagte er nicht über Beschwerden und vor allem auch nicht über Schmerzen. Auch das Essen schien ihm das gleiche Vergnügen bereitet zu haben wie früher, denn er meinte: „Mein Appetit ist der gleiche wie immer! Fürchterlich!" Einzig schien ihn in letzter Zeit eine Schlaflosigkeit gestört zu haben, die jedoch nur vorübergehend gewesen ist, denn am 30. August rief er dem ihn besuchenden Heuberger schon von weitem entgegen: „Das ist mir recht, daß Sie der Erste sind, dem ich's sagen kann: ich bin gerettet! Ich bin gerettet! ... Jetzt schlafe ich wieder wie ein Sack! Na, Gott sei Dank, daß ich meinen Schlaf wieder habe! Wenn nur die Doktoren nicht wieder intrigieren!"
Bald nach der Konsultation bei Dr. Toelg in Wien, der den Zustand zwar für ernst, aber nicht hoffnungslos hielt, begab sich Brahms nach Karlsbad und schon am

14. September meldete Mandyczewski der Familie Miller von Aichholz, daß Brahms in Karlsbad zufrieden und guter Dinge wäre. Zwei Wochen später, am 28. September, berichtete er neuerlich: „... Bei mir war vor einigen Tagen Professor Kössler aus Pest; er kam von Karlsbad, wo er drei Tage mit Brahms zubrachte. Der erste Eindruck, den er von Brahms empfing, war dem gleich, über den ich Ihnen aus Ischl schrieb [gemeint ist der Brief vom 23. August. Anm. d. Verf.]. Aber er glaubte bemerkt zu haben, daß sich das Allgemeinbefinden in den drei Tagen seines Verkehrs gebessert hätte, daß also die Kur gut anschlage; das wird aber, fürchte ich, eine jener Stimmungswellen sein, die jetzt bei Brahms natürlich mehr als je auf und ab wogen. Denn Faber schreibt mir, daß es ‚abwechselnd' geht, das heißt wohl, bald besser, bald weniger gut, im ganzen gleich ... ." Daß in der Tat keine Besserung eingetreten war, bestätigte Dr. Grünberger aus Karlsbad in einem Brief vom 24. September an Eduard Hanslick; er berichtete in diesem Schreiben, daß Brahms' Leber stark geschwollen sei und in ihr etwas vorliege, „was die Gallenwege ganz abdrückt", jedoch auch bei genauester Untersuchung keine Neubildung festzustellen wäre.

Am 5. Oktober meldete Mandyczewski Herrn Miller von Aichholz, daß Brahms seit zwei Tagen wieder in Wien sei. In diesem Brief heißt es: „... wir waren ... vorgestern abends beim Igel mit ihm zusammen. Er sagt, es sei sein Zustand ‚nicht um ein Nöt'chen' anders geworden, als er war. Ich fand, daß er noch schlechter aussieht, als da er wegging; andere finden das Gegenteil. Es dürfte demnach sein Aussehen sich auch gar nicht geändert haben. Er ist aber wie immer sehr gut zu Fuß und ganz guter Dinge... ." In diesem Sinne spricht auch ein Bericht von Brahms selbst an J. V. Widmann in Bern, dem er im Oktober schrieb: „Mein Unwohlsein braucht Sie nicht im geringsten zu beunruhigen, es ist eine ganz kommune Gelbsucht, die nur leider die Marotte hat, mich nicht verlassen zu wollen... . Übrigens habe ich nicht einen Tag Schmerzen oder so was gehabt. Oder gar für eine Mahlzeit den Appetit verloren... ." Anfang Oktober scheint ein neues Symptom neben der „bürgerlichen Gelbsucht" aufgetreten zu sein, ein „heftiges Jucken der Haut, weshalb er sich auch fortwährend kratzte", wie Heuberger am 9. Oktober notierte. Eigenartigerweise hätten Untersuchungen von Blut und Harn, die Mitte des Monats vorgenommen wurden, nichts Bedenkliches ergeben, wenngleich Dr. Fröschl, der Hausarzt, diesen günstigen Resultaten nicht trauen wollte und Schlimmes befürchtete. Professor Toelg, nach dessen Meinung es sich bei Brahms um „ein Leiden der Gallenwege, respektive des Ausführungsganges der Leber in den Darm" handelte, wollte sich jetzt sogar zu einer Operation entscheiden, „wenn es noch Zeit ist."

Wie wechselhaft er selbst seinen Zustand beurteilte, zeigen zwei Äußerungen, die Brahms im Abstand von drei Wochen seinen Freunden gegenüber machte: Am 22. Oktober meinte er: „Ja, ich nehme entschieden zu. Ich merke es. Aber ich fresse ja auch! Habe riesigen Appetit .... Ich befinde mich auch sehr wohl, ich bin kerngesund. Ob ich etwas gelb bin, ist mir wurscht." Doch schon am 12. November behauptete er, daß es „eine Eselei vom Arzt sei, ihn besser zu finden ... er sehe doch, daß die Sache seit vier Monaten nicht vorwärts gehe."

Brahms schien sich über den Ernst seiner Krankheit wohl im klaren gewesen zu sein, doch wurden seine Bedenken durch jede noch so unbedeutende Aufmunterung meist rasch wieder verdrängt. So war er über die Anordnung Professor Engelmanns, der ihn in Karlsbad untersuchte und schon beim ersten Anblick die

Hoffnungslosigkeit des Zustandes seines Freundes erkannte, sehr vergnügt, da dieser nach seiner Rückkehr nach Utrecht brieflich eine kräftigere und freizügigere Kost verordnete. Er ließ sich auch sonst von seinen Ärzten leicht beschwichtigen und wollte offenbar auch nicht bemerkt haben, daß Frau Truxa, seine Hauswirtin, heimlich seine Kleider enger nähte, sodaß er annehmen mußte, er sei wieder stärker geworden. „Ich nähere mich jetzt wieder dem Rundbogenstil", meinte er schmunzelnd und klopfte auf seinen immer noch gut entwickelten Bauch.
Im Dezember stellten sich aber nun erstmals Schmerzen in der Kreuzgegend und im Rücken ein, die er auf das „verfluchte Massieren" zurückführte. „Wenn Sie wüßten, wie elend mir ist", sagte er am 7. Dezember zu Frau Heuberger, bei der er zum Essen eingeladen war. Seine Gesichtsfarbe war inzwischen nicht mehr gelb, sondern „fast efeugrün" mit einem Überzug ins Braunschwärzliche geworden, seine allgemeine Hinfälligkeit hatte zugenommen. Möglicherweise war die blutige Nase, die man in diesen Tagen bei ihm beobachtete, die Folge eines Sturzes. Seinen letzten Weihnachtsabend verbrachte er bei der Familie Fellinger, und am 31. Dezember hörte er sich im Hotel Tegetthoff bei einer Probe des Joachim-Quartetts sein letztes Streichquintett an.
Ende Jänner 1897 sandte Professor Engelmann aus Utrecht seinen Schwiegersohn, den Chirurgen Professor Narath, nach Wien, der nach einer eingehenden Untersuchung versicherte, „daß trotz der Langwierigkeit der Sache kein Grund vorläge, an eine irreparable Störung zu denken." Bei Heuberger findet sich am 27. Jänner die Eintragung: „Die Ärzte wollen ihn jetzt operieren, man vermutet, daß er große Gallensteine in der Gallenblase habe, die nicht durch den Gallengang abgehen können. Er wurde von einem Utrechter Arzt untersucht, der sich sehr pessimistisch ausgesprochen haben soll." Auch diesmal wollte man Brahms wieder nur beruhigen, und tatsächlich war er nach solchen hoffnungsvollen Worten meist wieder für kurze Zeit heiter und aufgeräumt.
Allmählich konnte der wahre Sachverhalt seinen Freunden nicht mehr verborgen gehalten werden, wenn auch der behandelnde Arzt Dr. Josef Breuer jede Auskunft über das Befinden seines Patienten strikte verweigerte. So berichtet Heuberger: „Meine Frau hörte am 8. Februar von Frau Conrat, daß Brahms Krebs in der Darmspeicheldrüse habe. Sie wisse dies schon seit längerer Zeit von den Ärzten. Er ist hie und da ernst, aber dann wieder zuversichtlich wie ein Kind. Oft redet er von dem ‚bißchen Gelbsucht', zuweilen allerdings leidet er und sagt ‚Na, wenn's nur schon aus wäre'." Der fortschreitende Verfall blieb Brahms selbst nicht verborgen. „Ich merke, daß ich immer matter werde und mein Zustand sich immer verschlechtert", bemerkte er anfangs Februar seinen Freunden gegenüber, und als ihn Max Friedländer, der zur Hundertjahrfeier von Schuberts Geburtstag in Wien weilte, mit der Andeutung einer Italienreise im Frühjahr heiter stimmen wollte, antwortete ihm Brahms: „So kurze Reisen mache ich nicht mehr, die überlasse ich Ihnen, junger Mann. Ich werde nächstens eine weitere Reise antreten."
Inzwischen nahm seine Schwäche derart zu, daß ihm das Gehen erhebliche Schwierigkeiten bereitete. Als er am 14. Febuar bei Nikolaus Dumba zum Mittagessen eingeladen war, ließ er sich, ohne Widerstand zu leisten, von Sesselträgern, die Dumba in den Hausflur beordert hatte, in den ersten Stock tragen. Auch Max Kalbeck klagte er seine zunehmende Schwäche mit den Worten: „Um halb sieben stehe ich täglich auf, ganz wie sonst; aber ich bin dann schon nach dem Frühstück so müde, daß ich mich gleich wieder hinlegen möchte." Zu allem Überfluß entwik-

kelte sich Mitte Februar eine linksseitige Fazialisparese, also eine Lähmung des siebten Hirnnervs, die Brahms auf die Zugluft durch das nachts offene Fenster zurückführte. „Zum Spazierengehen bin ich zu schwach. Mit dem Lesen will's auch nicht mehr; es strengt mich an und ich schlafe gleich ein. Auch das Sprechen wird mir schwer, seit ich gestern mit dem schiefen Gesicht aufgestanden bin", erklärte er am 18. Februar Max Kalbeck. Seine Freunde waren über dieses Ereignis, das manche für einen Schlaganfall hielten, bestürzt, hauptsächlich wohl wegen des entstellten Gesichtes. Heuberger schreibt am 21. Februar: „Ich hatte schon von Frau Miller gehört, daß Brahms seit einigen Tagen einen schiefen Mund habe – also auf einer Seite gelähmt sei. So arg hatte ich es mir jedoch nicht vorgestellt. Sein Mund hing schlaff weit nach rechts herab. Die ganze linke Gesichtshälfte ist starr, das Auge eigentümlich unbeweglich, das Sprechen ist ihm erschwert." Die Aussicht auf eine erfolgreiche Behandlungsmöglichkeit durch Elektrotherapie stimmte Brahms wieder munterer; und sie muß auch einigen Erfolg gebracht haben. Anders ist es nicht zu erklären, daß diese um den 20. Februar aufgetretene „Gesichtslähmung" ihn fünf Wochen später offenbar in keiner Weise mehr am Trinken behinderte und der todkranke Brahms in seiner letzten Nacht ein Glas Wein – laut Bericht des jungen Dr. Breuer – in ein paar langsamen Zügen anscheinend ohne Schwierigkeiten austrinken konnte. Dies spricht mit hoher Wahrscheinlichkeit dafür, daß es sich bei dieser Gesichtslähmung um eine sogenannte „periphere Facialislähmung" handelte, also eine entzündliche Affektion des siebten Hirnnervs in seinem Endabschnitt, und nicht um ein zentrales Geschehen im Rahmen einer Gehirnerweichung, wie dies unter anderem von Kahler vermutet wurde. Trotz großer Schwäche wohnte Brahms am 7. März der denkwürdigen Aufführung seiner Vierten Symphonie in e-Moll unter Hans Richter bei, ein Ereignis, das allen Anwesenden in Erinnerung blieb und ein Abschied Wiens von Brahms war. Bei Max Kalbeck lesen wir: „... Brahms wohnte dem Konzert im Hintergrunde der Direktionsloge bei. Seine Anwesenheit war nicht unbemerkt geblieben. Nach dem ersten Satz brach ein tosender Beifall los und Brahms mußte sich endlich an der Brüstung der Loge zeigen. Als sein dunkles Haupt wie ein Geist aus der Versenkung über der Galerie emporstieg, erhob sich das Orchester von seinen Sitzen und alles grüßte und winkte zu dem Drobenstehenden hinauf. Noch zweimal ging es wie ein Erdbeben durch den Saal .... Das Publikum fogte dem Beispiel der Musiker und machte, außer sich vor Schmerz und Begeisterung, den widersprechendsten Gefühlen Luft. Es war wohl der größte Triumph, den Brahms in Wien erlebte und er fiel zusammen mit seinem letzten Konzertbesuch."

Seit Anfang März begann Brahms immer häufiger über Appetitlosigkeit und Übelkeiten zu klagen. Er meinte dazu erklärend: „Die Verdauung muß nicht in Ordnung sein." Seine Freunde versuchten, ihm das Leben so weit wie möglich zu erleichtern. So schickte ihm Frau Olga Miller das warme Mittagessen vom nahen Heumarkt in seine Wohnung in die Karlsgasse, und von Frau Ida Conrat erhielt er Leckerbissen, die er früher immer besonders bevorzugt hatte, die ihm aber nun nicht mehr zusagten. Auch Deichmann aus den Kreisen der Kölner Hochfinanz, den Brahms schon in seiner Jugendzeit kennengelernt hatte, sandte dem kranken Freund Rheinwein, und Simrock sorgte überdies für regelmäßigen Nachschub von Sekt in kleinen Halbflaschen, die einige Zeit hindurch täglich vor dem Schlafengehen von Brahms entkorkt wurden. Noch immer versuchte er seinen Schwächezustand vor den anderen zu verbergen; als ihn Max Kalbeck am 21. März nach Hause begleitete und die Dame des Hauses einen Wagen rufen wollte, winkte er ab mit den Worten ‚Es ist ja nur um die Ecke' und hing sich in den Arm Kalbecks. Dieser berichtet: „Der seinige (Arm) war so gut wie fleischlos und ich fühlte die Knochen durch den Paletot. Jeder Schritt kostete eine neue Anstrengung letzter Kräfte und er schleppte die Füße, die ihren Dienst verweigerten, nach. Sein Stöhnen ging mir durch Mark und Bein. Dabei gab er sich die größte Mühe, seine Schwäche zu verbergen. Er wollte weder zur Last fallen, noch bedauert werden und kämpfte einen ebenso heroischen wie vergeblichen Kampf gegen den siegreichen, tückischen Feind, der seinen Körper zerstörte und auflöste .... Er flüsterte: ‚Sage Ihnen, es ist jammervoll' .... Er lehnte sich mit dem Rücken an die Mauer eines Hauses, als wollte er die Karlskirche betrachten .... Immer wieder blieb er nach zwei Schritten stehen und ruhte sich aus. So brauchten wir über eine Viertelstunde zu dem kurzen Wege, den man sonst in zwei Minuten zurücklegt."

Am 25. März war er zum letztenmal zum Mittagessen bei Millers außer Haus, nachdem er die vorangegangenen Tage schon mehrmals wegen Schwäche eine Einladung absagen mußte. Seine Appetitlosigkeit war inzwischen so ausgeprägt, daß er nur mehr von einem Teller Suppe lebte, den er am Abend auslöffelte. Am nächsten Tag wurde Brahms, der noch wenige Tage zuvor Heuberger gegenüber betonte, daß er noch keinen einzigen Tag in seinem Leben im Bett zugebracht hatte, bettlägerig. Dr. Breuer teilte Herrn Fellinger mit, daß Brahms morgens nach dem Aufstehen eine Darmblutung gehabt habe, der geplante Transport in die Klinik jedoch nicht mehr möglich wäre. An die Stiefmutter nach Hamburg schrieb Brahms unter dem Datum vom 26. März 1897: „L. M. Der Abwechslung wegen habe ich mich ein wenig hingelegt und kann daher unbequem schreiben. Sonst habe keine Angst: es hat sich nichts geändert und wie gewöhnlich habe ich nur Geduld nötig. Herzlich Euer Johannes." Und die letzten Zeilen, die Brahms geschrieben hat, gingen an die Familie Brüll, der er auf einer Postkarte mitteilte: „Ich stehe die Tage überhaupt nicht auf und bitte, mich für morgen zu entschuldigen."

Die Darmblutungen wiederholten sich in den nächsten Tagen, dadurch nahm die Schwäche weiterhin zu. Wache Augenblicke wechselten mit apathischen Phasen, in denen er zeitweilig zeitlich desorientiert war. Besucher, die mit taktloser Zudringlichkeit Zutritt zum todkranken Meister begehrten, wurden von Frau Truxa abgewehrt. Nur seine engsten Freunde durften ihn kurz besuchen, denen er durch überlautes Sprechen seinen wahren Zustand zu verbergen suchte. Der Pflegerin allein zeigte er sein ganzes Elend. Am 30. März wurde eine Pflegerin für die Nacht eingestellt, doch ließ er sich die Medizin nur von Frau Truxa reichen. Noch immer ließ er es sich nicht nehmen, sich selbst zu waschen, wobei er durch zwei Zimmer zu gehen hatte und von Frau Truxa begleitet wurde. Er nannte deshalb diese Prozedur „Waschen mit Polizeieskorte". Als bedenklichstes Symptom wertete Dr. Breuer die häufig auftretenden Blutungen aus Magen und Darm.

Am 2. April lag Brahms bereits gänzlich apathisch im Bett, sodaß er seinen Freund Fellinger beim Eintritt in sein Zimmer nicht mehr erkannte. Als dieser seinen Namen nannte, flüsterte Brahms kaum vernehmlich die Worte: „So, So! Fellinger!", worauf er dessen Hand nahm und sie fortwährend streichelte. Da am Morgen eine neuerliche Blutung einsetzte, ersuchte Dr. Breuer über die Vermittlung Fellingers um Konsilium mit Professor Hermann Nothnagel, dem Vorstand der Ersten Medizinischen Universitätsklinik in Wien, der erwartungsgemäß nur mehr die Aussichtslosigkeit der Lage bestätigen konnte. Am Abend desselben Tages stellten

sich Fieberdelirien ein, und Brahms konnte nur mit Gewalt im Bett zurückgehalten werden. Das unmittelbar bevorstehende Ende des Meisters wurde auch in der Öffentlichkeit besorgt registriert, wie eine Mitteilung der Zeitung „Pester Lloyd" vom Samstag, dem 3. April 1897, zeigt: „Wir haben bereits vor einigen Tagen gemeldet, daß Johannes Brahms nicht unbedenklich erkrankt sei. Leider mußten die Ärzte schon vor einiger Zeit den Zustand des Meisters als einen äußerst gefährlichen bezeichnen und ihre Diagnose ließ keinen Zweifel darüber bestehen, daß das schwere Leberleiden, von welchem Brahms befallen wurde, unheilbar sei. Seit mehreren Tagen ist Brahms, der sich bisher mit bewundernswerther Energie aufrechterhielt, an das Bett gefesselt. Im Laufe der verflossenen Nacht nun ist im Zustande des Patienten eine weitere Verschlimmerung eingetreten und in einem Konsilium, das heute Vormittags Professor Nothnagel und der ordinirende Arzt Dr. Breuer abhielten, konnte leider nur die völlige Hoffnungslosigkeit des Zustandes konstatirt werden." Die letzte Nacht vom 2. zum 3. April 1897 wachte an seinem Krankenbett abwechselnd mit Frau Truxa der Sohn des behandelnden Arztes Dr. Joseph Breuer, der junge Dr. Robert Breuer. Wir besitzen über diese denkwürdige letzte Nacht im Leben Johannes Brahms' einen ausführlichen Bericht, den Dr. Robert Breuer am 19. Juli 1912 in Unterach am Attersee verfaßte:
„Seit ich denken kann, hatte ich eine unbegrenzte Verehrung für den Musiker Brahms. Und gerade in seiner letzten Lebenszeit hatte ich mich in seine Musik, vor allem in seine Kammermusik, so hineingefühlt, daß sie mir, von Beethoven abgesehen, über alles ging. Ich war denn auch tief unglücklich, als ich erfuhr, daß Brahms offenbar schwer krank sei. Als mein Vater seine Behandlung übernommen hatte und es bald klar wurde, daß es unaufhaltsam dem Ende zuging, sagte ich einmal meinem Vater: ich wäre sehr glücklich, wenn ich Brahms irgendeinen Dienst leisten könnte. Wenn's einmal schlecht geht und wenn Du mich irgenwie bei ihm brauchen kannst, dann bitte sag mir's. Am 2. April fragte mich mein Vater, ob ich die Nacht über bei Brahms bleiben wolle. Er habe eine schwere Darmblutung gehabt, blute noch und werde wohl nicht mehr lange aushalten können. Es sei recht wahrscheinlich, daß er während der Nacht ärztlichen Beistand brauchen werde.
Abends um halb zehn gingen wir zu Brahms. Ich war im Laufe der Jahre ziemlich oft in den Häusern Billroth's und Chrobak's mit ihm beisammen gewesen, hatte mich aber immer ängstlich ferne von ihm gehalten und er kannte mich nicht. So stellte mich mein Vater ihm vor und sagte, ich wolle bei ihm bleiben, wenn er es erlaube. Brahms war sehr freundlich und dankte uns beiden. Auf meines Vaters Frage, ob er Schmerzen habe, antwortete er nein, er fühle sich nur sehr matt. Er schlummerte auch bald ein und mein Vater ging. Brahms sah furchtbar abgemagert aus, seine Hautfarbe war womöglich noch dunkler geworden, seit ich ihn einige Wochen vorher zum letztenmal in der Direktionsloge des Musikvereinssaales gesehen habe. Er fieberte leicht, der Puls war sehr beschleunigt und sehr schwach. Ich zog mich in das Arbeitszimmer zurück, wo mir Frau Truxa auf dem Sofa ein Lager improvisiert hatte und sah mich, ehe ich mich hinlegte, um. Ich besah mir die Bilder an den Wänden, das Doppelportrait von Robert und Clara Schumann, das Bild des Cherubini, auf dem Brahms die affektierte Muse mit braunem Karton verdeckt hatte und die andern. Auf dem Klavierpult lag aufgeschlagen eine Motette von Bach in der großen Bach-Ausgabe .... Gegen halb elf Uhr legte ich mich auf mein Bett. Gegen Mitternacht meldete mir Frau Truxa, Brahms sei erwacht und scheine ihr unruhig. Ich ging zu ihm und fragte, ob er Schmerzen habe. Ja,

antwortete er, er fühle eine schmerzhafte Spannung im Leibe. Ob es ihm recht sei, wenn ich ihm eine Injektion mache? Ja, sagte er, bitte tun Sie's, wenn Sie es für gut halten. Ich machte ihm eine Morphium-Injektion, er dankte und schlummerte wieder ein.

Gegen vier Uhr wurde der Kranke wieder unruhig. Ich fragte ihn, ob er vielleicht Durst habe, er bejahte und ich goß ihm ein Glas Rheinwein ein. Er setzte sich mit geringer Unterstützung fast vollständig auf, faßte das Glas mit beiden Händen und trank es in ein paar langsamen Zügen aus. Dann sagte er tief aufatmend mit einem Ausdruck aufrichtigen Behagens: Ach, das schmeckt schön. Es waren die letzten Worte, die ich ihn sprechen hörte. Er schlummerte bald wieder ein und ich legte mich wieder nieder. Als ich gegen halb sieben Uhr geweckt wurde, lag Brahms in tiefer, schlafähnlicher Bewußtlosigkeit. Der Puls war nahezu unfühlbar geworden. Ich habe Brahms nicht mehr lebend gesehen. Um Einviertelacht mußte ich gehen. Er soll nachher noch einmal erwacht sein und gesprochen und geklagt haben. Die Nadel, mit der ich Brahms die Injektion gemacht habe, liegt in meinem Schreibtisch aufbewahrt. Das Andenken an seine rührende, gütige Dankbarkeit gegen mich während dieser Nacht werde ich nie verlieren und die Klangfarbe seiner vorletzten Worte werden mir immer im Gedächtnis bleiben."

Von seiner treuen Hauswirtin, Frau Truxa, die unter dem Titel „Am Sterbebette Brahms'" anläßlich des siebzigsten Geburtstages des Meisters in der „Neuen freien Presse" ihre persönlichen Erinnerungen und Eindrücke erzählte, erfahren wir über die letzten Stunden noch einige Einzelheiten: Als sie am Morgen gegen halb neun Uhr an sein Krankenlager trat, mußte sie bei seinem jammervollen Anblick laut aufschluchzen: „Da öffnete Brahms die Augen, sah sie stumm und traurig an, versuchte sich aufzurichten und zu sprechen, sank aber langsam unter ihren Händen wieder zurück und mit auf sie gerichtetem Blick – während große Tränen über seine eingefallenen Wangen liefen – tat er seinen letzten Atemzug."

Das Begräbnis fand am Dienstag, dem 6. April 1897, nachmittags um drei Uhr statt. Ein von sechs Pferden, die mit Federbüschen geziert waren, gezogener gläserner Wagen, der von sechs Blumenwagen und einer schier endlosen Reihe von Trauergästen gefolgt war, hielt zunächst vor dem Musikvereinsgebäude, dessen Haupteingang schwarz und silber ausgeschlagen war. Nachdem mehrere Ansprachen gehalten wurden und Brahms' Chorlied „Fahr wohl" erklungen war, setzte sich der Zug wieder in Bewegung in Richtung Innenstadt zur protestantischen Kirche in der Dorotheergasse, wo schließlich die kirchliche Feier vom Wiener Männergesangsverein mit dem Lied Franz Schuberts „Der du von dem Himmel bist" beendet wurde. Im Lichte der untergehenden Sonne traf man am Zentralfriedhof ein, wo Brahms in unmittelbarer Nähe von Beethoven und Schubert seine letzte Ruhestätte vorbereitet fand. Die von ihm so verehrte Sängerin Alice Barbi war die erste, die auf seinen Sarg ein Häuflein Erde hinabfallen ließ. In derselben Stunde, da seine irdische Hülle der Erde übergeben wurde, wurden in seiner Heimatstadt Hamburg auf Befehl des Senates die Flaggen aller im Hamburger Hafen stationierten Schiffe auf Halbmast gesetzt. Durch einen puren Zufall wurde am Sterbetag sein eigenes „Requiem" auch die erste Totenfeier: Im Baseler Münster war an diesem Tage die Hauptprobe angesetzt, bei der Chor und Orchester mit Ergriffenheit die soeben eingelangte Nachricht vom Ableben des Schöpfers dieser unendlich aufwühlenden und zugleich unsagbar tröstlichen Musik erfuhren.

Medizinische Diagnose

Entgegen anderslautender Darstellung besitzen wir keinen Obduktionsbefund, der uns über die genaue Diagnose der letzten, zum Tode führenden Krankheit Brahms' Aufschluß zu geben vermöchte. Die einzige medizinische Darstellung aus berufenem Munde ist ein ärztliches Gutachten des behandelnden Arztes Dr. Joseph Breuer, das er etwas später verfaßte und das folgenden Wortlaut hat: „Ich hatte die Ehre, Brahms in den letzten Monaten seines Lebens ärztlich zu behandeln. Als ich ihn das erste Mal untersuchte – wenn ich nicht irre, am 1. Februar 1897 – konnte die vollständige Hoffnungs- und Trostlosigkeit der Sachlage keinen Augenblick zweifelhaft bleiben. Es war weit fortgeschrittener Leberkrebs. Dabei hat der Arzt kaum die Möglichkeit, für das körperliche Befinden des Patienten und den Verlauf der Krankheit hier Wesentliches zu leisten, wenn man von Linderung, manchmal auch Behebung einzelner Beschwerden absieht. Die Aufgabe des Arztes ist in der Hauptsache eine psychische. Brahms – wie die meisten Schwerkranken – war in tiefster Seele ganz klar über die Sachlage; aber er wollte, sobald es nur immer möglich war, über diese Klarheit einen Schleier breiten, nicht immer sehen, was er wußte und was ihn verhindert hätte, auch in erträglichen Zeiten aufzuatmen, wenn es immer klar vor seinem Bewußtsein gestanden wäre. Dieses Streben zu unterstützen, die halbbewußte Selbsttäuschung zu vertiefen, oft erst zu ermöglichen, das ist in solch traurigem Fall die Leistung, die dem Arzt einzig möglich ist. Ich glaube nicht, daß man recht täte, sie gering zu schätzen.
Bei Brahms war diese Aufgabe zunächst erleichtert durch die große Reserve, die er anfangs beobachtete. Wahrscheinlich in der Furcht, allzuviel beachtet zu werden, bestimmte er selbst den Tag des nächsten Besuches in relativ langen Intervallen. Dadurch war die größte Schwierigkeit vermindert, die darin besteht, daß all die psychischen Mittelchen des Trösters sich in der häufigen Wiederholung abnützen und die Behauptungen und Versicherungen, täglich vorgebracht, allmählich absurd werden. Als der rapid fortschreitende Krankheitsverlauf in immer intensiverer Gelbsucht, Nahrungsekel, Wassersucht, immer schwerere Leiden brachte, wurde die Behandlung intensiver und realer, aber auch die Linderung der Beschwerden effektiver. Am 2. April trat die erste in der Reihe von rasch aufeinander folgenden Magen- und Darmblutungen ein, die am nächsten Morgen den Tod herbeiführten, zugleich das Leben und das Leiden des großen Künstlers früher beendeten, als es sonst durch den unerbittlichen Verlauf dieser Krankheit geschehen wäre. Ich konnte diese Abkürzung des Jammers nicht beklagen."

Eigenartigerweise hat sich weder sein behandelnder Internist noch einer der zum Konsilium gebetenen Professoren schriftlich festgelegt, um welches Leiden es sich letztlich bei der zum Tode führenden Krankheit Brahms' handelte. Fest steht lediglich, daß alle Ärzte, die Brahms während seines Leidens untersucht haben, von Beginn an die „bürgerliche Gelbsucht" als Ausdruck einer ernsten Erkrankung betrachteten und sich über den Ausgang derselben äußerst pessimistisch äußerten. Schon Dr. Hertzka aus Ischl, der ihn als erster untersuchte, stellte neben der Gelbfärbung der Augen und der Haut, die er durch einen Verschluß der abführenden Gallenwege erklärte, bereits eine massive Vergrößerung der Leber fest. Da diese auffallende Lebervergrößerung bei einem Verschluß der Gallenwege durch einen Gallenstein nicht üblich ist und überdies keinerlei bei Gallensteinverschluß charakteristische Oberbauchschmerzen vorausgegangen sind, schien Dr. Hertzka

– vielleicht auch durch den Tastbefund einer verhärteten Leberoberfläche – die Situation so ernst, daß er ohne Wissen Brahms' den bedeutenden Internisten Professor Leopold Schrötter Ritter von Kristelli, damals Vorstand der dritten medizinischen Universitätsklinik in Wien und selbst ein ausgezeichneter Geiger und ehemaliger Freund Anton Bruckners, aus dessen nahegelegenem Urlaubsort zum Konsilium bat. Schrötter gab auf Anraten Heubergers vor, aus Anlaß eines Krankenbesuches am kaiserlichen Hof in Bad Ischl den berühmten Meister nur ganz nebenbei besuchen zu wollen. Trotz der wahrscheinlich nur kurzen Untersuchung schien für Schrötter das klinische Bild so eindeutig gewesen zu sein, daß er Heuberger gegenüber offen zu erkennen gab, daß die Situation Brahms' völlig hoffnungslos sei. Dazu muß man wissen, daß Schrötter zu jenen großen Wiener Ärzten gehörte, die wegen ihrer diagnostischen Fähigkeiten mittels Inspektion und Palpation, also durch Sehen und Tasten, weithin berühmt und bekannt waren. Diese Überlegenheit der damaligen Wiener Schule verdankte man Maria Theresias' Leibarzt Gottfried van Swieten, der einen Erlaß verfaßte, wonach alle in Wiener Kliniken verstorbenen Patienten ausnahmslos obduziert werden mußten und durch den Vergleich der erhaltenen Befunde mit den anatomischen Veränderungen Erfahrungen gesammelt werden konnten, wie sie in diesem Ausmaß in anderen Ländern nicht annähernd möglich waren. So ist es keineswegs verwunderlich, daß Schrötter durch einfaches Betasten sofort die richtige Diagnose vermutet haben dürfte.
Aber auch Dr. Grünberger, der Brahms während seiner Kur in Karlsbad behandelt und betreut hatte und im Entlassungsbefund eine „bedeutende Schwellung der Leber mit vollständigem Verschluß der Gallengänge“ beschrieb, bezeichnete den Zustand des Patienten als überaus ernst. Nochmals wurde der Rat eines bedeutenden Klinikers eingeholt, nämlich von Professor Th. Wilhelm Engelmann aus Utrecht, der mit Brahms befreundet war und dem der Meister sein Streichquartett op. 67 gewidmet hatte. Auch er mußte vorgeben, aus Berufsgründen über Karlsbad unterwegs zu sein, um ihn unauffällig untersuchen zu können. Ähnlich wie Schrötter beurteilte Engelmann die Situation als hoffnungslos. In der gleichen pessimistischen Weise äußerte sich wenige Monate später der Schüler Theodor Billroths, Professor Albert Narath, der damals bereits in Utrecht arbeitete und von Engelmann den Freunden in Wien als Konsilarius empfohlen worden sein dürfte. Schließlich schreibt der zuletzt behandelnde Wiener Internist Dr. Josef Breuer, der in der Krankenkartei Brahms' den Tastbefund der Leber durch eine Skizze festhielt, in seinem „ärztlichen Gutachten“, daß ihm schon bei der ersten Untersuchung des Patienten „die vollständige Hoffnungs- und Trostlosigkeit der Sachlage keinen Augenblick zweifelhaft bleiben“ konnte. Dem Konsilium Professor Hermann Nothnagels am Vortrag von Brahms' Ableben kommt in diesem Zusammenhang natürlich nur mehr symbolische Bedeutung zu.
Die tödliche Krankheit von Brahms wurde bis vor kurzem nur von den Biographen abgehandelt, die sich mit der Diagnose „Leberkrebs“ zufrieden gaben. So schreibt etwa Richard Specht, daß sich auch Dr. Breuer für das Vorliegen eines Leberkrebses entschieden hätte „und hätte die Obduktion es nicht bestätigt, so würde der Umstand, daß Vater Brahms am gleichen Leiden und fast im gleichen Alter gestorben ist, die bestätigen.“ Hier ist allerdings der Autor einem Irrtum unterlegen, da bis heute in Wien kein Obduktionsprotokoll aufgefunden werden konnte. Dieter Kerner war der erste, der 1979 die Frage nach der wahren Diagnose der tödlichen Krankheit Brahms' aus ärztlicher Sicht aufgriff und zu dem Schluß kam,

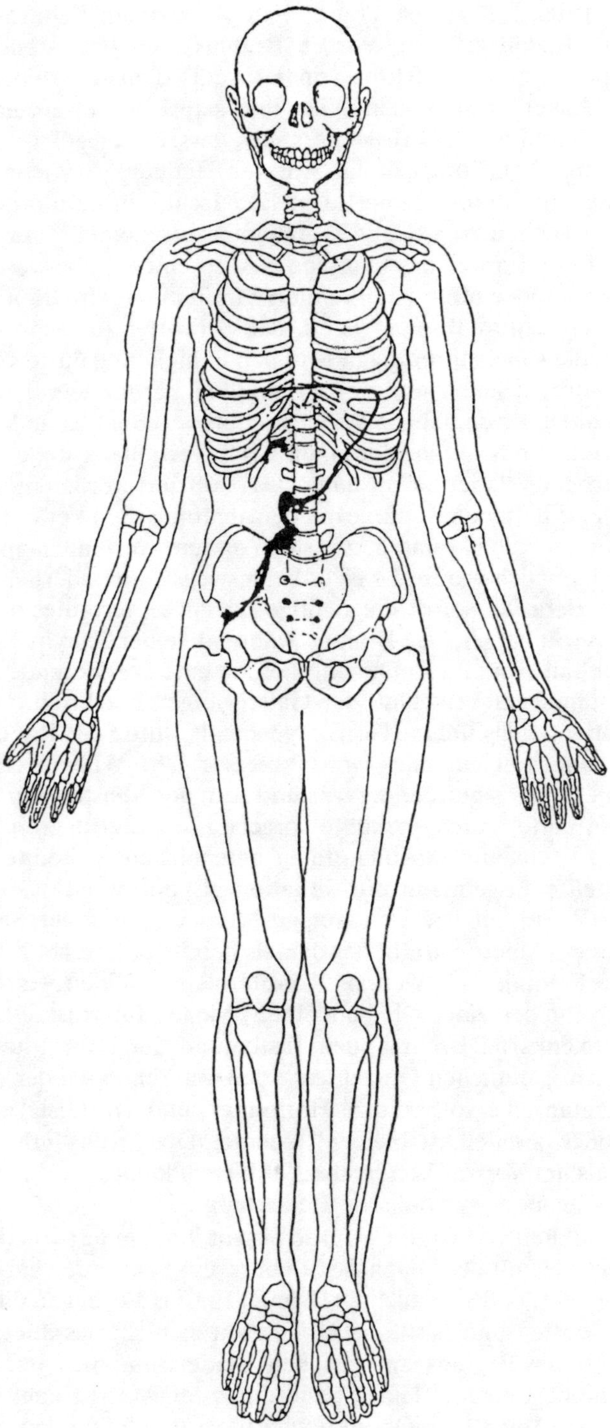

daß der Meister an den Folgen einer Leberzirrhose verstorben sei. Seine Argumentationen stützen sich dabei, abgesehen von der Tatsache, daß ein primärer Leberkrebs ohne Vorerkrankung der Leber ein eher seltenes Ereignis darstellt, allerdings auf Fakten, die auf sehr schwachen Beinen stehen. Das betrifft zunächst schon seine Behauptung, daß Brahms einen reichlichen Alkoholkonsum gehabt hätte und vornehmlich konzentrierte alkoholische Getränke zu sich genommen hätte: „Er konsumierte den ältesten Kognak." Sucht man in den vorhandenen Quellen nach Hinweisen, die eine solche Behauptung rechtfertigen könnten, dann sieht die Realität etwas anders aus: Brahms war zeitlebens ein eher mäßiger Trinker, der sich in seinen Stammlokalen zum Essen meist nur ein bis zwei Gläser Bier und vom Wein ein bis höchstens zwei Achtel servieren ließ. Wenn wir in einer Briefbemerkung des Pianisten Karl Tausig eine Anspielung auf die 1867 gemeinsam mit Brahms verbrachte Zeit in Wien den Satz lesen: „Erinnern Sie sich noch an die erste Preßburger Reise, wo wir knüppeldick besoffen waren?" dann ist dies wohl lediglich ein Hinweis darauf, daß auch Brahms gelegentlich einen Abend gerne durchzechte. Daß die ersten in Wien verbrachten Jahre tatsächlich etwas turbulent gewesen sein dürften, bestätigte auch der Schriftsteller J. Grosser, der von einer „tollen Zeit" spricht, die er damals mit Brahms verlebte. Wenn in seinen letzten Lebensjahren Frau Coelestine Truxa, die Hauswirtin, sich einer gewissen Besorgnis nicht erwehren konnte, wenn sie mitansehen mußte, wie ihr „Herr Doktor" mit seinen Essens- und Trinkgewohnheiten, seinem reichlichen Kaffeegenuß und dem Rauchen gegen seine zwar kräftige, aber dennoch nicht unüberwindliche Konstitution sündigte, dann wollte sie sicher damit nicht sagen, daß Brahms einen zu reichlichen Alkoholkonsum gehabt habe. Sie betonte nämlich stets, daß er in Anwesenheit von Besuchern nur so weit mitgetrunken habe, als es die Höflichkeit des Gastgebers erforderte, und daß sie ihn während der zehn Jahre, die sie in seiner unmittelbaren Nähe verlebte, niemals betrunken erlebt hätte. Dabei hätte Brahms reichlich Gelegenheit gehabt, dem Alkohol zu frönen, da ihn sein trinkfreudiger Verleger Fritz Simrock mit Weinsendungen aus Deutschland geradezu überhäufte, mit dem Hintergedanken, Brahms würde durch solche „Wohltaten" eher geneigt sein, alle seine neuen Kompositionen dem Verlagshaus Simrock zu überlassen. Selbst dem schwerkranken Brahms kündigte Simrock noch eine Weinsendung an, worauf ihn Brahms in einem Brief vom 5. Februar 1897 bat, davon doch Abstand zu nehmen, da er ohnedies noch einen großen Vorrat von über fünfzig Flaschen habe. Diese Ablehnung spricht eindringlich und überzeugend dagegen, daß Brahms in krankhafter Weise dem Alkohol zugetan gewesen wäre. In diesem Sinne ist im übrigen auch die Tatsache zu werten, daß der Meister bis zu seinem letzten Lebensjahr ein notorischer Frühaufsteher blieb, eine Eigenschaft, die sich mit Alkoholismus nicht in Einklang bringen ließe.

Wenn Kerner schließlich die Darmblutungen, die sich kurz vor dem Tode Brahms' einstellten, als Folge von Blutungen aus erweiterten Venen in der Schleimhaut der Speiseröhre – sogenannten Ösophagusvarizen – deutet und dies als eindeutiges Indiz für das Vorliegen einer Leberzirrhose, also einer Schrumpfleber, wertet, dann drängt sich wiederum die Frage auf, ob eine solche Interpretation auch medizinisch genügend begründet werden kann. Um es gleich vorwegzunehmen, nein. Wie vor wenigen Jahren schon Kahler in einer medizinischen Fachzeitschrift ganz richtig bemerkte, würden bei einer solchen voreingenommenen Betrachtung wichtige Leitsymptome außer acht gelassen, die sich schon zu Beginn der zum Tode führenden Erkrankung deutlich bemerkbar machten und überhaupt nicht zum klinischen Bild einer Leberzirrhose gehören. Es ist dies zunächst die schon im Juni 1896 in Ischl einsetzende Gelbsucht, die sich völlig schmerzlos und ohne vorausgehende Koliken entwickelte und beständig an Intensität zunahm, sodaß Max Kalbeck schon am 2. Oktober berichtete, daß Brahms' Gesicht „... von dunkler, schwärzlich gelber Farbe“ wäre. Dazu kam schon bald ein „beständiges Jucken der Haut“, das allmählich so stark wurde, daß er sich fortwährend kratzen mußte. Eine derartige, mit starkem Juckreiz verbundene und stetig zunehmende Gelbsucht mit „efeugrüner“ und später geradezu schwärzlich-dunkelgrüner Verfärbung gehört nicht zum Bild einer Leberzirrhose, wenn man von der seltenen, fast nur bei Frauen vorkommenden Sonderform der sogenannten „primär biliären Zirrhose“ absieht, einer Krankheit, deren Symptome nicht mit dem Brahmsschen Krankheitsbild übereinstimmen. Hingegen passen die Symptome lückenlos zum klinischen Bild eines sogenannten Gallenwegsverschlusses, wie er durch einen Gallenstein, aber auch durch andere Prozesse – entzündlicher oder bösartiger Natur – zustandekommen kann.

Die Reaktionen der während des Krankheitsverlaufes beigezogenen Ärzte legen die Vermutung nahe, daß man ärztlicherseits schon früh das Vorliegen eines bösartigen Prozesses erkannte. Wenn ein so erfahrener und wegen seiner diagnostischen Fähigkeiten weithin berühmter Kliniker wie Professor Schrötter von Kristelli schon im Juli 1896 nach kurzer Untersuchung resignierend festellen mußte: „Armer Kerl, armer Kerl. Für Brahms Krankheit gibts kein Karlsbad. Es ist ganz egal, wo er sein Geld ausgibt“, dann paßt diese Reaktion weder zum Tastbefund einer Leberzirrhose noch einer Gallensteinkrankheit. Vielmehr darf man sicher gehen, daß Schrötter schon von Anbeginn das Vorliegen einer Krebserkrankung diagnostizierte, die zu einem Verschluß der abführenden Gallenwege führte. Für eine solche Annahme sprach auch der zunehmende Gewichtsverlust, den schon zehn Wochen später Max Kalbeck mit den Worten beschrieb: „Die Kleider hingen ihm vom Leib und schlotterten um Arme und Beine herum“, und den auch Brahms selbst bemerkte, wenn er sagte: „Ich habe einen wahren Heißhunger, aber Essen und Trinken schlägt mir nicht an.“ Den Eindruck eines bösartigen Prozesses hatte auch Professor Engelmann aus Utrecht, als er Brahms in Karlsbad kurz untersuchte. Ebenso pessimistisch sprach sich später der ebenfalls aus Utrecht gekommene Professor Narath aus.

War somit an der Diagnose „maligner Verschlußikterus“, also einer mit Gelbsucht einhergehenden bösartigen Erkrankung mit Verschluß der abführenden Gallenwege, schon von Beginn an nicht gezweifelt worden, so bleibt noch immer die Frage offen, wo der bösartige Tumor seinen primären Sitz gehabt haben mag. Übereinstimmend mit Kerner spricht das ganze Krankheitsbild entschieden gegen ein primäres, also in der Leber selbst entstandenes Karzinom, das mit anderen Symptomen einherzugehen pflegt. Wie schon Kahler mit Recht bemerkte, stellt die häufigste Ursache eines bösartigen Verschlusses des Hauptgallenganges das Karzinom des Bauchspeicheldrüsenkopfes dar, und offenbar hat man diese Diagnose zumindest im späteren Verlauf der Erkrankung auch bei Brahms in Betracht gezogen. In diesem Sinne wäre der Hinweis der Gattin Richard Heubergers zu werten, die anfangs Februar 1897 von Frau Conrat, der Gattin des mit Brahms befreundeten musikliebenden Kaufmannes Hugo Conrat, die Nachricht erhielt, daß der Meister an einem Krebs der Bauchspeicheldrüse leide. Ob aus diesem

Grunde von Utrecht aus dem behandelnden Arzt Dr. Breuer nahelegt wurde, einen Versuch mit einem Bauchspeicheldrüsen-Extrakt zu unternehmen, muß dahingestellt bleiben, würde aber in diese Richtung weisen. Den Wiener Klinikern des ausgehenden 19. Jahrhunderts war es durchaus möglich, allein aus der körperlichen Untersuchung eines Patienten die Verdachtsdiagnose eines Karzinoms des Bauchspeicheldrüsenkopfes zu stellen. Man wußte, daß neben der schmerzlosen Entwicklung einer mit Juckreiz einhergehenden intensiven, allmählich in eine grünschwärzliche Färbung übergehenden Gelbsucht der Tumor durch die Blockierung des Gallenabflusses nicht nur zu einer beträchtlichen Lebervergrößerung führt, sondern gleichzeitig auch eine enorme Ausdehnung der Gallenblase bewirkt, die als birnenförmige Masse getastet werden kann und in der Medizin als „Courvoisiersches Zeichen" bekannt ist. Da dieses Zeichen schon vor Courvoisier im Jahre 1888 von Bard-Pic beschrieben wurde, war es der Wiener Schule im Erkrankungsjahr Brahms' bereits völlig geläufig; man könnte so verstehen, warum Schrötter schon nach kurzer Untersuchung diese Verdachtsdiagnose vermutlich zu stellen imstande war.

Inzwischen wurden unsere Erkenntnisse auf diesem Gebiet entscheidend erweitert, sodaß man heute auch jene Symptome bei Brahms, die in das landläufige Bild des Pankreaskopfkarzinoms nicht zu passen schienen, zwanglos in den Rahmen dieses Krankheitsbildes einordnen kann. Das gilt zunächst schon für die auffallende Tatsache, daß Brahms trotz massiver Gewichtsabnahme lange Zeit einen ausgezeichneten Appetit, ja einen regelrechten „Heißhunger" aufwies. Die Erklärung dafür ist, daß der Tumor nicht nur den Abfluß der Gallenwege, sondern auch jenen der Ausführungsgänge der Bauchspeicheldrüse blockiert; durch die Rückstauung des Drüsensaftes kann es auf diese Weise zunächst zu einer Überfunktion der insulinproduzierenden Inselzellen innerhalb der Bauchspeicheldrüse kommen, die durch gesteigerte Insulinfreisetzung den Blutzucker stark senken können – ein Vorgang, der vom Organismus stets mit Heißhunger beantwortet wird. Auf diese Weise tritt der paradoxe Zustand ein, daß der Patient trotz fortlaufender starker Gewichtsabnahme längere Zeit einen wahren Heißhunger aufweist. Wenn somit Brahms selbst dann noch über starken Appetit verfügte, als er bereits vom kraftstrotzenden Mann zum bedauernswerten Jammergreis abgemagert war, dann entspricht dies durchaus dem möglichen Verlauf seiner Krebserkrankung, und nur so kann man sich auch erklären, warum er durch das Engermachen seiner Kleider von Frau Truxa über seinen rapiden Gewichtsverlust vorübergehend hinweggetäuscht werden konnte.

Erst im Dezember 1896 klagte Brahms über Schmerzen im Rücken und in der Kreuzgegend, ein Symptom, das für das Bauchspeicheldrüsenkarzinom sehr charakteristisch ist und mitunter sogar ein Frühzeichen sein kann. Beim Pankreas-Kopfkarzinom kann allerdings der Schmerz trotz bereits intensiver Gelbsucht lange Zeit fehlen, was offenbar bei Brahms der Fall war. Das gleiche gilt von den Magen-Darm-Blutungen, die sich in seinen letzten Lebenstagen einstellten und zu einer weiteren, erheblichen Schwächung seines Zustandes führten. Derartige Blutungen sind beim Kopfkarzinom der Bauchspeicheldrüse keineswegs so selten, wie vielfach angenommen wird, besonders wenn sich der Krebs in der Ampulle – an der Einmündung des Pankreasganges in den Zwölffingerdarm – lokalisiert hat. Durch den Druck des Tumors auf die Nachbarschaft kann es aber auch zu starken Venenerweiterungen im Bereiche der Speiseröhre, des Magens oder des oberen

Dünndarmes kommen, die zu Blutungen Anlaß geben können. Schließlich muß aber bei jedem Patienten mit langandauernder Gelbsucht durch Verschluß der abführenden Gallenwege auch an sogenannte „cholämische Blutungen“ gedacht werden; bei diesen Blutungen handelt es sich um allgemeine Gerinnungsstörungen des Blutes infolge Mangels an Vitamin K, das aus dem Darm nur unter Mithilfe von Gallensäuren ins Blut übertreten kann. Da Brahms zum Zeitpunkt der einsetzenden Magen-Darm-Blutungen bereits mehr als neun Monate an einer Gelbsucht mit Verschluß des Gallenganges litt, mußte es zwangsläufig zu Gerinnungsstörungen mit erhöhter Blutungsneigung kommen. Möglicherweise handelte es sich bei der im Dezember 1896 aufgetretenen Nasenblutung bereits um die erste Manifestation dieser „cholämischen Blutungsneigung“, die wahrscheinlich auch die Ursache der späteren Magen-Darm-Blutungen war oder zumindest ursächlich dazu beigetragen haben dürfte.

Zuletzt erfordert noch der Tastbefund an der Leber eine kurze Besprechung. Von Anbeginn haben die Ärzte – als erster Dr. Hertzka in Ischl – eine starke Vergrößerung der Leber registriert, doch dürften harte, derbe Knoten in der Leber, wie sie Krebsmetastasen in der Leber oder einem Gallenblasenkrebs entsprechen würden, zunächst nicht vorhanden gewesen sein. In seinem Schreiben an Eduard Hanslick betonte Dr. Grünberger, der Kurarzt von Karlsbad, noch im September 1896, daß er auch bei genauester Untersuchung „keine Neubildung“ in der Leber entdecken konnte. Dies spricht gegen die Möglichkeit des Vorliegens eines Gallenblasenkrebses oder eines Krebses der Gallenwege, da diese schon frühzeitig Metastasen in der Leber setzen, während dies beim Karzinom des Kopfes der Bauchspeicheldrüse in der Regel erst relativ spät der Fall ist.

Bei der zum Tode führenden Krankheit von Johannes Brahms handelte es sich somit mit an Sicherheit grenzender Wahrscheinlichkeit um ein Karzinom des Bauchspeicheldrüsenkopfes, das den Abfluß aus den Gallenwegen im Juni 1896 allmählich so weit zu blockieren begann, daß sich infolge zunehmender Gallerückstauung eine immer intensiver werdende Gelbsucht entwickelte, die durch den damit verbundenen Übertritt von Gallensäuren ins Blut von einem starken Juckreiz begleitet wurde. Zum Unterschied von einem Steinverschluß gehen dem Tumorverschluß des Gallenhauptganges keine Koliken voraus. Hingegen wissen wir heute, daß die Entwicklung eines Bauchspeicheldrüsenkrebses mitunter längere Zeit vor dem Erscheinen der ersten klinischen Symptome durch das Auftreten psychischer Veränderungen gekennzeichnet sein kann, die sich in Schlaflosigkeit, unbestimmten Angstgefühlen bis hin zu Todesahnungen oder echten Depressionszuständen äußern können. Die schwermütige Stimmung einiger seiner letzten Kompositionen, vielleicht auch die „Vier ernsten Gesänge“, die er sich angeblich zu seinem eigenen Geburtstag komponierte, könnten in diesem Sinne gedeutet werden.

Wahrscheinlich hat Professor Schrötter das Courvoisiersche Zeichen, nämlich eine mächtig vergrößerte pralle Gallenblase sowie eine deutliche Vergrößerung der Leber, getastet, was ihn im Verein mit der auf einen Verschluß der Gallenwege hinweisenden Gelbsucht auf die Diagnose „Bauchspeicheldrüsenkrebs“ lenkte und ihm gleichzeitig die Aussichtslosigkeit der Lage Brahms' klar machte. Die für dieses Leiden typische rapide Gewichtsabnahme, die seiner Umgebung erschrekkend ins Auge stach, wurde dem Patienten deshalb wahrscheinlich nicht so stark bewußt, weil ihn sein übermäßiger Appetit nicht an eine ernstere Erkrankung

denken ließ. Gerade dieser „Heißhunger", über den Brahms selbst berichtete, wird beim Karzinom des Bauchspeicheldrüsenkopfes aber gar nicht so selten angetroffen. Erst mit wachsendem Schwinden seiner Körperkräfte, das ihm zuletzt selbst das Gehen erschwerte, wurde er auf den Ernst der Lage aufmerksam. Aber selbst in den letzten Krankheitstagen versuchte er immer wieder, solche schwarzen Gedanken zu verdrängen und sich den Glauben oder zumindest die Hoffnung auf eine Genesung zu bewahren. Noch zwei Tage vor seinem Ende antwortete er Frau Truxa, die ihm einen Löffel alten Malaga-Weines reichen wollte, er wolle ihn erst in Ischl trinken, denn „wenn ich dann wieder zu Kräften kommen soll, wird er mir gut tun." Im Dezember 1896 begannen die für den Bauchspeicheldrüsenkrebs so typischen Schmerzen im Rücken und in der Kreuzgegend, und nun begann sich auch allmählich eine Appetitlosigkeit einzustellen, bis er schließlich nur mehr von wenigen Löffeln Suppe am Tag lebte. Im gleichen Monat kam es auch zu Nasenbluten. Magen-Darm-Blutungen traten jedoch erst eine Woche vor seinem Ableben auf und führten zu solcher Schwäche, daß sich Brahms aus eigenem Antrieb zur Bettruhe zwang. Er wurde zunehmend apathisch und zeitweilig desorientiert, erkannte schließlich einen seiner engsten Freunde nicht mehr und benötigte zuletzt wegen heftiger Schmerzen Morphium, bis er am Morgen des 3. April 1897 im Zustand vollkommener körperlicher Entkräftung seine klaren, blauen Augen, an deren Wimpern nach Aussage von Frau Truxa in seiner Sterbestunde Tränen schimmerten, für immer schloß.
Mit seinem Choralvorspiel „Oh Welt, ich muß dich lassen" hat Johannes Brahms musikalisch von der Welt Abschied genommen. Es hat etwas Tragisches an sich, daß der sein ganzes Leben lang gesunde Mann seinen körperlichen Verfall bis an das bittere Ende mit klaren Augen, wenngleich häufig verdrängt, erleben mußte und dazu verurteilt war, alle Phasen der Zerstörung seiner irdischen Hülle mitansehen zu müssen. „Wie ein angeschmiedeter Prometheus lernte er in später, aber harter Zucht, sich dem physischen Leiden zu beugen." Und nur selten kam ein Wort der Klage über seine Lippen. Wir wissen nur wenig über die religiöse Einstellung Brahms', doch können wir einiges erahnen, wenn wir sein letztes großes Werk, die „Vier ernsten Gesänge", nach selbst ausgewählten Worten der Heiligen Schrift, in uns aufzunehmen versuchen. Mit diesem Abschiedswerk, in welchem er die letzten Dinge unseres Daseins mit einer Unerbittlichkeit und mit einem geistigen Tiefgang ohnegleichen ausspricht, hat er auf seine Art ein Glaubensbekenntnis gewagt, das jeden zutiefst berühren muß. Umso verständlicher ist es, daß der Ungeist und die Präpotenz des Kaders der Halbgebildeten im Zeitalter des Nationalsozialismus auch vor diesem Geistesriesen der deutschen Kulturgeschichte und des musikalischen Abendlandes nicht halt machten. Brahms, der in seiner Wahlheimat Wien niemals sein brennendes Interesse am Schicksal Deutschlands verlor, der ein glühender Verehrer Bismarcks war und anläßlich der Errichtung des Deutschen Kaiserreiches 1870 mit seinem „Triumphlied" op. 55 und dessen Widmung an Kaiser Wilhelm I. sich als Deutscher melden zu müssen glaubte, fiel schon im ersten Jahr der Errichtung des „Dritten Reiches" unbarmherzig in Ungnade. Der Reklameminister des Dritten Reiches glaubte entdeckt zu haben, daß Johannes Brahms großväterlicherseits ein „Judenstämmling" gewesen sei, worauf die 1933 bevorstehenden Feiern von Brahms' hundertstem Geburtstag in Deutschland prompt abgeblasen wurden. Auf einer plakativen Darstellung wurde Brahms, im Grase liegend und träumend den Blick nach oben gerichtet,

entsprechend der Textstelle eines seiner vertonten Lieder „von Grillen rings umschwirrt ohn Unterlaß" abgebildet, wie er von mit Hakenkreuzen bemalten und mit SA-Mützen gezierten Grillen angeschlichen und umschwirrt wird. Um die Geschmacklosigkeit noch zu steigern, stoßen diese Grillen die übelsten Beschimpfungen aus und entleeren ihren Unrat über den im Grase Liegenden mit hämischem Gelächter.
Man schämt sich heute, daß solche Menschen die deutsche Sprache – wenn auch nur abgehackt und lallend – gesprochen haben, und man fühlt sich erleichtert, daß Brahms diese entehrende Verunglimpfung nicht erleben mußte. Frau Truxa, die den Herrn Doktor Brahms wie kaum jemand anderer als Mensch kannte, war erschüttert, als sie erfuhr, daß in Deutschland keine offizielle Brahmsfeier stattfinden könne, weil etwas mit der deutschen Abstammung dieses Mannes nicht stimme. Sie scheint allerdings Brahms wirklich sehr genau gekannt zu haben, denn anläßlich eines Interviews im Mai 1933 sagte sie: „Mich berührte das recht schmerzlich. Ihn würde es wahrscheinlich weniger kränken." Um die Richtigkeit dieser Meinung beurteilen zu können, müßten wir allerdings mehr über Brahms' Weltanschauung, seine politischen Überzeugungen und sein Verhältnis zu den geistigen Strömungen seiner Zeit wissen, eine Aufgabe, die der zukünftigen Brahms-Forschung noch bevorsteht.
In unseren Herzen weilt Brahms in jenem Kreis der Geister, den Bach, Haydn, Mozart, Beethoven und Schubert schließen, und in Johannes Brahms „kommt die Musik des 19. Jahrhunderts zum letztenmal zu sich selbst, in ihrem Melos, das alsbald sein gutes Gewissen verliert." Allmählich setzt sich auch die Einsicht durch, daß die fortwährende Kraft der Musik von Brahms bedeutende historische Wirkungen nach sich gezogen hat und seine Kompositionen nicht nur Reflexionen der Vergangenheit sind, sondern auch tiefgreifende Neuerungen, vor allem in der Kompositionstechnik, gebracht haben. Der Mensch Johannes Brahms aber, der große „Abseiter", wie er sich gerne selbst apostrophierte, war in Wirklichkeit ein Mensch voll innerer Bescheidenheit und tiefer Seelengüte, die er hinter einer borstigen, rauhen Schale peinlich, fast schamhaft, zu verbergen verstand. Seine Worte wollen ebenso wie seine Musik nicht nur mit den Ohren, sondern und vor allem mit dem Herzen aufgenommen werden.

ANTON BRUCKNER

Ähnlich wie bei Mozart oder Schubert beginnt man auch bei Anton Bruckner mit der aus historischer Distanz erfolgten Wiederentdeckung seiner Werke, sich von liebgewonnenen Klischees zu trennen. Wissen wir doch heute, daß Schlagworte wie „Der Musikant Gottes", „Wagnerianer" oder „Komponist kerndeutscher Symphonien" allein aus posthumer Sentimentalität oder aus einem überbetonten Nationalismus seiner Zeit heraus entstanden sind und die komplizierte Erscheinung Anton Bruckners dadurch ebenso entstellt und vereinfacht dargestellt wurde wie der aus Unsachlichkeit, Voreingenommenheit und mangelndem Verständnis geprägte Vergleich seiner symphonischen Werke mit „symphonischen Riesenschlangen". Wie sehr durch eine solche feindselige Betrachtungsweise manchen seiner Zeitgenossen der klare Blick für eine objektive Beurteilung Bruckners getrübt werden konnte, zeigt das Beispiel des kompetenten Musikkritikers und mit Johannes Brahms eng befreundeten Musikästheten Eduard Hanslick, der 1892 über die Kompositionen Bruckners mit prophetischem Pathos urteilte: „Es ist nicht unmöglich, daß diesem traumverwirrten Katzenjammerstil die Zukunft gehört – eine Zukunft, die wir nicht darum beneiden." Und Brahms selbst war noch in seinem Todesjahr davon überzeugt, daß es sich bei Bruckner um einen „Schwindel" handle, „der in ein bis zwei Jahren tot und vergessen sein wird".
Für die Beurteilung Bruckners durch die Nachwelt spielten aber gerade Brahms und die „Brahminen", wie seine Anhänger genannt wurden, eine besonders wichtige und teilweise unheilvolle Rolle. Der Gegensatz zwischen beiden, die schon zu Lebzeiten Rivalen und Antipoden waren, kann für uns heute allerdings nur vor dem musikhistorischen Hintergrund ihrer Zeit begriffen werden. Die Antithese Bruckner-Brahms spiegelt nämlich in Wahrheit weit tiefergehende kunsttheoretische Konflikte wieder, welche die Entwicklung der deutschen Musik im ausgehenden neunzehnten Jahrhundert entscheidend bestimmten und im Grunde eigentlich nur den älteren Konflikt zwischen Brahms und Richard Wagner abgelöst haben. Betrachtet man nämlich die Argumente, die im Streit zwischen Bruckner und Brahms immer wieder ins Treffen geführt wurden, genauer, dann erkennt man, daß sie durchwegs älteren Datums sind und fast alle dem ideologischen Streit zwischen Wagner und Brahms entstammen, weshalb wohl auch die Gegnerschaft zwischen Bruckner und Brahms erst nach dem Ableben Wagners heftigere Formen annahm. Brahms selbst dürfte sich dieser Zusammenhänge wohl bewußt gewesen sein, da er bei einer bestimmten Gelegenheit die Ansicht vertrat, daß die Wagner-Partei nach dem Tod ihres Idols nach einem Führer suchte und in Ermangelung eines Besseren Anton Bruckner auf ihren Schild erhob. Bruckner wurde also gewissermaßen zum Träger für Auseinandersetzungen hochstilisiert, in denen das rein Musikalische gar nicht mehr das primär Wichtige war, sondern bei denen ganz andere Faktoren die ausschlaggebende Rolle spielten.
Weshalb die konservativen „Brahminen" gerade in Bruckner den Prototyp eines

Wagnerianers und eines Avantgardisten sahen, der ihrer Meinung nach im Begriffe war, „die geheiligte Welt des Symphonischen aus den Angeln zu heben“, hatte mehrere Gründe. Zunächst sahen sie, wie ihr Idol Brahms selbst, in Bruckner einen Künstler, der den dramatischen Stil Wagners ihrer Meinung nach auf die Symphonie zu übertragen versuchte und damit einen flagranten Verstoß gegen die Grundgesetze der Symphonik zu begehen im Begriffe war. In vielen Belangen weist die symphonische Musik Bruckners ja tatsächlich unverkennbar eine enge Verwandtschaft mit der musikdramatischen Sprache Richard Wagners auf. Nach einem genaueren Studium bemerkt man jedoch unschwer, daß Wagners Stil im Gefüge der Brucknerschen Symphonik nur eine unter mehreren Komponenten darstellt und Bruckner, was die orchestrale Instrumentation und die Kühnheit der Gedanken betrifft, den sogenannten Programm-Symphonikern Franz Liszt und Hector Berlioz mindestens ebenso viele Anregungen verdankt. So gesehen haben die Konservativen in Bruckner mit Recht einen modernen, fortschrittlichen Komponisten gesehen, und wir müssen auch aus unserer heutigen Sicht bekennen, daß die lange Zeit als fester Glaubenssatz geltende Auffassung, Bruckners Symphonik sei reine „absolute Musik“ und durchaus unprogrammatischer Art, nicht den Tatsachen entspricht. Äußerte sich doch Bruckner selbst verschiedene Male über programmatische Bezüge vor allem in seiner vierten und achten Symphonie.

Damit sind wir aber auch schon mitten in der Kontroverse zwischen „absoluter Musik“ und „Zukunftsmusik“, die mit Richard Wagner Mitte des vorigen Jahrhunderts ihren Ausgang nahm. Wagner war überzeugt, daß nach Ludwig van Beethoven die Möglichkeiten der „absoluten Tonsprache“ erschöpft seien und mit Beethovens „Neunter“ nicht nur die letzte Symphonie, sondern zugleich „das menschliche Evangelium der Kunst der Zukunft“ geschrieben wurde und die „Musik der Zukunft“ sich nur mehr auf zwei Gebieten entfalten könne, nämlich auf dem des Musikdramas und jenem der Programmusik, die ein dichterisches Motiv zum Gegenstand hat.

Neben der Polarität zwischen Zukunftsmusik und absoluter Musik ergaben sich aber noch weitere Aspekte diametraler Gegensätzlichkeit, unter denen nur der Gegensatz zwischen der Bedeutung des musikalischen Einfalls als Ausdruck des Genial-Schöpferischen und der Bedeutung der kunstvollen Ausarbeitung eines Einfalles in der Tradition der alten Meister hervorgehoben werden soll. Bruckner war, wie uns Franz Schalk bezeugte, ein geradezu „fanatischer Anbeter des Einfalls“, des Erfindens von Themen und musikalischen Gedanken, während Brahms den Einfall bloß als „Geschenk“ betrachtete und ihm, analog den Meistern der Barockzeit, die Ausarbeitung eines solchen Einfalles alles bedeutete. Wenn uns auch aus heutiger Perspektive solche Diskussionen über Bruckners Formlosigkeit und krankhafte Übersteigerung des Ausdrucks in seinen Kompositionen ebenso unsinnig erscheinen wie der Vorwurf der Einfallslosigkeit in der Musik von Brahms, so lassen sie uns doch besser verstehen, warum eine Verständigung zwischen Bruckner und Brahms einfach nicht mehr möglich schien. Derartige Fehlurteile bis hin zu diskriminierenden persönlichen Angriffen gegen Bruckner konnten deshalb nur durch kompetente Fachleute wie Eduard Hanslick oder gar Brahms selbst überhaupt zustande kommen. Bedenkt man, daß die Leitbilder der konservativen Kreise Maßhalten, Pflege der traditionellen Formen und musikalische Logik waren, dann mußten sie der aufregenden neuen musikalischen Welt eines Anton Bruckner und den gigantischen Dimensionen seiner Symphonien einfach fassungslos und ohne jedes Verständnis gegenüberstehen. Im besonderen dürfte dies Brahms betroffen haben, dessen Vorliebe für knappe Formen und konzentrierte gedankliche Aussagen ja bekannt ist. Nur so ist es verständlich, warum Brahms auch kein Verständnis für Bruckners eigentümliche musikalische Logik aufzubringen vermochte, was ihn zu dem überraschenden Fehlurteil verleitete, Bruckner hätte überhaupt „keine Ahnung von einer musikalischen Folgerichtigkeit, keine Idee von einem geordneten musikalischen Aufbau".

Umso kurioser erscheint es, daß innerhalb dieser heftigen kunsttheoretischen Kontroversen zwischen Bruckner und Brahms beide Parteien für ihre Favoriten den Anspruch einer direkten Nachfolge Beethovens erhoben. Nachdem Hans von Bülow nach der Aufführung von Brahms' erster Symphonie 1877 dieser den ehrenvollen Titel einer „Zehnten" Beethovens verlieh, wurde wenige Jahre später auch Anton Bruckner von seiner Wiener Gemeinde der „zweite Beethoven" genannt, und Hermann Levi unterstrich dies noch dadurch, daß er Bruckner als den „bedeutendsten Symphoniker der Nach-Beethoven'schen Periode" feierte. Natürlich lagen derartigen Bemühungen der Proklamation einer Beethoven-Nachfolge vorwiegend propagandistische Motive zugrunde, da es eine ungeheure Aufwertung des jeweiligen Idols bedeutete, wenn ihm Gemeinsamkeiten mit Beethoven nachgewiesen werden konnten. Nun verdankt allerdings Bruckner – ebenso wie Brahms – der Symphonik Beethovens ohne Zweifel wichtige Anregungen. Beethovens Stil stellt im kompositorischen Schaffen Bruckners eine überaus wichtige und nicht wegzudenkende Rolle dar. Wenn allerdings von den Brahminen der Vorwurf erhoben wurde, Bruckner hätte Beethovensche Gedankengänge ähnlich wie den dramatischen Stil Wagners einfach nachgeahmt und sei deshalb ein Epigone und Eklektiker, dann ist dies ein neuerlicher Beweis, wie verständnislos die Wiener konservativen Kreise der neuen musikalischen Welt Bruckners gegenüberstanden.

Aus Angst, Bruckner könnte als Epigone und Eklektiker abgestempelt werden, wurde zu Beginn unseres Jahrhunderts der Versuch unternommen, die Zusammenhänge mit Beethoven, Wagner oder den symphonischen Programmusikern in Abrede zu stellen. Leider wurde in diesem Bemühen neuerlich ein entstelltes Bild Bruckners entworfen, da man ihn damit aus dem geschichtlichen Zusammenhang zu lösen versuchte und ihn als eine einmalige, voraussetzungslose Erscheinung in der Musikgeschichte darzustellen begann. So schrieb Rudolf Louis 1904 zusammenfassend über Anton Bruckner: „Ich weiß nicht, wie spätere Musikhistoriker einmal mit der schwierigen und undankbaren Aufgabe sich abfinden werden, einen Mann wie Bruckner in den Entwicklungslauf der Musik des neunzehnten Jahrhunderts einzuordnen. Jedenfalls ist soviel sicher, daß seine Erscheinung durchaus isoliert dasteht, fremd und beziehungslos in einer durchaus heterogenen Umgebung." Und ähnlich ortete auch der bedeutende Musikwissenschaftler Guido Adler 1924 die Stellung Anton Bruckners in der Musikgeschichte, wenn er sagte: „Bruckners Werk liegt weit ab von der großen Heerstraße der Entwicklung. Wie ein erratischer Block, irgendwann einmal herabgestürzt, so ohne jeden Zusammenhang mit seiner eigenen Umwelt, liegt Bruckners Symphonie in den tieferen Gründen der modernen viel zivilisierten Musikkomposition."

Nach heutiger Ansicht läßt sich die Symphonik Bruckners sehr wohl in die „große Heerstraße der Entwicklung" einreihen, wenngleich das Spektrum der für Bruckner wichtigen Stileinflüsse nicht auf Beethoven oder Wagner beschränkt werden kann, sondern wesentlich breiter aufgefaßt werden muß und über Mendelssohn und

Schumann als den Vertretern der romantisch-klassischen Schule bis hin zu den sogenannten Programmsymphonikern Hector Berlioz und Franz Liszt reicht. Wenn so viele Jahre hindurch Bruckner als Mensch und Musiker von so vielen Vorurteilen und Fehlinterpretationen umrankt wurde, dann geschah dies wohl aus einer gewissen Ratlosigkeit heraus, weil sich für die rätselhafte Gestalt Bruckners in ihrer unbegreiflichen Erscheinungsform nur schwer ein begreifbarer Bezug zu seiner geistigen Leistung herstellen läßt. Einen, wahrscheinlich wesentlichen Aspekt beim Versuch eines Zuganges zu Werk und Persönlichkeit dieses Künstlers dürfte, wie Franz Grasberger betonte, der bei Bruckner besonders deutlich in Erscheinung tretende Zwiespalt zwischen emotionaler Gefühlswelt und kühler Vernunft sein, „dessen Polarität sowohl in der Lebensgeschichte als auch in Entwicklung und Struktur der Musik zu beobachten ist ... Bruckner verbraucht sich total für das psychologische Gefüge seiner Kunst und tritt nach außen formelhaft auf. In der Musik erfolgt wohl nach langem Zuwarten die Freigabe der Persönlichkeit, im Kontakt der Umwelt gegenüber aber nie."
Im Folgenden sollen neben der Aufarbeitung der biographischen Fakten die verschiedenen Umwelteinflüsse auf die Entwicklung der psychischen Struktur Anton Bruckners aus ärztlicher Sicht einer genaueren Betrachtung unterzogen werden, um so vielleicht zu einem besseren Einblick in die komplizierte Persönlichkeit Bruckners zu gelangen. Neben der Erstellung eines solchen Psychogrammes sollen aber auch seine physischen Krankheiten, insbesondere seine letzte zum Tode führende Erkrankung sowie seine etwas eigenwilligen letzten Verfügungen eingehender untersucht werden, weil auch sie ein bemerkenswertes Licht auf diese rätselhafte Künstlerpersönlichkeit werfen.

Kindheit

Josef Anton Bruckner kam am 4. September 1824 um vier Uhr morgens in dem hinter der Dorfkirche gelegenen Schulhaus zu Ansfelden in Oberösterreich zur Welt. Seine Vorfahren lassen sich urkundlich bis ins 17. Jahrhundert zurückverfolgen, und noch heute steht im westlichen Niederösterreich der sogenannte „Bruckhof", in welchem das Geschlecht der leibeigenen Bruckner-Bauern lebte, bis der 1715 in Pyhra bei Oed geborene Urgroßvater Josef Bruckner sich durch Einheirat als Gastwirt und Besenbinder in Oed niederließ. Waren bisher alle Vorfahren Bauern und Handwerker, so zeigte sich bei dem 1749 in Oed geborenen Großvater Josef frühzeitig ein Drang zum Lehrerberuf. Nach seiner Ausbildung zum Hilfslehrer erhielt er 1776 eine feste Anstellung als Lehrer in Ansfelden bei Linz. Von seinen zwölf Kindern wurde der 1791 geborene Vater Anton ebenfalls Lehrer und dessen Nachfolger. Er heiratete 1823 Therese Helm aus Steyr, die ihm elf Kinder gebar, von denen allerdings – wie dies damals üblich war – sechs im frühen Kindesalter starben. Ihr Ältester, der Sohn Josef Anton, aber sollte dem Namen Bruckner zur Unsterblichkeit verhelfen.
Über die Kindheit Anton Bruckners wissen wir sehr wenig. Auch der von seinem jüngeren Bruder Ignaz 1901 aus der Erinnerung wiedergegebene Bericht ist in dieser Hinsicht kaum verwertbar, wenngleich er uns zeigt, daß Anton offenbar schon damals wenig von einer kämpferischen Natur erkennen ließ. In diesem Bericht heißt es nämlich unter anderem: „Wie Er öfters erzählt habe, ist er mit die

Buben Räuberspielen in die Auen gegangen. Ihn haben sie immer Gefangen genommen und habe er dan hinteric Stockstreiche bekommen. Er hatte aber immer eine recht gefligte Hosen angezogen, damit er nichts gespirt hat. Das hat ihm recht gefreut, wen sie sich recht geblagt haben und Er nichts gespiert hat." Was ihm offensichtlich an Angriffsgeist fehlte, schien er durch überlegene Schlauheit wieder ausgeglichen zu haben, wie er ja auch sonst den Berichten nach ein kleiner Schelm voller Lausbubenstreiche gewesen zu sein scheint.

Wenn auch jedwede Anzeichen eines Wunderkindes fehlten, so begann dennoch schon in seinen ersten Lebensjahren die Musik eine unverhältnismäßig große Rolle zu spielen. Schon mit vier Jahren vermochte das aufgeweckte Kind auf einer roten Kindergeige einige Kirchenlieder zu spielen, und als er seine Kunst auch dem Herrn Pfarrer zeigte, erhielt er von diesem seinen ersten Lohn in Form von Obst. Aber auch auf dem alten Spinett seines Vater versuchte er bald zurechtzukommen, wenngleich dieses Spiel anfänglich „furchtbar" gewesen sein soll. Ganz besonders taten es ihm die abendlichen Singstunden an, und es wird berichtet, daß er nur dann gerne in die Schule ging, wenn Singstunde war. Wohl aus dem gleichen Grund begleitete er von frühester Kindheit an auch gerne seine Mutter zur Heiligen Messe, die wegen ihrer schönen Stimme im Kirchenchor mitwirkte, wenngleich in der Kirche sein bevorzugter Platz der neben dem Vater auf der Orgelbank war. Damals gehörte es ja zu den selbstverständlichen Pflichten eines österreichischen Dorfschulmeisters, neben seiner hauptberuflichen Tätigkeit als Mesner in der Kirche die Orgel zu spielen und die Schulkinder in den einfachen musikalischen Grundbegriffen zu unterrichten. In dieser Eigenschaft mußte deshalb dem Vater schon bald die ungewöhnliche Begabung seines Sohnes auffallen, weshalb er sie nach Kräften soweit förderte, daß ihn sein zehnjähriger Sohn bereits an der Orgel gelegentlich vertreten konnte. Ungefähr um diese Zeit hörte der Knabe zum erstenmal die große Orgel in dem prächtigen Augustiner Chorherrenstift St. Florian, die einen überwältigenden und unvergeßlichen Eindruck auf ihn hinterlassen haben mußte. Nicht weniger beeindruckten ihn aber auch die an besonderen Festtagen in der Kirche zu Ansfelden mitwirkenden drei Trompeter und der Paukist aus Linz.

Wahrscheinlich weniger aus dem Wunsch, seinem Sohne eine bessere Ausbildung angedeihen zu lassen als aus sozialen Erwägungen – die Familie hatte sich um vier Kinder vergrößert – wurde Anton im Jahre 1835 zu seinem Patenonkel Johann Baptist Weiß, dem Schullehrer und Organist in Hörsching, geschickt. Bei diesem Schulmeister von hoher musikalischer Bildung – er hatte auch einige Messen komponiert – wurde der inzwischen elfjährige Knabe nicht nur im elementaren Schulunterricht, sondern vor allem auch im Generalbaß und im Orgelspiel ausge bildet. Zum ersten Mal hörte er Werke von Haydn und Mozart. In diese Zeit dürfte auch die früheste, erhalten gebliebene Komposition Bruckners fallen, ein „Pange lingua" für vierstimmigen gemischten A-cappella-Chor. Vor allem aber versuchte er sich zum ersten Mal als Improvisator auf der Orgel, als der er später mit einer unerreichten Meisterschaft halb Europa begeistern sollte.

Im Dezember 1836 fanden die glücklichen Jahre in Hörsching ein jähes Ende. Eine schwere Erkrankung seines Vaters zwang ihn, nach Ansfelden zurückzukehren, wo er seine Familie in einer schwierigen sozialen Lage vorfand. Hauptursache für die kargen und beengten wirtschaftlichen Verhältnisse in der Schulmeisterfamilie dürfte nach dem gegenwärtigen Stand unseres Wissens die schleichende Krankheit des

Vaters und möglicherweise auch die dadurch bedingte verstärkte Hinwendung zum Alkohol gewesen sein, da sowohl die Arztrechnungen als auch die Bezahlung von Aushilfen für das Lehramt natürlich Geld kosteten. Durch die Erkrankung des Vaters, dessen Gesundheitszustand durch die mit dem Schuldienst zwangsweise verbundenen Pflichten des schon zwischen vier und fünf Uhr morgens beginnenden Mesnerdienstes sowie durch seine zur Aufbesserung des bescheidenen Lehrereinkommens aufgenommene zusätzliche Tätigkeit als Geiger auf dem Tanzboden zunehmend untergraben wurde, lastete nun die ganze Verantwortung für die Familie auf dem erst zwölf Jahre alten Knaben. Dies galt für den Dienst in Schule und Kirche, aber auch für das Aufspielen als Geiger bei Hochzeiten und festlichen Anlässen verschiedenster Art. Schon knapp ein halbes Jahr später, am 7. Juni 1837, starb der Vater im Alter von nur 46 Jahren an einer, wahrscheinlich tuberkulösen, Lungenentzündung. Antons Bruder Ignaz berichtete darüber im Jahre 1901: „Wie der Vater Tod war hat er eine schwaze Sutan angehabt und schwaze Schlafhaube. Die Musik (beim Leichenbegängnis) hat mir gefallen. Da habe ich gelacht. Die Todengräberin sagte mir: Du mußt nicht lachen, es ist ja Dein Vater gestorben. Die Toden-Zehrung weis ich sehr gut noch. Es war in einem Fasttag, da hatten wir einen Griesschmarn. Sunst hätt's a Rindfleisch mit an Semmel-Kren geb'n und an Weinbeerl-Reis dazu!" Im Gegensatz zu dieser wenig pietätvollen Haltung des Bruders war der dreizehnjährige Anton vom Tode seines Vaters so tief beeindruckt, daß er, als der Pfarrer die letzte Ölung vornahm, vor Ergriffenheit neben dem sterbenden Vater in Ohnmacht fiel. Mag sein, daß hierbei ein nachhaltiger Eindruck aus seiner frühesten Kindheit wieder lebendig wurde, als der Pfarrer Grabmer von Ansfelden den erst Vierjährigen, den er sehr in sein Herz geschlossen hatte, an sein Sterbebett rufen ließ, um ihn zu segnen.

Mit der Eintragung „Lungensucht und Auszehrung" als Todesursache bei Vater Anton Bruckner war der erste Lebensabschnitt des jungen Anton beendet. Bald nach dem am 9. Juni stattgefundenen Begräbnis zog die Witwe mit ihren Kindern Rosalia, Josefa, Ignaz und Maria Anna nach Ebelsberg bei Linz, wo sie sich so schlecht und recht als Wäscherin durchschlug. Mit Anton aber, dem Ältesten, ging sie noch am Sterbetag ihres Mannes in das nahegelegene Chorherrenstift St. Florian, wo ihre Bitte, ihren Sohn trotz seines dafür schon vorgerückten Alters als Sängerknabe aufzunehmen, erhört wurde. Damit ist für das weitere Leben Anton Bruckners die vielleicht wichtigste Entscheidung überhaupt gefallen.

Für die Entwicklung der Persönlichkeit Bruckners kommt den im Elternhaus verbrachten Jahren wahrscheinlich eine größere Bedeutung zu, als man gemeinhin anzunehmen geneigt ist. Dies betrifft vor allem sein stark herabgesetztes Selbstwertgefühl und die damit verbundene Verunsicherung, die für sein ganzes Leben bestimmend blieben. Nach den derzeitigen tiefenpsychologischen Erkenntnissen sind die ersten sechs Lebensjahre eines Menschen entscheidend, inwieweit sich ein normales, gesundes Selbstwertgefühl entwickeln kann. In der Regel sind es weniger soziale Faktoren, wie etwa die in einer Dorfschulmeisterfamilie damals vorhandenen äußerst bescheidenen räumlichen und finanziellen Verhältnisse, die der Entwicklung eines Selbstwertes im Kinde im Wege stehen können, als vielmehr die Eltern, die vom Kinde oft als einengende Faktoren erlebt werden. Anton Bruckner nun scheint seine Welt von frühester Jugend an als einengend und klein empfunden zu haben, bedingt durch den Vater als auch durch die Mutter. Insbesondere durch den Beruf des Lehrers mag der Vater seinem begabten kleinen Sohn zu nachhaltig

immer wieder klargemacht haben, wie er sich verhalten müsse. Der Vater war wohl der erste, der seinem Sohn die damals geradezu selbstverständliche Anerkennung der Autorität des Lehrers und des Erziehers vermittelte – wenn nötig, auch mit dem Stock, wie dies zu jener Zeit allgemein üblich war. Wir wissen zu wenig über Bruckners frühe Jugendzeit, um dies durch Beispiele belegen zu können. Allzu streng dürfte aber der Vater nicht gewesen sein, wie wir einer Stelle im Bericht des jüngeren Bruders Ignaz entnehmen können: „Der Vater hat gepast, wenn Er zu lange nicht gekommen ist [vom Räuberspielen in den Auen. Anm. d. Verf.] wegen der Singstunde. Wen er ihm bey die Haare dawischt hat, hat er Schopfbeitel bekommen, – ist Er ihm durchschlupft, hat Er im nichts getan." Andererseits scheint er die Erziehungs- und Lehrmethoden seines Vaters doch als eher streng empfunden zu haben. Wir können dies indirekt daraus schließen, daß er selbst in den Unterrichtsstunden, in denen er als heranwachsender Knabe den Vater gelegentlich vertreten mußte, von seiner Schwester Rosalia als „immer recht streng" geschildert wurde – ausgenommen ein Bauerntöchterlein, die offenbar die erste war, – wie auch in späteren Jahren so oft – die sein Herz entflammte.
Die Mutter, die immer zu Schwermut und Niedergeschlagenheit neigte, soll sehr eigenwillig und in mancher Hinsicht auch herrschsüchtig gewesen sein. Sicher aber war es die Mutter, die schon in seiner frühesten Kindheit die religiöse Atmosphäre im elterlichen Heim geprägt hat. Ihr abendliches Gebet vor einem Mariahilf-Bild und die ihr Gottvertrauen ausdrückende formelhafte Redewendung „Wie Gott will" waren Erlebnisse, die sich in Bruckners späterem Leben regelmäßig widerspiegeln: Die häufige Redewendung in seinen Briefen „Wie Gott will" und das Mariahilf-Bild, das stets an der Wand seines Zimmers hing. Wie innig Anton nicht nur in seiner Jugend, sondern auch in seinem späteren Leben mit seiner Mutter, die er über alles liebte und verehrte, verbunden blieb, erkennen wir daraus, daß Bruckner nach ihrem Tode eine Photographie, die sie auf dem Sterbebett darstellt, in seiner Wohnung aufhängte und sie in bedrängten Situationen wie vor einem Heiligenbild gewissermaßen als Repräsentantin der Ordnung Gottes um Hilfe und Beistand anflehte. Auch hier drückt sich in seinem herabgesetzten Selbstvertrauen und in seiner Verunsicherung die Anerkennung der einstigen Autorität seiner Mutter aus, die umgekehrt der Entwicklung eines Selbstwertgefühls in seiner frühen Jugend wahrscheinlich hemmend im Wege stand. Diese Erziehung zu Unterordnung, Gehorsam und absoluter Ergebenheit im elterlichen Milieu seiner frühesten Kinderjahre und in der Schule seines Vaters blieb bestimmend für sein ganzes Leben.

St. Florian

Ebenso stark wurde Antons Erziehung durch die im christlichen Glauben festgefügte Umwelt des Augustiner Chorherrenstiftes St. Florian geprägt, in das der Dreizehnjährige als Sängerknabe 1837 aufgenommen wurde. Diese Atmosphäre in St. Florian – das Stift war jahrhundertelang ein Zentrum wissenschaftlicher, künstlerischer und geistiger schöpferischer Aktivität – muß mit seinem irdischen Reichtum und seinen ungeheuren Dimensionen barocker Baukunst sowie mit seinem religiösen Geist und seiner geistigen Macht den Knaben überwältigt haben. War doch zwischen dieser Welt und der kargen, ärmlichen Umwelt seines Elternhauses kein größerer Gegensatz denkbar. Welchen Eindruck die feierlichen Gottesdienste religiös und musikalisch auf die jungen Sängerknaben machten, können wir einer Schilderung Franz Xaver Müllers entnehmen: „Schon der Bau des Stiftes in seiner vornehmen Pracht muß ein junges Herz und Auge in Bann schlagen ... Wie haben diese ersten Eindrücke des hochragenden Münsters und Klosters mich unerfahrenes Landkind ganz überwältigt und wie mit einem Schlage mir eine unerkannte erhabene Welt gezeigt ... Diese Eindrücke wurden entscheidend für mein ganzes Leben." Auch für den jungen Anton waren diese klösterlich tiefgläubige, katholische Mystik, die bedrückende Nähe des Todes in den düsteren Katakomben und Krypten, und vor allem der alles überstrahlende mächtige Klang der großen Orgel in der Stiftskirche richtungsweisend und bestimmend für sein ganzes weiteres Leben. Sie wurden tragende Elemente für die symphonische Aussage des reifen Anton Bruckner.

Trotzdem dürfte in der Abgeschiedenheit St. Florians der Sängerknabe Anton nicht so problemlos aufgewachsen sein, wie dies immer wieder behauptet wird. Warfen schon der Tod des Vaters und die Trennung von der in Not und Armut zurückgelassenen Mutter und von seinen Geschwistern dunkle Schatten über seine Jugend, so mußte er im Stift trotz der väterlichen Zuneigung des Propstes Michael Arneth und der brüderlichen Liebe der Stiftsangehörigen auch bald die nicht selten demütigende Abhängigkeit von fremden Menschen erfahren. Da ihm, dem seit frühester Kindheit in Demut und Ergebenheit vor Gott, der Kirche und den Erziehern zum Autoritätsglauben Erzogenen, jedoch jeder freigeistige Widerstand im innersten Wesen fremd war, fügte er sich von Anfang an willenlos in seine neue Situation.

Als er am 27. August 1837 in der dritten Klasse der Volksschule zu St. Florian aufgenommen wurde, brachte man ihn mit zwei anderen Sängerknaben bei der Familie des Schulmeisters Michael Bogner unter. Wir besitzen aus den Jahren 1837 und 1838 zwei Schulhefte, aus denen graphologisch im wesentlichen die gleichen Besonderheiten herausgelesen werden können, wie sie für den reifen Anton Bruckner in seinen Briefen charakteristisch sind, nämlich überkorrekte Form des Schriftbildes wie auch Verhaltenheit und eine Scheu, den emotionalen Inhalt in der äußeren Form des Schriftbildes zu verraten. Werden doch auch in seinen späteren Autographen musikalisch emotionale Passagen ebenso korrekt, sauber und ruhig niedergeschrieben wie Übungsbeispiele im Kontrapunkt.

Bruckner war ein eifriger Schüler, der in der letzten Volksschulklasse sogar zum Besten der Klasse vorgerückt war. Von seinen Mitschülern wurde er als ein aufgeweckter, lustiger Bub, für den allerdings auch in seinen Pubertätsjahren die Religion stets wichtig war, geschildert. Anton war aber auch ein sensibler Knabe, der gelegentlich bereits – ähnlich wie seine Mutter – melancholische Anwandlungen erkennen ließ. In seinen erhalten gebliebenen Schulheften findet sich ein Beispiel, in welchem Schmerz und Melancholie vorherrschen. In einem den Kindern zur Aufgabe gestellten fingierten Brief an die Eltern schrieb Anton am 15. Jänner 1838: „Liebe Ältern! Mit betrübtem Herzen muß ich Ihnen melden, daß ich schon seit etlichen Tagen krank bin. Es herrschte in unserer Gegend das Nervenfieber, welches auch mich überfiel. Ich kann Ihnen den Schmerz den ich empfinde nicht schüldern. Nur der Gedanke, was Gott thut ist alles gut, hält mich aufrecht, und er wird den Schmerz wieder von mir nehmen. Viel würden Sie, liebe Ältern zu meiner Genesung beytragen, wenn Sie mich auf 2 oder 3 Tage besuchen würden, Ihren kranken Sohn Anton Bruckner."

Deutlich hört man hier den Trennungsschmerz von seiner Mutter und seinen Geschwistern und auch ein Gefühl von Einsamkeit und Verlassenheit. Waren die Verhältnisse im Elternhaus, verglichen mit der pompösen Pracht des Stiftes, auch ärmlich und bescheiden, so hatte er bei seiner Familie doch das unbeschreiblich schöne Gefühl von Nestwärme und der stets hilfsbereit zur Seite stehenden geliebten Mutter – Dinge, die er bei all der freundlichen Aufnahme im Stift St. Florian vermissen mußte und die ihm bei solchen Anlässen schmerzlich bewußt werden mußten.
Neben der schulischen Bildung erhielt Anton als Florianer Sängerknabe eine gründliche Ausbildung im Generalbaß und in den Fächern Gesang, Geige, Klavier und Orgel. An ihr verbrachte er den Hauptteil seiner Freizeit. Als er 1839 wegen Stimmbruch als Sängerknabe nicht mehr einsatzfähig war, wurde er wohl auch deshalb dem Stiftsorganisten Anton Kattinger, der von seinen Zeitgenossen als der „Beethoven der Orgel" gepriesen wurde, als Helfer an der Orgel zugewiesen. Noch im hohen Alter erzählte Bruckner, daß das Orgelspiel Kattingers in der Christnacht zu den unbeschreiblichsten Eindrücken seines Lebens zählte. Unter der Anleitung dieses Meisters war er bald imstande, auch auf der großen Barockorgel der Stiftskirche – neben der Orgel im Dom zu St. Stephan in Wien damals die größte Österreichs – zu spielen. August Göllerich junior, der die erste Bruckner-Biographie verfaßte, meinte, daß die Vielfalt der Klangfarben dieses prachtvollen Instrumentes „die musikalische Vorstellungskraft des Reifenden in mächtigster Weise nährte".
Eines Tages stellte ihm der Prälat Michael Arneth die Frage, ob er Geistlicher oder Schulmeister wie sein Vater werden wolle oder gar das Studieren im Auge hätte. Da ihm die Mutter seinen einmal geäußerten Wunsch, Kapellmeister zu werden, rundweg als zu „hochfahrend" abgelehnt hatte, antwortete er ohne Zögern, offenbar in einer Art kindlichen Pflichtgefühls: „A Lehrer, wie der Vater!" Vielleicht wurde er in dieser Antwort dadurch bestärkt, daß er auf diese Weise sehr bald seine Mutter und seine Geschwister finanziell unterstützen könne. Bruckner selbst berichtete allerdings im Alter, daß erstere Annahme die richtige sei, denn er sagte: „Aus kindlicher Anhänglichkeit hab i glei g'sagt: wie da Vater!" Wie dem auch sei, der gütige Prälat gewährte den Wunsch Antons und schickte ihn im Alter von sechzehn Jahren zum Besuch des „Präparandenkurses" an die Hauptschule in Linz, wo er im Oktober 1840 die Aufnahmsprüfung mit Erfolg ablegte. Damit begann in Bruckners Leben ein wichtiger, neuer Abschnitt.
Schon nach zehn Monaten Ausbildungszeit hatte er die Abschlußprüfung mit gutem Erfolg abgeschlossen. Noch wichtiger für die Entwicklung Bruckners war aber das Musikleben und die Musiker, mit denen er in Linz in Berührung kam. Es fügte sich glücklich, daß der Musikunterricht, dem im Präparandenkurs für die kommenden Aufgaben eines Dorfschulmeisters besondere Bedeutung zukam, ausgerechnet von einem Mann erteilt wurde, der über das Linzer Musikleben hinaus als Musikwissenschaftler einen klingenden Namen besaß. Es war dies Johann August Dürrnberger, dessen „Elementar-Lehrbuch der Harmonie- und Generalbaß-Lehre" weithin bekannt war und von dem Bruckner noch im Alter schwärmerisch erzählte: „Das Buch hat das aus mir gemacht, was ich bin." Hatte er durch Dürrnberger, der ihn auch im Orgelspiel weiterbildete, schon nähere Bekanntschaft mit der Kirchenmusik Joseph Haydns und Wolfgang Amadeus Mozarts gemacht, so boten ihm die Konzerte des Musikvereins in Linz auch die Gelegenheit, mit weltlicher Musik seiner Zeit, insbesondere den Symphonien Beethovens, in Be-

rührung zu kommen. Der Besuch des Theaters war den Schülern der Präparandie leider verboten, da dieses bloß eine „Brutstätte des Teufels" sei.

Jahre als „Gehülfe" und Lehrer

Im August 1841 erhielt Bruckner das Abschlußzeugnis. Er war nun „Gehülfe für Trivialschulen", und als ein solcher Gehilfe eines Dorfschulmeisters erhielt er auch, unmittelbar anschließend, seine erste Anstellung in dem kleinen, an der böhmischen Grenze gelegenen Dörfchen Windhaag. Nun war er erstmalig in der Lage, seine Mutter mit kleinen Beträgen finanziell etwas unterstützen zu können. Seine Schwester Rosalie erinnerte sich noch anläßlich des siebzigsten Geburtstages ihres berühmten Bruders dankbar an diese Zeit, wenn sie ihm damals schrieb: „Man hat jetzt so viel in die Zeitungen gelesn von dir aber sehr was wichtiges hat man doch vergessen, und, das sey nämlich das Du Deine selige Mutter und die Geschwister Grossartig unterstützt hast was Du Dir so Mühsam verdienen musst."
Bruckner scheint in Windhaag bei den Bewohnern beliebt gewesen zu sein. Wesentlich trug dazu wohl bei, daß er – wie einst sein Vater zur Aufbesserung seines kümmerlichen Einkommens – häufig als Geiger auf dem Tanzboden aufspielte. Bei dem Musizieren in Wirtshäusern und in verschiedenen Bauernhöfen wurde, vor allem zur Faschingszeit, oft die ganze Nacht hindurch getanzt. Unterstützt wurde Anton dabei häufig durch Mitglieder aus der Weber-Familie Sücka und seinen Windhaager Geigenschüler Joseph Jobst, der 1872 noch mehr als hundert Ländler und Tanzweisen, die er zusammen mit Bruckner seinerzeit spielte, aus fragmentarischen vergilbten Notenvorlagen kopierte. Manche wollen in dem Rhythmus dieser Musik mit ihrer etwas ruppigen und schwerfälligen Breite, die von sanften und oft melancholischen Passagen unterbrochen wird, den eigentlichen Ursprung der Scherzi aus Bruckners Symphonien erkennen. Von Marie Sücka aus der Weber-Familie erfuhr man später, daß es bei solchen musikalischen Tanzveranstaltungen übrigens „nicht so heilig hergegangen" sei ,was man aus den üblichen Schilderungen des jungen Bruckner als einem stets frommen, schüchternen und dem weiblichen Geschlecht kindlich gegenüberstehenden jungen Mann nicht annehmen würde.
Es war in jener Zeit üblich, daß der „Gehülfe" dem jeweiligen Dorfschulmeister absolut untergeordnet war. Dies galt auch für Bruckner, der am 3. Oktober 1841 bei Dienstantritt in Windhaag in die Gewalt des Schulmeisters Franz Fuchs kam, ein offenbar eigennütziger unfreundlicher Mann, der dies in primitiver und grober Weise ausnützte. Zwölf Gulden im Jahr und freie Kost, das Entgelt eines Bauernknechtes, hatte der Schulmeister seinem Gehilfen gewissermaßen als Privatangestellten von seinem eigenen Gehalt zu garantieren. Dafür mußte dieser rund 90 Stunden in der Woche arbeiten: neben seinen Pflichten in Schule und Kirche, die mit dem Tag-Anläuten um vier Uhr morgens begannen und mit dem Abendgebet-Läuten endeten, waren im Haus und auf dem Felde einschließlich Düngerstreuens zahlreiche Arbeiten als Dienstbote zu verrichten. In den spärlichen freien Stunden während der Schulzeit mußte er auf Geheiß des Schulmeisters am Unterricht seines Vorgesetzten teilnehmen und diese Zeit mit dem Schneiden von Kielfedern verbringen. Als äußeres Zeichen einer Art Gleichstellung mit einem Knecht mußte er seine Mahlzeiten abseits der Familie Fuchs zusammen mit der Dienstmagd einnehmen. Kein Wunder, daß sich der junge „Gehülfe" oft wie ein Ausgestoßener

vorkam, der nur in seinem tiefverwurzelten Gottesglauben und der Musik einen Trost fand. Er studierte die „Kunst der Fuge“ von J. S. Bach sowie Fugen von Albrechtsberger und begann auch mit verschiedenen kleinen kompositorischen Versuchen, von denen er eine kleine Messe in C-Dur vollendete.

Schulmeister Fuchs war von dem musikalischen Eifer seines Gehilfen ebensowenig begeistert wie von seinen freigeistigen Ansichten im Unterricht, weshalb er sich anläßlich einer Inspektionsreise des Prälaten Arneth bei diesem heftig über Bruckner beschwerte. Beim anschließenden Verhör in St. Florian eröffnete der Schulgehilfe dem gütigen Prälaten seine Liebe zur Musik und fand zu seinem Glück volles Verständnis. Schon am 19. Jänner 1843 wurde er – mit besten Zeugnissen des Schulmeisters und des Dorfpfarrers – seiner Stelle enthoben und nach Kronsdorf bei Steyr versetzt, wo eben eine Gehilfenstelle frei geworden war.

In dem 15 Monate dauernden Aufenthalt des Siebzehnjährigen in Windhaag, der zweifellos mit vielen Demütigungen und seelischen Verletzungen durch den Dorfschulmeister verbunden war, wurde vieles hineingeheimnist, was für die spätere Entwicklung Bruckners angeblich von großer Bedeutung war. Wenn er auch ein schüchterner und sehr sensibler junger Mann war, der mit den Konflikten des Alltags eines Schulgehilfen vielleicht auch etwas schwierig zurechtkam und der bei den Einwohnern manchmal den Eindruck eines Sonderlings erweckt haben mag – wenn er, tief in Gedanken versunken, über die Felder wanderte und dabei wiederholt stehenblieb, um einen musikalischen Gedanken in seinem Notizbuch festzuhalten –, so beschreiben die Erinnerungen von Augenzeugen doch eindeutig das Bild eines gesunden jungen Menschen in der physiologischen Krise der Pubertätsjahre. Wir hören von einem lebenslustigen Burschen, der sich in die noch minderjährige Tochter des Gastwirtes verliebte, der gerne bei festlichen Gelegenheiten und auf dem Tanzboden aufspielte und der anscheinend auch großen Wert auf seine äußere Erscheinung legte wie rote Juchtenstiefel bezeugen, die er sich anschaffte. Wir erfahren auch von Niedergeschlagenheit, Unzufriedenheit und oppositionellem Widerstand gegen den Schulmeister, wenn er sich ostentativ weigerte, wie ein Knecht Mist auf die Felder zu führen. Wenn trotzdem von psychiatrischer Seite behauptet wird, Bruckner habe in „ohnmächtiger Erbitterung“ die ungeheuren Aggressionen, die durch das ständige Gefühl der Unterdrückung aufgestaut wurden, immer nur verdrängt, da er angeblich unfähig war, dieser Erbitterung Ausdruck zu verleihen, dann scheinen mir die auf Augenzeugenberichten basierenden Fakten doch etwas gewaltsam in eine psychoanalytisch vorgeformte Betrachtungsweise eingebaut zu werden. Mit Recht schreibt im Zusammenhang einer psychoanalytischen Beurteilung Bruckners Hermann Lenz: „Die psychoanalytische Sicht einer Persönlichkeit ist immer nur eine Form der Betrachtung unter vielen anderen. Immer dann, wenn man nur einen Betrachtungsstandpunkt wählt, wird der Blickwinkel eng und der so Betrachtende läuft Gefahr, den Sachverhalt in ein Prokrustesbett zu zwingen (in diesem Fall der Psychoanalyse). Damit erweist man aber erfahrungsgemäß der Wirklichkeit und Wahrheitsfindung keinen guten Dienst.“ Ähnlich sieht es mit der Interpretation einer kuriosen Geschichte aus der Windhaager Zeit aus, die immer wieder erzählt wird, deren Wahrheitsgehalt allerdings nicht einwandfrei verbürgt ist: Demnach hat Bruckner einmal auf den Rücken von Krebsen Kerzen geklebt und dann diese Krebse mit den brennenden Kerzen bei Nacht über den Friedhof marschieren lassen. Auch diese Begebenheit, so sonderbar sie sein mag und so sehr sie ähnlich skurrilen Ideen des älteren

Bruckner entspricht, wurde psychoanalytisch als Ausdruck ohnmächtiger Verbitterung und brutaler Aggression gegen den Schulmeister Fuchs gedeutet, der ihn quälte und „fast zum Dienstboten degradierte". In Wahrheit dürfte sie wohl damit ebenso wenig zu tun haben wie etwa die Geschichte von der Ohrfeige, die er vom Pfarrer erhielt, weil er einmal die Kerzen auf dem Altar am frühen Morgen in seinen rotjuchtenen Stiefeln anzündete – wahrscheinlich, weil er direkt vom nächtlichen Spiel auf dem Tanzboden zum Kirchendienst kam. Mit der gesunden Einstellung eines jungen Menschen hat er diese Ohrfeige ebensogut überstanden wie die schlechten Erfahrungen mit seinem Schulmeister. Und meines Erachtens sollte man der relativ kurzen Windhaager Periode überhaupt nicht allzu großes Gewicht beimessen, da im allgemeinen schlimme Erfahrungen in der Jugendzeit schnell vergessen werden. Im besonderen gilt dies dann, wenn der Mensch in eine angenehme, glücklichere Umgebung kommt. Und in eine solche kam der neue Lehrer Bruckner in Kronsdorf.

In Kronsdorf, einem noch kleineren Dorf als Windhaag, kehrte er in die ihm von Kindheit an vertraute Landschaft um St. Florian zurück, und da er überdies im Heim des Schulmeisters Franz Lehofer ein richtiges Zuhause vorfand, ist es nicht verwunderlich, daß er noch in seinen letzten Lebensjahren mit sichtbarer Freude auf diese vom Januar 1843 bis September 1845 dauernde Periode zurückblickte. Von besonderer Bedeutung für die weitere Entwicklung Bruckners waren die musikalischen Eindrücke, die er in dieser Zeit empfing. Zunächst fand sich bald ein Freundeskreis, in welchem eifrig musiziert wurde. Viel wichtiger wurden für ihn aber die beiden nahe gelegenen Städte Steyr und Enns. In Steyr fand er durch ein Empfehlungsschreiben des Pfarrers von Windhaag rasch Zugang zum dortigen Pfarrhof, wodurch er Gelegenheit erhielt, auf der zweiten großen Orgel Oberösterreichs, der Orgel der Stadtpfarrkirche in Steyr, nach Herzenslust improvisieren zu können. Durch die Begegnung mit Karoline Eberstaller, der Tochter eines französischen Generals, die zwischen den Jahren 1825 und 1827 während des Aufenthaltes Franz Schuberts in dieser Stadt mit diesem gemeinsam musizierte, tat sich für Bruckner mit der Musik dieses Meisters ein neuer Himmel auf. Frühe Kompositionsversuche aus dieser Zeit, etwa der „Männerchor für zwei Tenöre und zwei Bässe" und ein „Libera" lassen diesen Einfluß Franz Schuberts deutlich erkennen. Noch wichtiger war für ihn aber die Freundschaft mit dem Organisten und Regenschori von Enns, Leopold Edler von Zenetti, den Bruckner bald jede Woche dreimal besuchte, um von diesem erfahrenen Musiker nicht nur Unterricht in Klavier und Orgel zu erhalten, sondern sich vor allem in der Musiktheorie weiter ausbilden zu lassen. Auf diese Weise wurde nicht nur durch das Studium des „Wohltemperierten Claviers" und der Choräle J.S. Bachs eine fundierte Basis für Bruckners späteres Wirken gelegt, sondern er wurde durch Zenetti, einem „ausgepichten Mozartianer", auch mit dem musikalischen Erbe der Wiener Klassiker und des in Salzburg wirkenden Michael Haydn eng vertraut gemacht, was sich in seinen Kompositionen bis zum Jahre 1850 und sogar in seinen Improvisationen auf der Orgel erkennen läßt.

Am 29. Mai 1845 unterzog er sich in Linz der sogenannten „Konkursprüfung" mit sehr gutem Erfolg, wodurch er das Recht erlangte, um einen Schulmeisterposten einzureichen. Da zu dieser Zeit gerade eine Lehrerstelle in St. Florian frei wurde, konnte Bruckners lange gehegter Wunsch in Erfüllung gehen, gewissermaßen nach St. Florian wieder heimzukehren. Am 25. September 1845 erhielt er das Anstellungsdekret mit folgendem Wortlaut: „Dem von der Pfarrschule in Kronsdorf zu der Pfarr- und Marktschule St. Florian berufenen Lehramtsgehilfen Herrn Anton Bruckner wird hiemit von der gefertigten Schuldistriktaufsicht die Übersiedlung und Beistellung als 1ten systematisierten Schulgehülfen bei der Pfarrschule St. Florian für das zweite große Lehrzimmer mit dem Auftrage erteilt, daß er seinem bisher in Kronsdorf an den Tage gelegten Fleiße, seiner Ordnungsliebe und Geschicklichkeit im Lehrfache und guter Kinderbehandlung nicht nur entsprechen, sondern selber auch noch mehr erhöhen und mit dem bisher bewiesenen guten Lebenswandel verbunden hiedurch sich der frommen Liebe und Hochachtung seiner Vorgesetzten würdig zu erhalten befleißigen wolle." Mit nun bereits 36 Gulden Gehalt im Jahr zog er wieder in jenes Schulhaus zur Familie Bogner ein, in welchem er schon als Sängerknabe wohnte.

Zehn Jahre, bis zum Jahre 1855, blieb Bruckner innerhalb der klösterlichen Mauern St. Florians. Neben seinen täglichen Schulpflichten begann nun die Musik eine immer stärkere Rolle zu spielen. In den ersten Jahren seines zweiten Aufenthaltes in St. Florian entstanden zunächst kleine Gelegenheitskompositionen, die in Form von Liedern auf die „schöne Zeit der jungen Liebe" der von ihm schwärmerisch geliebten Aloisia Bogner gewidmet waren. Aber auch mit dem „Frühlingslied", das er der erst Sechzehnjährigen, seiner „ersten richtigen Flamme", 1851 zu ihrem Namenstage überreichte, konnte er nicht verhindern, daß seine Zuneigung unerwidert blieb. Dessenungeachtet führte er anscheinend das lebenslustige Dasein eines jungen Mannes, der den Mädchen gerne zum Tanz aufspielte und mit großem Vergnügen Tanzunterhaltungen während der Faschingszeit aufsuchte. In diesen Jahren entstand aber auch seine wichtigste Jugendarbeit, das „Requiem in d-Moll", das zur ersten Wiederkehr des Todestages seines Freundes und Gönners, des Hofschreibers des Stiftes Franz Sailer, am 13. September 1849 uraufgeführt wurde. Sailer starb ganz unerwartet an einem Schlaganfall, kurz nachdem er sich einen Bösendorfer Flügel gekauft hatte. Im Testament vermachte er Bruckner dieses herrliche Instrument, auf dem er bis zu seinem Tode spielte und all seine großen Werke ausarbeitete.

Zwischen Lehrberuf und Musik

Während Bruckners Neigung zwischen Lehrberuf und Musik mehr und mehr zu schwanken begann, brachte die Revolution 1848 mit ihren tiefgreifenden Reformen eine wichtige Änderung in seinem Leben. Durch die Versetzung Anton Kattingers nach Kremsmünster erhielt Bruckner die frei gewordene Stelle und wurde durch den Prälaten von St. Florian zunächst zum provisorischen und ab 1851 zum definitiven Stiftsorganisten ernannt, was ihm zusätzlich zu seinem Verdienst als Lehrer jährlich 80 Gulden einbrachte. In selbstloser Weise nützte er diese Aufbesserung dazu, seiner Mutter und seinen Geschwistern von nun an regelmäßig eine Unterstützung zuteil werden zu lassen. Mit der ihm widerfahrenen Ehre wurde von ihm aber auch erwartet, daß er neben seinen Schulpflichten für den täglichen Gebrauch im Gottesdienst wie auch für besondere festliche Gelegenheiten kirchliche Kompositionen verfaßte. Natürlich kostete dies viel Zeit, und es dauerte nicht lange, bis neidische Stimmen auf eine angebliche Vernachlässigung seiner schulmeisterlichen Pflichten hinwiesen. Dazu kam noch, daß man ihm vorwarf, sich nur in Gesellschaft von Männern zu bewegen.

All dies versetzte Bruckner, den sensiblen und überempfindlich reagierenden Künstler, in eine geradezu panikartige Verwirrung. Seine ungeheure Verunsicherung und, damit im Zusammenhang stehend, sein herabgesetztes Selbstwertgefühl bewirkten, daß er solchen Intrigen einfach nicht gewachsen war. Zum erstenmal machten sich zwei Symptome bemerkbar, die in seinem späteren Leben immer wieder zum Vorschein gelangten: ein für Menschen mit geringem Selbstwertgefühl typisches Mißtrauen ihrer Umwelt gegenüber, das sich gelegentlich bis zu regelrechten Verfolgungsideen steigern kann, und ein für verunsicherte Menschen charakteristisches übersteigertes Bedürfnis nach Sicherheit. Es begann eine Zeit, in der er sich immer wieder durch Bestätigungen und Zeugnisse die Überzeugung verschaffen wollte, von seinen Mitmenschen voll anerkannt zu werden. So ließ er sich nach den erwähnten Verdächtigungen 1851 von seinem Beichtvater eine Art Sittenzeugnis ausstellen, in welchem bestätigt wurde, daß er „durch einen streng sittlichen, völlig tadelsfreien Wandel sich die allgemeine Zufriedenheit seiner Vorgesetzten, wie die Achtung und Liebe aller Pfarrgenossen erworben hat" und das er auch prompt der Schulaufsichtsbehörde zur Einsichtnahme vorlegte. Außerdem reiste er nach Wien, um sich von dem berühmten Hofkapellmeister Ignaz Aßmayr ein fachliches Gutachten über sein soeben komponiertes „Requiem in d-Moll" ausstellen zu lassen. Wenige Monate später widmete er Ignaz Aßmayr seine neue Komposition, den „114. Psalm für gemischten Chor und drei Posaunen" und fügte in einem Schreiben vom 30. Juli 1852 hinzu: „... als einen kleinen Beweis war ich so frei beiliegenden Psalm als schwachen Versuch Hochdemselben zum hohen Namensfeste zu widmen; ich bitte sich nicht vielleicht wegen seiner Schwäche beleidigt zu finden, und in jeder Beziehung Schonung und Nachsicht zu haben. Es sei dies nur ein Beweis meiner großen Verehrung gegen Sie. Ich habe hier gar keinen Menschen, dem ich mein Herz öffnen dürfte, werde auch in mancher Beziehung verkannt, was mir oft heimlich sehr schwer fällt ..." Diese Zeilen verraten nicht nur seine Unsicherheit, sondern auch ein gewisses Gefühl des Verkanntwerdens und der Nichtbeachtung seiner außergewöhnlichen musikalischen Fähigkeiten. Sie lassen aber auch erkennen, wie einsam und verlassen er sich in dieser Zeit seines zweiten Aufenthaltes in St. Florian mitunter gefühlt haben mag, in jenem Stift, das nach seinen Worten „Musik und folglich auch Musiker ganz gleichgültig behandelte." Wie niedergedrückt und depressiv manchmal seine Stimmung war, können wir einem Schreiben an seinen Freund Josef Seiberl, seinem späteren Nachfolger als Stiftsorganist in St. Florian, entnehmen: „Ich sitze immer arm und verlassen ganz melancholisch in meinem Kämmerlein ..."
Für die materielle Sicherheit konnte vorübergehend sogar seine Liebe zur Musik zurückgedrängt werden, wenn er etwa am 25. Juli 1853 sich um einen Posten als Staatsangestellter im Kanzleifach bewarb: „... Gestützt auf die wahrhaften Nachweisungen und in gnädigster hoher Berücksichtigung, daß der gehorsamste Bittsteller auf alle ihm mögliche Weise mit allem Fleiße und Hingebung bemüht war, sich für das Kanzleifach auszubilden, welchen Beruf er schon so lange in sich fühlt, erlaubt er sich seine ehrfurchtsvolle Bitte nochmals zu wiederholen: Hohe k.k. Organisirungs-Commission wolle bei Besetzung der künftigen k.k. Gerichtsstellen ihm eine Kanzlisten- oder eine seinen nachgewiesenen Kenntnissen und Fähigkeiten angemessene Dienststelle in hoher Gnade zu verleihen geruhen."
Diese Eingabe ist im Hinblick auf den Briefstil Bruckners im allgemeinen und die Bedeutung traditioneller Formeln im besonderen schon recht typisch. Zunächst

muß vorweggenommen werden, daß man aus seinen Briefen prinzipiell keine neuen Erkenntnisse über seine Künstlerpersönlichkeit oder gar analytisch verwertbare Hinweise auf sein kompositorisches Schaffen erwarten darf. Andererseits muß die aus der Zeit vor dem zweiten Weltkrieg noch vertretene Meinung revidiert werden, „Bruckners Briefe zeigten Naivität, Kindlichkeit, wunderlichen Enthusiasmus, und überall klänge Güte, Herzensreinheit, Frömmigkeit sowie Ergebenheit kirchlichen und weltlichen Dignitäten gegenüber durch.“ In Wahrheit wurde die Art, wie er sich brieflich auszudrücken pflegte, zunächst durch seine schulische Ausbildung in der Zeit des Vormärz bestimmt, die ihm den damals üblichen formalen Zwang vermittelt hatte. Dieser Formalzwang in Bruckners Briefstil haftet einer Tradition an, die eigentlich noch heute nachwirkt. Nicht nur im ausklingenden Mittelalter, sondern auch heute gibt es „Formelbücher“, nach deren Muster der schriftliche Text für alle möglichen Gelegenheiten entnommen werden kann. So wurde auch in den Elementarschulen des Vormärz den Schülern ein Formelschatz in diktierten Musterbriefen für ihr späteres Leben mitgegeben, auf den sie bei notwendig werdenden schriftlichen Äußerungen zurückgreifen konnten. Aus dieser Praxis heraus versteht man auch, warum Bruckners amtliche Eingaben formal und inhaltlich die am meisten ausgewogenen Schriftstücke darstellen, da er diese Formelsprache nicht nur als Schüler erlernte, sondern später auch viele Jahre lang als Lehrer seinen Schülern weiterzugeben hatte. In Bruckners Briefen zeigt sich noch eine andere, vielfach geflissentlich übersehene Seite seiner Persönlichkeit: sein realistisches, kühles Abwägen zwischen der jeweils geeignetsten Abfassung eines Briefes, beginnend mit der Wahl der Anrede bis hin zu den abschließenden Floskeln, um den größtmöglichen Nutzen seines gestellten Zieles zu erreichen. So gesehen befremdet es nicht, wenn er im oben erwähnten Ansuchen um die Stellung eines Kanzlisten darauf hinwies, daß er den Beruf für das Kanzleifach „schon so lange in sich fühlt“. Man erkennt darin bereits das für das ganze Leben Bruckners bestimmende Streben nach bürgerlicher Sicherheit und seine unterschwellig stets vorhandene Angst vor materieller Not, die ihn bekanntlich jahrzehntelang begleitete und deren Wurzeln vielleicht in seinem Jugenderlebnis der materiellen Notlage seiner Familie durch den frühen Tod seines Vaters zu suchen sind.
Ein anderes Problem kündigte sich in jenen Jahren an, das ihn ebenfalls sein Leben lang beschäftigen sollte, nämlich seine unglücklichen Schwärmereien und seine unerwiderten Liebesgefühle zu jungen Mädchen, die sich in geradezu monotoner Regelmäßigkeit wiederholten. Nach der vergeblich angebeteten Tochter des Schulmeisters Bogner, Aloisia, entflammte schon bald seine Liebe zur Tochter des Steuereinnehmers, die ebenfalls abgewiesen wurde. Da für ihn durch die strenge klerikale Erziehung die Erfüllung sexueller Wünsche außerhalb der Ehe undenkbar erschien, mußten sich zwangsweise Spannungszustände entwickeln, die sich auf die Strukturierung seiner Persönlichkeit auswirken mußten. Andererseits schaffte das Gefühl seiner unerfüllten Liebe sicher auch einen wichtigen Grund für seine Vereinsamung, über die er sich in seinem späteren Leben häufig beklagte und der zum erstenmal in dem erwähnten Brief an seinen Freund Seiberl mit dem Satz Ausdruck verliehen wurde: „Ich sitze immer arm und verlassen ganz melancholisch in meinem Kämmerlein.“
Am 24. März 1854 starb Prälat Michael Arneth, sein wichtigster Gönner und Freund. Für die Inthronisation seines Nachfolgers Friedrich Mayr am 14. September 1854 komponierte Bruckner sein bis dahin bedeutendstes Werk, die „Missa

solemnis in b-Moll". Wieder einmal fühlte sich der Meister tief gekränkt und verletzt, da man es verabsäumte, ihn nach dieser Festmesse zur Tafel zu laden, doch mußte er wenig später erkennen, daß er auch im neuen Prälaten wieder einen ihm sehr wohlwollend gesinnten Gönner zur Seite hatte. Für Bruckners Entwicklung bedeutender war jedoch die Ankunft des aus Prag stammenden, charakterlich eher zwielichtigen, als Organist und Komponist aber sehr geschätzten Robert Führer in St. Florian im April 1855, zu einer Zeit, in der Bruckner soeben seine Abschlußprüfung für höhere Lehrer in Linz mit sehr gutem Erfolg abgelegt hatte. Dieser begabte Musiker erkannte sofort, daß dem Stiftsorganisten die Beherrschung von Form und Kompositionstechnik, das handwerkliche Können also, in vielen Belangen noch fehlte, weshalb er ihm den Rat erteilte, zu Simon Sechter, dem damals bedeutendsten Musiktheoretiker der k.k. österreichischen Monarchie, zu gehen. Nicht ohne sich vorher von Robert Führer ein Zeugnis ausstellen zu lassen, begab sich Bruckner im Juli 1855 nach Wien. Er wurde sofort als Schüler angenommen und Sechter gab ihm den Rat, sich möglichst bald aus der Enge St. Florians zu lösen.

Domorganist zu Linz

Durch eine glückliche Fügung wurde im November 1855 die Stelle des Domorganisten in Linz frei. Dürrnberger beordete Bruckner sofort zum Probespiel in den Linzer Dom, und schon am 14. November fand die Prüfung der Kandidaten statt, „bey welcher Bruckner von der aus Sachverständigen zusammengesetzten Commission als der Tüchtigste erkannt wurde, daher man demselben auch das Provisorium zu übertragen befunden hat". Nach fast 25 Jahren, in denen ausschließlich Geistliche seine unmittelbaren Vorgesetzten waren, konnte sich nun in der oberösterreichischen Hauptstadt sein Genie freier und eigenwilliger entwickeln. In seiner Unentschlossenheit und seinem ewigen Zwiespalt „zwischen Wagnis und Sicherheit" sorgte er vor der definitiven Annahme seiner neuen Stelle als Berufsmusiker für einen eventuell notwendigen Rückzug, indem er um die Zusicherung bat, ihm seine alte Position in St. Florian zwei Jahre lang offenzuhalten, was ihm vom Prälaten gerne zugesagt wurde.

Von Johannes Brahms stammt die Äußerung, daß Bruckner ein armer, verrückter Mensch sei, den die Pfaffen von St. Florian auf dem Gewissen hätten. Diese Darstellung gibt den wahren Sachverhalt ebenso verzerrt wieder wie eine spätere romantische Beschreibung des Einflusses von St. Florian: „Das Kloster St. Florian war ihm Seelenheimat. Hier fand er als Grundlage des Zusammenseins die bewußte Tugendübung der sinnlichen Reinheit vor." In der Realität waren der Probst und die geistlichen Herren bei allem Wohlwollen doch immer seine Vorgesetzten, die für Musik und die Musiker im Grunde nicht allzu viel übrig hatten und ihn dies bei verschiedenen Gelegenheiten auch immer wieder spüren ließen. Nach seinen eigenen Schilderungen wurde er „als reiner Diener g'halten, der nur am Dienertisch hat essen derfen, und den's so schlecht wie möglich b'handelt haben". Die Aufträge im Kirchendienst mußten neben seiner Lehrertätigkeit streng befolgt werden, was ihn in seiner musikalischen Entfaltung eingeengt zu haben schien, denn nach seinen Worten hätte er auf diese Weise „immer nur Kantaten und ähnliches Zeug für die Prälaten komponieren sollen." Sicher hat ihn diese ständige Abhängigkeit von den geistlichen Herren in dem Gefühl bestärkt, daß er sein Leben eben den Autoritäten

unterzuordnen hätte. Gehorsam, Unterordnung und Ergebenheit wurde ihm schon im Elternhaus und in der Schule beigebracht und durch seine Tätigkeit als Hilfslehrer und zuletzt auch als Lehrer und Stiftsorganist im Kloster St. Florian wurde ihm die Notwendigkeit einer Autoritätsgläubigkeit immmer wieder aufs neue bestätigt. „... wegen eines Grafen spiel ich nicht, aber wenn es mir der Herr Prälat befiehlt, bin ich augenblicklich bereit" – dieser Satz scheint eine solche selbstverständliche Unterordnung unter eine Autorität zu bestätigen. War sie jedoch ehrlich gemeint? Man möchte an der wahren Hochachtung vor dem geistlichen Stand durch solche Redensarten doch etwas zweifeln, wenn man erfährt, daß Bruckner über den Prälaten von Klosterneuburg, von dem er sich nicht direkt abhängig fühlte, die gegenteilige Bemerkung machte: „Für meine Gaudeamus tu ich alles, für den Prälaten und den Kämmerer nichts." Bei allem ernsthaften religiösen Bemühen Bruckners darf man nicht übersehen, daß die immer wieder gern zitierte Kontaktfreudigkeit zum Klerus sicher nicht nur als Ausdruck der Frömmigkeit alleine gesehen werden darf, sondern daß sich bei ihm durch die jahrelange Erziehung durch den Klerus auch charakterliche Schwächen herausgebildet haben, die da und dort immer wieder zutage treten: etwa mit einer scheinheiligen Notlüge einer wohlverdienten Rüge des Prälaten zu entkommen, eine gewisse Doppelzüngigkeit oder eine nicht aufrichtig gemeinte Schmeichelei, wenn er einer dem Stift fremden Person vor dem Anbringen einer Bitte den Rat erteilte „Geh, küß eam a d'Hand, er hat's gern." Hier zeigt sich ein für einen verunsicherten Menschen typisches Verhalten, nämlich der Versuch einer Überkompensation seines herabgesetzten Selbstwertgefühls zur Erreichung eines bestimmten Zieles durch Einnahme einer übertriebenen Haltung von Bescheidenheit, die bis zu einer regelrechten Servilität gehen kann – ein für die gestörten zwischenmenschlichen Beziehungen Bruckners kennzeichnendes Symptom, das bis in sein Alter nachweisbar bleibt.
Mit seinem neuen Wirkungskreis in Linz erhöhte sich sein Jahreseinkommen auf rund 450 Gulden und seine täglichen Pflichten in der Stadtpfarrkirche und im Dom waren zwar umfangreich, doch spielten sie sich in einer ruhigen und angenehmen Atmosphäre ab. Vor allem fand er bald aufrichtige und einflußreiche Freunde, an der Spitze Bischof Franz Joseph Rudigier, der ihn lebenslang in großzügigster Weise förderte. Hier lernte er auch Rudolf Weinwurm, den späteren Chormeister des „Wiener Männergesangsvereines" kennen, mit dem ihn bis an sein Lebensende eine enge Freundschaft verbinden sollte, und schließlich fand er auch raschen Zugang zur Familie Mayfeld, in der viel gemeinsam musiziert wurde, die ihn – vergeblich – von seinen rustikalen gesellschaftlichen Umgangsformen abzubringen versuchte und von der auch der entscheidende Anstoß zur symphonischen Komposition ausging.
Während der zehn in Linz verbrachten Jahre hat Bruckner wohl am intensivsten und härtesten gearbeitet. Besonders betraf dies sein theoretisches Studium bei Simon Sechter in Wien, das er auf schriftlichem Weg mit Unterstützung seines als Postbote fungierenden Freundes Weinwurm betrieb und dem er neben seinen beruflichen Verpflichtungen täglich bis zu sieben Stunden opferte. Sein ungewöhnlicher Eifer und Fleiß schienen sogar den als besonders strengen Lehrmeister bekannten Simon Sechter beunruhigt zu haben, denn er schrieb ihm nach Übersendung einer umfangreichen Hausarbeit folgendes: „Damit Sie aber in Gesundheit nach Wien kommen können, ersuche ich Sie, sich mehr zu schonen und sich die nötige Ruhe zu gönnen. Ich bin ja ohnehin von Ihrem Fleiß und Ihrem Eifer

überzeugt und möchte daher nicht haben, daß Ihre Gesundheit durch zu große geistige Anstrengung zu leiden hätte. Ich fühle mich gedrungen, Ihnen zu sagen, daß ich noch gar keinen fleißigeren Schüler hatte als Sie." Dieser geradezu mit Fanatismus vorangetriebene Eifer läßt wieder einmal erkennen, wie Bruckner in einer Art Überkompensation versuchte, sein Selbstwertgefühl zu stärken und den Mangel einer profunderen musikalischen Ausbildung, die ihm durch seine mittellose Herkunft in der Jugend verwehrt blieb, möglichst rasch auszugleichen. In diesem Bestreben erwachte bald auch wieder seine Leidenschaft, seine Verunsicherung durch wiederholte offizielle, amtliche Bestätigungen beiseite zu räumen oder durch Ansuchen um Verleihung eines Titels aufzuwerten. Entgegen dem Rat Simon Sechters sandte er 1861 unter Beifügung von fünf Privatzeugnissen insgesamt dreimal ein Gesuch an die Direktion des Konservatoriums in Wien mit der „unterthänigsten Bitte, das Hochlöbliche Directorium wolle demselben gnädigst die Zulassung zu einer Prüfung am Conservatorium gestatten, und im Befähigungsfalle den Titel ‚Professor der Harmonielehre und des Contrapunktes' mittels eines Diploms gnädigst verleihen". Im November dieses Jahres wurde ihm endlich dieser Wunsch gewährt: Neben der Beurteilung seiner theoretischen Arbeiten bestand die Prüfung im wesentlichen aus einer freien Orgelimprovisation über ein vorgegebenes Thema, die mit einer Fuge zu enden hatte, wobei sich die Prüfungskommission – unter ihnen so klingende Namen wie Simon Sechter, Joseph Hellmesberger, der Direktor der „Gesellschaft für Musikfreunde" Johann Ritter von Herbeck und der Leiter der „Philharmonischen Konzerte" Otto Dessoff – ein besonders schwieriges Thema ausgedacht hatte. Das denkwürdige Ereignis des 22. November 1861 fand in der Piaristenkirche in Wien statt und veranlaßte die Prüfungskommission, überwältigt von der künstlerischen Leistung des Kandidaten, zu spontan geäußerter Bewunderung, die Johann Herbeck zu dem berühmten, an der Piaristenkirche eingemeißelten Ausspruch veranlaßte: „E r hätte u n s prüfen sollen!" Bruckner selbst berichtete darüber so: „Nachdem ich mir das notwendige Material geistig zusammengestellt hatte, begann ich eine Introduktion über die einzelnen Teile des Themas. Endlich spielte ich, da das Thema im Baß lag, das Fugenthema frisch an und führte es als freie Fuge durch. Beim Orgelpunkt, der stets mein Lieblings-Element war, indem sich dort die größten Steigerungen und Freiheiten anbringen lassen, ließ ich mich zum Erstaunen aller aufs kühnste aus. Als ich geendet hatte, hat sich ein wahrer Jubel unter der Kommission effektuiert." Noch am selben Tag erhielt er sein ersehntes Zeugnis, in welchem es unter anderem hieß: „Herr Anton Bruckner, Domorganist in Linz, hat sich am Conservatorium einer Prüfung über seine musikalische Befähigung unterzogen und [es] wird ihm von Seiten der gefertigten Prüfungskommission bezeugt, daß er sowohl in der Theorie der Musik als im Orgelspiel Beweise einer vorzüglichen Ausbildung abgelegt habe ... Mit Rücksicht auf die hier aufgeführten Leistungen verdient Herr Anton Bruckner nicht nur als ausübender Musiker von vorzüglicher Fachkenntnis, sondern insbesondere als Lehrer der Musik an Conservatorien und zur Unterweisung von Lehramtszöglingen allerorten bestens empfohlen zu werden."
In seiner Linzer Zeit entstanden zunächst eine Reihe von Gelegenheitskompositionen, unter anderem für die Liedertafel „Frohsinn", die ihn 1860 zu ihrem Dirigenten erwählte. Unter seiner Leitung erlangte der Chor solche Erfolge, daß er sich im Juli 1861 beim „Deutschen Sängerfest in Nürnberg" ebenbürtig mit dem damals besten Laienchor Österreichs, dem „Wiener Männergesangsverein", beteiligen

konnte und von Johann Herbeck dabei größtes Lob erntete. Den Höhepunkt seiner Tätigkeit als Chordirigent stellte aber zweifellos der 4. April 1868 dar, an dem anläßlich des Gründungsjubiläums der Liedertafel Bruckner von Richard Wagner das Finale der Oper „Die Meistersinger von Nürnberg" zur Verfügung gestellt wurde, noch ehe dieses Werk auf der Bühne zu sehen war.
Für Bruckner als Komponisten war jedoch das Zusammentreffen mit dem aus Dresden stammenden und am Linzer Theater wirkenden Dirigenten und Cellisten Otto Kitzler von wesentlich größerer Bedeutung. Dieser in Brüssel ausgebildete und vorwiegend an verschiedenen Musikstätten Frankreichs aufgewachsene weltgewandte Mann, bestens vertraut auch mit dem zeitgenössischen Musikschaffen, war für Bruckner der ideale Gegenpol zu der strengen Formenwelt eines Simon Sechter. Mit der ihm eigenen Bescheidenheit und Demut vertraute er sich dem um zehn Jahre Jüngeren sofort bedenkenlos an. Zum ersten Mal in seinem Leben wurde er nun mit lebendigen Beispielen aus dem Schaffen der großen Meister konfrontiert, allen voran Beethoven und der damals außerordentlich moderne Mendelssohn. In besonderer Weise faszinierte ihn aber die neuartige Klangwelt Richard Wagners, die er im Winter 1863 anläßlich der Vorbereitungen für die Aufführung des „Tannhäuser" am Linzer Theater durch Otto Kitzler kennenlernte. Hatte Simon Sechter noch gegen die Verwendung der Chromatik und der Enharmonik in seinem Hauptwerk heftig gewettert, so fand er nunmehr sein eigenes instinktiv erahntes Gefühl bestätigt, daß geniale Kreativität das Recht besitzen muß, solche starren Regeln durchbrechen zu dürfen, ja zu müssen. Wagner gab ihm auf diese Weise gewissermaßen den Mut, seinen Vorstellungen, die schon lange in aller Stille in ihm herangereift waren, nun endlich freien Lauf zu gewähren und jene Harmonien und enharmonischen Verwechslungen in seiner Musik anzuwenden, von denen er zwar träumte, die er aber nie auszuführen gewagt hätte. Es erscheint mir wichtig darauf hinzuweisen, daß mehrere Frühwerke Bruckners aus diesem Grund begreiflicherweise bereits Passagen enthalten, die heute als „wagnerisch" interpretiert werden, die jedoch in einer Zeit komponiert wurden, in der Bruckner die Werke Richard Wagners noch gar nicht kannte.
Nach den Jahren des theoretischen Studiums bei Sechter, in denen ihm das Komponieren streng verboten war, begann er zunächst mit „Schularbeiten", wie er einige dieser in den Jahren 1862 und 1863 fertiggestellten Arbeiten, darunter vor allem das Streichquartett in c-Moll und seine früheste Symphonie in f-Moll, selbst bezeichnete. Erst mit dem 112. Psalm für Doppelchor und Orchester und dem „Germanenzug" für Männerchor und Orchester schuf er die Werke, die er als Kompositionen wertete und mit denen er seine Vorbereitungszeit für abgeschlossen betrachtete. Diese wichtige Zäsur war ihm voll bewußt, wenn er sagte: „Jetzt trat die Kompositionszeit ein!" Nach einem hauptsächlich im Salzkammergut verbrachten Urlaub und einem Besuch des Musikfestes in München im September 1863 begann seine erste große Schaffensperiode. Bis zum Jahre 1868 entstanden die drei Messen in d-Moll, e-Moll und f-Moll sowie die Symphonie in d-Moll, der er später die Nummer „Null" zuwies, und jene in c-Moll, die uns als 1. Symphonie bekannt ist. Unter diesen Werken nimmt ohne Zweifel die Messe in d-Moll, sein erstes Meisterwerk, die erste Stelle ein, die bei ihrer Uraufführung im Linzer Dom einen rauschenden Erfolg erntete. Als sie am 18. Dezember im Linzer Redoutensaal wiederholt werden mußte, schrieb Moritz von Mayfeld in einer Rezension folgende prophetische Worte: „Der 18. Dezember kann als der Tag bezeichnet werden, an

welchem Bruckners Gestirn zum erstenmale in vollem Glanze leuchtend am Horizent emporsteigt. An diesem Tag brachte die Intelligenz der ganzen Stadt dem gewaltigen musikalischen Feuergeiste, welcher bei ihm wie bei Beethoven und Schubert unter einer die oberflächlichen Beobachter wohl wenig anziehenden Hülle sich verbirgt, ihre Huldigung dar." Wie über allen seinen Kompositionen steht auch über der Partitur der d-Moll Messe der Spruch: „O.A.M.D.G. – omnia at majorem Dei gloriam", alles zur höheren Ehre Gottes.
Der Mut Bruckners zu dieser neuartigen Instrumentation und Orchestersprache mit weitgehendem Verzicht auf die traditionellen Formprinzipien der klassischen Symphonie erwuchs am Studium der großen Zeitgenossen, das er Otto Kitzler und, nach dessen Abgang von Linz, Ignaz Dorn, einem hervorragenden Instrumentalisten und modernen Komponisten von Rang, verdankte. Durch ihn lernte er nicht nur neue Opern Richard Wagners kennen, wie etwa den „Lohengrin" und den „Fliegenden Holländer", sondern auch die Werke von Franz Liszt und Hector Berlioz, dessen „Symphonie fantastique" im besonderen einen entscheidenden Einfluß auf Bruckners spätere kompositorische Tätigkeit ausübte. Durch Dorns Ermunterungen begann sich Bruckner allmählich von den Fesseln der Schulweisheit zu lösen und sich frei genug zu fühlen für den Beginn eines Höhenfluges in eine neuartige musikalische Welt mit ungeahnten Ausdrucksmöglichkeiten.
Wagner lernte Bruckner anläßlich der Uraufführung von „Tristan und Isolde" in München am 18. Mai 1865 kennen und erkannte sofort das Genie des Jüngeren. Trotz der so unterschiedlichen Charaktere waren beide musikalische Erneuerer, die sich wesensverwandt fühlten und deshalb sofort eine gemeinsame Sprache fanden – der eine auf dem Gebiet des Musikdramas, der andere auf jenem der Kirchenmusik und der Symphonik. Und dennoch hat Bruckner, der Richard Wagner unter allen lebenden Komponisten am meisten verehrte und ihn mit „Meister aller Meister" apostrophierte, das Prinzip des Gesamtkunstwerkes Wagners vollkommen mißverstanden. Er war ganz offenkundig nur an dessen Musik und überhaupt nicht am dramatischen Inhalt des Werkes interessiert, weshalb er sich kurioserweise vom „Tristan" nur einen Klavierauszug ohne Text besorgte! Vom medizinischen Standpunkt aus ist das Verhältnis Bruckners zu Richard Wagner aber auch in einer anderen Hinsicht bemerkenswert. Es stellt nämlich wieder einmal ein klassisches Beispiel für sein gestörtes Verhältnis zur Autorität dar. Obwohl Wagners Gefühle gegenüber Bruckner eher oberflächlich und distanziert, auf jeden Fall aber problematisch waren, hat sich Bruckner ihm gegenüber völlig untergeordnet. „In der Hierarchie Bruckners stand Wagner zwischen dem lieben Gott und dem Bischof von Linz", weshalb er von Wagner meist nur so wie vom lieben Gott im Flüsterton zu sprechen wagte und es unmöglich war, den von Ehrfurcht erfüllten Verehrer in Gegenwart des „Meisters aller Meister" zum Setzen zu bewegen. Richard Wagner, der auch die Hörigkeit des Königs von Bayern kaltblütig auszunützen verstand, zögerte andererseits nicht, die bis zum Kniefall und Handkuß gehende Unterwürfigkeit des weltfremden, schrulligen Musikers aus Oberösterreich huldvoll zu genießen.
Für das bessere Verständnis der künstlerischen Entwicklung und der Persönlichkeit Bruckners ist es erforderlich, seine persönlichen Lebensumstände während der Linzer Jahre näher zu betrachten. Äußerlich gesehen lebte er als Junggeselle in ruhigen und geordneten Verhältnissen, für den die freundschaftliche Zuneigung seines Vorgesetzten, des Bischofs Rudigier, stets eine wohltuende Quelle innerer

Stärkung und menschlicher Verbundenheit bedeutete. Die häuslichen Verhältnisse des Junggesellen waren weniger glücklich. In verschiedenen Linzer Gasthäusern war er Stammgast, pflegte gut und reichlich zu essen, rauchte Zigarren oder bediente sich des Schnupftabaks und entwickelte damals auch seine Zuneigung für Bier und Wein. Seine Gestalt wurde gedrungener und breiter und sein Kopf ähnelte, „sieht man von der Augenpartie, die auf manchem Bild fast etwas irr wirkt, und von dem Mund ab, der Introvertiertheit verrät, eher dem eines oberösterreichischen Gasthofbesitzers als dem eines musikalischen Genies".
In seiner Sehnsucht nach einem Heim versuchte er mehrmals seine Mutter zu überreden, zu ihm nach Linz zu ziehen, was sie jedoch stets ablehnte. Als sie im Jahre 1860 starb, war dies für Bruckner ein überaus schmerzlicher Verlust, da sie für ihn im Leben nicht nur eine Autorität war, sondern weil er im Grunde in seinem ganzen Leben offenbar nur eine Frau wirklich geliebt hatte – seine Mutter. Ihr Tod traf ihn so tief, daß er eine Photographie von ihr auf dem Totenbette anfertigen ließ und dieses Bild lebenslang an der Wand des jeweiligen Wohnzimmers anbrachte – meist verdeckt hinter einem kleinen Samtvorhang, da ihn sonst der ständige Anblick des Bildes zu stark angegriffen hätte. Wahrscheinlich ist in dieser ungewöhnlich starken Bindung an die Mutter, neben der strengen katholischen Erziehung durch den Klerus, einer der Hauptfaktoren zu sehen, die für die unbewußte Abwehr anderen Frauen gegenüber und vor allem auch der sexuellen Beziehungen zu ihnen verantwortlich gemacht werden müssen. Darin liegen die Gründe der Vereinsamung und der ewigen Suche nach einer dauernden Gefährtin. Zahllose Male verliebte er sich – vor allem in Mädchen zwischen 16 und 19 Jahren – und machte auch Heiratsanträge, doch sie wurden alle zurückgewiesen. Es ist überraschend, daß Bruckner in seinen Werbungen immer wieder nach einem gleichen Schema vorging, ungeachtet der Tatsache, daß es nie zum Erfolg führte. Dieses unbewußt festgelegte, rührende Muster Frauen gegenüber, das er in der gleichen Form immer wiederholte, entspricht medizinisch einem Verhaltensmuster, wie wir es typisch für eine Neurose kennen. Als Beispiel hierfür mag seine Zuneigung zu Josefine Lang, der Tochter eines Fleischhauers in Linz, dienen, die er im Sommer 1866 kennenlernte. Der Brief vom 16. August, in welchem er um sie warb, zeigt die ganze Hoffnungslosigkeit, Verunsicherung und rührend zaghafte Hoffnung des Werbers und macht es verständlich, warum solche Briefe bei den Frauen Betroffenheit und Befremden erweckten, da sie den Eindruck eines verschrobenen Sonderlings und weltfremden Menschen erwecken mußten, mit dem sie sich eine Bindung fürs Leben nicht vorstellen konnten. Dies umso weniger, als seine Werte als Mensch und seine Bedeutung als Künstler durch die merkwürdige Formulierung des Briefschreibers jedem Einblick verborgen bleiben mußten. Der Text dieses Briefes lautet folgendermaßen: „Sehr geehrtes, liebenswürdiges Fräulein! Nicht als ob ich mich mit einer Ihnen befremdenden Angelegenheit an Sie, verehrtes Fräulein wenden würde; nein in der Überzeugung, daß Ihnen längst mein zwar stilles, aber beständiges Harren auf Sie bekannt ist, ergreife ich die Feder um Sie zu belästigen. Meine größte und innigste Bitte, die ich hiemit an Sie, Frl. Josefine zu richten wage, ist, Fräulein Josefine wollen mir gütigst offen und aufrichtig Ihre letzte und endgiltige, aber auch ganz entscheidende Antwort schriftlich zu meiner künftigen Beruhigung mittheilen und zwar über die Frage:
Darf ich auf Sie hoffen und bei Ihren lieben Ältern um Ihre Hand werben? oder ist es Ihnen nicht möglich aus Mangel an persönlicher Zuneigung mit mir den ehelichen

Schritt zu tun? Fräulein sehen, daß die Frage ganz entscheidend ist. Das eine oder andere bitte ich inständigst mir so bald als möglich ebensoentschieden aber gewiß, zu schreiben. Bitte, sagen Fräulein Josefine dieß Ihren lieben Ältern, aber sonst Niemanden (bitte das strengste Geheimniß bewahren zu wollen) und wählen Sie einen aus den vorgelegten zwei Punkten der Frage im Einverständnisse mit Ihren lieben Ältern. Mein treuer Freund, Ihr Herr Bruder, hat bereits mich auf Alles vorbereitet und wird auch Sie schon seinem Versprechen gemäß verständigt haben. Nochmal meine Bitte: wollen Fräulein ganz offen u. aufrichtig und ganz entschieden schreiben, entweder: ich darf um Sie werben, oder gänzliche ewige Absage; (kein Mittelding etwa vertrösten oder umschreiben, da bei mir die höchste Zeit bereits vorhanden ist zudem wird sich Ihr Gefühl nicht leicht verändern, weil Fräulein sehr vernünftig sind.) Fräulein dürfen die reine Wahrheit mir unbesorgt sagen, weil selbe in jedem Falle mir Beruhigung gewähren wird. Mit Handkuß einer möglichst baldigen entschiedenen Antwort entgegen harrend Anton Bruckner."
In ähnlichen Fällen lehnten die Eltern das Ansinnen ab oder die Zuneigung der Mädchen war an sich nicht ausreichend und sie wiesen von sich aus den Werber kurzerhand ab. Im vorliegenden Fall sandte Josefine die goldene Uhr und das Gebetsbuch, das sie von Bruckner als Geschenk erhielt, einfach als Antwort zurück. Josefine war übrigens ein auffallend hübsches Mädchen. Es ist merkwürdig, daß sich Bruckner stets nicht nur an weitaus jüngere, sondern auch an besonders schöne Frauen wandte, die womöglich auch noch reich oder zumindest begütert sein sollten. In welche psychischen Konfliktsituationen und Komplexe ihn seine unerfüllte Beziehung zum weiblichen Geschlecht brachte, geht aus verschiedenen Briefen an seinen Freund Rudolf Weinwurm hervor. So schrieb er 1866: „Neulich war der Herr Lederermeister Turek aus Steyr hier, und mit ihm, ein – liebes schönes Mädchen ... Das liebe Wesen heißt Henriette Reiter 18 Jahre alt ... Das Mädchen soll 3000 fl. Vermögen besitzen ... Vielleicht bekommt sie einst weit mehr. Da ich schon 42 Jahre alt werde, ist es höchste Zeit. Doch lieber noch warten, bevor ich's übereile. Das Mädchen gefiel mir wol sehr und da ich ohne – dastehe, so bitte ich doch dringend im Vertrauen auf Deine übergroße Güte, möchtest Du Dich nicht, da der Schritt so nöthig ist, – nicht näher um ihre Sitten etc. um ihre pecuniären Verhältnisse erkundigen bei sicherer Quelle ... (Daß ich 42 Jahre alt wäre, dürfte das Mädchen nicht zuerst wissen, bis sie mich öfter gesehen; denn sie möchte 36 Jahre – ich sehe noch etwas jünger aus) ... Was wolltest Du mir neulich aus Salzburg sagen? Welches Mädchen? hübsch? reich? lieb? Sei doch offen – denn der Moment muß nahen ..." In einem anderen Brief heißt es: „Liebster Freund! Ich habe eine bittere Woche erlebt. Nachdem ich längst meine alte Liebe (auf Deinen Rath auch) aufgegeben, richtete ich mein Aug auf die Ziehtochter eines reinen Hauses hier, wo zwar ohnedieß eine eigene Tochter da ist; doch bekommt das Mädchen vielleicht 6000 Fl. ... Und als ich dem Mädchen das Schubert'sche Ständchen, welches sie wünschte, überreichen ließ, wurde mir mein Geschenk zurückgewiesen – also – Du siehst ich habe hier bei den bescheidensten Ansprüchen kein Glück. Es verdrießt mich die ganze Welt ..." Diese Beispiele zeigen, wie sehr Bruckner litt. Sie zeigen aber auch, daß immer nur von dem Wunsche die Rede ist, nicht alleine zu bleiben und daß eine tiefe, innere persönliche Beziehung zu den angeschwärmten Mädchen vermißt wird – abgesehen davon, daß häufig auch der Wunsch nach materieller Absicherung mit seinen Brautwerbungen

verbunden war. Die große Liebe zu einer Frau blieb ihm offenbar versagt – vielleicht deshalb, weil seine einzige große Liebe in seinem ganzen Leben nur seiner Mutter galt. Deshalb erscheinen seine angebeteten Personen leicht auswechselbar und rasch durch neue zu ersetzen. Aus dem Brief an Josefine könnte man aber auch noch herauslesen, daß Bruckner im tiefsten Inneren seines Herzens einen Erfolg gar nicht anstreben wollte, vielleicht weil er sich im Grunde vor den Frauen fürchtete. In einem solchen Sinne wären zeitgenössische Berichte zu deuten, wonach er nach einer fröhlichen Runde im Kreise seiner Sangesbrüder die etwas leichtbekleidete Kellnerin, die man ihm spaßhalber auf sein Zimmer schickte, zum Fenster flüchtend hinauswies oder er ein anderes Mal in einer ähnlichen Situation vor dem Mädchen zum Kruzifix im Zimmer flüchtete und sich im Gebet vor den Verführungen des Teufels zu schützen versuchte. Solche sexualneurotischen Konflikte haben sicher ihre tiefere Wurzel in der übertrieben bigotten katholischen Erziehung während seiner Stiftsjahre, in denen ihm ja sogar der Besuch des Theaters oder einer Opernaufführung verboten wurde.

Depressive Krise

Obwohl 1866 „Nani", seine Schwester Maria Anna, zur Führung seines Haushaltes zu ihm nach Linz zog, blieb doch sein einziger Gesprächspartner während des ganzen in Linz verbrachten Jahrzehntes sein geliebter Bösendorfer Flügel. So ist es nicht verwunderlich, daß in dieser Vereinsamung und, bedingt durch seine äußere Aufmachung und sein linkisches und häufig genug etwas sonderliches Benehmen, in der problematischen gesellschaftlichen Integration Stunden heiterer Geselligkeit im Kreise seiner Freunde immer häufiger abgelöst wurden durch depressive, melancholische Phasen. Mehrere Briefe aus dem Frühjahr 1864 an Rudolf Weinwurm bestätigen dies: „Ich bin hier oft sehr mißmutig und traurig ... Falsche Welt – jämmerliche Bagage – Du kennst sie wohl auch." Und im November des gleichen Jahres schrieb er: „Ich leide schon längere Zeit wieder an Melancholie", wobei er diesen Satz eine Woche später näher zu erklären versuchte: „Was ich unter Melancholie verstand – ich drückte mich nur schlecht aus – es ist zum großen Theile nur Feindschaft gegen die Menschheit, deren Liebenswürdigkeit, Aufrichtigkeit und Treue gewiß auch ich bitter genug so oft empfinden mußte und noch empfinden muß." Verschiedene Enttäuschungen, etwa die Ablehnung seines Ansuchens um die Leitung des Musikvereines in Linz sowie das Nichtzustandekommen geplanter Orgelkonzerte im Ausland und nicht zuletzt der Beginn seines lebenslangen Kampfes um die Aufführung seiner Werke, dem er wegen seines ungeschickten Benehmens den damals das Musikleben beherrschenden Personen gegenüber niemals richtig gewachsen war, ließen in ihm den Gedanken aufkommen, Österreich zu verlassen. So schrieb er im Oktober 1864 an seinen Freund Weinwurm: „... Unlängst wurde mir erzählt, Du habest den Gedanken, nach Mexiko zur Hofkapelle auszuwandern. Ist etwas Wahres daran? Auch mir wurde ein solcher Antrag gestellt ... Gehen wir nach Rußland und wo immer hin, wenn man uns im Vaterland nicht kennen will."

Die Hauptursache für solch skurrile, melancholische Gedanken, seine zunehmende gereizte Stimmungslage dürfte aber neben seinen persönlichen privaten und beruflichen Enttäuschungen die Überforderung seiner Kräfte gewesen sein, die sich

durch die neben seinen zahlreichen beruflichen Alltagspflichten mehr und mehr auftürmende Arbeit an seinen gigantischen Werken immer deutlicher abzeichnete. Seine wahrscheinlich von der mütterlichen Linie vererbte depressive Veranlagung trat klinisch nun zunehmend in Erscheinung, obwohl Bruckner eigentlich gerade zu jener Zeit – abgesehen von einigen unglücklichen Liebeswerbungen – keinen Grund dazu hatte. Hatte doch Herbeck soeben die Aufführung seiner d-Moll Messe in der Wiener Hofkapelle durchgesetzt, was für jeden Künstler eine ungewöhnliche Auszeichnung bedeutete. Anstatt daß seine Depression aber dadurch gewichen oder zumindest gebessert worden wäre, wurde sie durch die mit der Wiener Aufführung verbundene Aufregung noch verstärkt. Bruckner war am Ende seiner Kraft angelangt und einem totalen Nervenzusammenbruch nahe. Zu den Symptomen der Schwermütigkeit verdichteten sich besondere neurotische Zwangsvorstellungen zu einem Zustandsbild, das ihn dem Irrsinn nahe brachte. Er begann an Wahnvorstellungen zu leiden, er müsse die Donau ausschöpfen und er müsse alles und jedes zählen: die Blätter der Bäume, die Sterne, die Sandkörner oder die Muster einer Wandtapete. Eine mit einer reichen Perlenschnur geschmückte Dame flehte er an: „Gehen Sie weg, denn ich bin gezwungen, ununterbrochen zu zählen, wie viele Perlen Ihre Schnur hat, das halte ich nicht aus."
Bald verschlimmerte sich sein Zustand derart, daß er sich einer ärztlichen Behandlung in der Kaltwasserheilanstalt in Bad Kreuzen unterziehen mußte, wo er vom 8. Mai bis zum 8. August 1867 verblieb. Um sich einen Begriff vom Ausmaß seiner seelischen Bedrängnis in dieser Zeit machen zu können, sei ein Brief vom 19. Juni 1867 an seinen lieben Freund Rudolf Weinwurm zitiert: "Lieber Freund! Seit meiner Abreise weißt Du nicht mehr von mir, auch Du ließest mir nie etwas wissen. Da ich voraussetze, daß es Dir doch recht ist, etwas von mir zu wissen, und da auch andere Gründe dazu verpflichten, bin ich so frei, Dir zu schreiben und vor allem mich zu entschuldigen, daß ich noch nicht Deinem Wunsche nachkommen konnte. Magst Du Dir denken oder gedacht haben was immer, es war nicht Faulheit, es war noch viel mehr, es war gänzliche Verkommenheit und Verlassenheit, gänzliche Entnervung und Überreiztheit. Ich befand mich in dem schrecklichsten Zustand. Dir nur gestehe ich es, schweige doch hierüber. Noch eine kleine Spanne Zeit, und ich bin ein Opfer, bin verloren. Dr. Fadinger in Linz kündigte mir den Irrsinn als mögliche Folge schon an. Gott sei's gedankt! er hat mich noch errettet. Ich bin seit 8. Mai im Bade Kreuzen bei Grein. Seit einigen Wochen geht's mir etwas besser. Darf noch gar nichts spielen, studieren oder arbeiten. Denke Dir welch ein Schicksal! Ich bin ein armer Kerl! ... Liebster Freund schreib mir doch einmal in mein Exil, mir Armen, Verlassenen."
All seine Briefe aus dieser Zeit sprechen von geistiger Verstörtheit bis hin zu Selbstmordgedanken, weshalb man sich einig war, Bruckner nicht alleine lassen zu dürfen. Bischof Rudigier beschloß deshalb in seiner freundschaftlichen Fürsorge, dem leidenden Meister einen Priester mitzugeben, der ihn pflegen und seelisch betreuen sollte. Dennoch gelang es Bruckner einmal, seinen Bewachern zu entweichen. Während eine Zigeunermusik zur Erheiterung der Kurgäste aufspielte, lief er in einen nahe gelegenen Wald, wo man ihn schließlich an einer schwer zugänglichen Stelle tränenüberströmt auf einem Baumstumpf sitzend wiederfand. Das Naturheilverfahren des Badearztes Dr. Max Keyhl war Bruckner letztlich gut bekommen, sodaß er am 8. August 1867 die Anstalt verlassen konnte und, an Leib und Seele wieder gesundet, nach Linz zurückkehrte. Schon wenige Wochen später,

am 10. September, wurde durch den Tod Simon Sechters eine wichtige Entscheidung vorweggenommen. Er reichte um die vakant gewordene Stelle als Hoforganist in der Wiener Hofkapelle ein und bewarb sich wenige Wochen später gleichzeitig auch um eine Lehrstelle für Harmonielehre und Kontrapunkt an der philosophischen Fakultät der Universität in Wien. Wieder zeigte sich die Unsicherheit und Unentschlossenheit Bruckners: Als nämlich Herbeck, der inzwischen zum Hofoperndirektor aufrückte, Bruckner als Nachfolger Simon Sechters durchsetzen konnte, begann er in gewohnter Weise zu zögern, wobei wiederum der Gedanke an seine materielle Absicherung mit im Spiel war. Seine Forderung um ein höheres Gehalt stellte Herbecks Bemühungen neuerlich in Frage, worauf Bruckner verzweifelt mit Selbstvorwürfen seine ungeschickte Verhandlungsweise bedauerte. Seinem Freund Weinwurm schrieb er: „... Ich fühle mich wahnsinnig unglücklich darüber, kann weder essen noch schlafen, meine ich muß hinab kriechen. Hätte ich doch augenblicklich zugegriffen o ich Unglücklicher! Hr. v. Herbeck meinte es so edel! Warum ließ ich gewissen Ängsten Raum! Denke Dir diese Ehrenstelle! Wo und wann blüht mir noch so was? Ich bin verloren. Mich verdrießt alles.“ In ähnlicher Weise klagte er sein Schicksal in einem Brief an Herbeck, worin er vom „aus der Welt gehen“ sprach. Herbeck, der den Wankelmut und die Unsicherheit Bruckners erkannte, versuchte in seinem Antwortschreiben dem Meister in unmißverständlicher und energischer Weise klar zu machen, daß eine derartige Verzagtheit und Entscheidungsschwäche einem Manne und Künstler seines Ranges unwürdig sei: „... Niemand kann Ihnen schaden, höchstens Sie selbst, wenn Sie nämlich an andere Persönlichkeiten ebenfalls so überspannte Briefe richten würden, wie Ihr heute an mich gekommenes Schreiben ist. Also nicht ein ‚aus der Welt‘, sondern ‚in die Welt‘ gehen, keine eines Mannes und Künstlers Ihres Schlages unwürdige Verzagtheit; Sie haben keine Ursache dazu.“ Trotz dieser Aufmunterung bewarb Bruckner sich kurz darauf um die Stelle eines bayrischen Hoforganisten just an dem Tag, als aus Wien die telegraphische Nachricht Herbecks eintraf, daß er die Gehaltserhöhung am Konservatorium durchsetzen konnte und auch die Ernennung zum Wiener Hoforganisten in Expektanz gesichert sei. Noch immer quälten Bruckner Zweifel, ob ein Schritt nach Wien die richtige Entscheidung für sein weiteres Schicksal sein würde, bis ihm Bischof Rudigier seinen endgültigen Entschluß erleichterte durch das Versprechen, die Organistenstelle in Linz durch einige Jahre frei zu halten für den Fall, daß er sich in Wien nicht durchsetzen sollte. Mit dieser Absicherung eines eventuellen Rückzugs wiederholte sich mutatis mutandis auch für den Domorganisten von Linz die Situation von St. Florian fast spiegelgleich.
Jetzt erst teilte er mit sichtlicher Erleichterung der Direktion des Konservatoriums seinen endgültigen Entschluß mit: „Ich beehre mich infolge der schriftlichen Beruhigungen, wofür ich hiemit ergebenst danke, und im Vertrauen auf die gemachten Zusicherungen zur Kenntniß zu bringen, daß ich zur Annahme der mir angetragenen Lehrerkanzeln definitiv entschlossen bin, und somit in Gottes Namen schon Anfangs Oktober, meinem so ehrenvollen Rufe folgend in Wien eintreffen werde.“ In dem verbleibenden Zeitraum zwischen diesem Schreiben vom 23. Juli 1868 und seinem Dienstantritt in Wien am 1. Oktober 1868 vollendete er die Partitur der letzten seiner drei Messen, der „Großen Messe Nr. 3 in f-Moll“. Das Kyrie begann er nachweislich bereits während seines Kuraufenthaltes in Bad Kreuzen, der traurigsten Zeit seines bisherigen Lebens, während das gesamte Werk mit dem Agnus Dei erst am 9. September 1868 abgeschlossen wurde. Bruckner hat für diese Messe,

die von vielen für seine bedeutendste gehalten wird, weitab von den irdischen Gefilden dieser Welt und mitunter geradezu in ekstatischer Verzückung offenbar sein Letztes geben wollen, um seinem Herrgott für seine Wiedergenesung gebührenden Dank zu sagen.

Erfolge und Enttäuschungen in Wien

In Wien bezog er mit seiner Schwester „Nani“ eine Wohnung in der Währinger Strasse 41, in welcher die nächsten vier Symphonien komponiert werden sollten. Wenn in den meisten Biographien immer wieder hervorgehoben wird, daß Bruckners gesellschaftlicher Aufstieg in Wien vom einfachen oberösterreichischen Landkind bis zum Ehrendoktor der Univerität Wien einem „Fegefeuer“ gleichkam, dann stellt sich dies bei genauerer Betrachtung eher als „steile Karriere eines sozialen Aufsteigers“ dar. Ähnlich steht es mit der Legende von der Feindschaft zwischen ihm und dem damals mächtigsten Musikkritiker Wiens, dem Professor für Musikgeschichte an der Universität Wien, Eduard Hanslick. In Wahrheit war Hanslick neben Herbeck der einflußreichste Gönner, der sich jahrelang für Bruckner eingesetzt hatte, ihm ein beträchtliches Stipendium für sein kompositorisches Schaffen in Wien verschaffte und ihm auch den wertvollen Rat gab, sich anläßlich der Einweihung der neuerbauten Kirche St. Epvre in Nancy im April 1869 mit den bedeutendsten Organisten Europas zu messen. Bruckners Erfolge dort als Organist waren überwältigend und brachten ihm die Einladung, vor einem ausgewählten Kreis auf der großen Orgel von Notre-Dame in Paris zu spielen. Ein Schüler Bruckners erzählte noch viele Jahre später, daß ihm César Franck, der „französische Bruckner“, wahre Wunder von der unerhörten Improvisationskunst des Meisters erzählte; „... Was er auf der Riesenorgel in der Notre-Dame-Kirche ausführte, war erstaunlich. Man hatte Ähnliches früher nie gehört.“ Dieser erfolgreiche Auftritt Bruckners im Ausland war für Eduard Hanslick willkommener Grund, seine technische Vollendung als Organist und Musiker in der „Neuen Freien Presse“ vom 13. Juni 1869 zu rühmen als ein Probestück „tiefer Gelehrsamkeit, gewählten Geschmackes und ungewöhnlicher Bravour“. Dieses Wohlwollen des späteren Erzfeindes bestätigte Bruckner selbst in einem Brief vom 9. Mai 1874 so: „Hanslick war mein höchster und größter Gönner außer Herbeck. Wie er über mich bis 1874 (wo ich an die Universität als Lector befördert wurde) schrieb, das kommt kaum je wieder.“ Die Feindschaft, mit der Hanslick seinen einstigen Schützling in späteren Jahren verfolgte, setzte erst ein, als Bruckner nach seinem Besuch bei Richard Wagner in Bayreuth im Herbst 1873 den „Meister aller Meister“ ersuchte, die Widmung seiner dritten Symphonie in d-Moll – der sogenannten „Wagner-Symphonie“ – anzunehmen, ein Ereignis, das ihn bei seiner Rückkehr nach Wien zu dem äußerst undiplomatischen Schritt veranlaßte, dem „Akademischen Richard-Wagner-Verein“ beizutreten. Mit diesem Bekenntnis zu Wagner, dessen mächtigster Feind in Wien Eduard Hanslick war, und mit der als Symphoniker beginnenden Rivalität mit Johannes Brahms, unter dessen Anhängern wiederum Hanslick die wichtigste Rolle spielte, nahm die Serie von Mißverständnissen ihren Anfang. Von seinen wahren oder vermeintlichen Freunden mißbraucht – sie hoben ihn als „Wagnerischen Symphoniker“ zur Verbesserung ihrer Position als Gegenspieler von Brahms auf ihren Schild – und von seinen Gegnern schonungslos

mißhandelt, empfand er bald jede sachliche negative Kritik stets als eine urpersönliche Beleidigung und war von nun an verurteilt, während des Rests seines Lebens unter all diesen Feindseligkeiten und Intrigen zu leiden.
Von psychoanalytischer Seite wird in diesem Zusammenhang darauf hingewiesen, daß Bruckner – wie jeder in seinem Selbstwertgefühl beeinträchtigte Mensch – durch diese persönlichen Angriffe und die zahlreichen Rückschläge und Niederlagen gegenüber seinen Mitmenschen, seien sie ihm wohlwollend oder feindselig gegenübergestanden, ein ausgeprägtes Mißtrauen entwickelt habe, das sich bis an den Rand von regelrechten Verfolgungsideen steigerte. Ja, sein Verhalten wurde geradezu als Beweis für die Zusammengehörigkeit zwischen einem Minderwertigkeitsgefühl und solchen Verfolgungsideen herangezogen. Demgegenüber muß doch darauf aufmerksam gemacht werden, daß nachweislich bei Bruckner das Bewußtsein seines eigenen Wertes auffallend gut ausgeprägt war. Der Kritiker Ludwig Speidel stellte diese komplizierte psychische Struktur Bruckners folgendermaßen dar: „Seine bekannte Art, sich demüthig zu geben, durfte man nicht als bare Münze nehmen; sie war ihm mehr in einem langen Kirchendienst anerzogen. Wo er sich aber frei äußerte, wo er von der Brust weg über sich und Andere sprach und urtheilte, da zeigte er sich, wie jeder ungewöhnliche Mensch, von einem starken Selbstwertgefühl beseelt.“ Bruckner war im Grunde von seinem Wert durchdrungen, man darf bei ihm das Gefühl des Verkanntwerdens oder richtiger des Unterschätztwerdens nicht einfach mit dem Schlagwort des Minderwertigkeitskomplexes gleichsetzen.
Wenn Bruckner wiederholt über Verfolgungen durch Kritiker und Musikerkollegen klagte, dann hatte er übrigens vielfach auch Grund dazu, ohne daß man ihm deshalb „Verfolgungsideen“ zur Last legen könnte. Neben der gefürchteten journalistischen Feder Hanslicks war es unter den Kollegen aus dem Konservatorium und der Hofkapelle vor allem Leopold Alexander Zellner, der mächtige Generalsekretär der „Gesellschaft der Musikfreunde“ und „eine jener Kulturspinnen, die durch Fädenziehen ersetzen, was ihnen an schöpferischer Potenz fehlt“. Er sorgte für das Klischee vom „Provinz-Organisten“ und quälte ihn als sein Vorgesetzter mit Schikanen wie etwa durch Versuche mit Sirenen neben dem Unterrichtsraum von Bruckner oder mit dem Abschalten des Lichtes während seines Unterrichts. Sein eigenes vernichtendes Urteil sprach sich Zellner mit dem berühmten Ausspruch über das symphonische Werk Bruckners: „Ihre Symphonien können Sie auf den Mist werfen, verdienen Sie sich lieber was mit Klavierauszügen, das ist gescheiter!“ Daß er durch solche und ähnliche Vorfälle wie etwa durch das gegen ihn eingeleitete Disziplinarverfahren des Unterrichtsministeriums mit der lapidaren Begründung, er habe eine Schülerin spaßhaft mit „lieber Schatz“ angesprochen, bei seinen Freunden über Verfolgungen klagte, darf wohl nicht wundernehmen und schon gar nicht mit pathologischen Verfolgungsideen in Zusammenhang gebracht werden.
Auch Bruckners äußere Lebenshaltung, die so häufig aufgrund anekdotischer Erzählungen als die eines Sonderlings mit eigenartigen spezifischen Lebensgewohnheiten geschildert wurde und Anlaß zu manchen psychoanalytischen Spekulationen war, erweist sich bei kritischer Betrachtung keineswegs so skurril und absonderlich. Dies betrifft schon zunächst seine Bekleidung. Stützt man sich nicht auf Erzählungen, sondern auf die sehr aufschlußreiche Bruckner-Ikonographie, wie sie von Heinz Schöny vorgelegt wurde, dann erkennt man an Hand der Fotografien, Zeichnungen und Plastiken, ja sogar der berühmten Scherenschnitte – die bekannt-

lich zu den künstlerischen Ausdrucksweisen der Karikatur zählen und die besonderen Eigenschaften einer Persönlichkeit bewußt übertreiben –, daß wenig von dem Komischen übrigbleibt, das ihm so häufig zugeschrieben wurde. Wie die mehr als zwanzig fotografischen Aufnahmen aus verschiedenen Lebensabschnitten Bruckners zeigen, stellt sich seine Kleidung durchaus zeitgemäß dar. Seine Anzüge wirken gutbürgerlich und eher adrett, und das auffallend penible Schuhwerk sowie die häufig zitierten etwas kurzen Hosen trug er nachweislich deshalb, um in der Pedaltechnik beim Orgelspiel nicht behindert zu werden. Wenn von psychiatrischer Seite das Tragen weiter Kleider als instinktiver Versuch Bruckners gedeutet wurde, gegen die Einengung seiner Welt anzukämpfen, einer Welt, die seit seiner Kindheit durch den erzieherischen Einfluß seiner Eltern und vor allem auch des Klerus während seiner Zeit in St. Florian als bedrückend empfunden worden sei, dann erscheint eine solche Deutung – zumindest bei einem derart virtuosen Orgelspieler wie Bruckner – doch ein wenig gewagt oder zumindest aus der Einbahn psychoanalytischer Betrachtungsweise heraus gesehen. Waren die Hosenbeine deshalb so kurz gewählt, damit sie ihm beim Orgelspielen nicht in die Quere kommen konnten, so entsprach der stets sehr weite Hemdkragen und der weit geschnittene Anzug seiner Vorliebe für Bequemlichkeit und sicher nicht einem Gefühl, sich damit von einer psychischen Einengung zu befreien. Wissen wir doch, daß Bruckner während der Jahrzehnte in Wien nie ein Wiener wurde, sondern stets seine provinziellen oberösterreichischen Gewohnheiten beibehielt – gleichgültig, ob ihn die Wiener deshalb als einen aus kleinen Verhältnissen stammenden Provinzler hielten oder nicht. Dieser Einstellung entsprechend ließ er sich in Wien bis an sein Lebensende seine Anzüge nach jenem Modell nachschneidern, welches zuerst in Linz angefertigt wurde und er behielt auch konsequent seinen oberösterreichischen Dialekt bei, ebenso wie er ungeniert an heißen Sommertagen mit aufgekrempelten Ärmeln unterrichtete. Auch hinsichtlich seiner Essensgewohnheiten, die angeblich „befremdend auf die Wiener Gesellschaft“ gewirkt hätten, behielt er eine Vorliebe für eher deftige Gerichte bei, aus der keine spezifischen oberösterreichischen Besonderheiten abzuleiten sind, die sich von den gutbürgerlichen Gewohnheiten der Hauptstadt unterschieden hätten.

Unbestritten hingegen bleibt, daß sich Bruckner auf dem glatten Parkett des Wiener Gesellschaftslebens zeit seines Lebens nicht zurechtfand und wegen seines Ungeschicks immer wieder über verschiedene gesellschaftliche Konventionen stolperte. Symbolhaft dafür ist schon seine erste Aktion unmittelbar nach seiner Ankunft in der Reichshauptstadt, als er Hofkapellmeister von Herbeck besuchte und durch dessen Gattin eine in Zeitungspapier verpackte Rolle mit 25 Silbergulden überreichen ließ als Ausdruck seines Dankes für erwiesenes Wohlwollen. Hatte man derartige Entgleisungen in Linz noch als schrulliges Verhalten abgetan, so wurden sie von der Wiener Gesellschaft als Unart ebenso verurteilt wie seine Unterwürfigkeit vor staatlichen und kirchlichen Autoritäten. Gerade hier sollte sich allerdings bald herausstellen, daß Bruckner intelligent genug war, sich dieses Autoritätensystem für seine Zwecke dienstbar zu machen.

Seine Berufung nach Wien erfolgte auf Grund seines musiktheoretischen Könnens und seiner außerordentlichen Fähigkeiten als Organist, durch die er auch bald internationale Anerkennung fand. Neben seinem großartigen Auftreten in Frankreich im Frühjahr 1869 waren es vor allem seine Konzerte in England. Seine Improvisation auf der Orgel der Royal Albert Hall und im Kristall-Palast von

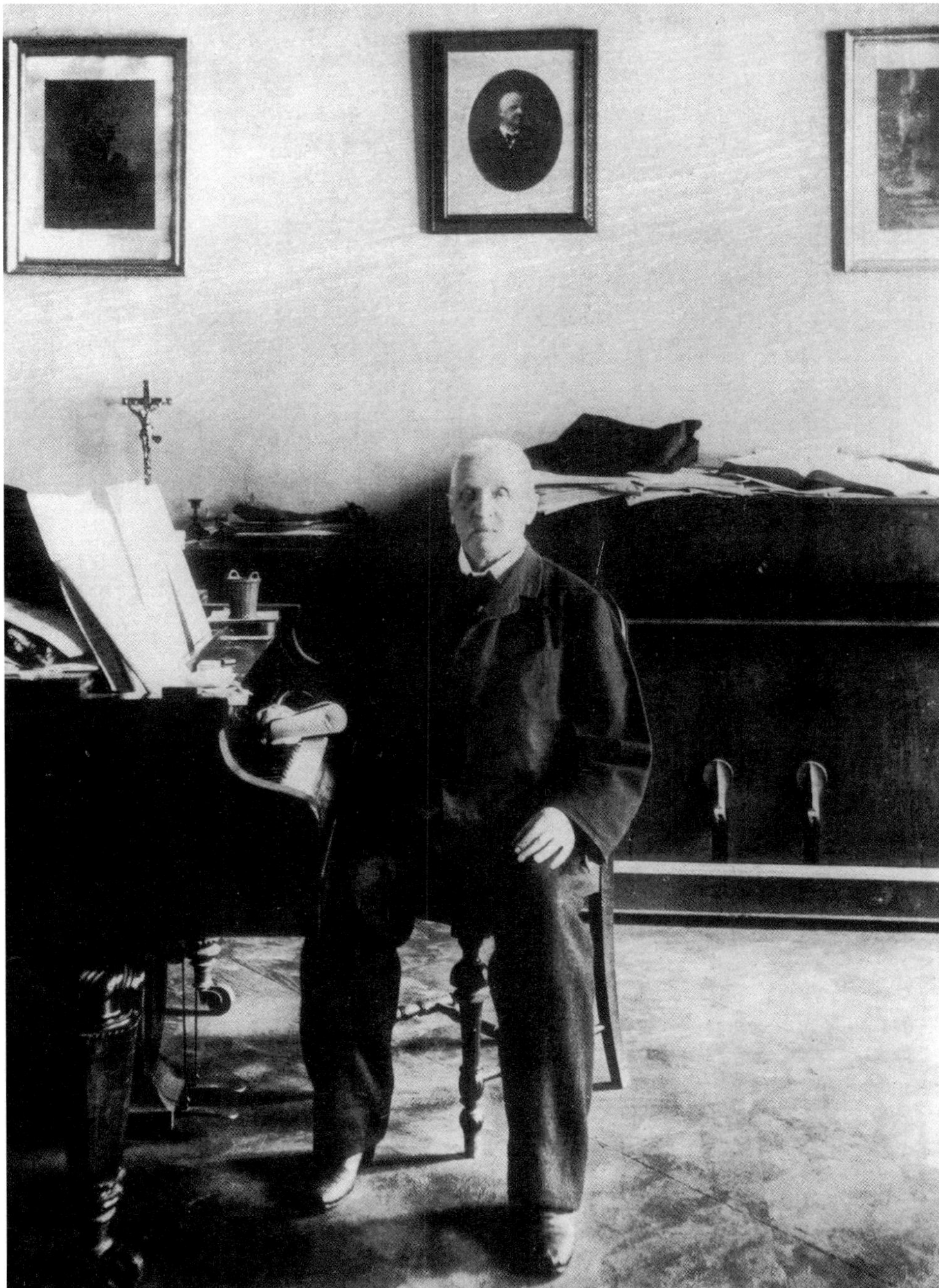

Anton Bruckner am Klavier, 1894.

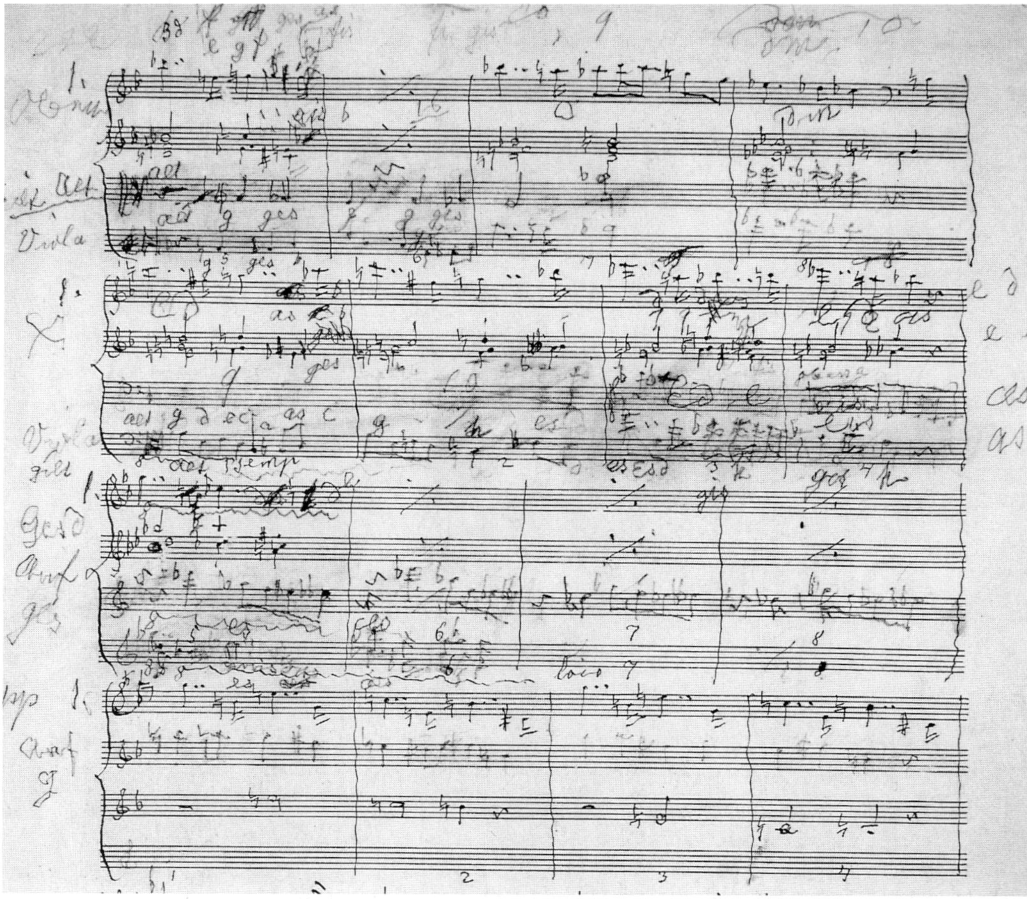

Oben: Skizzen zum Finale der Symphonie Nr. 9 in d-Moll.

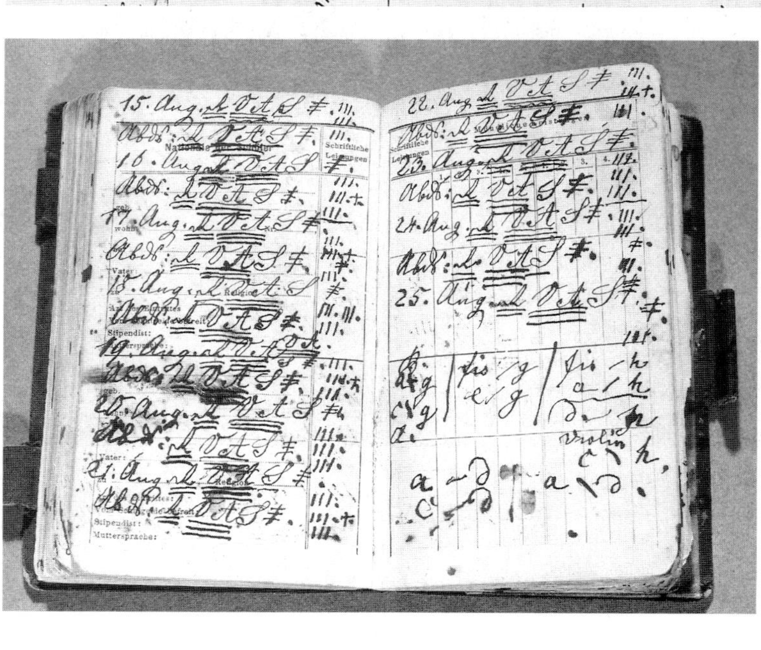

Notizbuch mit Gebetsaufzeichnungen Anton Bruckners.

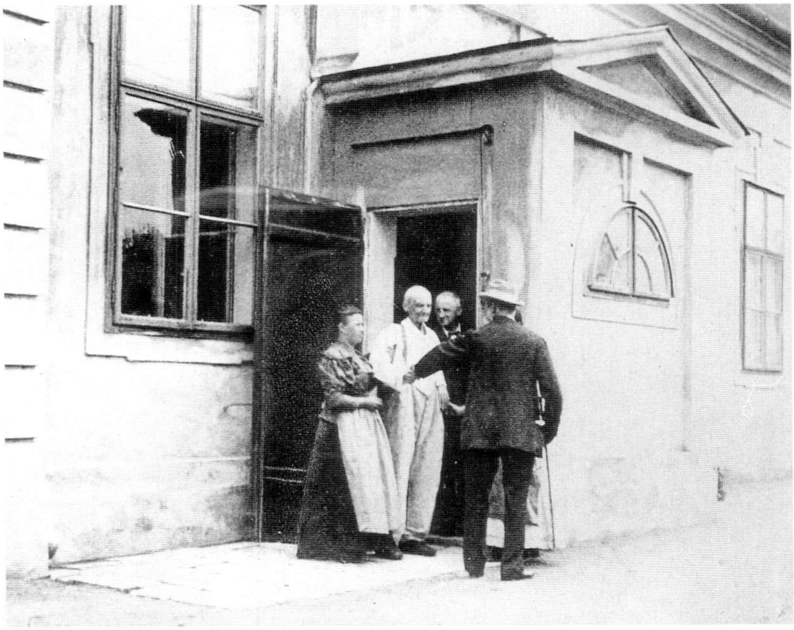

Gruppenbild 1896: Kathi Kachelmayr, Anton Bruckner, Ignaz Bruckner, der Arzt Leopold Schrötter.

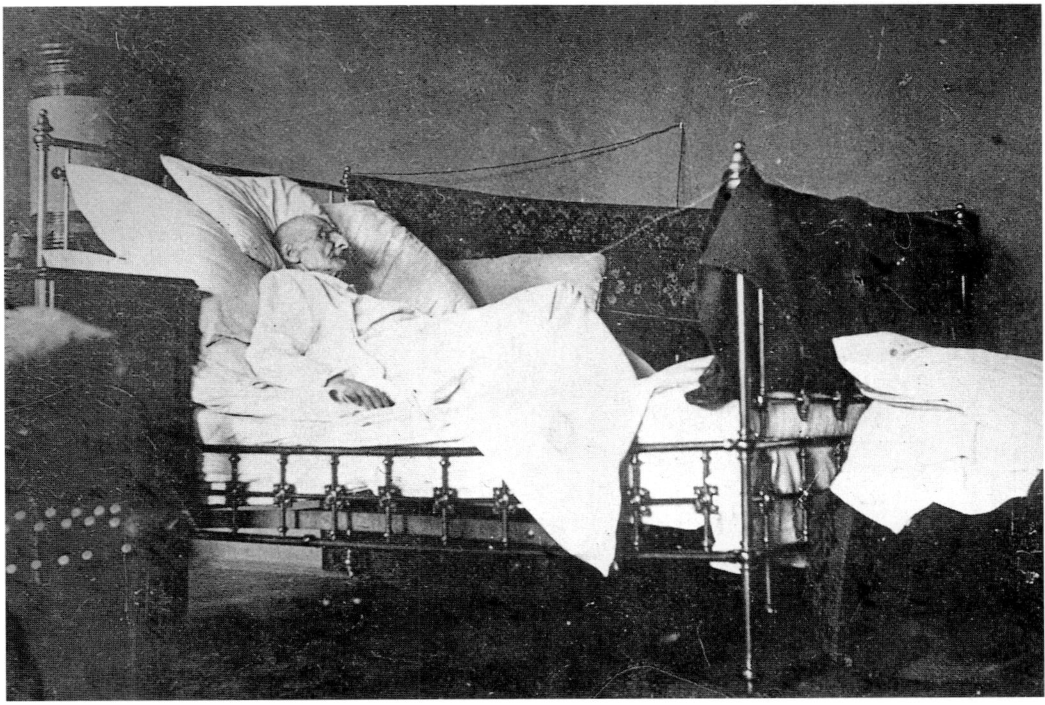

Letzte Photographie Bruckners, vermutlich Oktober 1896.

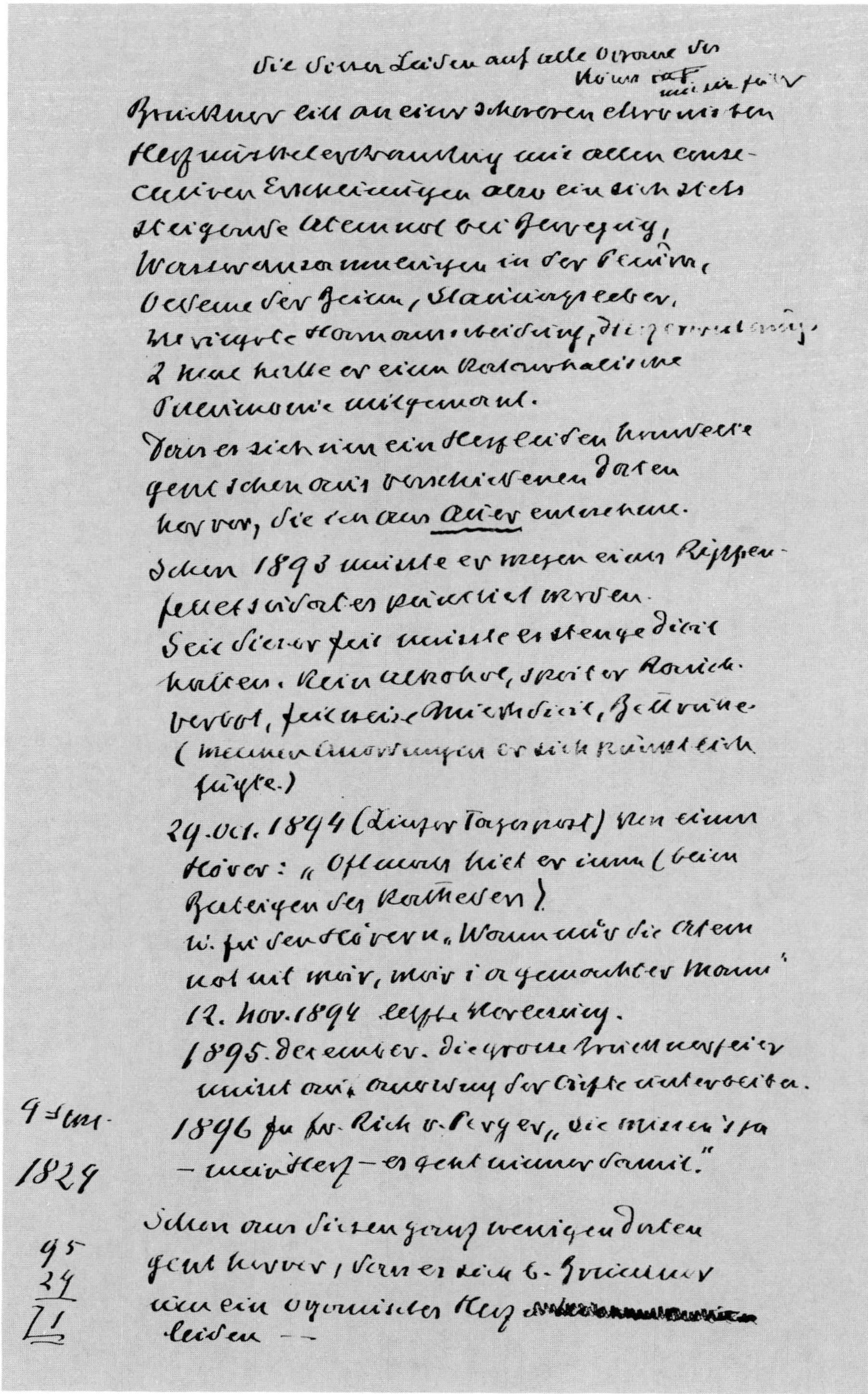

die seine Leiden auf alle Organe des Körpers mit sich führt

Bruckner litt an einer schweren chronischen Herzmuskelentartung mit allen consecutiven Erscheinungen also ein sich stets steigernde Atemnot bei Bewegung, Wasseransammlungen in der Bauchhöhle, Oedeme der Beine, Stauungsleber, unregelmäßige Harnausscheidung, die zeitweilig, 2 mal hatte er einen katarrhalische Pneumonie mitgemacht.

Daß es sich nun um ein Herzleiden handelte geht schon aus verschiedenen Daten hervor, die ich aus Akten entnehme.

Schon 1893 mußte er wegen eines Rippenfellexsudates behandelt werden.
Seit dieser Zeit mußte er strenge Diät halten. Kein Alkohol, später Rauchverbot, teilweise Milchdiät, Bettruhe (welchen Anordnungen er sich kindlich fügte.)

29. Oct. 1894 (Linzer Tagespost) von einem Hörer: „Oftmals hielt er inne (beim Besteigen des Katheders).
W. zu den Hörern „Wann nur die Atemnot nit wär, wär i a gemachter Mann"
12. Nov. 1894 letzte Vorlesung.
1895 December. die große Brucknerfeier mußte auf Anordnung der Ärzte unterbleiben.
4. Sept. 1896 zu Dr. Rich. v. Perger „Sie wissen ja
1824 – mein Herz – es geht nimmer damit."

Schon aus diesen ganz wenigen Daten
95 geht hervor, daß es beim G. Bruckner
24 um ein organisches Herz
71 leiden – –

Ein Blatt der Krankengeschichte von Dr. Heller.

London im August 1871 rissen seine Verehrer zu solcher Begeisterung hin, daß Bruckner durch die ihm dargebrachten Ovationen vor seiner Rückreise sogar sein Schiff versäumte – ein Umstand, dem er sein Leben verdankte, da dieses Schiff bei der Überfahrt auf den Kontinent gesunken ist. In Wien erhielt er allerdings erst am 3. Jänner 1878 seine definitive Anstellung als Hoforganist, die ihm ein zusätzliches Einkommen von jährlich 800 Gulden einbrachte und die er bis zum Sommer 1892 bekleidete. Erst in diesem Jahr wurde er aus Krankheitsgründen vom Dienste suspendiert.

Neben seiner Tätigkeit als Organist und Theorielehrer wollte Bruckner komponieren. Seine noch als Linzer Dom-Organist komponierten Werke, allen voran seine drei Messen und die Symphonie Nr. I in c-Moll, haben ja bereits seinen Ruf auch nach Wien getragen. Eduard Hanslick selbst schrieb anläßlich der Uraufführung der Ersten Symphonie im Linzer Redoutensaal am 9. Mai 1868 zehn Tage später in der „Neuen Freien Presse“: „In Linz kam kürzlich erst eine neue Symphonie von Anton Bruckner zur Aufführung und fand bei dem zahlreichen, sehr gewählten Publicum, wie bei der Kritik außerordentlich günstige Aufnahme ... Wenn die Nachricht von Bruckners bevorstehender Anstellung am Wiener Conservatorium sich bestätigt, können wir dieser Lehranstalt nur gratulieren.“ Leider stieß dieselbe Symphonie beim Chefdirigenten der Wiener Philharmoniker, Otto Dessoff, auf entschiedene Ablehnung. Er konnte jedoch nicht verhindern, daß sich Bruckners Leben und künstlerisches Wirken in Wien eher freundlich entwickelte. Da traf ihn ein schwerer Schicksalsschlag durch den Tod seiner ihn betreuenden Lieblingsschwester Maria Anna, über den er an die Schwester Rosalia am 16. Januar 1870 berichtete: „Unsere gute Schwester Nani hat Gott heute um 3 Uhr Nachmittags ins bessere Jenseits abberufen. Barmherzige Schwestern leisteten ihr die letzte Treue. Bethe für sie.“ Der Verlust von Nani, der allein er seine persönlichen Probleme anvertrauen konnte, stieß ihn wieder in seine frühere Hilflosigkeit zurück. Zu seiner großen Trauer kamen auch noch Selbstvorwürfe, die er dem Dechant von Linz, Johann Schiedermayr, eine Woche später in einem Brief berichtete: „Ich mache mir die größten Vorwürfe, daß ich ihr alle Hausarbeiten verrichten ließ. Hätte ich das geahnt, so hätte ich die Unvergeßliche um keinen Preis der Welt mit mir nach Wien ziehen lassen, ja ich selbst wäre eher in Linz geblieben. Was ich jetzt gelitten habe, können Euer Gnaden, da Hochselber meine Nerven kennen, am besten beurteilen. O könnte ich jetzt einige Zeit weg von Wien! Alles, ich gestehe es, ist mir durch diese so traurige Heimsuchung verleidet worden!“ Für kurze Zeit war er nun alleine, doch schon bald trat über Empfehlung von Freunden Frau Katharine Kachelmayr als Haushälterin in seine Dienste, die ihn als „Frau Kathi“ mit mütterlicher Fürsorge und, wenn es sein mußte, auch mit gutmütiger Tyrannei bis an sein Lebensende betreute.

Der Schicksalsschlag und die einschneidenden Veränderungen seiner privaten Atmosphäre verstärkten seine depressive Stimmung infolge Ausbleibens einer entsprechenden Anerkennung seiner Werke. Verschiedene Ehrungen in seinem früheren Wirkungsbereich Oberösterreich waren für ihn kein ausreichender Trost in dieser bedrückenden Situation. Hatte er doch nach seiner Rückkehr aus London gehofft, auch in seiner Heimat eine ähnliche Aufnahme zu finden – ein folgenschwerer Irrtum, den er sehr bald erkennen mußte. Schuld daran waren neben der anfänglichen Verständnislosigkeit weiter Musikkreise seinen Kompositionen gegenüber viele mit Intrigen verbundene Rivalitäten und persönliche Feindschaf-

ten. In solchen Situationen war es immer Johann von Herbeck, der seinen großen Einfluß zugunsten Bruckners geltend machte. Er war es, der durch die Bereitstellung des Chors die Uraufführung der f-Moll Messe in der Hofkirche zu St. Augustin in Wien ermöglichte, und seiner Initiative war es auch zu danken, daß die von Otto Dessoff nach einer Probe mit den Wiener Philharmonikern als „Unsinn" bezeichnete 2. Symphonie unter Einschaltung des Fürsten Johann von Liechtenstein dennoch von diesem Orchester unter der Stabführung von Bruckner zur Aufführung gelangte. Selbst Hanslick schrieb damals, daß „die geradezu enthusiastische Aufnahme dem bescheidenen, energisch strebenden Komponisten von Herzen zu gönnen ist", und Ludwig Speidel meint in seiner Rezension im Wiener „Fremdenblatt" sogar, daß den Wienern mit dieser Symphonie eine Persönlichkeit entgegengetreten ist, „welcher die zahlreichen Gegner, die sie gefunden, nicht würdig sind, die Schuhriemen aufzulösen."
Ein besonderes Schicksal erlitt die Uraufführung seiner 3. Symphonie in d-Moll, die er bereits im August 1873 während seines Kuraufenthaltes in Marienbad abschließen konnte und anschließend in Bayreuth Richard Wagner persönlich zur Annahme der Widmung vorlegte. Alle Versuche um eine Aufführung blieben vergebens, selbst eine Intervention Richard Wagners anläßlich eines Besuches in Wien im Frühling 1875 wie auch eine von Franz Liszt blieben ohne Erfolg. Erst am 16. Dezember 1877, zu einem Zeitpunkt, an dem bereits seine vierte und fünfte Symphonie fertiggestellt war, sollte unter der Leitung Herbecks die Uraufführung mit den Wiener Philharmonikern stattfinden. Zum Unglück starb Herbeck völlig unerwartet – erst 46 Jahre alt – wenige Wochen vor diesem Termin, sodaß Bruckner wieder selbst dirigierte. Das Konzert wurde der eklatanteste Mißerfolg seines ganzen Lebens: Schon während der Uraufführung verließen die Zuhörer scharenweise den Saal, sodaß schließlich am Ende nur ein Häuflein von rund 30 Personen zurückblieb, die ihm tosenden Beifall spendeten. Bruckner war völlig gebrochen und konnte nur mit Mühe von einigen jungen Leuten, darunter Gustav Mahler, getröstet werden. Während die Kritiker der Anti-Wagner Partei diese Niederlage genußvoll auskosteten und Franz Gehring, der mit Bruckner am Konservatorium als Lehrer für Musikgeschichte arbeitete, ihn in der „Deutschen Zeitung" als „anderthalb Narren" bezeichnete, trat zu Bruckners größter Überraschung der Wiener Musikverleger Theodor Rättig an ihn heran, seine 3. Symphonie in d-Moll veröffentlichen zu wollen. Als kleinen Trost empfand er auch die knapp vier Wochen nach dieser entsetzlichen Niederlage eintreffende Nachricht, daß er nach zehnjähriger Exspektanz zum „wirklichen Mitglied der Hofkapelle" ernannt wurde, was ihm immerhin ein zusätzliches Jahresgehalt von 900 Gulden sicherte.
Inzwischen war seine 4. Symphonie in Es-Dur, die er die „Romantische" nannte, und die 5. Symphonie in B-Dur, von der er manchmal von der „Phantastischen" sprach, längst vollendet und damit der erste große „Schaffensbogen" Bruckners abgeschlossen. Absoluter Höhepunkt in dieser ersten symphonischen Schaffenswelle ist unbestreitbar das Finale der 5. Symphonie, das ein kontrapunktisches Meisterstück darstellt. Aus der Tatsache, daß Bruckner – mit Ausnahme der 2. Symphonie – stets die nächste Symphonie in Angriff nahm, noch bevor er die vorhergehende hören konnte, erkennt man deutlich den unerschütterlichen Glauben an seine Sendung als Symphoniker, an dem ihn auch die oft mehr als unqualifizierten Kritiken nicht irremachen konnten. Das beweist einmal mehr, daß er von seinem eigenen Wert als Künstler zutiefst überzeugt war und es sich bei den in

Biographien immer wieder erwähnten „Minderwertigkeitskomplexen" nicht um Zweifel an sich selbst, Unsicherheit oder mangelndes Selbstvertrauen handelte, sondern stets nur um das kränkende Gefühl des Verkannt- und Unterschätztwerdens. All die Enttäuschungen und Niederlagen als Künstler ließen eigentlich nie Zweifel an sich selbst aufkommen, hatten aber insofern einen tiefen und weitgehenden Einfluß auf sein künstlerisches Schaffen, als sie Anlaß für seine so viel Zeit und Mühe in Anspruch nehmenden endlosen Revisionen waren.

Während der künstlerischen Gestaltung seines ersten „Schaffensbogens" in den Jahren 1871 und 1876 gingen Bruckners ständiges Karrieredenken und seine fortgesetzten Bemühungen um Existenzsicherungen, die auf Zeitgenossen nur zu oft einen befremdenden Eindruck ausübten, weiter. In diesen Fragen bewies er immer wieder seinen Ehrgeiz und seine unbeirrbare Hartnäckigkeit, wenn es sich um die Verwirklichung solcher Ziele handelte. So trat er im Juli 1875 zum dritten Mal an die Wiener Universität heran, um die Schaffung einer Lehrstelle für Harmonielehre und Kontrapunkt an der Wiener Universität durchzusetzen, doch auch diesmal scheiterte er an der ablehnenden Stellungnahme Hanslicks. Möglicherweise war Hanslick auch deshalb so vehement gegen Bruckner aufgetreten, weil sein Versuch, die Kusine mit ihm zu vermählen, fehlschlug und er in seiner unbeholfenen Art die Zurückweisung dieses Ansinnens wahrscheinlich unglücklich formulierte. Wie dem auch sei, es bedurfte der Intervention des Reichsratsabgeordneten August Göllerich senior aus Wels, eines Bewunderers Bruckners, um durch Einschaltung des Unterrichtsministers das Professorenkollegium unter Einschluß von Hanslick einstimmig entscheiden zu lassen, „daß gegen die Bestellung Herrn Bruckners als unbesoldeter Lehrer der Harmonielehre und des Contrapunktes an der Wiener Universität kein Bedenken obwalte". Zwei Jahre später erhielt er für diese Tätigkeit ein zusätzliches Jahresgehalt von 800 Gulden.

Als er am 24. April 1876 seine Antrittsvorlesung hielt, wurde er von der akademischen Jugend stürmisch begrüßt, die sein unkonventionelles Benehmen und sein gesellschaftliches Außenseitertum als Ausdruck eines hinter einer biederen Maske verborgenen Genies richtig deuteten. Seine Studenten, die er gerne „meine gaudeamus" nannte und die fortan für ihn einen ständigen Gesundbrunnen bedeuteten – „das einzig Ermutigende, das Liebste auf der Erde" nach seinen eigenen Worten –, waren auch wahrscheinlich unter den ersten, die seine Menschlichkeit, die Größe seiner Persönlichkeit und sein Genie voll begriffen haben. Der Kontakt zu ihnen wurde durch geselliges Beisammensein außerhalb der Universitätsmauern in verschiedenen Gaststätten Wiens noch verstärkt, und da er den Lehrstoff mit lebendiger Frische zu vermitteln verstand, gewann er rasch, entgegen den Prophezeiungen Hanslicks, der einen angeblichen „auffallenden Mangel an jeglicher wissenschaftlicher Vorbildung" feststellte, einen wachsenden Zustrom von Hörern, die ihm mit glühender Begeisterung zuhörten. Sein künstlerisches Schaffen während der Jahre 1876 bis 1878 beschränkte sich im wesentlichen auf Revisionen seiner Werke.

In seinem privaten Leben während dieser Jahre war Bruckner keineswegs so schüchtern und zurückhaltend, wie dies immer wieder darzustellen versucht wurde. Er liebte es, an den Faschingsveranstaltungen in Wien regen Anteil zu nehmen und führte in seinem Vormerkkalender peinlich genau die Namen und die Herkunft all jener Damen auf, die er über das Tanzparkett führte. Eine besondere Vorliebe hatte er für die Walzer von Johann Strauß, der seinerseits wieder ein Bewunderer der Musik Bruckners war. In diesen Aufzeichnungen finden wir aber auch genaue

Angaben über Schwere, Dauer und Häufigkeit seiner Migränekopfschmerzen, die ihn immer häufiger quälten. Schon 1865 lesen wir, daß das Jahr mit „schrecklichem Kopfweh" begonnen habe, und diese Kopfschmerzen verstärkten sich im Laufe der Jahre zu Migräneanfällen, die mitunter mehrere Tage anhielten. Ob diese Anfälle nicht gelegentlich auch Folgen eines übermäßigen Alkoholgenusses waren, kann nicht mit Sicherheit beantwortet werden. Wir wissen zwar zuverlässig, daß Bruckner niemals angeheitert oder gar berauscht war, doch hatte er die Angewohnheit, bei sehr heißer Witterung seine innere Hitze mit reichlich Bier zu löschen, wodurch mitunter ein Übergenuß herbeigeführt worden sein könnte. In diesem Sinne sprächen auch Eintragungen über gelegentliches „Magenleiden", wogegen er doppeltkohlensaures Natron verwendete.

Im Dezember 1878 hebt Bruckners zweiter großer „Schaffensbogen" mit dem Streichquintett in F-Dur, dem einzigen Kammermusikwerk außer seinem 1862 komponierten Streichquartett, an. Dieses Quintett, das wir einer Anregung Joseph Hellmesbergers verdanken, nimmt mit seinem Vordringen in den Grenzbereich der Tonalität in manchen Belangen bereits Arnold Schönberg vorweg und versetzt uns in Erstaunen, mit welchem Einfühlungsvermögen der bisher nur in den Dimensionen eines Chor- und Orchesterwerkes bewanderte Bruckner den Boden der Kammermusik betreten hat. Wenn mit diesem Werk auch die konventionelle kammermusikalische Form gesprengt wurde, ist die Bezeichnung „verkappte Symphonie" dennoch nicht berechtigt. Eher trifft der Vergleich einer direkten Nachfolge der letzten Streichquartette Beethovens zu, obwohl betont werden muß, daß Bruckner diese erst nach Vollendung seines Quintettes kennenlernte.

Immer wieder zieht es ihn aus der Stadt fort auf das Land, wo er vor allem hinter den Mauern der Klöster St. Florian, Kremsmünster und Klosterneuburg und in dem ihm seit seiner Jugend so vertrauten kirchlichen Leben Schutz vor den Intrigen und Anfeindungen seiner Arbeitswelt erfuhr. Im Sommer 1880 besuchte er das Passionsspiel in Oberammergau, wo er sich auch prompt in eine der „Töchter Jerusalems", in das siebzehnjährige Mädchen Maria Bartl, so verliebte, daß er ihr einen seiner Heiratsanträge unterbreitete. Als dieser, wie gewohnt, abgeschlagen wurde, unternahm er eine ausgedehntere Reise in die Schweiz, nach der er, ausgeruht und erholt, wieder im Stift St. Florian landete.

Nach Wien zurückgekehrt, mußte er durch die Ablehnung seines Gesuches um die Stelle eines zweiten Chormeisters beim renommierten „Wiener Männergesangs-Verein" eine neue Demütigung hinnehmen. Doch schon im Februar 1881 wurde er mehr als entschädigt, als Hans Richter die Vierte Symphonie von Bruckner, „der damals zwar schon ein alter Mann war, aber als Komponist noch nicht den verdienten Ruhm genoß", aufführte. Der Erfolg dieser Uraufführung war überwältigend, und die „Wiener Abendpost" konnte berichten: „Das Publikum und zwar das ganze nahm die Symphonie mit ungeteiltem Enthusiasmus auf, der sich in stürmischem, jubelndem Beifall äußerte." Begeistert durch dieses Erlebnis entwarf Bruckner innerhalb nur einer Woche im Mai 1881 sein „Te Deum", und schon im September des gleichen Jahres vollendete er seine 6. Symphonie in A-Dur. Hatte er seine Erste stets „das kecke Beserl" genannt, so soll er wiederholt beteuert haben: „Die Sechste ist die Keckste." In diesen Tagen, in seinem Vormerkkalender unter dem 23. September erwähnt, finden wir aber auch den ersten Hinweis auf ein „Fußleiden", ein Leiden, das durch Anschwellung der Beine gekennzeichnet war und ihm später noch schwer zu

schaffen machen sollte. Vorläufig schien es ihn jedoch noch nicht nennenswert beeinträchtigt zu haben.
Das Jahr 1881 wurde für Anton Bruckner aber auch in einer anderen Hinsicht ein denkwürdiges Jahr. Als am 8. Dezember im Wiener Ringtheater der verheerende Brand ausbrach, drohte das Feuer auch auf das Haus in der Heßgasse Nr. 7 überzugreifen, in dessen viertem Stockwerk der Hausherr, Dr. Anton von Oelzelt-Newin, ihm mietzinsfrei eine prächtige Wohnung zur Verfügung gestellt hatte und in der sich sein gesamtes Notenmaterial befand. In panischer Angst, seine noch ungedruckten Kompositionen könnten ein Raub der Flammen werden, eilte er aus der nahen Votivkirche nach Hause, doch war zum Glück das Feuer inzwischen bereits unter Kontrolle. In diesem Zusammenhang muß auf eine Wesensart Bruckners hingewiesen werden, die ein bezeichnendes Licht auf seine komplizierte psychische Struktur wirft, nämlich sein über das normale Maß hinausgehendes Interesse für alle Fragen, die mit Medizin, Krankheit und vor allem mit dem Tod zu tun haben. Wahrscheinlich hing dies mit frühen Jugendeindrücken zusammen, die sich tief in seine Seele eingeprägt haben mochten. Wissen wir doch, daß er schon als Kind den Pfarrer von Windhaag oft auf dessen Besuchen bei Sterbenden begleiten mußte und auf diese Weise notgedrungen mit dem Ernst, den Schauern und dem Schrecken des Todes schon in frühester Jugend vertraut war. Zum ersten Mal hören wir von seiner mystischen Hinwendung zum Tod anläßlich des Selbstmordes seines Vetters und Firmpaten Johann Baptist Weiß, bei dem er in den Jahren 1836 und 1837 in Hörsching ersten Musikunterricht erhielt. In seiner hingebungsvollen Verehrung für den Verstorbenen bemühte er sich allen Ernstes, den Totenschädel in seinen Privatbesitz zu bringen. Auch anläßlich der Exhumierung und Überführung der Gebeine Beethovens und Schuberts vom Währinger Friedhof auf den Wiener Zentralfriedhof, an der er unbedingt teilnehmen wollte, gelang es ihm, die schon stark zerfallenen Überreste der Gebeine zu berühren, und angeblich soll Bruckner die noch relativ gut erhalten gebliebenen Locken Schuberts sogar geküßt haben. Er machte nach dem Ringtheaterbrand, der viele Menschen das Leben kostete, sofort einen Besuch im Leichenschauhaus, um die verkohlten Überreste der in den Flammen Umgekommenen genau betrachten zu können. Ein anderes Beispiel ist die ihn erschütternde Nachricht von der Hinrichtung Kaiser Maximilians von Mexiko im Jahre 1867: Als er von der Überführung der Leiche nach Wien erfuhr, richtete er sofort aus Linz an seinen Freund Rudolf Weinwurm ein dringendes Schreiben folgenden Wortlautes: „Ich möchte um jeden Preis gern die Leiche von Maximilian sehen. Sei doch so gut Weinwurm und sende eine ganz zuverlässige Person in die Burg, am sichersten: lasse im Oberhofmeisteramte fragen, ob der Leichnam Maximilian's zu sehen sein wird, also offen im Sarge oder durch Glas, oder ob nur der geschlossene Sarg zu sehen sein wird. Laß es mir dann gütigst telegraphisch anzeigen, damit ich nicht zu spät komme. Ich bitte dringendst um das!" Ein besonderer Nervenkitzel scheint es für ihn auch gewesen zu sein, vom selben Fleisch Schnitzel als Nachtmahl vorgesetzt zu bekommen, aus dem die Henkersmahlzeit für den Hinrichtungskandidaten Hugo Schenk zubereitet wurde; anschließend betete er die ganze Nacht für den am nächsten Morgen exekutierten Delinquenten. Diesem eigenartigen Charakterzug Bruckners haftet eine aus Sadismus und Masochismus zusammengesetzte Komponente an, deren magische Anziehungskraft ihn zu solchen Handlungen veranlaßte – Handlungen, für die er mitunter hinterher mit quälenden Angstzuständen bezahlen mußte. So wird uns berichtet,

daß er nach dem Brand des Ringtheaters und der Besichtigung der verkohlten Leichen noch Wochen später Angst hatte, in seine Wohnung zu gehen, da er behauptete, während der Nacht am Fenster kleine Lichter vorbeihuschen gesehen zu haben, die er sich in seiner überreizten Phantasie nur als Geister der Verbrannten erklären konnte.

Im Juli 1882 kam es anläßlich der Uraufführung des „Parsifal" in Bayreuth zur letzten Begegnung mit Richard Wagner, dem er nach wie vor in höchster Bewunderung und mit tiefster Demut und Devotion gegenüberstand, ein Charakterzug, der sich aus seiner Erziehung im Elternhaus mit einem Dorfschulmeister als Vorstand und den jahrzehntelangen strengen Verhaltenweisen innerhalb von Klostermauern so unverrückbar und fest herausbildete, daß er auch als gereifter Mann unbeirrbar an diesen äußerlichen Umgangsgebräuchen und Anredeformen festhielt. In gewisser Hinsicht spiegelt dieses Verhalten aber auch nach wie vor seinen Mangel an Selbstbewußtsein und Selbstsicherheit im persönlichen Bereich wider. Heute berührt es uns fast peinlich, wenn wir in seinem eigenen Bericht über sein letztes Zusammentreffen mit Wagner schrieb: „... Weil mich Hochselber bei der Hand hielt, ließ ich mich auf die Knie, Hochseine Hand drückend und Küssend und sagte: ‚O Meister, ich bethe Sie an!!!'". Wagner erkannte genau das Genie, wenn er sagte: „Nur einen kenne ich, der an Beethoven heranreicht – und der ist Bruckner." Angesichts dieser gegenseitigen Achtung und der grenzenlosen Bewunderung und Verehrung Bruckners für Richard Wagner kann man verstehen, wie vernichtend ihn die Nachricht vom Ableben des „Meisters aller Meister" drei Tage nach dessen Tod, am 14. Februar 1883, traf. Bruckner war zu dieser Zeit mit dem Adagio seiner 7. Symphonie beschäftigt, die unter dem Eindruck dieser Botschaft zu Ende geführt wurde und in der er mit der Totenklage der Tuben Abschied von seinem großen Gönner und Freund genommen hat. Tatsächlich wurde der fulminante Höhepunkt dieses Adagios von keinem seiner nachfolgenden Kompositionen wieder erreicht; dieses Werk erschien auch seinem Schöpfer so vollendet, daß er im Gegensatz zu den vielen anderen Überarbeitungen an dieser Symphonie keine Korrekturen anbrachte. Doch obwohl er kurze Zeit später auch die Krönung seiner kirchenkompositorischen Arbeiten, sein „Te Deum" mit der gewaltigen Fuge „Non confundar", fertiggestellt hatte, versperrten ihm die Mächtigen des Wiener Musiklebens weiterhin beharrlich die Aufführung seiner Werke im Konzertsaal. Anders in Deutschland, wo die Uraufführung seiner 7. Symphonie unter Artur Nikisch in Leipzig ein ungeheurer Erfolg wurde, der wenig später, am 10. März 1885, nur noch von der unter Hermann Levi geleiteten Aufführung in München übertroffen wurde, jener Stadt, von der die Bruckner-Pflege in Deutschland ihren Ausgangspunkt nehmen sollte. Doch all diese Erfolge im Ausland verschärften nur noch mehr die Konfliktstimmung in Wien, wobei die Anti-Wagner-Partei ihre Angriffe mit Methoden führte, die heute nur noch unser Befremden erwecken können. Leider war darin auch Johannes Brahms verwickelt, zwar nicht direkt, aber doch immer wieder mit Stichworten und Bemerkungen abfälliger Art zündelnd, etwa wenn er in einem Brief vom 12. Januar 1885 an Elisabeth von Herzogenburg schrieb: „Bruckner liegt jenseits, über seine Sachen kann man nicht hin und her, kann man gar nicht reden. Über den Menschen auch nicht. Er ist ein armer verrückter Mensch, den die Pfaffen von St. Florian auf dem Gewissen haben. Ich weiß nicht, ob Sie eine Ahnung davon haben, was es heißt, seine Jugend bei den Pfaffen verlebt zu haben?" Zwischen diesen beiden Antipoden schien es wirklich keine Möglichkeit

einer Verständigung zu geben, weder auf künstlerischer noch auf menschlicher Ebene. Ein Augenzeugenbericht zeigt dies in drastisch-komischer Weise am Beispiel des Versuches, die beiden Kontrahenten zu einem Treffen zu überreden, das im Stammlokal Brahms', „Zum roten Igel", im Jahre 1889 stattfand: „Es war eine gräßliche Situation, und die freiwilligen Arrangeure saßen enttäuscht auf ihren Stühlen. Endlich brach Brahms das Schweigen und verlangte nach der Speisekarte. Mit etwas gezwungener Gemütlichkeit rief er: ‚Na, woll'n wir mal sehen, was es zu essen gibt!' Er flog die Karte durch; plötzlich hielt er inne und sagte: ‚Ah, Knödel und Geselchtes, das ist mein Leibgericht; Kellner, bringen Sie mal Knödel und Geselchtes!' Da wendet sich Bruckner zu ihm mit den Worten: ‚Segn's, Herr Dokta, Knödel und G'selchts! Das ist der Punkt, wo wir zwei uns verstehen.' "
Johannes Brahms erhielt sein Ehrendoktorat von der Universität Cambridge im Jahre 1877, und wahrscheinlich hat diese Würdigung Bruckner dazu bewogen, sich um die gleiche Ehrung zu bemühen. Angesichts der Konfliktsituation im Wiener Musikleben kann man sich eines Lächelns nicht erwehren, daß nach Ablehnung der Gesuche an die Universitäten von Cambridge, Philadelphia und Cincinnati ausgerechnet die Wiener Universität ihm diese Ehrung 1891 zuteil werden ließ. Er war der erste Komponist, dem die Wiener Universität eine solche Auszeichnung verlieh, und als vier Tage nach der Promotion am 7. November 1891 ein Festkommers veranstaltet wurde, trugen ihn seine Studenten auf ihren Schultern in den Sofiensälen herum. Besondere Berühmtheit erlangte die Festrede, die der Rektor der Universität Professor Dr. Adolf Exner hielt und die mit den Worten schloß: „Wo die Wissenschaft Halt machen muß, wo ihr unübersteigliche Schranken gesetzt sind, dort beginnt das Reich der Kunst, welche das auszudrücken vermag, was allem Wissen verschlossen bleibt. Ich, der Rector magnificus der Wiener Universität, beuge mich vor dem ehemaligen Unterlehrer von Windhaag!" Von nun an trugen alle Schriftstücke und die meisten seiner Briefe die stolze Unterschrift Doktor Anton Bruckner. Unter allen Ehrungen einschließlich der Verleihung des Franz Josephs-Ordens im Jahre 1886 bereitete ihm der Titel eines Ehrendoktors die größte Freude.
Auf der anderen Seite mußte er künstlerisch seine vielleicht größte Enttäuschung seines Lebens hinnehmen. Als er nämlich am 16. August 1885 seine 8. Symphonie vollendet hatte und er sie Hermann Levi, dem „künstlerischen Vater" und begeisterten Anhänger Bruckners vorlegte, konnte dieser den Riesenbogen dieses gigantischen Werkes einfach nicht erfassen, sodaß er nun von seinen eigenen Freunden und Bewunderern gedrängt wurde, eine Revision dieser Symphonie vorzunehmen. Bruckner fiel in eine depressive Phase, denn selbst seine engsten Freunde konnten offensichtlich seine musikalische Ausdrucksweise letztlich nur zu einem kleinen Bruchteil wirklich verstehen. Dies war wohl auch der Grund, warum er seine Werke, die „für spätere Zeiten" gelten sollten, in ihren Autographen testamentarisch der Wiener Hofbibliothek vermachte.
An dieser 8. Symphonie wird, wie in keinem anderen seiner Meisterwerke, sein Ringen um Struktur, Form, Klangbild und Instrumentation erkennbar. Hatte er am 10. Mai 1885 das Ansinnen von Hellmesberger, sein „Te Deum" dem Kaiser zu widmen, mit dem Hinweis abgelehnt, er habe es „zur Danksagung für so viel überstandene Leiden in Wien" seinem Herrgott gewidmet, so bat er den Kaiser nun doch im März 1890 um die „allergnädigste Gnade", ihm die 8. Symphonie widmen zu dürfen. Kaiser Franz Joseph gewährte huldvoll diese Bitte, zog es jedoch vor,

am Tag der Uraufführung auf die seinem Gemüt mehr entsprechende Jagd zu fahren. Aber auch ohne seine glanzvolle Gegenwart wurde unter der Stabführung von Hans Richter am 18. Dezember 1892 die Uraufführung durch die Wiener Philharmoniker für viele Wiener ein unvergeßliches Erlebnis. Hugo Wolf schrieb über dieses Ereignis: „Diese Symphonie ist die Schöpfung eines Giganten und überragt an geistiger Dimension, an Fruchtbarkeit und Größe alle anderen Symphonien des Meisters. Der Erfolg war trotz der unheilvollen Kassandra-Rufe, selbst von Seite Eingeweihter, ein fast beispielloser. Es war ein vollständiger Sieg des Lichts über die Finsternis, und wie mit elementarer Gewalt brach der Sturm der Begeisterung aus, als die einzelnen Sätze verklungen waren. Kurz, es war ein Triumph, wie ihn ein römischer Imperator nicht schöner wünschen konnte." Sogar einige Kritiken der ihm sonst stets feindlich gegenübergestandenen Presse stimmten der Begeisterung des Publikums bei und in Wien begann sich langsam die Gewißheit zu regen, daß es in seinen Mauern ein Genie beherbergte.
Seinen mit Abstand größten Triumph erlebte Bruckner jedoch in Berlin, wo unter der Leitung von Siegfried Ochs am 31. Mai 1891 sein „Te Deum" zur Aufführung gebracht wurde. Nach Aussagen von Zeitzeugen soll der Meister dabei in einer Weise gefeiert worden sein, die im Berliner Musikleben noch nie dagewesen ist. Keineswegs einmalig und für Bruckner nicht ungewohnt war hingegen ein Ereignis am Rande seines Berliner Aufenthaltes. Er lernte im Hotel Kaiserhof, in dem er abgestiegen war, ein Zimmermädchen mit Namen Ida Buhz kennen, in welches er sich trotz seiner beinahe 67 Jahre prompt Hals über Kopf verliebte. Seiner bekannten Einstellung Frauen gegenüber entsprechend, schien ihm wieder einmal eine engere Bindung nur in Form einer Ehe denkbar, weshalb er auch alsobald seine Heiratsabsichten ihren Eltern vortrug. Obwohl ihn mit Ida eine längere Korrespondenz verband und er sich 1894 nochmals mit ihr in Berlin persönlich traf, endete die Beziehung zu seiner Angebeteten, da sie sich weigerte, vom Luthertum zum katholischen Glauben überzutreten.
Sein sehnlichster Wunsch nach einer ehelichen Verbindung beschränkte sich damals aber nicht nur auf Ida Buhz. Als er nach der ersten Begegnung mit Ida 1891 anschließend an die Berliner Reise den Sommer in Oberösterreich verbrachte, verliebte er sich neuerlich in ein junges, hübsches Mädchen, die Kaufmannstochter Minna Reischl. Doch auch dieser Heiratsversuch schlug fehl, da die Eltern wegen des großen Altersunterschiedes ihre Einwilligung versagten. Man wundert sich, wie sehr Bruckner selbst in vorgerücktem Alter immer wieder von der „holden Weiblichkeit" angezogen wurde, wobei es ihm vor allem besonders junge Mädchen angetan hatten. Ebenso staunt man, wie ungezwungen und selbstverständlich er den jungen Damen den Hof machte und wie überzeugt der sonst eher schüchterne und linkische Meister von seiner Anziehungskraft und Wirkung auf Frauen in seinen vorgerückten Jahren war. Schrieb er doch 1885 an Moritz von Mayfeld: „Was meine Heirat betrifft, so habe ich bis dato noch keine Braut; könnte ich doch eine recht passende liebe Flamme finden! Wohl habe ich viele Freundinnen; denn in letzter Zeit setzen mir die Holden sehr viel nach und meinen idealisch handeln zu müssen!" Solche Zeilen sprechen nicht von einem herabgesetzten Selbstwertgefühl oder von einer inneren Verunsicherung. Wenn Bruckner trotzdem durch die ständige Zurückweisung seiner vielen Heiratsanträge nicht entmutigt oder gar aus dem seelischen Gleichgewicht gebracht wurde, dann wohl deshalb, weil es ihm anscheinend weniger um physische Vereinigung mit einer

Frau als vielmehr um die realistische Erfüllung seines Wunsches ging, ein trautes wohlgeordnetes Heim sein eigen nennen zu können. Dies erklärt auch den immer wieder stereotypen Verlauf all seiner Liebschaften: Das Feuer, mit welchem sein Herz entbrannte, erlosch stets ebenso rasch und ohne Folgen für seinen Seelenfrieden oder gar für sein musikalisches Schaffen. Dennoch dürfen wir uns daraus kein Urteil anmaßen, daß ihm als gläubiger Katholik dieses sich selbst freiwillig auferlegte Zölibat, das nur durch eine heilige Ehe zu lösen gewesen wäre, immer leichtgefallen wäre. Wir wissen nicht, welche Selbstbeherrschung zur Überwindung innerer Kämpfe notwendig war. Seine demütige, in einem langen Kirchendienst anerzogene Art machte es ihm ja niemals leicht, seiner Umwelt das Bewußtsein von seinem eigenen Wert, von dem er im Grunde zutiefst durchdrungen war, mitzuteilen. Dazu kommt nun noch die Tatsache, daß Bruckners neurotische Persönlichkeit zu einer tiefen, menschlichen Bindung – nicht zuletzt zu Frauen – offenbar nicht fähig war. Die konsequente Verzichtleistung und Selbstbeherrschung gegenüber sexuellen Wünschen mußte zusätzlich erhebliche Spannungszustände verursacht haben. So gesehen könnten in seiner Musik die „Ausbrüche grenzenloser Ekstase", wie sich Eduard Hanslick einmal ausdrückte, als Ausdruck befreiender Spannungsentladungen aufgefaßt werden. Andererseits ist die mitunter geradezu sinnlich-erregende Musik in seinen Symphonien nicht überhörbar. Man kann sich des Eindrucks nicht erwehren, daß er mit diesem ins Herz dringenden Melos jene Gefühle und Regungen zum Ausdruck bringen wollte, die zu sagen er niemals Gelegenheit hatte. Aus dieser Sicht könnte Bruckners Bewunderung für Richard Wagner nicht nur im Wissen um ein schöpferisches Individuum beruhen, das ihm in der Darstellung des Expansiven so wesensähnlich erschien, sondern dem er sich möglicherweise auch im sinnlichen Charakter seiner Musik wesensverwandt fühlte.
Wenn Bruckner auch bis an sein Lebensende nicht müde wurde, sich über die Zurücksetzungen und unqualifizierten Angriffe in Wien zu beklagen, so wurde er doch inzwischen zu einer hochgeachteten Wiener Berühmtheit. Seit 1886 Träger des Ritterkreuzes des Franz Joseph-Ordens und seit 1890 Empfänger einer finanziellen Zulage des Kaisers sowie eines Ehrengehaltes des oberösterreichischen Landtages genoß er nun endlich die lange erträumte Situation, frei von finanziellen Überlegungen seinem Komponieren leben zu können. Mehr als alle Auszeichnungen und Ehrungen bedeutete ihm aber nach wie vor die Verleihung des Ehrendoktorats durch die Wiener Universität, weil damit in seinen Augen endlich seine soziale Benachteiligung offiziell beendet wurde. In Zukunft sollten seine akademischen Kritiker keine Möglichkeit haben, auf seine mangelnde Bildung herabblicken zu können. Im übrigen hatte Bruckner, der beide Lehrerseminare an der Präparandie absolvierte, sicher keine schlechte Allgemeinbildung, wie schon aus seinem großen Bekanntenkreis mit Wiener Akademikern hervorgeht. Wenn seine Hausbibliothek außer religiösen Werken und einigen Abhandlungen über Musik nur zwei Bücher enthalten haben soll – eines über Mexiko und ein anderes über eine Polarexpedition –, dann beweist dies nur, daß ihm die Literatur seiner Zeit wenig bedeutet haben dürfte. Welchen Grad von Bildung Bruckner besaß, geht am eindrucksvollsten aus seiner Antrittsvorlesung hervor, die er am 25. November 1875 anläßlich des Antrittes seiner Lektorenstelle an der Wiener Universität hielt.
In seinem Äußeren, seinem Gehaben und seiner ganzen Lebensweise blieb er allerdings zeitlebens der einfache, ländliche Typ. So ist es auch verständlich, daß er in der großstädtischen, von überfeinerter Hofluft erfüllten Umgebung ein beliebtes

Objekt der Karikaturisten werden mußte, unter denen Dr. Otto Böhler mit seinen vortrefflichen Scherenschnitten wohl mit Abstand der originellste war. Betrachtet man die Porträts von Kaulbach, Uhde oder Tilgner, dann tritt uns das Profil seines Kopfes als „eine Kreuzung zwischen einem österreichischen Bauern und einem römischen Kaiser“ entgegen. Neben übergroßen Ohren von ästhetischer Form fallen „der introvertiert nach innen gezogene Mund und das Auge auf, das starr geradeaus blickt, auf einen Zielpunkt weit außerhalb dieses Körpers“. Mit einer Größe von 175 cm überragte er jene von Brahms oder Wagner deutlich, und nach einem Bericht von Franz Schalk bot „seine ziemlich hohe und starke Figur einen eigentümlichen Kontrast zu der knappen Schnelligkeit seiner Gebärde und seines Ganges“. Zum Unterschied von der damals herrschenden Mode blieb er stets kurzgeschoren und bartlos, sieht man von seinem kleinen Schnurrbart ab. Heiterkeit rief des öfteren seine Kleidung hervor: Ein mit einem weiten Kragen versehenes Hemd, ein sehr weitgeschnittener schwarzer Anzug nach einem immer gleichbleibenden Modell aus seinen Linzer Jahren mit relativ kurzen Hosenbeinen, wie sie bei Orgelspielern üblich sind und, wenn es nicht zu vermeiden war, ein großer, breitrandiger schwarzer Schlapphut. Im obersten Knopfloch seines meist offen getragenen Rockes befand sich häufig eine Rose, und als einzige Anleihe an die Künstlermode der Zeit verwendete er gerne einen lose geschlungenen Querbinder. Trotz häufiger Neckereien dachte er nicht daran, seine roten oder bunten Taschentücher gegen die in Wien üblichen weißen auszutauschen. War seine Kleidung nach Bequemlichkeit bestimmt, so waren seine Eßgewohnheiten durch seine Vorliebe für kräftige, einfache Gerichte geprägt. Dabei schien er einen beachtlichen Appetit an den Tag gelegt zu haben, denn Augenzeugen berichten, daß er mitunter einen Speisengang gleich doppelt oder sogar dreifach bestellt habe.

Erste Anzeichen eines Herzleidens

Die letzten fünf Jahre seines Lebens standen fast ausschließlich im Zeichen seines letzten großen Werkes, seiner „Neunten Symphonie“. Sieht man von Skizzen und Entwürfen aus den Jahren 1887 und 1889 ab, widmete er seit April 1891 in fast ununterbrochener Arbeit all seine Kräfte dieser gewaltigen, fast übermenschlichen Aufgabe. Dazwischen entstanden noch sein letztes geistliches Werk, der 150. Psalm und das weltliche Chorwerk „Helgoland“. Machten sich schon 1885 die ersten Anzeichen einer Krankheit bemerkbar, die durch Wasseransammlung in den Beinen auffiel und ihn im Gehen und beim Orgelspiel behinderte, so häuften sich vor allem seit 1890 Mitteilungen über Krankheiten, sodaß er schließlich die Befürchtung hegte, seine neunte Symphonie nicht mehr vollenden zu können: „Ich tat, was ich konnte, und nur eines möchte ich mir noch wünschen: wäre es mir doch vergönnt, meine 9. Sinfonie zu vollenden.“ Wegen zunehmender Nervosität – im Jahre 1885, als ihn der Maler H. Kaulbach in München porträtierte, soll auch wieder sein Zählzwang zutage getreten sein – und immer wieder auftretender Kehlkopfkatarrhe erbat er sich für das Schuljahr 1890/91 vom Konservatorium Urlaub, um sich schließlich 1891 pensionieren zu lassen und 1892 auch seinen Dienst in der Hofkapelle zu quittieren. Nur seine Vorlesungen an der Universität setzte er, wenn auch mit Unterbrechungen, bis 1894 fort.
Im Sommer 1892 unternahm er seine letzte Reise zu den Festspielen nach Bayreuth,

wo er nicht unbedenklich erkrankte und von dem zufällig anwesenden Professor Alfons von Rosthorn, der zu dieser Zeit Vorstand der Gebärklinik in Prag war, behandelt wurde – offenbar erfolgreich, da ihm Bruckner den Beinamen „Mein Lebensretter“ gab. Um welche Symptome es sich damals gehandelt haben dürfte, kann man einem Brief entnehmen, den Bruckner nach seiner Rückkehr aus Bayreuth nach Steyr im August 1892 an seinen geistlichen Beistand in Kremsmünster, Pater Oddo Loidol, schrieb: „Ich bin in Steyr ebenfalls Patient, habe Leber-, Magen- und Fußleiden (geschwollene Füße) und muß die Carlsbader Cur gebrauchen.“ Angesichts seines kränklichen Zustandes stimmten seine Ärzte nur zögernd zu, ihm die Teilnahme an dem Ereignis der Uraufführung seiner 8. Symphonie am 18. Dezember 1892 im großen Saal der Gesellschaft der Musikfreunde in Wien zu gestatten. So konnte Bruckner doch noch den frenetischen Jubel und die nicht enden wollenden Ovationen, zu denen selbst Eduard Hanslick erschien, entgegennehmen.

In einem Brief vom 14. März 1893 an seinen alten Freund Otto Kitzler lesen wir: „Höre: ich war seit Mitte Jänner an der Wassersucht erkrankt; die Füße schrecklich geschwollen; das Wasser drang bis an die Brust, daher bittere Atemnot! Prof. Schrötter kommandierte mich ins Bett und durfte ich durch Wochen nichts als Milch (ohne Brot) genießen. Stehe noch unter seiner Obhut – kein Bier etc., möglichst keine Aufregung u. dgl. Prof. Schrötter sagt – keine Lebensgefahr; und wenn ich ihm so gehorche, kann ich sehr alt werden. Auch in der Hofkapelle bin ich vom Dienste enthoben, wie ich wegen Halsleiden vom Konservatorium austreten mußte … Vielleicht hat die Aufregung auch beigetragen zu meiner bitteren Erkrankung …“ Schrötter war seit 1890 Vorstand der von ihm gegründeten III. Medizinischen Universitätsklinik in Wien, der als Kliniker einen legendären Ruf genoß und dessen Hauptinteresse den Erkrankungen der Brustorgane galt. Der erfahrene Arzt behandelte die bei Bruckner aufgetretene Flüssigkeitsansammlung in den Beinen, in der Leber und im Brustraum mit Bettruhe, Vermeiden psychischer Belastungen und Entwässerungsmaßnahmen, zu denen neben der drastischen Einschränkung der Flüssigkeitsaufnahme einschließlich des von Bruckner so geschätzten Pilsener Biers auch die sogenannten, von Philipp Jakob Karell eingeführten Milchtage zählten. Wenig begeistert von dieser Maßnahme schrieb er am 11. Februar 1893 an seinen Bruder Ignaz: „Danke Dir für’s Fleisch, welches sehr gut wäre! Doch darf ich nichts genießen davon weil ich an der – Wassersucht krank an’s Bett gefesselt bin und nur Milch bekomme.“ Wahrscheinlich erhielt Bruckner aber auch Digitalis verschrieben, das damals bereits zur Standardbehandlung von Herzschwäche zählte.

Langsam erholte sich der Patient, wenngleich er seelisch in einer desolaten Verfassung gewesen sein dürfte, denn einen Monat später schrieb er seinem späteren Biographen August Göllerich am 10. März 1893: „Mein Wasser ist von der Brust abgegangen; die Füße schwellen noch an! Ich fühle mich total verlassen.“ Gelegentlich scheint er aber auch zuversichtlicher und fröhlicher gestimmt gewesen zu sein, etwa wenn er berichtete: „Auch habe ich wenig Wasser mehr im Bauch … Besser im Bauch als im Kopf.“ Tatsächlich kam es zu einer vorübergehenden Besserung, die es ihm erlaubte, während der Osterzeit einer alten Gewohnheit entsprechend nach St. Florian zu reisen und von dort einen Abstecher nach Steyr zu unternehmen. Doch schon Anfang Mai klagte er seinem Schüler Viktor Christ, daß er „immer unwohl“ und „bei drei Wochen gelegen“ sei, und einem Brief an Vinzenz

Fink in Linz vom 1. Juli 1893 können wir entnehmen, daß ihm auch noch weiterhin strenge körperliche und geistige Schonung auferlegt wurde, denn dort heißt es unter anderem: „Infolge meiner gefährlichen Krankheit darf ich nach Vollendung meines Werkes nichts komponieren."
Eine kurzfristige Besserung ermöglichte es ihm, Mitte August nach Steyr zu reisen, wo er erneut aufs Krankenbett geworfen wurde. In einem Brief des Regens chori in Steyr, Franz Bayer, findet sich unter dem Datum 21. September 1893 ein dementsprechender Hinweis: „Herr Dr. Anton Bruckner liegt hier schon einige Zeit krank darnieder und bedarf großer Schonung. Von ärztlicher Seite wurde Bruckner jede geistige Anstrengung verboten." Erst Ende September konnte er nach Wien zurückreisen, wo ihn ein Brief seines Bruders Ignaz vom 9. Oktober 1893 erreichte, in welchem ihm dieser enthüllte, daß seine letzte Krankheit lebensgefährlich gewesen sei und der Arzt ihm dieses aus Rücksicht auf seinen Gesundheitszustand verschwiegen habe: „Ich bitte Dich um Gottes Willen, schone Dich so viel Du kannst und warte nicht mehr so lange. Ich als Bruder fühle mich verpflichtet Dir die Wahrheit zu schreiben ... Herr Prälat [vom Stift St. Florian. Anm. d. Verf.] sagte, unter der großen Orgel soll Deine Ruhestätte sein, weil Du damit angefangen hast." Anfang November folgte eine weitere Krise mit Anfällen von schwerster Atemnot, die Bruckner an einer Genesung endgültig zweifeln ließ. Dies und der Hinweis seines Bruders Ignaz, seinen Wunsch nach Beisetzung unter der großen Orgel in St. Florian testamentarisch zu äußern, dürfte mit ein entscheidender Grund für die am 10. November 1893 erfolgte Testamentserrichtung gewesen sein. Wahrscheinlich trug zu diesem Entschluß aber auch eine „lebensnotwendige Egozentrik und Isoliertheit des sich seines künstlerischen Wertes voll bewußten Genies" bei. Seine Erfolge und Ehrungen der letzten Jahre stärkten sein Selbstbewußtsein und Eigenwertgefühl als Künstler sehr, wenngleich er im Umgang mit seiner Umwelt bescheiden blieb. Seine sichere Erkenntnis, „daß ich ‚Wer' bin und meine Sachen von Bedeutung sind" zwang ihn deshalb zu Maßnahmen, seine Autographen angesichts der mangelnden Kompetenz seiner Geschwister in sicherer Obhut zu wissen. So kam es angesichts seines stark angeschlagenen Gesundheitszustandes nach Überwindung der letzen Krise von Ende Oktober bis Anfang November zur Protokollierung des Testamentes, dessen Wortlaut auszugsweise wiedergegeben werden soll, da es einige für Bruckner charakteristische Besonderheiten enthält.
„Für den Fall meines Ablebens treffe ich nach reiflicher Erwägung folgende letztwillige Verfügungen:
1. Ich wünsche, daß meine irdischen Überreste in einem Metallsarge beigesetzt werden, welcher in der Gruft unter der Kirche des regulierten lateranischen Chorherrenstiftes St. Florian und zwar unter der großen Orgel frei hingestellt werden soll, ohne versenkt zu werden, und habe ich mir hiezu die Zustimmung schon bei Lebzeiten seitens des hochwürdigsten Herrn Prälaten genannten Stiftes eingeholt. – Mein Leichnam ist daher zu injiciren, zu welchem Liebesdienste Herr Professor Paltauf sich bereit erklärt hat und ist Alles ordnungsgemäß zu veranlassen (Leiche I. Classe), damit die Überführung und Beisetzung in der von mir bestimmten Ruhestätte in St. Florian in Oberösterreich bewirkt werden könne.
2. Verordne ich, daß dem genannten Stifte St. Florian zur Sicherstellung der Kosten der Instandhaltung meines Sarges, dann von 4 heiligen Messen und zwar 3 Messen, welche an meinem Geburtstage, meinem Todestage und meinem

Namenstage, und eine 4. Messe, welche für meine Eltern und Geschwister alljährlich gelesen werden sollen, ein entsprechender Capitalbetrag übergeben werde.
3. Zu meinem Universalerben berufe ich meinen Bruder Ignaz Bruckner in St. Florian und meine Schwester Rosalie Hueber geb. Bruckner in Vöklabruck zu gleichen Theilen unter sich. Dieselben haben insbesondere die den Erben gesetzlich zustehenden und in den Verlagsverträgen seitens meiner Verleger vertragsmäßig den Erben zugesicherten Tantiemen zu beziehen, welche sich in der Zukunft hoffentlich reichlicher einstellen werden, nachdem ich selbst bei Lebzeiten von meinen Werken kaum irgendeinen Ertrag bezogen habe.
4. Ich vermache die Originalmanuscripte meiner nachbezeichneten Compositionen: der Sinfonien, bisher acht an der Zahl, die neunte wird, so Gott will, bald vollendet werden, – der 3 großen Messen, des Quintettes, des Te Deums, des 150. Psalms und des Chorwerkes Helgoland – der kais. und königl. Hofbibliothek in Wien, und ersuche die k.u.k. Direktion der genannten Stelle, für die Aufbewahrung dieser Manuskripte gütigst Sorge tragen zu wollen …
5. Meiner Bedienerin Katharina Kachelmayr vermache ich in Anerkennung der mir geleisteten vieljährigen treuen Dienste einen Betrag von fl. 400. Für den Fall, als sie bis zu meinem Ableben meine Bedienung noch besorgt, soll dieselbe noch weitere fl. 300 erhalten, sodaß sie bei Eintritt dieser Voraussetzung zusammen fl. 700 bekommt. Ich wünsche, daß dieses Legat von meinen Erben ohne jedweden Abzug sogleich nach meinem Ableben ausbezahlt wird. …
Wien, den 10. November 1893. Dr. Anton Bruckner m.p."

Diese Testamentsabfassung ist in mehrerer Hinsicht bemerkenswert und aufschlußreich im Hinblick auf die Persönlichkeitsstruktur Anton Bruckners. Zunächst mutet es merkwürdig an, daß ein sein gesamtes Leben hindurch so stark im christlichen Glauben verwurzelter Mann mit solch intensiver Sorgfalt Ort und Gestalt des Grabes, Behandlung seines Leichnams und Gestaltung seines Leichenbegängnisses plante. Die genau von ihm vorgeschriebenen, fast makabren Details von Sarg, Gruft und Leichnam wurden sogar noch ergänzt in einem Kodizill vom 25. September 1894, in welchem er für den Fall, daß er nicht in der Gruft der Stiftskirche zu St. Florian beigesetzt werden sollte, Einzelheiten für eine Beerdigung in Steyr anordnete. Dies wohl deshalb, weil ihm der Prälat von St. Florian noch keine schriftliche Zusage gab und mit zunehmender Krankheit sein Mißtrauen gegen das mündlich gegebene Versprechen wuchs. In diesem Kodizill ordnete er aber auch noch weitere Einzelheiten der Bestattung seiner sterblichen Überreste an, unter anderem folgende: „Mein Leichnam soll daher vorschriftsmäßig injicirt und in einem metallenen Doppelsarg, dessen innerer eine mit Glas verschlossene Einsicht auf das Angesicht gewährt, gelegt, und dieser Sarg frei in der Gruft unter der großen Orgel aufgestellt werden. Nur in dem Falle, als wegen eines unvorhergesehenen Hindernisses der Sarg nicht frei aufgestellt werden könnte, soll derselbe in der Gruft in ein gemauertes mit einem steinernen Deckel, aber nicht mit Erde, bedecktes Grab gelegt werden. Im offenen Friedhof in St. Florian will ich nicht begraben sein …" Mag sein, daß Bruckners intensive Befassung mit dem Tode mit seinem lebenslang an den Tag gelegten übergroßen Interesse „an allem, was mit Medizin, Krankheit und Tod zu tun hatte", zusammenhing oder auch durch die damals noch sehr verbreitete Angst vor dem Scheintod bedingt war, womit sein Wunsch nach einer Glasscheibe im Sarg und dessen Aufstellung in einem frei stehenden, nicht mit Erde zugeschütteten Grab eher nachvollziehbar wäre. Auf jeden Fall wird die Nachwelt in einiges Erstaunen versetzt, daß ein so stark im Glauben verwurzelter Mann sich im Angesicht des nahenden Todes „in geradezu naiver Weise ängstigte".

In seinem Testament offenbart sich aber auch ein anderer Aspekt, der für die Persönlichkeit Bruckners eine dominierende Rolle spielte, nämlich seine Frömmigkeit. „Es gibt keinen Komponisten, in dessen Biographie und Werkbetrachtung einem außermusikalischen Element so viel Platz eingeräumt wird, wie dies bei Bruckner mit seiner Frömmigkeit der Fall ist ..." – dieser Satz von Leopold Kantner gilt auch für die Abfassung des Testamentes. Im Kodizill widmete er einen Betrag von dreitausend Gulden allein für die Abhaltung von jährlich sechs Gottesdiensten zur Sicherung seiner Seelenruhe der Stiftskirche von St. Florian, ein erheblicher Betrag, wenn man bedenkt, daß ihm in seinem Testament ein Legat von lediglich 700 Gulden für die 26 Jahre währende, aufopfernde und treue Dienstleistung seiner Wirtschafterin Kathi ausreichend erschien! Wurde doch der gesamte Wert seines Nachlasses auf rund 20.000 Gulden, davon 14.000 Gulden Barvermögen, geschätzt. Rechnet man zu diesem Nachlaß noch die zu erwartenden Tantiemen sowie die Abfindungssumme von fünftausend Gulden durch die Verlagsfirma Josef Eberle u. Co. hinzu, dann wird klar, daß Anton Bruckner nicht als armer Mann gestorben ist, weshalb Th. Antonicek mit Recht feststellte: „Bruckner hätte jener umfassenden Förderung, die er überall suchte und beim geringsten Anzeichen auch schon erwartete, tatsächlich bedurft – nur nicht auf der materiellen Seite."

Bis zum Beginn des Jahres 1894 erholte er sich jedoch soweit, daß er am 4. Jänner eine zweite Reise nach Berlin antreten konnte, um dort seine 7. Symphonie und sein „Te Deum" hören zu können. In einem Brief vom 30. Dezember 1893 schrieb er B. Deubler in St. Florian freudestrahlend: „Mir geht es seit 8. Dezember (Beichttag) unendlich besser. Ich war zu Weihnachten in Klosterneuburg, denn ein zweiter Pater Oddo ist mir erstanden. Mittwoch abends reise ich sogar nach Berlin; soeben hat es Prof. Schrötter erlaubt ..." Hingegen gestattete es ihm eine neuerliche Verschlechterung seines Befindens nicht, der von Franz Schalk am 8. April 1894 in Graz geleiteten Uraufführung seiner vor 17 Jahren vollendeten 5. Symphonie, der „Phantastischen", beizuwohnen und es sollte ihm auch nicht mehr vergönnt sein, dieses Monumentalwerk jemals im vollen Orchesterklang zu hören. Nur durch den Bericht Franz Schalks im Anschluß an die Aufführung wußte er von der Wirkung seiner „Phantastischen" auf die Zuhörer; „Tief ergriffen, beglückt in den Gefilden ewiger Größe wandelnd, fühlte ich mich. Von der niederschmetternden Gewalt des Finales kann niemand sich eine Vorstellung machen, der es nicht gehört." Sein Zustand war vorübergehend so bedenklich, daß er am 24. März 1894 sogar den Empfang der Sterbesakramente verlangte. Im Mai desselben Jahres trat jedoch wieder eine Besserung ein, sodaß er den Sommer wieder in seinem geliebten Oberösterreich verbringen konnte, wo er am 4. September in Steyr auch seinen 70. Geburtstag feierte. Auf Wunsch des zur Behandlung in Steyr weilenden Wiener Arztes mußten allerdings alle Feierlichkeiten abgesagt werden. Nicht zu verhindern war es jedoch, daß mehr als 200 Glückwunsch-Telegramme und Briefe aus aller Welt, darunter auch ein Glückwunsch von Johannes Brahms, eintrafen und Bruckner an diesem Tage die Ehrenbürgerschaft von Linz sowie die Ehrenmitgliedschaft des „Wiener Schubertbundes" und der „Steyrer Liedertafel" verliehen wurden. Im Oktober lag er in Steyr so krank darnieder, daß in Wien bereits die ernstesten Gerüchte in Umlauf gingen, doch trat Ende des Monats überraschend wieder eine

Besserung ein, die es ihm erlaubte, nach Wien zurückzukehren und am 29. Oktober 1894 sogar seine Vorlesungen wieder aufzunehmen, allerdings nur wenige Tage, denn schon am 5. November stand er zum letzten Mal vor seinen geliebten Studenten.

Weihnachten 1894 verbrachte er im Stift Klosterneuburg, wobei er es sich trotz eines strengen ärztlichen Verbotes nicht nehmen ließ, am zweiten Weihnachtstag die Orgel zu spielen – zum letzten Mal. Dr. Joseph Kluger schreibt hierzu in seinen Erinnerungen an Anton Bruckner: „Zu Weihnachten 1894 war Bruckner zum letzten Male im Stifte. Am Stephanietage spielte er im Hochamte die Orgel, um dieselbe nie wieder zu berühren. Und merkwürdig! Durch einen Fehltritt am Pedal, den der Meister gar nicht merkte und deshalb starr festhielt, schloß er das Nachspiel mit einer herben Dissonanz, die bis heute noch der Auflösung durch seine Hand harrt." Mit dem körperlichen Verfall bemerkten die Musiker ein deutliches Nachlassen seines Spieles. J. Kluger fiel auch auf, daß der Meister von jener Zeit an eine zunehmende Teilnahmslosigkeit seinen Werken gegenüber zeigte.

Sein Gesundheitszustand wurde zunehmend labil und mehrmals dachten seine behandelnden Ärzte, Prof. Schrötter und sein Assistent Dr. Richard Heller, die letzte Stunde habe ihm geschlagen. Vor allem die Atemnot machte ihm immer mehr zu schaffen, sodaß er schließlich, unfähig die Treppen im Hause Heßgasse 7 zu ersteigen, in seine Wohnung hinaufgetragen werden mußte. Durch Vermittlung von Erzherzogin Valerie stellte ihm aus diesem Grunde Kaiser Franz Joseph das ebenerdige „Kustodenstöckl" im Belvedere mit seinen neun Zimmern zur Verfügung, in die er am 4. Juli 1895, betreut von seiner Wirtschafterin Kathi Kachelmayr, einzog und die auf Geheiß des Kaisers stets mit frischen Blumen aus dem Schloßgarten geschmückt wurde.

Mit dem Nachlassen seiner körperlichen Kräfte „nahm der Passionsgedanke für ihn eine alles beherrschende Größe an". War er in Erfüllung seiner religiösen Pflichten schon immer äußerst genau – selbst in Ausnahmefällen oder während Reisen gab es keinen Sonntag ohne heilige Messe – so ging er nun über den bloßen Pflichtgedanken hinaus. Immer ließ er sich zur Kirche tragen oder fahren. Auch die Bußsakramente nahm er mit peinlicher Regelmäßigkeit in Empfang. Eine besondere Stellung nahmen der Rosenkranz und seine Gebetsaufzeichnungen ein, wobei hier allerdings eine für die zweite Hälfte des 19. Jahrhunderts typische allgemeine Frömmigkeit mit in die Betrachtungen einbezogen werden muß.

Bekanntlich ist jeder religiöse Mensch stets in einer gewissen Weise ein Kind seiner Zeit. In der zweiten Hälfte des vorigen Jahrhunderts wurde die eigenartige Form der Frömmigkeit durch zwei Instrumente geprägt, welche die Kirche in der Seelsorge einsetzte, um den Auflösungstendenzen des aufkeimenden Liberalismus entgegenzutreten: die Volksmission und die Gebets- und Erbauungsbücher. Wie schon Franz Werfel im Roman „Der veruntreute Himmel" in der Person der Teta meisterhaft schilderte, kann das Leitmotiv der Volksmission „Rette deine Seele" neben der guten Grundabsicht zu einer Art Egozentrik des religiösen Lebens entarten, in der die Ausübung der „Pflichten" ausschließlich nur mehr der Rettung der eigenen Seele dient. In gewisser Weise dürfte auch Bruckner die Erfüllung seiner religiösen Pflichten im Hinblick auf die Rettung seiner Seele besonders exakt betrieben haben. Das zweite, wesentlich wirksamere Instrument der katholischen Reformbemühungen waren aber die Gebets- und Andachtsbücher, die – kostbar in Samt, Leder oder sogar in Silber gebunden – in der zweiten Hälfte des 19. Jahrhun-

derts zu einer wahren Flut angewachsen waren. Eine bevorzugte Stellung nahm in diesen Gebetsbüchern der sogenannte Beichtspiegel ein, der an sich hauptsächlich zur Selbstkontrolle dienen sollte, bei unsicheren labilen Charakteren wie etwa auch bei Bruckner aber leicht einen negativen neurotisierenden Effekt bewirken konnte. Bruckners Gebetsleben wurde durch die Jesuitenfrömmigkeit bestimmt, die er von seinen Beichtvätern Pater Schneeweiss und dessen Nachfolger Pater Karl Graff, beide aus dem Jesuitenorden, übernommen hatte. Das wichtigste Gebetsbüchlein jedes Jesuiten war das Exerzitienbüchlein des heiligen Ignatius, in welchem dieser zur täglichen Gewissenserforschung die Anwendung eines mathematischen, graphischen Schemas empfahl. Die in den Kalendern Bruckners so auffallenden und eigentümlichen Gebetseintragungen sind wahrscheinlich noch zusätzlich angeregt worden durch das damals ungemein verbreitete Büchlein „Der himmlische Hof", das vom Minoritenpater Ludwig Musäus herausgegeben wurde und auf Visionen der seligen Zisterziensernonne Luitgard von Wittichen aus dem 14. Jahrhundert aufbaut. In diesem Büchlein, das auch wiederholt im Roman „Jesse und Maria" von Enrica Handel-Mazetti aufscheint, wurde nur jenen Gläubigen eine Garantie für ewiges Heil verheißen, welche insgesamt 34.000 „Vater Unser", „Ave Maria" und „Ehre sei dem Vater" beten. Die in diesem Büchlein enthaltenen mathematischen Tabellen ähneln in auffallender Weise der Gebetsbuchhaltung Bruckners während seines letzten Lebensjahrzehntes, wobei es sich bei den genau registrierten Gebeten und ihrer Anzahl wahrscheinlich um „... die ihm vom Beichtvater auferlegten Tugendübungen" gehandelt haben dürfte. Schließlich muß in diesem Zusammenhang noch ein anderes religiöses Buch erwähnt werden, das sich im Besitze Bruckners befand und von ihm anscheinend häufig zu Rate gezogen worden sein dürfte, nämlich der „Katechismus der christkatholischen Religion" von Dr. Johann Baptist Hirscher aus dem Jahre 1844. Aus dem Text dieses Buches, den Bruckner offenbar sehr wörtlich genommen hat, erklären sich manche absonderliche Verhaltensweisen des alten Bruckner. Wenn es in jenem Katechismus etwa heißt: „Es kann wohl eine Jungfrau mit einer anderen Jungfrau allein zusammen seyn, aber daß ein Jüngling [gemeint ist hier nach dem damaligen Sprachgebrauch ein unverheirateter Mann. Anm. d. Verf.] und eine Jungfrau allein beisammen seyn, schickt sich nicht", dann versteht man, warum während einer Konversation Bruckners mit Frauen stets eine Gardedame – meistens Kathi Kachelmayr – anwesend sein mußte. Bruckner ging in manchen Belangen allerdings noch darüber hinaus; so mußte etwa am Beichttage in seinem Zimmer stets ein Handschuh bereit liegen, weil er es an diesem Tage nicht für statthaft hielt, einer Frau die unbekleidete Hand zu reichen.
Es besteht kein Zweifel, daß Bruckner in religiösen Belangen zwangsneurotische Züge aufwies, die man in der Medizin mit dem Ausdruck Skrupulose umschreibt und in der Tat sind es ja vor allem die katholischen Seelsorger, die im Umgang mit Skrupulanten auf eine jahrhundertelange Erfahrung zurückblicken können. Bestimmender Faktor war für Bruckner seine enorme Unsicherheit, die in diesem Falle die Religion betraf und die er als tiefgläubiger Christ besonders ernst nahm. Ein bezeichnendes Beispiel seiner Skrupulosität war seine ängstliche Beachtung des Fastengebotes. Wie uns Gräflinger berichtet, ließ er sich – angeblich auf Anraten seines Beichtvaters – wiederholt ins genaue Detail gehende Dispensen vom Bischof erteilen, um sich von der Angst zu befreien, eine Sünde zu begehen. In seinen Kalendern finden sich sogar Notizen darüber, was und wieviel er gegessen hatte, wobei er seine Angaben gelegentlich auch noch durch die Zeugenschaft

seiner Wirtschafterin Kathi zu belegen versuchte. In gewisser Weise könnte man wohl auch die unaufhörliche Wiederholung seiner Gebete hier einreihen.
Getrübt wird Bruckners religiöses Verhalten durch sein mitunter allzu vordergründiges theatralisches Zurschaustellen seiner Frömmigkeit. Wenn in der Ferne eine Votivglocke läutete, hielt der Greis mitten im Gespräch inne und betete, so wie er auch während seiner Vorlesungen an der Universität beim Angelusläuten seinen Vortrag unterbrach und ein kurzes Gebet verrichtete. „Wenn er von Gott ... sprach, wurde er ganz feierlich und flüsterte“, dieser Ausspruch von Göllerich besitzt eine ähnlich theatralische Note wie der Bericht, wonach er nach dem Orgelspiel in der Augustinerkirche niederkniete und mit gefalteten Händen wie ein Kind betete oder am Karfreitag beim heiligen Grab bis zu sieben Stunden in der Anbetung verharrte. In seiner Theatralik besonders charakteristisch ist schließlich noch ein Bericht seines behandelnden Arztes Dr. Heller: „Er betete eine Anzahl Vater Unser und Gegrüßest seist du und schloß oft mit einem ganz freien Gebet, wie: ‚Lieber Gott, laß mich bald gesund werden, schau, ich brauche ja meine Gesundheit, damit ich die Neunte fertigmachen kann usw.‘ Diesen letzten Passus brachte er in ziemlich ungeduldiger Weise vor und schloß mit einem dreimaligen Amen, wobei er sich einige Male beim dritten Amen mit beiden Händen auf die Schenkel schlug, so daß man sich des Eindrucks nicht erwehren konnte, er denke sich: Wenn das jetzt der liebe Gott nicht erhört, dann ist das nicht meine Schuld.“
Seit der schweren gesundheitlichen Krise im Dezember 1894, bei der es zu einem Rippenfellerguß kam und er am 9. Dezember zum zweiten Male die Sterbesakramente zu empfangen wünschte, trat an die Stelle des bis dahin behandelnden Arztes Dr. Weißmayr der bereits erwähnte Assistent Prof. Schrötters, Dr. Richard Heller, der ihm bis ans Lebensende beistand. Während des Jahres 1895 kam es zu keinen größeren gesundheitlichen Krisen. Bruckner machte seine Spaziergänge im Schloßpark, vor allem morgens, wenn die Alleen noch wenig belebt waren. Noch heute wird jene Bank, auf der er gerne ausruhte, das „Bruckner Bankerl“ genannt. Allmählich begannen seine geistigen Kräfte immer mehr zu versiegen. Teilnahmslos nahm er die Nachrichten über erfolgreiche Aufführungen seiner Werke zur Kenntnis und mehr und mehr begann er sich vor seinen Freunden zu verschließen. An seinen Bruder Ignaz schrieb er am 30. Oktober 1895: „Komme jetzt nicht, – bis künftiges Jahr. Ich bin noch immer leidend ... Sollte jemand schreiben, so melde gleich im Voraus meinen Dank ...“ Seine Wirtschafterin Kathi erhielt sogar den Auftrag, Joseph Schalk, Ferdinand Löwe und Hugo Wolf als Besucher abzuwehren. Mit Hugo Wolf hatte sich allerdings niemals eine wirkliche Freundschaft entwickelt, da die beiden zu unterschiedliche Interessen hatten. Friedrich Eckstein, Schüler und späterer Freund und Vertrauter Anton Bruckners, schrieb in seinen Erinnerungen: „... Bruckner ... war durchaus unliterarisch, und während Hugo Wolf sich ganz in Jean Paul vergraben hatte, Leopardis Gedichte und spanische Mystiker mit Enthusiasmus verschlang und sich in gleicher Weise mit den englischen Humoristen, mit der deutschen Romantik und den griechischen Tragikern beschäftigte, war dies alles an Bruckner spurlos vorübergegangen; denn er hatte ein einfaches, durchaus kindliches Gemüt und war ganz in die labyrinthische Zauberwelt seiner kontrapunktischen Bauwerke versunken, in denen es hier aufglühte wie im Lichte der untergehenden, durch bunte Gläser hereinbrechenden Abendsonne, während dort wieder düstere Schatten sich über dunkle Gewölbe und schaurige Grüfte zu senken

schienen." So entfernte sich Hugo Wolf innerlich allmählich zunehmend von Bruckner, wenngleich er stets in ihm einen der größten Musiker aller Zeiten erkannt zu haben glaubte. Erst als es mit der Gesundheit des Meisters schnell abwärts ging, drängte es ihn, diesen noch einmal aufzusuchen.
Begreiflicherweise hatte Bruckners Arbeitsintensität mehr und mehr Einbuße erlitten. All seine ihm noch verbliebenen Kräfte galten ausschließlich der Fertigstellung seiner Neunten. Nach Beendigung des Adagio im November 1894 arbeitete er vom Beginn des Jahres 1895 an am Finale, von dem einiges in Form von Skizzen und fragmentarischen Notizen, teilweise aber auch einige vollständige Partiturblätter erhalten sind. Diese Fragmente lassen erkennen, daß der letzte Satz der Neunten zweifellos das „Finale aller Finale" geworden wäre. Aber auch der letzte Satz mit seinen herabstürzenden Oktaven gehört zum Monumentalsten, was je in der abendländischen Musik geschaffen wurde. Bruckner bezeichnete dieses Adagio ja auch als seinen „Abschied vom Leben".
Ende Dezember 1895 schrieb er an seinen Bruder Ignaz nach St. Florian: „Bin leider noch immer nicht gesund und habe große Auslagen (3 Ärzte)." Die finanziellen Auslagen für seine ärztliche Behandlung dürften ihn allerdings nicht allzu sehr belastet haben, da er ja neben seinen Pensionsbezügen seit 1890 verschiedene Ehrengaben in nicht unbeträchtlicher Höhe empfing. Sein Gesundheitszustand zeigte keine Wendung zum Besseren und als am 12. Januar 1896 unter der Leitung von Richard von Perger sein „Te Deum" aufgeführt wurde – Perger wurde übrigens durch Brahms veranlaßt, ein Chorwerk von Bruckner auf das Programm zu setzen –, war es das letzte Mal, daß er der Wiedergabe eines seiner Werke beiwohnen konnte. Bereits bis zum Skelett abgemagert, wurde er in einem Tragsessel zu seinem bevorzugten Platz in der ersten Parterreloge des Musikvereinssaales gebracht, und noch ein letztes Mal umbrauste ihn der begeisterte Jubel des Wiener Publikums, das endlich die Größe dieses musikalischen Genies entdeckt hatte.
Anfang Juli 1896 hatte er plötzlich starke Atemnot mit Erstickungsanfällen, die durch eine komplizierende Lungenentzündung verursacht wurde. Die schwere Krise dauerte vom 9. Juli bis zum 16. Juli und Prof. Schrötter glaubte nicht mehr an eine Rettung. Der Kaplan des Belvedere Schlosses, Pater Heribert Witsch, versah den Patienten mit den Tröstungen der Religion. Bruckner lag stundenlang ohne Bewußtsein und phantasierte. Zur Überraschung der Ärzte besserte sich am 16. Juli aber sein Zustand plötzlich, sodaß es ihm sogar möglich war, kurze Zeit außerhalb des Bettes zu verbringen. Er selbst schien die Zunahme seiner Kräfte dem Empfang der Sterbesakramente zugeschrieben zu haben. Er fühlte sich am nächsten Morgen zwar noch reichlich schwach, doch fand ihn Dr. Weismayr, ein Assistent Prof. Schrötters, im Vorzimmer stehend und sich eben einen Krug voll Wasser über den Kopf gießend vor.
An diesem Tage kam auch die denkwürdige photographische Aufnahme des Meisters zustande, über deren Hergang Dr. Heller folgendes berichtete: „Es gab aus der letzten Zeit Bruckners kein Bild und den Vorschlag, sich photographieren zu lassen, konnte man ihm nicht machen, da er sofort dahinter die nahende Todesgefahr vermutete. So beschlossen wir denn, Bruckner ohne sein Wissen zu photographieren, und Schrötter bat Herrn Fritz Ehrbar [der berühmte, 1848 nach Wien gekommene Klavierbauer. Anm. d. Verf.], diesen schwierigen Versuch zu machen. Als ich mit Schrötter zu Bruckner kam, saß er bereits (am 8. Tag seiner Erkrankung!) in seinem Lehnsessel am Fenster. Ehrbar stellte seinen Apparat hinter der

Tür auf, um dann dieselbe nur öffnen zu brauchen und Bruckner abnehmen zu können. Dies gelang, kaum aber war es geschehen, ohne daß er es bemerkt, stand er plötzlich auf und verlangte, da der Tag sehr schön war, spazieren zu gehen ..." Während Bruckner nun Professor Schrötter zum Wagen begleitete, gelang es Ehrbar nochmals, eine Momentaufnahme zu machen, ein Ereignis, von dem Schrötter später erzählte: „Bruckner ließ sich trotz allen Zuredens nie nehmen, mich, wie er eben war, zur Tür bis in den Hof hinaus zu begleiten. Da sieht man ihn denn, da sich Ehrbar mit dem kleineren Apparat zu meinem Wagen geflüchtet hatte, in Hemdärmeln, nur dürftig bekleidet, von seiner Wärterin und seinem Bruder begleitet, wie er sich von mir verabschiedet. Auffallend tritt auf diesem Bild die Ähnlichkeit seines Bruders mit Bruckner hervor." Schließlich gelang es Ehrbar auch noch, den inzwischen wieder zu Bett gegangenen Meister, der bald eingeschlummert war, ein weiteres Mal zu photographieren. Es ist dies jenes Bild, dem Bruckner auch im Tode glich.
Leider hatte die Aufnahme vom 17. Juli 1896, auf der neben Bruckner auch noch Prof. Schrötter und sein Assistent Dr. Heller sowie sein Bruder Ignaz und die Wärterin abgebildet waren, ein unschönes Nachspiel. Dr. Heller und Dr. Mager hatten nämlich unter Mitwirkung des Sohnes von Prof. Schrötter ein medizinisches Werk verfaßt, das unter dem Namen des jungen Schrötter allein veröffentlicht wurde und einen Plagiatsprozeß zur Folge hatte, der in der Zeitschrift „Die Fackel" ausführlich besprochen wurde. Auf Grund dieses medizinischen Skandals wurde später die Gestalt Hellers auf dem erwähnten Foto, das Bruckners Bruder Ignaz von Prof. Schrötter zum Andenken erhielt, wegretouchiert.
Während dieser schweren Krise saß Frau Kathi Nächte neben Bruckners Krankenbett im Lehnstuhl, um im Notfall sofort zur Stelle sein zu können. Da hinzugezogene Wärterinnen und Aushilfen immer rasch das Weite suchten und es bei dem schwierigen Patienten nicht aushielten, nahm Frau Kathi schon im Mai dieses Jahres ihre soeben aus dem Pensionat entlassene Tochter mit ins Haus. Obwohl es bei der Betreuung des Kranken nicht immer ohne gutmütige Strenge abging und Frau Kathi deshalb von Bruckner gerne als sein „Hauskorporal" bezeichnet wurde, war er ihr stets dankbar zugetan. Zu Schrötter sagte er einmal scherzhaft: „Sie woas gar nöt, was s' durch mi' is', a historische Persönlichkeit!".
Schon am 20. Juli war der Meister außer Bett und entwickelte auch bald wieder seinen vorzüglichen Appetit. Seit der letzten schweren Erkrankung wurde Bruckner zunehmend kindischer und verworrener und sein Gebetseifer steigerte sich mitunter bis zu religiösen Wahnerscheinungen. Es kam vor, daß er sich mitten in der Nacht erhob, vor dem Hausaltar Kerzen entzündete und stundenlang inbrünstig betete. Ein anderes Mal lief er nachts, nur im Hemd bekleidet, in den Garten; Schrötter trug sich schon mit dem Gedanken, ihn in eine Anstalt einweisen zu müssen. Seine unverblümte Androhung: „Wenn Sie sich so benehmen, muß ich Sie ins Irrenhaus abliefern", wirkt zwar auf den heutigen Mediziner befremdend und unbeherrscht, machte aber auf den Kranken einen so nachhaltigen Eindruck, daß er sich fortan demütig in sein Schicksal fügte. Manchmal war er wiederum so heiter, daß er – wenn auch mit zitternden Händen – seinem Arzt „Landler" aus seiner oberösterreichischen Heimat vorspielte. Zeitweilig versuchte er sogar, seine Arbeiten am Finale der letzten Symphonie weiterzuführen. Meist wußte er aber bald nicht mehr, was er niederschrieb und löschte es aus oder verschmierte es mit Tinte. Als man ihm am 19. Juli, einem regnerischen und kalten Sonntag, den Besuch der

heiligen Messe verwehrte, fühlte er sich seiner Freiheit beraubt, sodaß er den eingetroffenen Arzt flehentlich bat, ihm unverzüglich ein Zeugnis auszustellen, daß er immer frei sein werde. Um den Kranken zu beruhigen, stellte Dr. Heller in dreifacher Ausfertigung folgendes Attest aus: „Nachdem Herr Prof. Dr. Anton Bruckner sich bis in sein hohes Alter um die Kunst hochverdient gemacht hat, soll er immer seine volle Freiheit (sobald er genesen ist) haben und überhaupt sein ganzes Leben voll und voll genießen." Aus Freude über dieses „unschätzbare Dokument", dessen letzte Worte Bruckner selbst mit Nachdruck diktierte, versprach er Dr. Heller, ihm als Ausdruck seiner Dankbarkeit einen Choral zu komponieren. Die Skizze war jedoch später nicht mehr aufzufinden.

Am 30. Juli 1896 schrieb er seinem Bruder Ignaz: „Zu Deinem freudigen Namensfeste wünsche ich Dir, was Du selbst wünschest. Gott segne Dein Wirken u. erhalte Dich recht gesund. Bethe, bethe auch für Deinen Bruder Anton." Zweifellos hatte Bruckner Todesahnungen, denn sein Zustand gestaltete sich sehr wechselvoll, wie wir brieflichen Berichten Dr. Hellers an seine Frau entnehmen können: „2. August: Bruckner ist heute wieder ganz plötzlich sehr schlecht beisammen – das heißt nicht so sehr körperlich als geistig. Er spricht ganz verworrenes Zeug und will ununterbrochen Stuhl haben ..." Unter dem 3. August lesen wir: „... mit Bruckner ist es kaum mehr zum Aushalten, er wird täglich verlorener und launischer, so daß es mir nur mit Mühe gelingt, die Wärterin zu bewegen, bei ihm zu bleiben."

Dennoch war der körperliche Zustand Bruckners so gut, daß Dr. Heller am 15. August unbesorgt seinen Urlaub antreten konnte und seinem Kollegen Dr. Sorgo die Obsorge seines Patienten vertretungsweise übertrug. Prof. Schrötter, der am 16. August aus seinem Urlaub nach Wien zurückkehrte, fand Bruckner größtenteils außer Bett. Der Meister empfing am 18. August einige Besuche, und wenige Tage später unternahm er erstmals auch wieder Spaziergänge im Freien. Stundenlang saß er an sonnigen Herbsttagen auf seiner Lieblingsbank, der dritten in der Allee, wenngleich er nun die meiste Zeit des Tages im Lehnstuhl verbrachte. Bei Besuchen wurde eine strenge Auswahl getroffen, und gar mancher wurde auf Geheiß von Frau Kathi abgewiesen. Joseph Schalk berichtete seinem Bruder Franz, der Meister habe ihn anläßlich seines letzten Besuches nach einem kurzen Wortwechsel unbeachtet stehen lassen, um anschließend „krampfhaft mit Wiederholung der einzelnen Sätze immer wieder laut das Vaterunser" zu rezitieren. Als Dr. Heller am 15. September aus Obertraun zurückkehrte, war Bruckner nur mehr ein Gerippe in seinem mit Polstern ausgefüllten Lehnstuhl, von dem aus er die Stadt Wien betrachten konnte.

Bruckners inbrünstiges Gebet, es möge ihm gestattet sein, seine letzte Symphonie noch vollenden zu können, wurde von seinem „lieben Gott", dem er sein ganzes Leben so absolut vertraute, nicht erhört. Am 7. Oktober schrieb er seinen letzten Brief an seinen Bruder Ignaz, der in erschütternder Weise den geistigen Abbau eines Sterbenden wiedergibt:

> „An Ignaz Bruckner, St. Florian.
> Liebster Bruder u. H. Aigner! Ich bitte Dich nichts mehr an mich zu senden. Ignaz wolle an mich jetzt nichts senden, da ich ihm ebenfalls nichts retourniren kann (mündl. einst mehr). Dein
> Bruder Anton.
>
> Wien, 1896 Okt.
> Leb wohl, wohl, wohl

7. Okt. 1896 Belveverd. A.B.
Sr. Wohlgeb. Hr. Ig. Bruck.
im löbl. Stifte zu St. Flor. bei Linz.
Dein Bruder
Dein Bruckner.

TT A. Br.
Ignaz leb lebe wohl!
Leb wehel woll wohl.
Hochl leb wohlf!"

Am Samstag, dem 10. Oktober, war noch sein Arzt Dr. Weismayr bei ihm und verließ ihn in relativ gutem Zustand. Wie gewöhnlich trug er abends seine täglichen Gebete in seinem Kalender ein und begab sich zur Ruhe. Für Besucher, die ihn längere Zeit nicht gesehen hatten, mußte sein Anblick allerdings erschütternd gewesen sein. So berichtete Hugo Wolf, der bei der Nachricht vom bedenklichen Zustand Bruckners in dessen Wohnung im Belvedere eilte, daß ihm die Wirtschafterin mitteilte, man könne den Meister nicht mehr sprechen, da er nicht mehr bei klarem Bewußtsein sei. Es gelang Wolf jedoch, zumindest einen Blick durch die halbgeöffnete Tür in das Krankenzimmer zu werfen: Dort lag Bruckner „in einem einfachen Metallbett, in Kissen ganz vergraben ... mit schmal gewordenem blassen Antlitz, den Blick unbeweglich zur Decke gerichtet, auf den Lippen ein verklärtes Lächeln und, wie zu seligem Gesang leise bewegend, schlug er, die ganz abgezehrte Rechte auf der Bettdecke, mit dem ausgestreckten Zeigefinger den Takt zu einer Musik, die nur er allein zu hören vermochte und die der allem Irdischen schon völlig entrückte Meister mit in die Ewigkeit hinübergenommen hat."
Am Sonntag, dem 11. Oktober, fühlte sich Bruckner besonders wohl, so wohl, daß er sogar die Beschäftigung mit dem Finale seiner Neunten wieder aufnahm. Mittags kam in Vertretung der auf dem Lande weilenden Ärzte Prof. Schrötter und Dr. Heller Herr Dr. Sorgo. Dieser konstatierte am Patienten keine Auffälligkeiten, riet ihm jedoch wegen des windigen Wetters von dem Spaziergang ab. Gegen 3 Uhr nachmittags klagte Bruckner über starkes Kältegefühl; Frau Kathi schickte ihn ins Bett und bereitete einen heißen Tee. Frau Kathis Tochter und die gerade anwesende Wärterin brachten den Meister zu Bett. Bruckner nippte nur wenige Male an der Teeschale. Mit Unterstützung der Wärterin drehte er sich auf die linke Seite, tat zwei tiefe Atemzüge und verstarb.
Des Meisters treuer Freund Anton Meißner, der zu dieser Stunde in der Kapelle des Belvederes ein Gebet verrichtete, eilte sofort in das Sterbezimmer. Eilends wurde Pater Heribert Witsch herbeigerufen, der mit den Anwesenden die Sterbegebete sprach. Dr. Heller konnte später nur mehr den Tod konstatieren, der plötzlich und völlig schmerzlos und nach Ansicht des Arztes durch einen Herzschlag erfolgte. Die Todesnachricht verbreitete sich wie ein Lauffeuer, und bald schon fanden sich die ersten Leidtragenden ein. Bis zum Eintreffen des Bruders Ignaz nahm Anton Meißner die vielen Kondolenzen entgegen. Der Leichnam blieb bis Dienstag mittag auf dem Totenbette. Der Maler Peraton fertigte eine Zeichnung des Meisters auf dem Sterbebette an, und die Bildhauer Haberl und Zinsler, letzterer ein Schüler Tilgners, nahmen die Totenmaske ab.
Die in seinem Testament getroffenen Anordnungen wurden getreulich befolgt.

Professor Richard Paltauf, der 1893 als Nachfolger Anton Weichselbaums die Leitung der Prosektur im Rudolfspital übernommen hatte, löste sein dem Meister zu Lebzeiten gegebenes Versprechen ein, den Leichnam zu injizieren. Desgleichen sorgte man im Stift St. Florian dafür, daß die sterblichen Überreste Bruckners seinem Wunsch gemäß in der Gruft unter der großen Orgel, dem lärmenden Alltag entrückt, ihre letzte Ruhestätte fanden.
Die Leichenfeier, deren Kosten die Stadt Wien übernahm, fand am 14. Oktober statt. Um 3 Uhr nachmittags bewegte sich von der Belvedere-Wohnung aus der Trauerzug mit dem sechsspännigen Prunk-Leichenwagen zur Karlskirche, nachdem vorher der „Akademische Gesangsverein" mit dem Mittelsatz aus Bruckners „Germanenzug" Abschied von seinem Universitätslehrer genommen hatte. In der Karlskirche fand die feierliche Einsegnung statt. Sowohl der „Singverein der Gesellschaft der Musikfreunde" als auch der „Wiener Männergesangs-Verein" sagten dem Meister ihr Lebewohl mit dem „Libera" von Johann Herbeck und mit Schuberts Litanei „Am Tage Allerseelen", und die Wiener Philharmoniker unter Leitung von Hans Richter brachten ihren letzten Gruß mit der Trauermusik aus dem Adagio von Bruckners 7. Symphonie dar. Die Trauerrede wurde von Dr. Alfred Fröhlich, der wenige Jahre später mit seinen Arbeiten an der Wiener Nervenambulanz die Tradition der Wiener nosographischen Kunst so erfolgreich fortsetzen sollte, gehalten. Nicht nur Bruckners Freunde, sondern auch die musikalischen Größen, die ihm das Leben in Wien mitunter so schwer gemacht haben, waren fast vollständig zu dieser Trauerfeier erschienen. Bernhard Paumgartner, dessen Eltern mit Bruckner befreundet waren, berichtet in seinen Lebenserinnerungen, daß er auch Johannes Brahms – durch einen Kirchenpfeiler verdeckt – unter den Trauergästen in der Karlskirche entdeckte. „Von Krankheit, die ihn schon im nächsten Jahr dahinraffen sollte, gezeichnet, schreckhaft hager im Gesicht, schien er tief ergriffen. Tränen liefen ihm über Wangen und Bart."
Nach der Einsegnung fuhr der Leichenwagen zum Wiener Westbahnhof, von wo aus die sterbliche Hülle des Meisters seinem Wunsche gemäß dorthin gebracht wurde, von wo sein Ruhm in die Welt ging – nach St. Florian.

Medizinische Beurteilung

Eine medizinische Beurteilung Anton Bruckners muß sich wohl zunächst der Persönlichkeitsstruktur des Meisters und seinem, der Umwelt oft genug als merkwürdig erscheinenden psychischen Verhalten in verschiedenen Lebenssituationen zuwenden. Schon vor mehr als 60 Jahren hat E. Kinast als erster versucht, ein Psychogramm des Künstlers zu entwerfen, das ebenso wie jenes von E. Ringel aus dem Jahre 1977 in seiner wissenschaftlichen Haltbarkeit zwangsläufig von der jeweiligen Bruckner-Berichterstattung abhängt, auf der die Erstellung eines solchen Psychogrammes aufgebaut wurde. Inzwischen haben neuere Dokumente und Studien über Anton Bruckner erkennen lassen, daß die in diesen Psychogrammen gezogenen Schlußfolgerungen zumindest in einigen Punkten nicht unbedingt nachvollziehbar sein dürften. Hingegen besteht kein Zweifel, daß Anton Bruckner an einer Krankheit litt, die man als Neurose bezeichnet. Diese aufgrund verläßlicher biographischer Quellen als weitgehend gesichert zu betrachtende Diagnose bedeutet allerdings nicht – und auf diesen Punkt hat Ringel bereits hingewiesen –, daß damit ein Werturteil über den Menschen und Künstler gefällt würde. Wissen wir doch, daß viele Künstler neurotische Züge aufweisen und die moderne Psychoanalyse sogar den Standpunkt vertritt, daß die Neurose wahrscheinlich die schöpferische Potenz eines Künstlers oft enorm zu steigern vermag. Manche Künstler sind sich dieser Zusammenhänge sehr wohl bewußt, wie das gerne zitierte Beispiel Gustav Mahlers bezeugt, der sich einer Psychotherapie, die Sigmund Freud mit ihm beginnen wollte, unmißverständlich mit den Worten zur Wehr setzte: „Herr Professor, das werden wir nicht tun, denn ich möchte weiterhin meine Symphonien schreiben können."

Sowenig mit der Diagnose einer Neurose ein Werturteil über den Menschen und Künstler Anton Bruckner abgegeben werden kann, sosehr erlaubt sie uns, viele Eigenheiten und Absonderlichkeiten dieses musikalischen Genies erklären und besser verstehen zu können. Im wesentlichen haben wir es dabei mit folgenden Symptomen zu tun:

Da wäre zunächst die starke Verunsicherung und das tief herabgesetzte Selbstwertgefühl Bruckners zu erwähnen, das nach Ringel im Sinne einer Überkompensation seines Defektes oft geradezu in eine Servilität mündete. Man darf annehmen, daß schon in seinen ersten Lebensjahren die normale Entwicklung eines Selbstwertgefühles empfindlich gestört wurde durch einengende Faktoren im Elternhaus, sei es durch die als eigenwillig und eher dominierend beschriebene Mutter, sei es durch die autoritäre Erziehung des Vaters. Einen gleichwertigen Faktor dürfte die klösterliche Enge gespielt haben, die er in St. Florian als Sängerknabe während seiner Pubertätsjahre empfinden mußte. Leider versuchte die Psychoanalyse, diese einengenden Faktoren, die bei der Entwicklung seines reduzierten Selbstwertgefühles sicher eine Rolle spielten, auch zur Erklärung verschiedener Eigenheiten Bruckners heranzuziehen, etwa seiner Vorliebe für weite Kleidung oder selbst seines Wunsches nach einem „weiten" Sarg. Hier liegt wohl ein gewaltsamer Versuch vor, Dinge in ein vorgefaßtes Denkschema unbedingt einordnen zu müssen. Ist es doch inzwischen erwiesen, daß die weite Kleidung Bruckners einerseits durch seinen Drang nach Bequemlichkeit und andererseits legitim von der Berufsausübung als Organist zu erklären ist. Der geräumige Sarg wiederum mit dem gewünschten Sichtfenster über dem Antlitz des Leichnams hing wiederum wahrscheinlich eher mit der damals so weitverbreiteten Angst vor dem Scheintod zusammen.

In Zusammenhang mit seinem reduzierten Selbstwertgefühl steht auch seine Autoritätsgläubigkeit, die dazu führte, daß er sich in gewisser Beziehung sein ganzes Leben lang als Unterdrückter fühlte, der es nicht wagte, jemals an der Autorität ernstlich Kritik zu üben. Daß durch die dadurch bedingte demütige Haltung und die Unfähigkeit, einer durch Unterdrückung erzeugten Erbitterung sichtbaren Ausdruck zu verleihen, gewaltige Aggressionen entstehen konnten, ist durchaus anzunehmen, und sicher hat Bruckner unter der notwendigen Verdrängung solcher Aggressionen mitunter sehr gelitten. Das Beispiel der auf dem Rücken von Krebsen angebrachten Kerzen am nächtlichen Friedhof, das von Tiefenpsychologen als Ausdruck verbitterter Aggressivität mit „sadistischer und magischer Komponente" zu deuten versucht wurde, dürfte allerdings einer zu lebhaften Phantasie entsprungen sein, da diese rührende Geschichte nach Ansicht des österreichischen Ethnologen Leopold Kretzenbacher zur typischen Anekdote zählt, die in der Literatur der ersten Hälfte des 19. Jahrhunderts auftauchte und für deren Realität im Zusammenhang mit Anton Bruckner bislang keinerlei Nachweis erbracht werden konnte.

Aber auch die noch von Ringel vertretene Ansicht, Bruckner habe es nie gewagt, an einer Autorität Kritik zu üben, ist bei Durchsicht der schriftlichen Zeugnisse nicht haltbar, wie Manfred Wagner richtig bemerkte. Wahrscheinlich übte er hauptsächlich deshalb an den Autoritäten keine ernsthafte Kritik, weil er sich von einer demütigen Unterordnung mehr Erfolg für die Erreichung eines Zieles versprach als von einer direkten Demonstration seines Selbstbewußtseins. Darüber hinaus darf man nicht außer acht lassen, daß er sich einer dem autoritären Lehrsystem verpflichteten Formelsprache in der Strategie seiner Pläne bediente, auf deren Bedeutung an anderer Stelle bereits hingewiesen wurde.
Im übrigen war das Bewußtsein seines Wertes als Künstler sehr gut ausgeprägt. Der zeitgenössische Kritiker Ludwig Speidel, der in Bruckners komplizierte Psyche einigen Einblick gewinnen konnte, formulierte dies so: „Bruckner hat wohl Anteil und werktätige Liebe an sich erfahren, aber immer erst dann, wenn er aus eigener Kraft wieder eine höhere Staffel erstieg. Daß ein solcher Mann von seinem Werte durchdrungen war, konnte nicht fehlen. Seine bekannte Art, sich demüthig zu geben, durfte man nicht als bare Münze nehmen; sie war ihm mehr in einem langen Kirchendienst anerzogen. Das Märchen von seiner Bescheidenheit wird uns täglich erzählt. Wo er sich aber frei äußerte, wo er von der Brust weg über Andere sprach und urtheilte, da zeigte er sich, wie jeder ungewöhnliche Mensch, von einem starken Selbstwertgefühl beseelt ... Bruckner war wohl naiv wie ein Kind, der aber auch die Klugheit eines Kindes besaß, die weiß, was sie will ... Auch das hatte er vom Kinde erfahren, daß er sich unbefangen in den Mittelpunkt der Welt stellte und alles Geschehende mit naivem Egoismus auf sich bezog ...“ Ein Beispiel, wie wenig man seine demütige und mitunter geradezu unterwürfige Art für bare Münze halten darf, ist ein Brief vom 13. Februar 1875 an Moritz von Mayfeld in Linz, in welchem er verrät, daß er sogar sein Idol Richard Wagner realistisch einzuschätzen vermochte: „... Wagner darf man um nichts ersuchen, will man seine Gunst nicht verscherzen.“
Ein auf Bruckner zutreffendes, weiteres Symptom der Neurose ist sein infantil gebliebenes Wesen, das dazu führte, daß sich viele Menschen seiner näheren Umgebung veranlaßt fühlten, ihm mit Rat und Tat zu helfen und ihn teilweise auch zu bevormunden. Da so manch gutgemeinter Ratschlag seiner Freunde und Gönner für ihn auch viele Enttäuschungen und Rückschläge zur Folge hatte, entwickelte sich bei Bruckner zunehmend ein wachsendes Mißtrauen, wie es für unsichere Menschen mit reduziertem Selbstwertgefühl charakteristisch ist. Dieses Mißtrauen steigerte sich zeitweilig bis zur Entwicklung regelrechter paranoider Verfolgungsideen, die allerdings angesichts jahrelanger zum Teil bösartiger und ungerechter Anfeindungen als Künstler auch manch realen Hintergrund hatten.
In gewissem Sinne kam die für eine Neurose typische Infantilität als Ausdruck unbewältigter Konflikte in der Kindheit auch in seinem besonderen Verhältnis zur Weiblichkeit zum Tragen. Wenn man auch einräumen muß, daß Bruckner wahrscheinlich zu einer tiefen menschlichen Bindung immer unfähiger wurde, je mehr er von seinen schöpferischen Werken absorbiert wurde, so dürfte die Erklärung für seine ständig zurückgewiesenen Werbungen um Frauen – auch in seinen jungen Jahren – doch hauptsächlich in seiner neurotischen Persönlichkeitsstruktur zu suchen sein. Ob Bruckner wirklich, wie Ringel meint: „... ins Grab gegangen ist, ohne eine einzige Erfahrung mit einer Frau gehabt zu haben“, sei dahingestellt. Seine berüchtigten roten juchtenledernen Stiefel, die er als junger Mann gerne bei

festlichen Anlässen oder auf dem Tanzboden anlegte, sowie seine schon frühzeitig erwachte Hinneigung zu hübschen jungen Mädchen lassen erkennen, daß er grundsätzlich ganz normal sexuell reagiert haben dürfte. Wie normal, beweist eine Anekdote, die von der Enkelin einer Zeitgenossin Anton Bruckners erzählt wurde: „Meine Großmutter, 1843 geboren, war als junges, pralles Mäderl in einem Gasthaus in St. Florian als Kochlehrmädchen beschäftigt. Als sie eines Tages beim Salat waschen im Hofe des Gasthauses war, kam H. Bruckner daher, faßte sie beim Arm und sagte: ‚So schöne Arme, wie müssen erst die Schenkel sein'!" Seine Wünsche nach einer Verbindung mit einer Frau konnte er allerdings kaum realisieren, da für ihn eine sexuelle Vereinigung außerhalb der heiligen Ehe aus religiösen Gründen undenkbar erschien. So legte er sich bei all seinen Werbungen bis ins hohe Alter ein Schema zurecht, das bei den angesprochenen Frauen eher ein Befremden oder Erstaunen hervorrief als eine Gegenliebe. Man kann allerdings gegenteiliger Meinung sein, daß der Briefstil seiner schriftlichen Werbungen, „alle voll rührender Hinwendung, zaghafter Hoffnung und vor allem voll Hilflosigkeit", nur das neurotische Verhaltensmuster Bruckners Frauen gegenüber widerspiegelt. Man darf hierbei nicht außer acht lassen, daß er sich auch hier – ähnlich wie bei beruflichen Bewerbungen oder Bittschriften – der gleichen Formelsprache bediente, die ihm als Schüler und später als Lehrer in Fleisch und Blut übergegangen war. Dennoch zeigt die Abfassung seiner schriftlichen Werbungen ein neurotisches Verhalten insofern, als sie ungeachtet der vorangegangenen Mißerfolge stets in der gleichen Form beim nächsten Versuch wieder Anwendung fanden. Gerade diese Wiederholungstendenz ist ein Symptom, das bei Neurosen häufig angetroffen wird.

Zeigte sich diese Wiederholungstendenz schon in seiner Jahrzehnte dauernden Brautschauphase oder in seiner fixen Idee des Zeugnisfimmels – Ausdruck einer krankhaften Unsicherheit, die sich unter anderem auch im oftmaligen Umkehren beim Verlassen seiner Wohnung oder durch die Art zu erkennen gab, daß er in seinen Vorlesungen häufig mit geschlossenen Augen vortrug –, so traten seit dem Jahre 1865 auch Symptome einer Zwangsneurose zutage: Bruckner fing an, die Blumen einer Tapete, die Blätter an Bäumen, Fenster einer Häuserfassade oder die Perlen einer Damenhalskette, ja sogar die Sterne zu zählen. Neben diesem Zählzwang peinigte ihn die Vorstellung, er müsse die Donau ausschöpfen, und dazu gesellte sich noch „ein selbstquälerisches durch alle Fegefeuer gehetztes Abbeten des Rosenkranzes". Es ist unbestreitbar, daß Bruckners Skrupulose, die sein Frömmigkeitsbild so wesentlich mitbestimmt hat, in den Bereich einer Zwangsneurose einzureihen ist. Seine Skrupulosität hinsichtlich des Fastengebotes mit immer wieder erbetenen Dispensen durch den Bischof oder die unaufhörliche Wiederholung und peinlich genaue Aufzeichnung seiner Gebete sprechen eine unmißverständliche Sprache.

Im Mai 1867 kam es schließlich zu jener Krise, in welcher seine zwangsneurotischen Erscheinungsbilder einen Höhepunkt erreichten und die Ringel als dramatische Verdichtung seiner Psychopathologie bezeichnet hat. Manches spricht dafür, daß zu dieser neurotischen Krise noch eine echte Depression hinzukam, welche die Intaktheit seiner Persönlichkeit bedrohte. In diesem Sinne würde die Tatsache sprechen, daß auch seine Mutter eine deutliche Neigung zur Schwermütigkeit besessen haben soll. Wissen wir doch heute, daß bei der Entstehung einer endogenen Depression erbliche Faktoren mit im Spiele sind. Zum Glück konnte Bruckner diese schwere Krise endgültig überwinden, nicht zuletzt wohl durch eine Art selbsttherapeutischen Handelns, indem er mit seinen gewaltigen Werken erreichte, „die Fesseln seiner Neurose zu sprengen und in die Musik alles das hineinzulegen, was die Persönlichkeit befreien konnte". Bruckner war sich der Stärke verleihenden Wirkung seiner Musik offenbar ganz bewußt, wenn er selbst einmal bekannte: „Weil die gegenwärtige Weltlage, geistig gesehen, Schwäche ist, flüchte ich zur Stärke und schreibe kraftvolle Musik."

Wesentlich einfacher als die Besprechung der verschiedenen medizinischen Facetten seiner komplizierten psychischen Struktur ist die Analyse seiner Krankengeschichte, die sein schließlich zum Tode führendes Leiden betrifft. Die diesbezügliche Anamnese beginnt im Jahre 1881, als Bruckner erstmalig Anschwellungen seiner Beine erwähnte, und dieses Symptom schien ohne sonstige begleitende Beschwerden in wechselndem Ausmaß die folgenden Jahre weiterbestanden zu haben. Erst im Sommer 1892, während seines Besuches der Bayreuther Festspiele, kam es zu „einer nicht unbedenklichen Erkrankung", über deren Natur wir nichts Genaueres wissen, die aber die Hinzuziehung einer in Bayreuth weilenden medizinischen Kapazität notwendig machte. Als er nach leichter Besserung die Rückreise antrat, um den Sommer in seinem geliebten Steyr in Oberösterreich zu verbringen, bestanden die bereits in Bayreuth aufgetretenen Beschwerden weiter, denn er berichtete im August, daß er „Leber- Magen- und Fußleiden (geschwollene Füße) habe".

Mitte Jänner des Jahres 1894 nahm die „Wassersucht" beträchtlich zu, sodaß er im März brieflich vermeldete: „Die Füße schrecklich geschwollen; das Wasser drang bis an die Brust, daher bittere Atemnot." Wie wir einer handschriftlichen Krankengeschichte Anton Bruckners aus der Feder seines damaligen behandelnden Arztes Dr. Richard Heller, die im Institut für Geschichte der Medizin der Universität Wien aufbewahrt wird, entnehmen können, wurde zur Erleichterung der Atemnot eine Punktion des Rippenfellergusses vorgenommen. Über die Erleichterung sichtlich erfreut, schrieb Bruckner damals: „Mein Wasser ist von der Brust abgegangen, die Füße schwellen noch an. Auch habe ich wenig Wasser mehr im Bauch". Dieser Hinweis deutet darauf hin, daß es sich gleichzeitig mit der schon 1892 vorhandenen, von ihm als Leberleiden bezeichneten Leberstauung um einen Stauungsaszites, also eine Wasseransammlung in der freien Bauchhöhle, gehandelt haben mußte. Von dieser Zeit an mußte er laut Dr. Heller strenge [salzarme, Anm. d. Verf.] Diät, zeitweise reine Milchdiät, halten und neben Alkoholverbot und Einstellen des Rauchens erhielt er von nun an auch eine medikamentöse Behandlung. In der Krankengeschichte heißt es hiezu nur: Normale Herzmittel wie Digitalis und harntreibende Substanzen. In einem zeitgenössischen Wiener medizinischen Lehrbuch läßt sich diese etwas allgemeine Angabe genauer präzisieren: „Unter den Herzmitteln verdienen nur die Folia Digitalis Vertrauen, während ihre Ersatzmittel sehr unzuverlässig sind. Wir verordnen die Digitalisblätter meist in Pulverform und bei verminderter Harnausscheidung in Verbindung mit Diuretin, einem Theobromin-Präparat."

Trotz all dieser Maßnahmen, verbunden mit längerer Bettruhe, bestanden seine Beschwerden, wenn auch in geringerer Intensität, weiter. Im September 1893, während seines Sommerurlaubes in Steyr, lag er neuerlich krank zu Bett und nach einer schweren Krise im November, bei der es zu schwerster Atemnot kam und sein Allgemeinzustand sich lebensgefährlich verschlechterte, beschloß er in der Vorahnung seines nahenden Todes, sein Testament aufzusetzen.

Überraschenderweise hatte er sich im Jänner 1894 soweit erholt, daß er eine zweite Reise nach Berlin wagen durfte. Diese Besserung hielt nur kurze Zeit an, denn schon im März wurde sein Zustand wieder so bedenklich, daß er nach den Sterbesakramenten rief. Wieder konnte er die Krise überwinden. Er verbrachte seinen 70. Geburtstag, zu dem allerdings von ärztlicher Seite alle Feiern aus Rücksicht für den kranken Meister abgesagt werden mußten, in Steyr. Im Oktober nahm er nochmals seinen Vorlesungsbetrieb auf. Infolge seiner Kurzatmigkeit machte ihm das Treppensteigen hinauf zum Hörsaal jedoch schon unsägliche Mühe, ja sogar beim Besteigen des Katheders kam er außer Atem, wie einer seiner Hörer später berichtete: „Oftmals hielt er beim Besteigen des Katheders inne und sagte zu den Studenten: ‚Wann nur die Atemnot net wär, wär i a gmachter Mann'." Bald war er gezwungen, seiner Lehrtätigkeit für immer ade zu sagen. Die Stauungen in den Beinen nahmen beträchtlich zu, und es entwickelte sich im Dezember wieder ein bedrohlicher Rippenfellerguß, der ihn in seiner Atmung so sehr behinderte, daß er, wieder den nahen Tod vor Augen, zum zweiten Mal nach den Sterbesakramenten rief.

Das Jahr 1895 verbrachte er ohne schwerere Krise mit wechselhaftem Befinden, doch stellte sich ein deutlicher geistiger Abbau ein, der sich vor allem darin äußerte, daß er kindische Züge an den Tag legte, mitunter etwas verworren wirkte und seinen Gebetseifer zu einem religiösen Wahn steigerte. Im Dezember dieses Jahres schrieb er seinem Bruder: „Bin leider noch immer nicht gesund".

Als am 12. Jänner 1896 im Musikvereinssaal seine „Vierte" und das „Te Deum" aufgeführt wurden, war er bereits bis zum Skelett abgemagert, und er mußte im Tragsessel zur Loge gebracht werden. Zum Leiter des Konzertes, Herrn von Perger, wandte er sich mit den entschuldigenden Worten: „Sie wissen's ja, mein Herz, es geht nimmer damit." Anfang Juli trat plötzlich schwerste Atemnot mit Erstickungsgefühl auf, gefolgt von einer komplizierenden Lungenentzündung. Aus heutiger Sicht erlitt Bruckner ein akutes Linksversagen des Herzens mit Ausbildung eines Lungenödems, also einer Flüssigkeitsstauung in den Lungen, dem häufig eine Lungenentzündung nachfolgt. In dieser lebensgefährlichen Phase lag Bruckner zeitweilig wie bewußtlos, wohl wegen des begleitenden Fiebers, und die Ärzte glaubten damals nicht mehr daran, daß er diese Krise noch einmal überstehen würde. Doch noch einmal bäumte sich seine starke Natur auf; am 16. Juli fühlte er sich plötzlich viel wohler, stand sogar vom Bett auf und ließ sich in den Garten vor das Haus hinausführen. Am 11. Oktober schließlich, an dem er sich mittags auffallend wohl fühlte, verspürte er nachmittags plötzlich ein Kältegefühl, wurde zu Bett gebracht und verschied innerhalb weniger Minuten, ohne daß seine Haushälterin die Heimkehr zu seinem geliebten Herrgott durch letzte Lebensäußerungen erkennen konnte: Er wurde auf die linke Seite gelegt und verschied.

Die Diagnose, die von seinem behandelnden Arzt Dr. Heller in der handschriftlichen Krankengeschichte gestellt wurde, lautete: „Bruckner litt an einer schweren, chronischen Herzmuskelerkrankung mit allen konsekutiven Erscheinungen, also eine sich stets steigernde Atemnot bei Bewegung, Wasseransammlungen in der Pleura [Rippenfellraum, Anm. d. Verf.], Ödeme der Beine, Stauungsleber, verringerte Harnausscheidung, Herzerweiterung. Zweimal hatte er eine katharrhalische Pneumonie [Lungenentzündung. Anm. d. Verf.] mitgemacht." Aus heutiger Sicht ist diese Diagnose völlig korrekt. Die Herzmuskelerkrankung Bruckners entsprach einer sogenannten koronaren Herzkrankheit, deren Ursache letztlich in arteriosklerotischen Ablagerungen mit Verengungen im Bereiche der Herzkranzarterien gelegen ist. Wahrscheinlich war das deftige Essen, das Rauchen und mangelnde körperliche Bewegung fördernd für die Entwicklung des arteriosklerotischen Prozesses. Ob ein zusätzlicher Risikofaktor im erhöhten Blutdruck vorlag, ist nicht bekannt, da Blutdruckmessungen damals noch nicht routinemäßig vorgenommen wurden. Im Verlaufe dieser koronaren Herzerkrankung, von der die linke Hälfte des Herzens bevorzugt betroffen wird, kam es zu Stauungen in den Lungen, in der Leber und an den Beinen und schließlich bildeten sich Flüssigkeitsansammlungen in der Brust- und in der Bauchhöhle aus. Wenige Monate vor seinem Tode kam es zu einem akuten Versagen der linken Herzhälfte mit Ausbildung eines Ödems in den Lungen, verbunden mit stärkster Atemnot. Das Nachlassen der Herzkraft ließ auch Symptome einer Arteriosklerose der Gehirngefäße erkennen, was sich in einer Veränderung seines Wesens bzw. in einer Verstärkung schon vorher bestandener Eigentümlichkeiten äußerte. Der Tod selbst dürfte durch Herzstillstand erfolgt sein, wodurch ihm weitere Leiden erspart blieben.

Bruckners Größe wurde erst in unserem Jahrhundert in seiner ganzen Größe sichtbar und das von Max Kalbeck einstmals etwas spöttisch geprägte Wort vom „Messias von Ansfelden“ ist inzwischen Wahrheit geworden. Aus der Verkennung seiner Zeitgenossen und aus der sentimentalen Betrachtungsweise des beginnenden zwanzigsten Jahrhunderts ist sein Bild heute in gereinigter Form in das Bewußtsein der ganzen künstlerischen Welt eingedrungen. So kann er stolz und zufrieden mit seinem Lebenswerk auf seine letzte heimatliche Ruhestätte im Stift St. Florian herabblicken, wo sein Sarg unter der Orgel und dem Kreuz steht, dem mit seiner ganzen Kraft zu dienen er sein Leben ausgefüllt hat.

Medizinische Steckbriefe der behandelnden Ärzte

Johann Nepomuk Hummel

Dr. Emil H. Huschke (1797–1858)

Huschke war zweiter Sohn des großherzoglichen Leibarztes Hofrat Wilhelm Ernst Christian Huschke, der gemeinsam mit Dr. Gottfried von Herder am 10. Mai 1805 Friedrich Schillers Obduktion vorgenommen hatte.
Emil Huschke promovierte 1818 in Jena und wurde an der dortigen Universität 1824 zum Professor ernannt. Nach dem Tode Loders wurde er dessen Nachfolger. Seine Hauptverdienste liegen auf dem Gebiet der Anatomie und Embryologie, wo er zum Teil hervorragende Entdeckungen machte. Auch er stand der naturphilosophischen Schule nahe, distanzierte sich jedoch von deren Ausschreitungen.

Dr. Karl Wilhelm Stark (1787–1845)

Karl Wilhelm promovierte 1811 in Jena, nachdem er bereits 1807 das Rigorosum bestanden hatte und im gleichen Jahr zum Hofmedikus beim Herzog Karl August ernannt wurde. Nach mehrjährigen wissenschaftlichen Reisen in Europa kehrte er 1813 nach Jena zurück, wo ihm der Titel eines außerordentlichen Professors verliehen wurde und er zum Leibarzt des Herzogs avancierte. Im Jahre 1826 wurde er ordentlicher Professor an der medizinischen Fakultät und erhielt 1836 den Titel eines geheimen Hofrates.
Im Jahre 1838 übernahm er nach dem Tode seines Vaters die Direktion der Landesheilanstalten und 1839 die Stellung eines Stadtphysikus.
Der Sohn des Hofmedikus beim Herzog von Weimar wurde als berühmter Arzt seiner Zeit gepriesen und hatte unter anderem Friedrich Schiller jahrelang ärztlich betreut.
Karl Wilhelm Stark war ein als Mensch, Lehrer und Praktiker gleich ausgezeichneter Arzt. Er selbst bezeichnete sich als Schüler Schönleins und Anhänger der „naturhistorischen Schule". Seine zweibändige „Allgemeine Pathologie oder allgemeine Naturlehre der Krankheit", die 1838 in Leipzig erschien, nimmt unter seinen Schriften eine bevorzugte Stellung ein.

Dr. August Wilhelm Hedenus (1797–1862)

Er studierte in Leipzig, Dresden, Göttingen und Berlin und veröffentlichte noch vor seiner 1824 erfolgten Promotion zwei wertvolle chirurgische Abhandlungen, nämlich „Über die Schilddrüse, ihre Kropferkrankung und deren Heilung“ und „Über die Ablösung des Oberschenkels im Hüftgelenk“. Nach einer wissenschaftlichen Reise durch mehrere europäische Staaten kehrte er 1826 nach Dresden zurück, um sich dort in einer mehr als dreißigjährigen Praxis dem ärztlichen Beruf zu widmen.
Als Arzt schenkte er den verschiedenen Heilquellen seine besondere Aufmerksamkeit, wohl deshalb, weil er der Schwiegersohn des berühmten Erfinders der künstlichen Mineralwässer Dr. F. A. Struve in Dresden war. Hedenus verfaßte neben verschiedenen wissenschaftlichen Publikationen auch zahlreiche Epigramme, Elegien und Oden in lateinischer Sprache, wobei sich unter den Gefeierten nicht nur medizinische Größen, sondern auch berühmte Vertreter der Kunst und Wissenschaften befanden.

Dr. Karl Christian Leberecht Weigel (1769–1845)

Er studierte in Göttingen und Leipzig, wo er 1793 zum Doktor der Philosophie und der Medizin promovierte. In den folgenden Jahren unternahm er mehrere Studienreisen, die ihn unter anderem auch nach Wien führten, wo er Bollmann in seinem Bemühen, den in Olmütz gefangen gehaltenenen französischen General Lafayette zu befreien, unterstützte. 1796 kehrte er nach Leipzig zurück, habilitierte sich und ließ sich ab 1799 in Meissen als praktizierender Arzt nieder. Schon 1801 übersiedelte er jedoch nach Dresden; er kämpfte für die Einführung der Kuhpockenimpfung.
Wegen des Vorschubes, den er kranken russischen Offizieren geleistet hatte, wurde er 1813 auf Befehl Napoleons in Erfurt eingekerkert. Nach mehrmonatiger Haft wechselte man ihn jedoch nach der Schlacht bei Leipzig gegen einen französischen Offizier aus.
Nachdem er 1814 kaiserlich russischer und Sachsen-Weimarscher Hofrat geworden war, kehrte er 1819 endgültig nach Dresden zurück, wo er 1843 sein fünfzigjähriges Doktor-Jubiläum feiern konnte. Unter seinen wissenschaftlichen Abhandlungen befinden sich auch sieben Bände über die „Italienische medizinisch-chirurgische Bibliothek“.

Dr. Johann Christian August C l a r u s (1774–1854)

Er promovierte 1798 zu Leipzig, wo er sich schon 1799 als Dozent habilitieren konnte und 1803 zum außerordentlichen Professor für Anatomie und Chirurgie ernannt wurde. Im Jahre 1820 übernahm er als ordentlicher Professor die Leitung der medizinischen Klinik am Jakobs-Hospital, die er bis zum Jahre 1848 innehatte. Außerdem bekleidete er die Stelle eine Stadtphysikus in Leipzig. Die letzten Jahre seines Lebens war er infolge eines grauen Stars fast völlig erblindet.
Wissenschaftlich nehmen seine Publikationen nur einen untergeordneten Rang ein. Hingegen war er als Arzt in weiten Kreisen außerordentlich geschätzt, und auch als akademischer Lehrer wirkte er durch die Klarheit seines Vortrages und die Exaktheit seiner Untersuchungsmethoden auf die Studenten überzeugend und vorbildhaft.

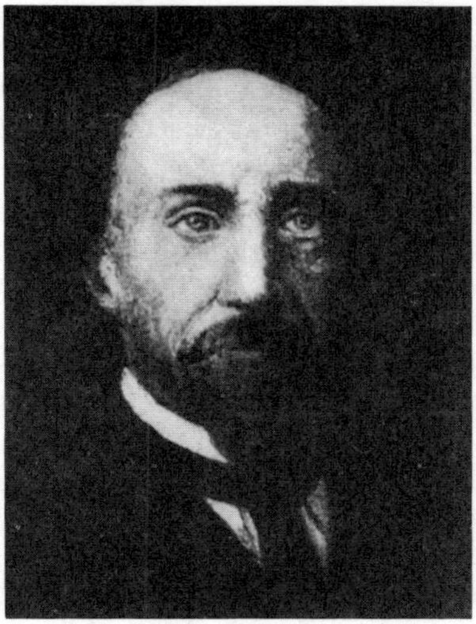

Dr. Adam H a m m e r

Praktischer Arzt in Berlin, der Mendelssohn in seinen lezten Lebenstagen betreute.

Dr. Johann Lucas S c h o e n l e i n (1793–1864)

Schoenlein galt als einer der berühmtesten Kliniker der Neuzeit. Er wurde in Bamberg als Sohn eines einfachen Seilers geboren und promovierte 1816 an der Universität Würzburg mit der Abhandlung „Von der Hirnmetamorphose", einer als Doktorarbeit ungewöhnlich umfangreichen Schrift von 140 Seiten. 1817 konnte

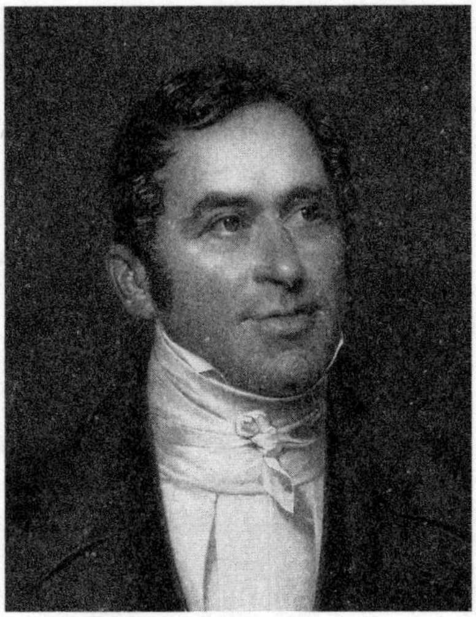

er sich als Privatdozent für pathologische Anatomie in Würzburg habilitieren und schon 1820 hatte man ihn, nachdem er einen Ruf an die Freiburger Universität abgelehnt hatte, zum ordentlichen Professor der speziellen Pathologie und Therapie ernannt. In dieser Eigenschaft übernahm er im gleichen Jahr die Leitung der medizinischen Klinik im Juliusspital, die er schon nach kurzer Zeit zu einer der berühmtesten Kliniken von Deutschland machte und damit zur Hebung der Besucherfrequenz der Würzburger Universität außerordentlich beitrug. In seiner Eigenschaft als Vorstand einer Universitätsklinik begann er gegen die bisher in der Medizin geltende naturphilosophische Richtung Stellung zu beziehen und die sogenannte „naturhistorische Schule" zu begründen. Das bedeutete die Miteinbeziehung der Ergebnisse der Physik und Chemie und vor allem die Anwendung der sogenannten physikalischen Untersuchungsmethoden, also Perkussion und Auskultation.

Infolge seiner angeblichen Beteiligung an der politischen Bewegung von 1830 wurde er seines akademischen Lehramtes enthoben und nach Passau als Kreismedizinalrat versetzt. Im Jahre 1833 folgte er dem Ruf an die Universität Zürich, nachdem er sich der ihm drohenden Verhaftung nach dem Frankfurter Attentat durch die Flucht entzogen hatte. 1839 erhielt er schließlich den Ruf als Professor der medizinischen Klinik und als Leibarzt des Königs nach Berlin, wo er als akademischer Lehrer tätig war und sich bald auch als – überwiegend konsultierender – Arzt größter Beliebtheit erfreuen konnte. Durch Unglücksfälle, vor allem den Verlust seines einzigen hochbegabten Sohnes Philipp während einer botanischen Exkursion in Westafrika, fühlte er sich veranlaßt, 1859 vorzeitig seinen Abschied zu nehmen.

Mit der Entdeckung des Fadenpilzes beim Kopfgrind, welche den Ausgangspunkt der später so wichtig gewordenen Untersuchungen der Parasitenkrankheiten bildete, wurde er der eigentliche Begründer der Lehre von den Dermatomykosen, also den Pilzerkrankungen der Haut. Er beschrieb aber auch neue Krankheitsbilder wie etwa die mit punktförmigen oder fleckigen Hautblutungen einhergehende und nach ihm benannte „Purpura Schoenlein-Henoch", die von Darmschleimhautblutungen und dadurch bedingten Schmerzen im Bauch, Gelenksentzündungen und Zeichen einer beidseitigen Nierenentzündung begleitet wird und heute zu den immunologisch bedingten Erkrankungen der Gefäße zählt.

Dr. Johann Karl Wilhelm W a l t h e r (1796–1859)

Walther studierte in Leipzig und promovierte 1820. Nach einer mehrjährigen Studienreise wirkte er ab 1823 als Dozent an der Universität und als praktischer Arzt in Leipzig, wo er 1828 zum Gerichtswundarzt und zum Polizeiarzt und 1829 zum außerordentlichen Professor für Chirurgie ernannt wurde. Von 1830 an leitete er in Zusammenarbeit mit Professor E. A. Carus die chirurgische Universitäts-Poliklinik. Er starb an Lungenschwindsucht.
Seine wissenschaftlichen Publikationen behandeln die „Radikale Heilung der Klumpfüße" ebenso wie die Geschlechtskrankheiten. Neben einem zweibändigen „Ausführlichen Rezept-Taschenbuch" verfaßte er gemeinsam mit Radius und Jaeger ein „Handwörterbuch der gesamten Chirurgie und Augenheilkunde".

Dr. B ö g e r

Lebte von 1849 bis 1859 in Düsseldorf. Zunächst als Regimentsarzt beim neunten Ulanenregiment des späteren Feldmarschalls von Manteuffel tätig, brachte er es später bis zum Generalarzt. Er war ein ungemein gesuchter und begehrter Arzt, der oft nur schwer für die Übernahme der Behandlung eines Patienten zu gewinnen war, selbst wenn dafür ein hohes Honorar geboten wurde. Andererseits nahm er sich mit besonderer Hingabe der ärmeren Klassen an, die sich oft schon in den frühen Morgenstunden auf der Treppe zu seiner Wohnung sammelten. Zeitgenossen beschrieben ihn als die Verkörperung der Goetheschen Empfehlung „Tritt den Weibern zart entgegen"; dementsprechend war er ein charmanter Gesellschafter und ausgesprochener Liebling der Frauen.
Im Sommer 1858 begleitete er den an einem Gehirnleiden laborierenden König Friedrich Wilhelm IV. auf seiner Reise von Tegernsee über die Alpen bis nach Rom, wo er eine Audienz des Monarchen beim Papst in die Wege leitete, der er selbst beiwohnte. Zum Leibarzt des Königs ernannt, verlegte er seine Praxis von Düsseldorf in die Reichshauptstadt Berlin.

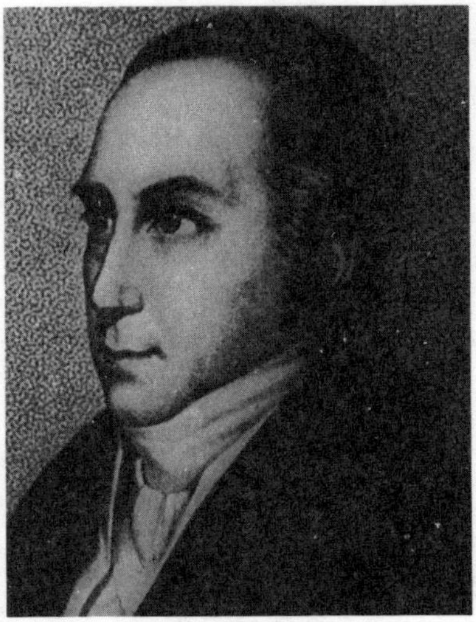

Dr. Carl Gustav C a r u s (1789–1869)

In Leipzig, wo er im Jahre der französischen Revolution geboren wurde, promovierte er 1809 zum Doktor der Philosophie und Medizin. Seine ärztliche Tätigkeit begann er zunächst am Jakobsspital in Leipzig. Ab dem folgenden Jahr arbeitete er an der Entbindungsanstalt von Dr. Jörg, mit dem ihn seine Vorliebe für verglei-

chende anatomische Studien zusammenführte. Schon 1810 habilitierte er sich für das Fach „Vergleichende Anatomie“. Im Jahre 1813 wurde er zum Leiter des französischen Lazaretts Pfaffendorf bestellt. Nach einem glücklich überstandenen Typhus nahm er seine Tätigkeit in der Entbindungsanstalt wieder auf.
Im Jahre 1815 erhielt er an der neugegründeten Dresdner medizinisch-chirurgischen Akademie die Professur für vergleichende Anatomie und Entbindungskunst, die er zwölf Jahre hindurch ausübte. Obwohl er inzwischen zum Leibarzt des sächsischen Königshauses in Dresden avancierte, betätigte er sich gleichzeitig in rührender Weise als Armenarzt. Als Arzt zeichnete er sich als Anatom ebenso aus wie als Chirurg und Gynäkologe, wie sein angesehenes Lehrbuch der Gynäkologie erkennen läßt. Er bemühte sich aber auch um die Verbesserung der Rehabilitation Schwerstversehrter und Geisteskranker. Besonderes Ansehen genoß sein erstes großes Werk über „Das Nervensystem und das Gehirn“, das er mit Radierungen, Zeichnungen und Kupferstichen aus eigener Hand versah. Als echter Erbe seiner romantischen Epoche setzte er sich auch mit den „magnetischen Wirkungen“ auseinander, wobei er allerdings die von Professor K. C. Wolfart – einem Schüler Mesmers – in Berlin vertretenen „magnetisch-mesmerischen“ Behandlungsmethoden ablehnte. Eine bahnbrechende Wirkung schließlich übte sein Werk „Psyche“ aus, das auch heute noch zu den modernsten Abhandlungen über tiefenpsychologische Fragen zählt.
Neben seiner umfangreichen wissenschaftlichen Tätigkeit als Arzt trat Dr. Carus aber bald auch als Maler und Kupferstecher vor die Öffentlichkeit. Niemand zweifelt heute mehr an der Eigenständigkeit seiner Gemälde. Wie seine berühmten „Briefe über Landschaftsmalerei“ bezeugen, bedeutete ihm Kunst höchste Wissenschaft. Mit seiner Malkunst stand aber auch das musikalische Erlebnis in inniger Verbindung, wie man seinen „Musikalischen Betrachtungen“ entnehmen kann. Mit seinen Gedanken über den heilenden Einfluß des Beethovenschen Klaviertrios in B-Dur weist er mitten in unsere Gegenwart, in der die Musiktherapie ja bereits einen breiten Raum in der Medizin einnimmt.
In der Vielzahl seiner wissenschaftlichen Werke gibt es kaum ein Gebiet der Natur- und Geisteswissenschaften, das nicht von ihm berührt wurde. Seine Arbeiten über die Bedeutung des Symbolismus für die Sprache, seine tiefschürfenden „Shakespeare-Betrachtungen“ oder seine Interpretation über Goethes Faust, welche zugleich die erste große Würdigung nach Erscheinen des gesamten Werkes war, sind nur einige Beispiele, mit denen er sich als Germanist einen großen Namen machte. So ist es nicht verwunderlich, daß sich schon 1818 nach der ersten Begegnung mit dem um vierzig Jahre älteren Goethe ein reger brieflicher und später auch persönlicher Gedankenaustausch entwickelte, der vierzehn Jahre hindurch anhielt. Welchen Eindruck der junge Carus nach seinem ersten persönlichen Zusammentreffen mit Goethe auf diesen machte, kann man aus Goethes erstem Brief an ihn herauslesen, in welchem der Weimarer Dichterfürst schrieb: „Ew. Wohlgeboren nur allzu kurzer Besuch hat mir eine tiefe Sehnsucht zurückgelassen; ich habe mich die Zeit her oft mit Ihnen im stillen unterhalten ...“. Die innere Nähe Carus’ zu Goethe ist denn auch in der innigen Verbindung von Wissenschaften und Künsten und im Aufspüren der geheimnisvollen Analogien, die das Naturreich mit dem Reich des Geistes verbinden, immer wieder herauszuspüren.
Von den größten Männern Deutschlands anerkannt, wurde Carus zum Präsidenten der Deutschen Akademie der Naturforscher gewählt. Er galt als einer der berühm-

testen deutschen Naturphilosophen und verband wissenschaftlichen Forschungsdrang mit einer tief im Humanismus verwurzelten Weltanschauung. Seine Vielseitigkeit brachte es mit sich, daß er zahlreiche Künstler zu seinen Freunden zählen konnte, darunter Ludwig Tieck und Caspar David Friedrich. Unter seinen Patienten seien nur Franz Liszt, Alexander v. Humboldt, Thorwaldsen und Mendelssohn genannt. Für die Familie Schumann war „Hofrat Carus" zugleich ein hochgeschätzter Freund, der für die am 11. März 1845 geborene Tochter Julie die Patenschaft übernahm.
Familiär hatte er viele Schicksalsschläge hinzunehmen. Nur zwei seiner vielen Kinder überlebten ihn und schon 1895 waren die Namensträger des Familienzweiges ausgestorben. Erwähnenswert erscheint ein entfernter Verwandter, Julius Viktor Carus, der seit 1853 Professor für Zoologie und vergleichende Anatomie in Leipzig und Onkel des in diesem Buch erwähnten Physiologen Theodor Wilhelm Engelmann war. Er wurde als erster wissenschaftlicher Biograph Alexander von Humboldts sowie als Übersetzer der Werke Darwins bekannt.

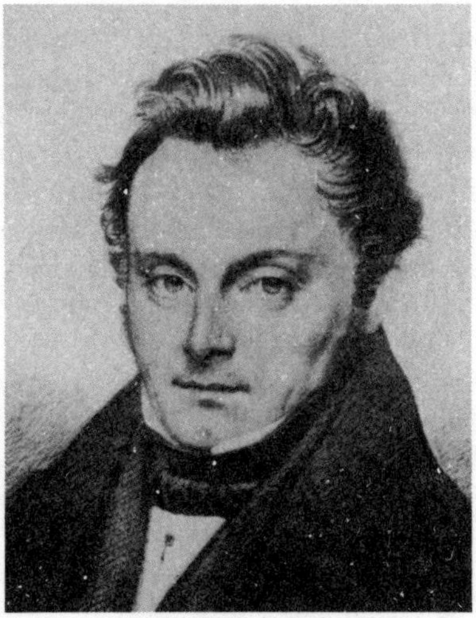

Dr. Ernst August Carus (1797–1854)

Carus studierte in Leipzig, um sich dem Studium der Philosophie, der schönen Künste und der Musik zu widmen. Sehr bald wandte er sich jedoch der Medizin zu und erlangte 1822 die Doktorwürde an der Universität zu Leipzig. Schon ein Jahr später konnte er sich für Chirurgie und Augenheilkunde habilitieren. Im Jahre 1824 übersiedelte er nach Colditz, um sich als Praktiker auszubilden. Dort beaufsichtigte er als ärztlicher Direktor ein Krankenhaus, welches in einer alten und auf den Besucher bedrückend wirkenden Burganlage untergebracht war und in ein Irrenhaus umgewidmet wurde. Einem Bericht des berühmten Psychiaters Pliny Earle zufolge waren hier während des neunzehnten Jahrhunderts mehr als vierhundert

Geisteskranke unter menschenunwürdigen Bedingungen untergebracht, die es den Kranken nur ein einziges Mal innerhalb von fünf Wochen ermöglichten, ein Reinigungsbad nehmen zu können. Wahrscheinlich waren diese schrecklichen Eindrücke auf Schumann während seines Besuches bei der in dieser Anstalt wohnenden Familie Carus bestimmend für seine spätere Scheu vor Irrenanstalten.
Schon 1829 kehrte Dr. Carus nach Leipzig zurück, da er aus gesundheitlichen Gründen die Anstrengungen einer Landpraxis nicht ertrug. Hier wirkte er, im selben Jahre zum außerordentlichen Professor ernannt, als Dozent für Chirurgie und Augenheilkunde. Sein besonderes Interesse galt nun auch der Orthopädie. Für die orthopädische Betreuung seiner Patienten eröffnete er in seinem Hause sogar eine Privatklinik. Daneben leitete er in Zusammenarbeit mit Walther die chirurgische Poliklinik und schließlich war er noch als Chirurg und Oberwundarzt am Georgenspital zu Leipzig beschäftigt. Als begeisterter Amateurmusiker versuchte er in Leipzig die künstlerischen Ambitionen Schumanns zu unterstützen und machte ihn mit dem Musikpädagogen Friedrich Wieck bekannt.
Im September 1844 übersiedelte er nach Dorpat, wo er bis 1853 als Professor der Chirurgie die dortige Universitätsklinik leitete. Ein rasch fortschreitender Zungenkrebs bereitete seinem Leben 1854 ein Ende. Sein besonderes Interesse als Chirurg galt der Verbandlehre und der sorgfältigen Nachbehandlung. Als Operateur soll er sich durch große Gewandtheit ausgezeichnet haben.

Dr. Christian Gottlob Glock

Glock, praktischer Arzt in Leipzig, lernte Schumann schon als Student an der Leipziger Universität kennen und wirkte als Cellist bei Schumanns kammermusikalischen Abenden mit. In den Tagebüchern wurde er als „Vater Glock" bezeichnet, eine Umschreibung, die brüderliche ebenso wie väterliche Gefühle Schumanns ihm gegenüber erkennen läßt. Dr. Glock behandelte den schmerzhaften Einriß des Vorhautbändchens am Glied Schumanns, und er soll es auch gewesen sein, der den Selbstmordversuch Schumanns im Jahre 1833 verhindert haben soll.

Dr. Franz Hartmann

Hartmann, prominenter praktischer Arzt in Leipzig, beschäftigte sich vorwiegend mit der von Hahnemann begründeten Homöopathie und verfaßte ein therapeutisches Lehrbuch. Er legte größten Wert auf eine allgemeine Hygiene und empfahl die Verwendung äußerst kleiner Dosen von Medikamenten, entsprechend der homöopathischen Vorstellung, daß damit die Abwehrkräfte des Körpers verstärkt würden.

Dr. Richard Hasenclever (1813–1876)

Studierte in Bonn und Berlin. War zunächst Kreisphysikus in Grevenbroich, um sich später in Düsseldorf als praktischer Arzt niederzulassen. Gleichzeitig wurde er zum Leiter des Militärhospitals ernannt. Wohl wegen mangelnder psychiatrischer

Erfahrung hatte er trotz seiner freundschaftlichen Beziehungen zum Hause Schumann niemals selbst dessen Behandlung übernommen.

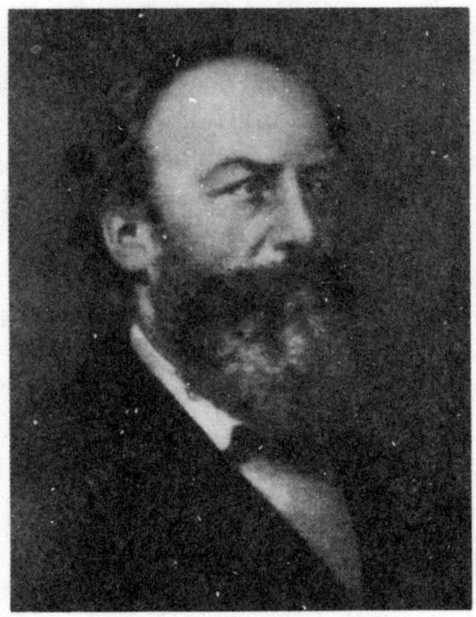

Er war künstlerisch tätig und Wortführer der Musikgesellschaft in Düsseldorf. Er entwickelte in Düsseldorf eine rege musikalische Tätigkeit, leitete Abonnementkonzerte in Koblenz und verfaßte zahlreiche Kompositionen. Für Robert Schumann lieferte er den Text zu dessen Chorballade „Das Glück von Edenhall" op. 143. In den Jahren 1871 bis 1873 war er Reichstagsabgeordneter für Malmedy und Schleiden. 1872 verfaßte er eine vielbeachtete theologische Schrift gegen das Unfehlbarkeitsdogma des Papstes auf dem Vatikanischen Konzil und gründete die altkatholische Gemeinde in Düsseldorf.

Dr. Carl G. Helbig

Helbig interessierte sich besonders für die Behandlungsmethode des Wiener Arztes Franz Anton Mesmer mit animalem Magnetismus. Mesmer glaubte 1776 entdeckt zu haben, daß seine mit diesem Verfahren erzielten Erfolge nicht so sehr auf der bisher von ihm verkündeten Wirkung des Magneten, sondern mehr auf einer geheimnisvollen Kraft beruhe, die aus dem menschlichen Körper ausströme und durch magnetisch aufgeladene Gegenstände verstärkt werden könne, eine Entdekkung, die heute als Ursprung der Hypnosetherapie betrachtet wird.
Auch Dr. Helbig verwendete bei seinen Patienten in Dresden bei seiner Hypnosebehandlung zur Einleitung eines Trance-Zustandes metallische Gegenstände, und man darf annehmen, daß Schumanns spätere Scheu vor Schlüsseln und anderen metallischen Objekten mit seinen Erfahrungen während der im Jänner 1845 begonnenen Hypnosetherapie Dr. Helbigs im Zusammenhang steht. Nach anfänglichen

Erfolgen verlor Schumann das Vertrauen in diesen Arzt, da dieser die Ursache für seine Beschwerden in der kompositorischen Tätigkeit sah und ihm letzteres verbieten wollte. Nach Schumanns Tod 1856 empfahl Dr. Helbig die genaue Untersuchung seines Schädels, die schließlich 1885 durch Professor Hermann Schaafhausen auch tatsächlich vorgenommen wurde und keine Auffälligkeiten ergab. Schumanns Schädel wurde seither nicht mehr gefunden.

Dr. Moritz Müller

Müller war ebenfalls Vertreter der Homöopathie, der Schumann, ähnlich wie Dr. Hartmann in Leipzig, wegen seines Handleidens behandelte. Er wies auf eine bei seinen Patienten gemachte Beobachtung hin, daß gelegentlich bei Verwendung zu hoher Dosen auch toxische Nebenwirkungen hervorgerufen würden.

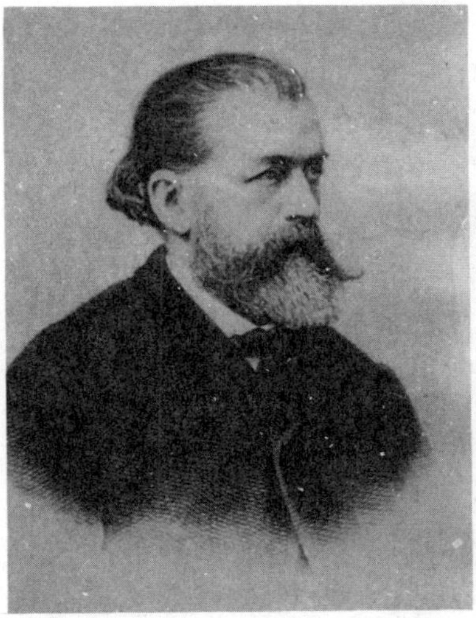

Dr. Wolfgang Müller von Königswinter (1816–1873)

Studierte in Bonn und Berlin. 1842 setzte er seine medizinischen Studien in Paris fort und übernahm dann in Düsseldorf die Praxis seines Vaters. Sein Zusatzname „von Königswinter" ist auf das gleichnamige Städtchen am Rhein zurückzuführen, in welchem er lebte und wo sich heute ein zu seinen Ehren errichtetes Standbild befindet. Er war leitender Direktor der Düsseldorfer Musikgesellschaft und hatte so die undankbare Aufgabe, Schumann 1853 die Abdankung als Dirigent zu empfehlen.
Ab 1853 stellte er seine ärztliche Tätigkeit ein, um sich fortan nur mehr seiner dichterischen und schriftstellerischen Tätigkeit widmen zu können. 1870 nahm er vorübergehend seinen ärztlichen Beruf wieder auf, um den Kriegsverletzten aus dem Deutsch-französischen Krieg helfen zu können.

Wegen eines schweren Leberleidens übersiedelte er in seinem Todesjahr 1873 nach Neuenahr, wo er sich Besserung erhoffte.

Dr. Moritz Emil R e u t e r (–1853)

Reuter, ein enger Freund Schumanns, übte in Leipzig seine ärztliche Praxis aus. Er versuchte durch ein medizinisches Gutachten, Schumann wegen seines „Handleidens“ vom Dienst in der Leipziger Communalgarde freistellen zu lassen.
Selbst ein Mitglied der „Davidsbündler“, versorgte er während Schumanns Krise im Jahre 1833 dessen Haushalt in rührender Weise, und er war es auch, der angesichts der Ansteckungsmöglichkeit dafür sorgte, daß der an Lungentuberkulose schwer erkrankte und mit Schumann das Zimmer teilende junge Komponist Ludwig Schunke von ihm separiert und in das Haus der befreundeten Familie Carl und Henriette Voigt aufgenommen wurde.
Dr. Reuter ermunterte schließlich Schumann nach der Krise von 1833 dazu, sich rasch um eine Frau umzusehen, wodurch es zu der Episode mit Ernestine von Fricken kam.

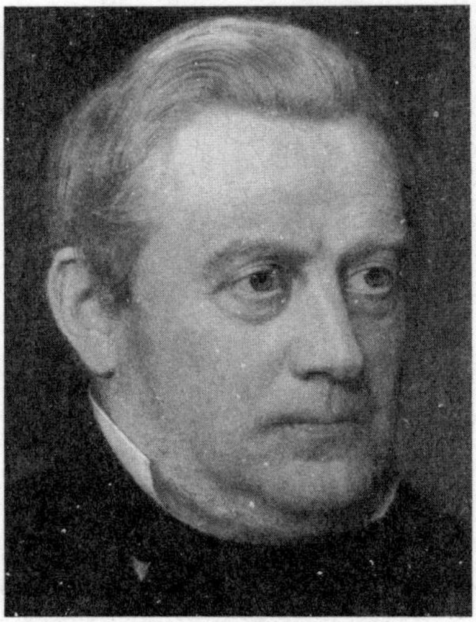

Dr. Franz R i c h a r z (1812–1887)

Er studierte Medizin in Bonn, wo ihn die Vorlesungen über Psychiatrie von Friedrich Nasse, der mit Goethe persönlich bekannt war, so beeindruckten, daß er beschloß, sein Leben der Psychiatrie und den Geisteskranken zu widmen. Er begann seine Studien bei Maximilian Jacobi, dem damaligen Direktor der größten Nervenheilanstalt, in Siegburg und war tief enttäuscht über die Einstellung Jacobis zur Behandlung dieser ärmsten Patienten. Nach achtjähriger Assistentenzeit bei

Jacobi beschloß er deshalb, eine eigene kleine Anstalt zu errichten. Er erwarb ein zweistöckiges Gebäude in einer attraktiven, sieben Morgen großen Anlage in dem Bonner Vorort Endenich, die einstmals der angesehenen Familie Kaufmann gehörte und während der napoleonischen Umwälzungen vorübergehend den Jusstudenten zur Verfügung stand.
Mit seinen nur für vierzehn psychiatrische Patienten eingerichteten Räumen war diese Anstalt die erste private Nervenheilanstalt im Rheinland, in welcher dem kranken Schumann neben einem Schlafzimmer mit Blick auf die Berghügel entlang des Rheins noch ein Wohnraum zur Verfügung stand, in welchem man ein Klavier aufstellte.
Dr. Richarz war zweifellos einer der kompetentesten und erfahrensten Psychiater, die damals im Rheinland zu finden waren und zählte zu jenen Ärzten, die die Entwicklung der modernen Psychiatrie vorantrieben.
Sein Vorbild sah er in dem englischen Psychiater John Conolly (1794–1866), der in England eine große Irrenanstalt leitete und dessen Behandlungsprinzip das „no restraint" war. Oberstes Gesetz dieser neuen Behandlungsmethode war der absolute Schutz des Geisteskranken, dem keine wie immer geartete Gewalt angetan werden durfte und dem Bewegungsfreiheit zugestanden werden mußte. Er veröffentlichte mehrere wissenschaftliche Arbeiten, unter denen jene „Über öffentliche Irrenpflege und die Notwendigkeit ihrer Verbesserung" aus dem Jahre 1844 sowie die Studien über Selbstmord durch Verhungern aus dem Jahre 1871 besonders erwähnenswert scheinen.
Leider mußte die Anstalt in Endenich wegen ihres großen Zulaufes schon nach einem Jahrzehnt vergrößert werden, sodaß zum Zeitpunkt der Einlieferung Schumanns bereits sechzig Patienten dort betreut wurden. Schon von Beginn an wurde Dr. Richarz von einem Assistenten, Dr. Peters, unterstützt, dem auch Robert Schumann anvertraut wurde. Dies nicht zuletzt auch deshalb, weil die zunehmende Taubheit Dr. Richarz' eine optimale Betreuung nicht zugelassen hätte. Im Jahre 1872 übergab er deshalb die gesamte Leitung der Anstalt seinem Neffen, dem Geheimrat Dr. Bernard Oebeke, der bereits seit 1859 dort als Assistent gemeinsam mit Dr. Peters arbeitete. Die Heilanstalt Endenich selbst wurde erst 1925 geschlossen.

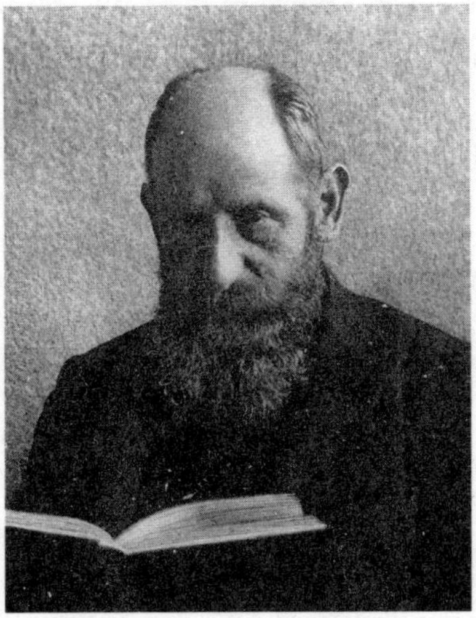

Dr. Josef B r e u e r (1842–1925)

Als Sohn eines israelitischen Religionslehrers in Wien geboren, nahm er 1859 sein Studium an der medizinischen Fakultät auf. Von 1867 bis 1871 war er Assistent an der Internen Klinik von Johann von Oppolzer. Erst nachdem er bereits vier Jahre als praktischer Arzt tätig war, habilitierte er sich 1875 für Interne Medizin. Seine Bescheidenheit veranlaßte ihn, mangels eines ausreichenden eigenen Krankengutes am 7. Juli 1885 seine Dozentur zurückzulegen. Ebenso lehnte er den von Theodor Billroth gemachten Vorschlag seiner Ernennung zum außerordentlichen Professor dankend ab. Im Jahre 1894 wählte ihn die Wiener Akademie der Wissenschaften zu ihrem korrespondierenden Mitglied.
Wissenschaftlich schuf er in mehr als zwanzigjähriger, neben seiner Privatpraxis geleisteter Arbeit die Grundlagen der modernen Erforschung des Gleichgewichtsorgans. Als Sigmund Freud 1886 in Wien seine Privatpraxis eröffnete und sich dabei der Hypnose bediente, erhielt er wertvolle Anregungen von seinem Freund Josef Breuer, der sich bereits seit 1880 intensiv mit Hypnose beschäftigte. Gemeinsam widmeten sie sich seit 1890 dem Ausbau und dem Studium der hypnotischen Suggestion als Behandlungsmethode psychischer Störungen, insbesondere der hysterischen Phänomene, jener Methode, deren geistiges Eigentum Sigmund Freud seinem Freund Breuer zugeschrieben hat.
Neben Breuers ärztlicher und wissenschaftlicher Tätigkeit muß seine Auseinandersetzung mit Literatur und allem Schönen hervorgehoben werden, was von Homer bis Strindberg und von Platon bis Nietzsche geschrieben wurde.

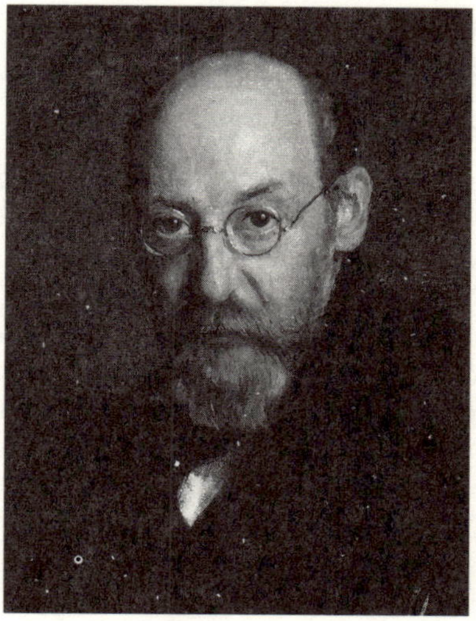

Sein 1869 geborener Sohn Robert B r e u e r , der in der Nacht vom 2. zum 3. April 1897, der letzten im Leben Brahms', Wache hielt und darüber am 19. Juli 1912 einen ausführlichen Bericht verfaßte, war damals Assistent bei Professor Nothnagel und später Primarius in einem Linzer Krankenhaus.

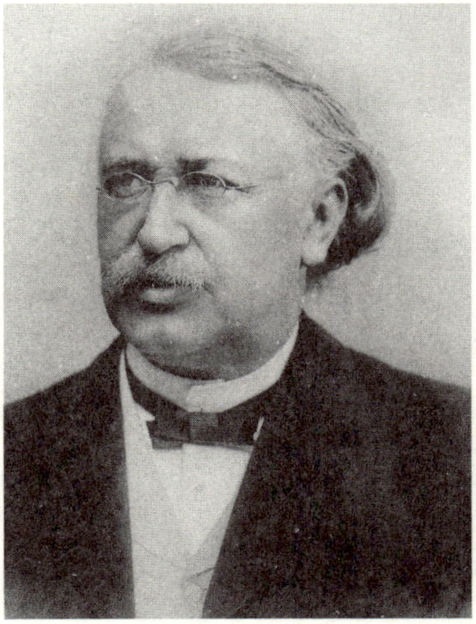

Dr. Georg Julius Theodor Wilhelm E n g e l m a n n (1843–1909)

Studierte über Anregung seines Onkels J. V. Carus an den Universitäten von Jena, Leipzig, Heidelberg und Göttingen Medizin. Während seiner Studienjahre knüpfte er eine enge Freundschaft mit Ernst Haeckel.

Nach seiner Promotion in Leipzig 1867 ging er wegen seines großen Interesses für die Physiologie als Assistent zu Professor F. C. Donders nach Utrecht. Bereits im Jahre 1871 wurde dort für ihn eine Professur für allgemeine Biologie und Histologie geschaffen. 1888 wurde er Nachfolger Donders als Professor für Physiologie an der Utrechter Universität.
Im Jahre 1874 heiratete er die Pianistin Emma Brandes, die in einem engen Naheverhältnis zu Clara Schumann stand. Durch diese Ehe wurden seine engen Beziehungen zur Musik noch weiter verstärkt. Sein Briefwechsel mit Johannes Brahms vermittelt einen Eindruck von Engelmanns Verhältnis zur Musik und zu den Künstlern überhaupt. Er selbst spielte sehr gut Cello.
Nach dem Tode des Professors Emil du Bois-Reymond wurde er 1898 als dessen Nachfolger an das physiologische Institut nach Berlin berufen. Leider nahm seine Arbeitskraft schon seit 1905 in auffälliger Weise ab. Sein seit Jahren bekannter Diabetes mellitus verschlechterte sich zusehends, und durch mehrere Episoden von Schlaganfällen wurde sein körperlicher und geistiger Verfall weiter beschleunigt. Der 1909 infolge einer komplizierten Lungenentzündung eingetretene Tod stellte unter diesen Umständen eine Erlösung von seinen Leiden dar.
Als Wissenschaftler betrieb er seine Forschungen bevorzugt auf den Gebieten der Muskelfunktion, der elektrischen Erregungsleitung im Herzmuskel und der Physiologie des Auges.

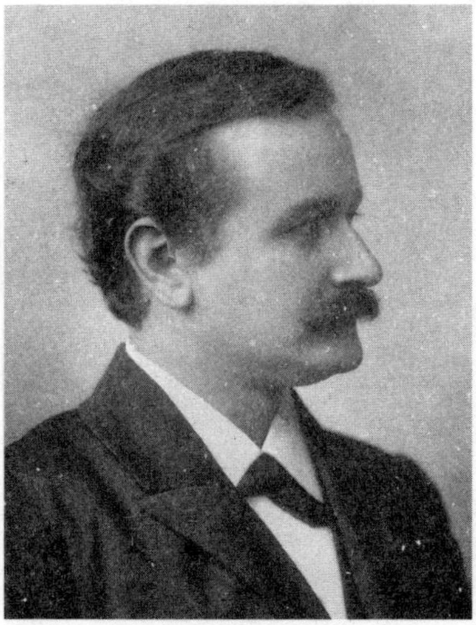

Dr. Albert N a r a t h (1864–1924)

Promovierte 1890 an der Universität Wien und arbeitete zunächst als Assistent am Anatomischen Institut unter Professor Zuckerkandl, bevor er 1893 in die Zweite chirurgische Universitätsklinik in Wien unter der Leitung von Professor Theodor Billroth eintrat. Im Jahre 1896 erhielt er einen Ruf als ordentlicher Professor für

Chirurgie an die Universität von Utrecht, wo er die Nachfolge von Professor Frh. von Eiselsberg antrat.
In Utrecht fand er im Hause des berühmten Physiologen Theodor Wilhelm Engelmann, einem hervorragenden Cellospieler, dessen Frau Pianistin war, freundliche Aufnahme. Er heiratete eine Tochter Engelmanns. Seine wissenschaftlichen Arbeiten befaßten sich mit dem Gebiet der Hernien und der Chirurgie des Magendarmkanals.
Trotz seiner großen Beliebtheit bei den Holländern vermißte er als begeisterter Alpinist immer mehr die Berge seiner österreichischen Heimat. Im Jahre 1906 übernahm er als Geheimer Hofrat den Lehrstuhl für Chirurgie an der Universität von Heidelberg. Doch schon 1910 mußte er aus gesundheitlichen Gründen sein Amt niederlegen. Wissenschaftlich arbeitete er jedoch weiter, unter anderem als Hauptschriftleiter der Deutschen Zeitschrift für Chirurgie.
Professor Sauerbruch würdigte 1925 in einem Nachruf für den Verstorbenen neben seinen hervorragenden wissenschaftlichen Leistungen im besonderen auch die vorzüglichen menschlichen Charakterzüge dieses großen Chirurgen.

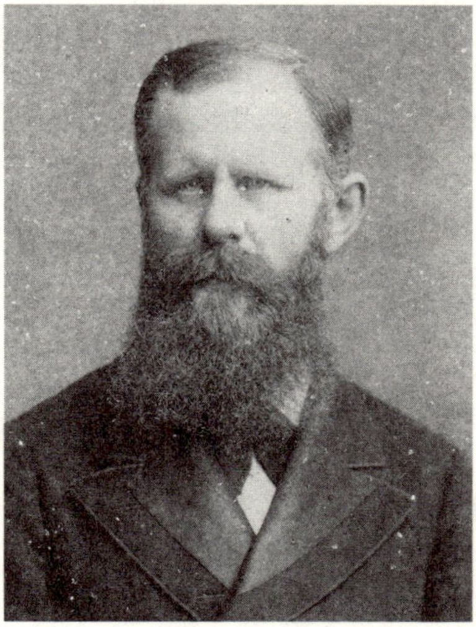

Dr. Hermann N o t h n a g e l (1841–1905)

Zu Alt-Lietzegöricke in der Mark Brandenburg geboren, begann er 1859 seine Studien mit Rücksicht auf das kärgliche Einkommen seines Vaters in dem medizinisch-chirurgischen Friedrich-Wilhelm-Institut in Berlin, der sogenannten „Pepinière“, die, ähnlich dem „Josephinum“ in Wien, Militärärzte auszubilden hatte. Seine damit verbundenen militärärztlichen Verpflichtungen brachten es mit sich, daß er sowohl am Preußisch-österreichischen Krieg von 1866 als auch am Deutsch-französischen Krieg von 1870/71 teilnehmen mußte und dort das Elend und den Anblick zerfetzter, noch lebender Menschenkörper und Tierleiber auf den

Schlachtfeldern aus nächster Nähe erlebte. Sein von der deutschen Klassik geprägter humanistischer Geist kam in seinem Urteil über diese Geschehen zum Ausdruck, als er damals schrieb: „Fluch über den Krieg, neben dem Jammer, welcher über Tausende und aber Tausende hereinbricht, entfesselt er die jämmerlichsten Leidenschaften."

Nach einer Ausbildung bei Ernst von Leyden in Königsberg, wo er sich als Privatdozent habilitierte und Militärarzt in Berlin und Breslau war, erhielt er bereits 1872 eine Professur an der Universität in Freiburg. Im Oktober 1874 übernahm er die Professur für spezielle Pathologie und Therapie in Jena, wo er mit seinem 1879 erschienenen Werk „Topische Diagnostik der Gehirnkrankheiten" seine bedeutendste Leistung vollbrachte.

Am 16. Oktober 1882 hielt er seine Antrittsvorlesung in Wien, die in den von humanistischem Geist geprägten Worten gipfelte: „Nur ein guter Mensch kann ein großer Arzt sein." In Wien fand er als akademischer Lehrer und als Wissenschaftler hohen Ranges eine äußerst fruchtbare Wirkungsstätte. Aus seinen Veröffentlichungen ragen die Abhandlung „Über die Lokalisation der Gehirnkrankheiten" oder „Die Anpassung des Organismus bei pathologischen Zuständen" heraus. Im Jahre 1891 begann er seine Arbeit als Herausgeber des monumentalen Sammelwerkes über „Spezielle Pathologie und Therapie", das seit 1894 als Handbuch erschien und in dem führende Internisten der deutschen Universitäten das Wissen der Zeit niederlegten. Im Jahre 1901 begründete er in Wien die Gesellschaft für Innere Medizin, als deren erster Präsident er gewählt wurde. Im Mai 1905 wurde er zum Mitglied der Akademie der Wissenschaften ernannt.

Seine letzten Lebensjahre waren durch zunehmende Angina pectoris-Anfälle gekennzeichnet, denen er am 7. Juli 1905 erlag, nicht ohne auf ein auf seinem Nachttisch gefundenen Blatt Papier mit Bleistift die letzten Anfälle peinlichst genau vermerkt zu haben. Seit dem Tod seiner Frau an Kindbettfieber und dem Freitod seines Sohnes hat er nur mehr für seine kranken Patienten und für seine Schüler gelebt, denen er ein unvergeßlicher Lehrer war. Tief beeindruckt hörte ich von meinem ersten Lehrer an der Zweiten medizinischen Universitätklinik in Wien, Professor Nikolaus von Jagic, der einer seiner letzten Assistenten war, mit welcher Verehrung und Liebe die Mitarbeiter an Nothnagel hingen.

Dr. Leopold Schrötter Ritter von Kristelli (1837–1908)

Der in Graz geborene Sohn des Entdeckers des amorphen Phosphors, Anton von Schrötter, war eines der größten organisatorischen Talente der Wiener medizinischen Schule im ausgehenden 19. Jahrhundert.

Entscheidend für sein Lebenswerk war seine Assistentenzeit von 1863 bis 1869 bei Joseph Skoda; er habilitierte sich 1867 für innere Medizin und Laryngologie. Schon 1870 wurde er mit der Leitung der ein Jahr zuvor gegründeten Klinik für Laryngologie betraut, die zur ersten laryngologischen Universitätsklinik der Welt ausgebaut wurde. Dennoch blieb zeit seines Lebens die interne Medizin seine eigentliche große Liebe. Es ist nur aus seiner enormen Tatkraft heraus zu verstehen, daß es ihm möglich war, seit 1877 neben der laryngologischen Klinik noch die interne Abteilung am Rudolfspital als Primarius bzw. seit 1881 die Zweite medizinische Abteilung im Wiener Allgemeinen Krankenhaus zu betreuen.

Als Schüler Skodas, dem Pionier für den Ausbau der physikalischen Untersuchungsmethoden – er schuf 1839 mit seiner „Abhandlung über Perkussion und

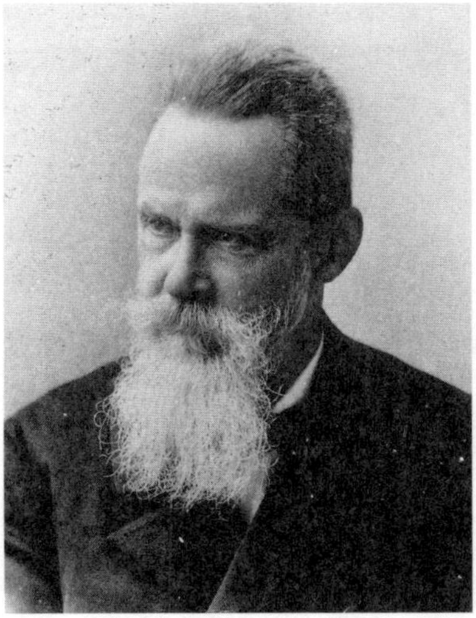

Auskultation" die Grundlage für den Weltruf der Zweiten Wiener medizinischen Schule –, war Schrötter ein Meister der Diagnostik, der den Studenten in seiner „propädeutischen Klinik", wie sie in Wien bald genannt wurde, in unvergleichlicher Weise das Rüstzeug für ihre spätere berufliche Tätigkeit in der internen Medizin vermittelte.

Hatte man in Wien das Massensterben an Tuberkulose, dem „Morbus Vindobonensis", bisher als unabwendbares Schicksal der ärmeren Bevölkerungsschichten hingenommen, so galt es nun für Schrötter als ein Gebot der Stunde, Heilstätten für eine hygienische, klimatisch und diätetisch ausgerichtete Behandlung nicht nur für Reiche, sondern auch und gerade für Unbemittelte zu schaffen. Leider sah sich im Gegensatz zu Deutschland damals die österreichische Regierung nicht in der Lage, die entsprechenden Geldmittel für die Realisierung der Schrötterschen Vorschläge zur Verfügung zu stellen. Erst durch die Gründung eines Vereines gelang es ihm, 1898 die erste Tuberkulose-Heilstätte in Alland zu eröffnen.

Schrötter kümmerte sich auch intensiv um die Verwirklichung einer allgemeinen großzügigen Prophylaxe in Gestalt einer Kanalisierung, einer modernen Wasserversorgung, der Errichtung von Grünflächen in der Stadt und des Baus neuer Spitäler, weshalb man sagen kann, daß „mit diesem Kliniker Österreich zur rechten Stunde der notwendige Sozialmediziner großen Formats erwachsen ist".

Dr. Josef Toelg (1852–)

Toelg ist in Braunau geboren und promovierte 1878 an der Universität Wien zum Doktor der gesamten Heilkunde. Bis 1885 war er als Assistent an der Klinik Professor Bambergers tätig, wo er auch einige meist kasuistische Arbeiten veröffentlichte. 1891 übernahm er die Leitung des k.k. Wilhelminenspitals in Wien.

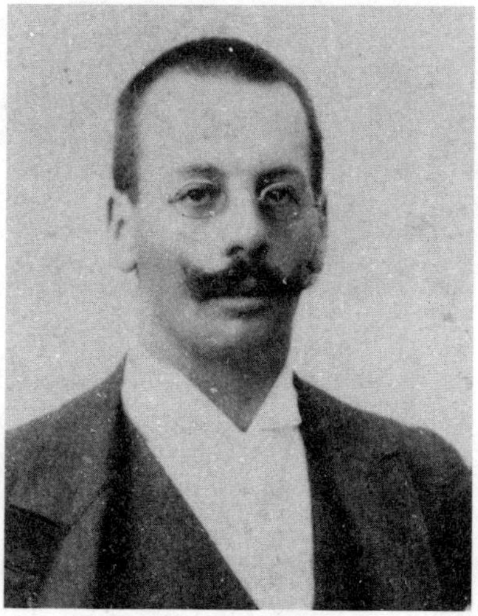

Dr. Richard Heller (1862–1934)

Heller studierte in Wien, wo er auch promovierte. Er war unter Oberleitung von Professor Schrötter behandelnder Arzt Anton Bruckners vom Dezember 1894 bis zum Tode des Meisters. Später arbeitete „Sanitätsrat" Heller in Salzburg.
Er geriet später mit Professor Schrötter in Konflikt, da dessen Sohn Dr. Hermann von Schrötter ein Plagiat veröffentlichte, das von einem Ehrenrat der Wiener Universität als unehrenhafte Handlung verurteilt wurde und über welches auch ein öffentliches Gericht zugunsten Hellers entschied. Dieser Konflikt führte unter anderem dazu, daß auf Veranlassung Schrötters sen. auf dem letzten photographischen Bild Bruckners, das ihn zusammen mit Schrötter sen., Bruckners Bruder Ignaz und der Haushälterin Kathi darstellt, die Figur Dr. Hellers wegretouchiert werden mußte. Diese bedauerliche Affäre war damals Gesprächsstoff in Wien und wurde unter anderem auch von Karl Kraus in seiner Zeitschrift „Die Fackel" behandelt.

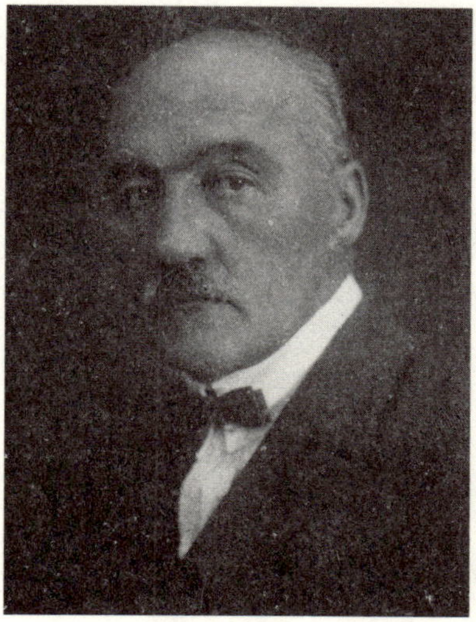

Dr. Josef S o r g o (1869–1950)

Sorgo war Schüler und Assistent von Professor Schrötter. Er habilitierte sich 1904 an der Universität in Wien und wurde 1915 zum außerplanmäßigen Professor ernannt. Im Jahre 1922 wurde ihm die Leitung der Zweiten medizinischen Abteilung des Wilhelminenspitals in Wien übertragen. Besondere Verdienste erwarb er sich um die Behandlung der Kehlkopftuberkulose während seiner Tätigkeit in Alland.

Bibliographie zu Johann Nepomuk Hummel

Anderson W. R.: The Music-masters. Including „Lives of the great composers" (Biographie J.N. Hummel's by E.H.W. Meyerstein), Dublin 1948

Bach C. Ph. E.: Versuch über die wahre Art das Clavier zu spielen, Berlin 1753

Benyovszky K.: J. N. Hummel. Der Mensch und Künstler, Bratislava 1934

Benyovszky K.: Hummel und seine Vaterstadt, Preßburg 1937

Benyovszky K.: Joh. N. Hummel und Eisenstadt, in: Burgenländer Heimatblätter 1937

Benyovszky K.: Joh. N. Hummel der Nachfolger Haydns, in: Burgenländer Heimatblätter 1959

Czerny C.: Erinnerungen aus meinem Leben, in: Czerny C.: Über den richtigen Vortrag der sämtlichen Beethoven'schen Klavierwerke, Wien 1863

Deutsch O. E.: Schubert. Die Erinnerungen seiner Freunde, Leipzig 1957

Eckermann J. P.: Gespräche mit Goethe in den letzten Jahren seines Lebens, Berlin 1962

Fétis F. J.: Biographie Universelle des Musiciens, Paris 1874

Genast E.: Aus Weimars klassischer und nachklassischer Zeit. Tagebuch, zit. nach Benyovszky.

Grove: Dictionary of Music and Musicians, London-New York 1954

Harich J.: Beethoven in Eisenstadt, in: Burgenländer Heimatblätter 1959

Hiller F.: Aus dem Tonleben unserer Zeit, Leipzig 1871

Hummel J. N.: „Ausführliche theoretisch-practische Anweisung zum Piano-Forte-Spiel, vom ersten Elementar-Unterricht an, bis zur vollkommensten Ausbildung", Wien 1828

Hummel J. N.: Biographische Notizen über J. N. Hummel: Manuskript im Archiv der Freimaurerloge „Amalia", Weimar

Hummel J. N.: Ausstellung (Katalog), Düsseldorf 1971

Hummel J. N.: Hummel J. N. und Eisenstadt (Ausstellungskatalog), Eisenstadt 1978

Jung H. R.: Bericht der wissenschaftlichen Konferenz aus Anlaß des 200. Geburtstages J. N. Hummels, Weimar 1978

Jung H. R.: Persönliche Mitteilung betreffend: „Korrespondenz des Oberhofmarschalls von Spiegel mit Mitgliedern des Theaters und der Theaterverwaltung über Theaterangelegenheiten insbesondere während seiner Sommerreisen 1831-1845 aus dem Repertorium A. Wissenschaft und Kunst, Kapitel Hoftheater und Kapelle", Staatsarchiv Weimar, Akt 9568

Lenz W. von: Die großen Pianoforte-Virtuosen unserer Zeit, Berlin 1872

Liszt F.: Briefe, Leipzig 1893

Löwe K., Dr.: Selbstbiographie, Berlin 1870

Möller W.: Johann Nepomuk Hummel 1778-1837, Kassel 1972

Müller M.: Ein alter Musikmeister, Zeitschrift „Europa" 37, 1873

Nohl L.: Briefe Beethovens, Stuttgart 1865

Nohl L.: Neue Briefe Beethovens, Stuttgart 1867

Pohl C. F.: Joseph Haydn, Leipzig 1927

Radant E.: Die Tagebücher von Joseph Carl Rosenbaum 1770-1829, Haydn Jahrbuch Bd. 5, 1968

Schindler A.: Biographie von Ludwig van Beethoven, Münster 1840

Schmidt H.: Erinnerungen eines weimarischen Veteranen, Leipzig 1865

Schumann R.: Jugendbriefe, Leipzig 1885

Schumann R.: Gesammelte Schriften I. Hrsg. von M. Kreisig. Zit. nach: „Die Musik in Geschichte und Gegenwart", Bärenreiter Verlag, Kassel 1957

Seidel M. J.: Biographische Notizen aus dem Leben des am 17. Oktober 1837 verstorbenen Großherzoglich-Sächsisch-Weimarischen Kapellmeisters und Ritter mehrerer Orden J. N. Hummel, Bibliothek der Nationalen Forschungs- und Gedenkstätten der klassischen deutschen Literatur in Weimar, Handschriftenabteilung. Auszugsweise freundlichst zur Verfügung gestellt von Prof. Dr. H. R. Jung

Spohr L.: Selbstbiographie, Kassel und Basel 1954

Thayer A. Wh.: Ludwig van Beethovens Leben, Leipzig 1907-1911

Zimmerschied D.: Thematisches Verzeichnis der Werke von J. N. Hummel, Hofheim am Taunus 1971
Zimmerschied D.: Die Kammermusik J. N. Hummels, Mainz 1966

Bibliographie zu Carl Maria von Weber

Bartlitz E.: Carl Maria von Weber, Berlin 1947
Böhme G.: Medizinische Porträts berühmter Komponisten, Stuttgart-New York 1979
Bollert W. u. Lemke A.: Carl Maria von Webers Briefe an Gottfried Weber, in: Jahrbuch des Staatl. Instituts für Musikforschung. Berlin 1972, S. 7 und S. 76
Brancour R.: L' autopsie du musicien Weber, Chronique médicale 17, 80, 1910
Braun A.: Krankheit und Tod im Schicksal bedeutender Menschen, Stuttgart 1940
Dünnebeil H.: Schriften über Carl Maria von Weber, Berlin 1947
Eichhorst H.: Handbuch der speziellen Pathologie und Therapie, Wien und Leipzig 1891, Band IV, 492-584
Einstein A.: Größe in der Musik, München-Kassel 1980
Gambihler J.: Die Asche Karl Maria's v. Weber in London, in: Europa, Chronik der gebildeten Welt, Karlsruhe, 1, 28, 1841
Gehrmann H.: Carl Maria von Weber, Berlin 1899
Hausswald G.: Carl Maria von Weber, Dresden 1951
Hefele F.: Die Vorfahren Carl Maria von Webers, Karlsruhe 1926
Hellinghaus O.: Karl Maria von Weber, Freiburg i. Br. 1924
Hofmann H.: Carl Maria von Weber. Leben und Werk, Husum 1978
Hübner A.: Carl Maria von Weber, sein Leben Leiden und Sterben, in: Medicamentum 77, 29, 1986
Hübner A.: Die Pathographie C. M. von Webers, in: Beiträge zur Musikwissenschaft, Berlin, 30, 78, 1988
John H.: Carl Maria von Weber – Unveröffentlichte Briefe an Carl Bertuch und Johann Friedrich Rochlitz, in: Beiträge zur Musikwissenschaft, 20, 186, 1978
John H.: Die Überführung der Gebeine Carl Maria von Webers nach Dresden, in: Beiträge zur Musikwissenschaft Berlin, 30, 90, 1988
Kähns F. W.: Carl Maria von Weber. Eine Lebensskizze nach authentischen Quellen, Leipzig 1873
Kaiser G.: Sämtliche Schriften von Carl Maria von Weber, Berlin und Leipzig 1908
Kamin G.: Carl Maria von Weber. Ein großes Leben, Eutin o.J.
Kapp J.: Weber, Stuttgart-Berlin 1922
Kerner D.: Carl Maria von Weber als Patient, Münch. Med. Wschr. 109, 243, 1967
Kerner D.: Krankheiten großer Musiker, Stuttgart-New York 1969
Kroll E.: Carl Maria von Weber, Potsdam 1934
Laux K.: Kunstansichten. Ausgewählte Schriften C. M. v. Webers, Leipzig 1975
Laux K.: Carl Maria von Weber, Bildmonographie, Leipzig 1978
Leinert M.: Carl Maria von Weber, Reinbek bei Hamburg 1978
Leinert M.: „Tonkünstlers Leben“ – Weber als Schriftsteller und Dichter, in: Beiträge zur Musikwissenschaft. Berlin 30, 84, 1988
Raabe P.: Wege zu Weber, Regensburg 1942
Reissmann A.: Carl Maria von Weber, sein Leben und seine Werke, Berlin 1883
Sachse W.: Beiträge zur genaueren Kenntniß und Unterscheidung der Kehlkopfs- und Luftröhrenschwindsucht, Hannover 1821
Schemann B.: Carl Maria von Weber, Berlin 1947
Schnoor H.: Weber. Gestalt und Schöpfung, Dresden 1953
Schöller F. V.: Die innerlichen Krankheiten des Menschen, Wien 1839
Warrack J.: Carl Maria von Weber, Leipzig 1986
Weber M. M., von: Carl Maria von Weber. Ein Lebensbild, 3 Bde, Leipzig 1866
Worbs H. J.: Carl Maria von Weber. Briefe, Franfurt/M. 1982
Wutzky A. Ch.: Grillparzer und die Musik, Regensburg 1940
Zentner, W.: Carl Maria von Weber, Olten und Freiburg i. Br. 1952

Zschake G.: Carl Maria von Weber, Lübeck 1985
Zschake G.: Weber im Spiegel seiner Biographen, in: Beiträge zur Musikwissenschaft, 30, 62, Berlin 1988

Bibliographie zu Felix Mendelssohn Bartholdy

Bartels B.: Mendelssohn Bartholdy. Mensch und Werk, Bremen 1947
Braun A.: Krankheit und Tod im Schicksal bedeutender Menschen, Stuttgart 1940
Dahlhaus C.: Das Problem Mendelssohn, Regensburg 1974
Dahms W.: Mendelssohn, Berlin und Leipzig 1922
Devrient, E.: Meine Erinnerungen an Felix Mendelssohn Bartholdy und seine Briefe an mich, Leipzig 1872
Eckardt J.: Ferdinand David und die Familie Mendelssohn Bartholdy, Leipzig 1888
Eismann G.: Erinnerungen an Felix Mendelssohn Bartholdy. Nachgelassene Aufzeichnungen von Robert Schumann, Zwickau 1947
Elvers R.: Felix Mendelssohn Bartholdy, Briefe, Frankfurt/M. 1984
Franken F. H.: Felix Mendelssohn Bartholdys früher Tod, in: Das Leben großer Musiker im Spiegel der Medizin, Stuttgart 1959
Franken F. H.: Krankheit und Tod großer Komponisten, Baden-Baden, Köln, New York 1979
Franken F. H.: Die Krankheiten großer Komponisten, Band 1, Wilhelmshaven 1986
Goethe, J. W. v.: Gespräche, Wiesbaden 1949
Grove G.: Beethoven, Schubert, Mendelssohn, London 1951
Hensel S.: Die Familie Mendelssohn 1729-1847, Berlin 1882
Hiller F.: Felix Mendelssohn Bartholdy, Briefe und Erinnerungen, Cöln 1874
Jacob H. E.: Felix Mendelssohn und seine Zeit, Frankfurt 1959
Katz J.: Die Entstehung der Judenassimilation in Deutschland, Frankfurt 1936
Kerner D.: Krankheiten grosser Musiker, Band 2, Stuttgart-New York 1969
Klingemann K.: Felix Mendelssohn Bartholdys Briefwechsel mit Legationsrat Karl Klingemann, Essen 1909
Köhler K. H.: Felix Mendelssohn Bartholdy, Leipzig 1966
Kupferberg H.: The Mendelssohns. Three Generations of Genius, New York 1972
Konold W.: Felix Mendelssohn Bartholdy und seine Zeit, Laaber 1984
Lampadius W. A.: Felix Mendelssohn, Leipzig 1886
Lobe J. C.: Consonanzen und Dissonanzen, Leipzig 1869
Lyser J. P.: Zur Biographie Mendelssohn Bartholdys, Basel 1958
Mendelssohn Bartholdy P. C.: Felix Mendelssohn Bartholdy: Briefe aus den Jahren 1830-1847, Leipzig 1863
Metzger H. K. und Riehn R.: Felix Mendelssohn Bartholdy, in: Musik-Konzepte 14/15 München 1980
Moscheles F.: Briefe von Felix Mendelssohn Bartholdy an Ignaz und Charlotte Moscheles, Leipzig 1888
Moscheles I.: Aus Moscheles Leben. Nach Briefen und Tagebüchern. Hrsg. v. seiner Frau, Leipzig 1888
Moser H. J.: Musikgeschichte in hundert Lebensbildern, Stuttgart 1958
Neumann W.: Felix Mendelssohn Bartholdy. Eine Biographie, Kassel 1854
Polko E.: Erinnerungen an Mendelssohn, Leipzig 1868
Ranft P.: Felix Mendelssohn Bartholdy, eine Lebenschronik, Leipzig 1972
Reich W.: Felix Mendelssohn im Spiegel eigener Aussagen und zeitgenössischer Dokumente, Zürich 1970
Schottländer, J. W.: Carl Friedrich Zelters Darstellungen seines Lebens, Weimar 1931
Sterndale-Bennett R.: The Death of Mendelssohn, in: Music and Letters. 36, 1955
Stresemann W.: Eine Lanze für Felix Mendelssohn, Berlin 1984
Wagner C.: Die Tagebücher 1869-1883, München-Zürich 1976/77
Wagner R.: Das Judentum in der Musik, in: Die Hauptschriften, Leipzig 1937
Weissweiler E.: Komponistinnen aus 500 Jahren, Frankfurt 1981

Werner E.: Mendelssohn. Leben und Werk in neuer Sicht, Zürich 1980
Wörner K. H.: Felix Mendelssohn Bartholdy. Leben und Werk, Leipzig 1947
Wolff E.: Felix Mendelssohn Bartholdy. Eine Musikerbiographie, Berlin 1901
Worbs H. Ch.: Felix Mendelssohn Bartholdy. Wesen und Wirken im Spiegel von Selbstzeugnissen und Berichten der Zeitgenossen, Koehler und Amelang 1958
Worbs H. Ch.: Mendelssohn-Bartholdy, Reinbek bei Hamburg 1974

Bibliographie zu Robert Schumann

Abert H.: Schumann, Berlin 1920
Basch V.: Schumann. A life of suffering, New York 1936
Böhme G.: Medizinische Portraits berühmter Komponisten. Bd.2, Stuttgart-New York 1987
Boetticher W.: Robert Schumann, Einführung in Persönlichkeit und Werk, Berlin 1941
Boetticher W.: Robert Schumann in seinen Schriften und Briefen, Berlin 1942
Boucourechliev A.: Schumann in Selbstzeugnissen und Bilddokumenten, Hamburg 1978
Bowman R.: Robert Schumann's Life, Psychiatrie 13, 1927, 1970
Brahms J.: Briefwechsel mit Clara Schumann, Leipzig 1927
Dahms W.: Schumann, Leipzig 1925
Edler A.: Robert Schumann und seine Zeit, Laaber 1982
Eismann G.: Robert Schumann, Tagebücher, Leipzig 1971
Erler H.: Robert Schumanns Leben, Berlin 1887
Dannenberg P.: Das kleine Schumannbuch, Salzburg-Wien 1979
Fischer-Dieskau D.: Robert Schumann. Wort und Musik, Stuttgart 1981
Franken H.: Die Krankheiten großer Komponisten, Wilhelmshaven 1986
Frazeni T.: Johannes Brahms der Vater von Felix Schumann, Bielefeld 1926
Gendsel J.: Robert Schumanns Briefwechsel mit Henriette Voigt, Leipzig 1892
Griesinger W.: Die Pathologie und Therapie der psychischen Krankheiten, Stuttgart 1861
Gruhle W.: Brief über Robert Schumanns Krankheit an P.J. Möbius, Zbl. Nervenhk. 805, (1906)
Guislain J.: Les Phrénopathies, Paris-Bonn 1852
Hanslick E.: Robert Schumann in Endenich, Berlin 1899
Henson R., Ulrich U.: Schumann's hand injury, Brit.Med.J. 1,900, 1978
Höcker K.: Clara Schumann, München 1978
Holde A.: Suppressed Passages in the Brahms-Joachim Correspondence, New York 1959
Hovorka O., Kronfeld A.: Vergleichende Volksmedizin, Stuttgart 1909
Jänisch W., Neuhaus G.: Der Obduktionsbefund der Leiche des Komponisten Robert Schumann, Zbl.allg.Path.pathol.Anat. 132, 129, Jena (1986)
Kast P.: Schumanns rheinische Jahre, Düsseldorf 1981
Kerner D.: Krankheiten großer Musiker, Stuttgart 1963
Kleinebreil H.: Der kranke Schumann, Diss. Jena 1953
Kötz H.: Der Einfluß Jean Pauls auf Robert Schumann, Weimar 1933
Kross S.: Briefe und Notizen Robert und Clara Schumanns, Bonn 1978
Lange-Eichbaum W.: Genie, Irrsinn und Ruhm: eine Pathographie des Genies, München 1961
Leibrand W.: Der kranke Schumann, Med.Welt 1273, (1929)
Leonhard K.: Bedeutende Persönlichkeiten in ihren psychischen Krankheiten, Berlin 1988
Linder M.: Die Psychose von Robert Schumann und ihr Einfluß auf seine musikalische Komposition, Schweiz. Arch. f. Neurol. u. Psychiat. 83,83, (1959)
Litzmann B.: Clara Schumann, ein Künstlerleben, Leipzig 1902-1908
Litzmann B.: Clara Schumann – Johannes Brahms, Briefe aus den Jahren 1855–1896, Leipzig 1927
Mac Master H.: La folie de Robert Schumann, Paris 1928
Mickel H.S.: Persönlicher Brief vom 2. Februar 1984
Möbius P.: Über Robert Schumanns Krankheit, Halle 1906
Müller H.: Robert Schumann und seine Krankheiten, Diss., Halle/S. 1985

Neuhaus G.: Robert Schumann, Tagebücher (4 Bde), Leipzig 1982
Neuhaus G.: Robert Schumann, Haushaltbücher I und II, Leipzig 1982
Nußbaum F.: Der Streit über Robert Schumanns Krankheit, Diss., Köln 1923
Oebeke B.u.Richarz F.: Über die Behandlung der Nahrungsverweigerung der Irren ohne gewaltsame Fütterung, Allg. z. f. Psych. 27, 202, (1871)
Ortheil H.J.: Robert und Clara Schumann. Briefe einer Liebe, Königstein/T. 1982
Ostwald P.: Robert Schumann and his Doctors, Am. J. Soc. Psych. III, (1983)
Ostwald P.: Schumann, Music and Madness, London 1985
Payk Th.: Robert Schumann als Patient in Bonn-Endenich, Confinia Psych. 20, 153 (1977)
Rehberg P. und W.: Robert Schumann, Zürich 1954
Reich N. B.: Clara Schumann. The artist and the woman, New York 1985
Richarz F.: Über öffentliche Irrenpflege und die Notwendigkeit ihrer Verbesserung, Bonn 1844
Richarz F.u.Oebeke B.: Über Robert Schumanns Krankheit, Allg.Z.für Psychiatrie 27, 202, (1871)
Richarz F.: Robert Schumann, Signale für die musikalische Welt 31, 625, (1873)
Rothe H.: Neue Dokumente zur Schumann Forschung, Leipzig 1967
Sams E.: Schumann‘s hand and injury, Musical Times, Vol.112, (1971), London
Schaaffhausen H.: Einige Reliquien berühmter Männer, Corresp.Blatt Dtsch.Ges. Anthropol. 16, 147, (1885)
Schnapp F.: Heinrich Heine und Robert Schumann, Hamburg-Berlin 1924
Schnebel D.: In: Musik Konzepte, Sonderband Robert Schumann I. Hrsg. von H.K. Metzger und R. Riehn, München 1981
Schneider H.: Bedeutende Musikautographien. Tutzing 1980
Schumann R.: Jugendbriefe, hrsg. von Clara Schumann, Leipzig 1885
Schumann R.: Briefe, hrsg. von F.G. Jansen, Leipzig 1886
Schumann C. und R.: Briefwechsel, hrsg. von E. Weissweiler; Frankfurt 1984
Schumann E.: Robert Schumann. Ein Lebensbild meines Vaters, Leipzig 1931
Schweisheimer W.: War Robert Schumann geisteskrank? in: Ärztl. Praxis 8, 40, (1959)
Seitz R.: Aus Ferdinand Hillers Briefwechsel, Köln 1958
Slater E., Meyer E.: Pathography of Robert Schumann, Confinia Psych. II, (1959)
Ströter M.: Das Dunkel kam wieder. Erinnerungen an Schumanns letzte Lebenszeit, Musica 10, (1956)
Sutermeister H.M.: Das Rätsel um Robert Schumanns Krankheit, Praxis 48, 1177, (1959)
Taylor R.: Robert Schumann. His life and work, New York, 1982
Truscott H.: In: Musik-Konzepte, Sonderband Robert Schumann I. Hrsg. von H.K. Metzger und R. Riehn, München 1981
Wasielewski W.J.v.: Robert Schumann, Leipzig 1906
Wörner K. H.: Robert Schumann, Zürich 1949

Bibliographie zu Johannes Brahms

Avé-Lallemant Th.: Rückerinnerungen eines alten Musikanten, Hamburg 1878
Biba, Otto: Johannes Brahms in Wien. Ausstellung, Wien 1983
Brahms J. H. C.: Originalbrief der Mutter: geschrieben vom 26. bis 30. Januar 1865, Archiv der Gessellschaft der Musikfreunde, Wien
Brahms Briefwechsel: Johannes Brahms im Briefwechsel mit Joseph Joachim, Berlin 1908
Johannes Brahms: Briefwechsel, Tutzing 1974
Bülow von, H.: Reise-Recensionen, in: Ausgewählte Schriften, Leipzig 1911
Deutsch, O. E.: Die Brotarbeiten des jungen Brahms, Österreichische Musikzeitschrift XV, 1960
Dietrich A.: Erinnerungen an Johannes Brahms in Briefen besonders aus seiner Jugendzeit, Leipzig 1898
Door A.: Persönliche Erinnerungen an Johannes Brahms, in : Die Musik, Berlin 1903
Ehrmann von, A.: Johannes Brahms. Weg, Werk und Welt, Leipzig 1933
Fellinger M.: Brahms-Bilder, Leipzig 1911

Fellinger R.: Klänge um Brahms, Erinnerungen, Berlin 1933
Floros C.: Brahms und Bruckner, Wiesbaden 1980
Floros C.: Marx Hans Joachim, Peter Petersen: Brahms und seine Zeit, Hamburg 1984
Gal H.: Johannes Brahms, Leben und Werk, Frankfurt a.M. u. Hamburg 1961
Gal H.: Brahms Briefe, Hamburg 1979
Geiringer K.: Johannes Brahms, sein Leben und Schaffen, Basel 1974
Grasberger F.: Das kleine Brahmsbuch, Salzburg und Wien 1973
Greither A.: Billroth im Briefwechsel mit Brahms, Wien 1964
Groth K.: Erinnerungen an Brahms, Die Gegenwart, 1897
Hanslick E.: Concerte, Componisten und Virtuosen der letzten fünfzehn Jahre. 1870 – 1885, Berlin 1886
Hanslick E.: Aus meinem Leben, Berlin 1894
Henschel G.: Personal recollection of Johannes Brahms, Boston 1907
Heuberger R.: Musikalische Skizzen, Leipzig 1901
Heuberger R.: Erinnerungen an Johannes Brahms, Tutzing 1976
Hofmann K.: Johannes Brahms und Hamburg, Reinbek 1986
Hübbe W.: Brahms in Hamburg, Hamburg 1902
Kalbeck M.: Johannes Brahms, Band I-IV, Berlin 1904 – 1914
Kahler O. H.: Zum Tode von Johannes Brahms, Münchner Medizinische Wochenschrift 36, 1199, 1980
Kerner D.: Wie Johannes Brahms starb, Münchner Medizinische Wochenschrift 120, 565, 1979
Körbler J.: Krankheit und Tod des Komponisten Johannes Brahms, Aarau 1960
Leyen von der R.: Johannes Brahms als Mensch und Freund, Düsseldorf 1905
Litterscheid R.: Johannes Brahms in seinen Schriften und Briefen, Berlin 1943
Litzmann B.: Clara Schumann, ein Künstlerleben. Nach Tagebüchern und Briefen, Leipzig 1902 – 1908
Litzmann B.: Clara Schumann – Johannes Brahms. Briefe aus den Jahren 1853–1896, Leipzig 1927
Mandyczewski E.: Bisher unveröffentlichte Briefe an die Familie Miller von Aichholz (Originale im Besitz von Kurt Hofmann, Hamburg)
May F.: Johannes Brahms, Leipzig 1911
Michelmann E.: Agathe von Siebold. Joh. Brahms' Jugendliebe, Stuttgart und Berlin 1930
Miller von Aichholz V.: Ein Brahms-Bilderbuch, Wien 1905
Müller H.: Brahms' Briefwechsel mit Meiningen, Beiträge zur Musikwissenschaft, Heft 2, 1978
Müller-Marein J., Reinhardt, H.: Das musikalische Selbstportrait, Hamburg 1963
Nachrichtenblatt des Reichskommissars für die Wiedervereinigung Österreichs mit dem Deutschen Reich Nr. 28, 27. Jänner 1939
Neues Wiener Journal: Besuch bei Cölestine Truxa, der Hausfrau von Johannes Brahms, Wien, Mai 1933
Niemann W.: Brahms, Berlin 1920
Neunzig H.: Johannes Brahms, Hamburg 1973
Neunzig H.: Brahms, München 1976
Ophül G.: Erinnerungen an Johannes Brahms, Berlin 1921
Rehberg P. und W.: Johannes Brahms – sein Leben und sein Werk, Zürich 1947
Reich W.: Johannes Brahms. In: Dokumente zu Leben und Werk, Zürich 1975
Reimann H.: Berühmte Musiker. I. Johannes Brahms, Berlin o. J.
Schmidt M. Ch.: Johannes Brahms und seine Zeit, Laaber 1983
Schönberg A.: Brahms the Progressive, in: Style and Idea. New York 1950
Specht R.: Johannes Brahms, Hellerau 1928
Stephenson K.: Johannes Brahms und Fritz Simrock. Briefe des Verlegers an den Komponisten, Hamburg 1961
Stephenson K.: Johannes Brahms in seiner Familie. Der Briefwechsel, Hamburg 1973
Widmann J. V.: Erinnerungen an Johannes Brahms, Zürich und Stuttgart 1980
Wirth J.: Julius Stockhausen, der Sänger des deutschen Liedes, Frankfurt 1927

Bibliographie zu Anton Bruckner

Antonicek Th.: Anton Bruckner und die Wiener Hofmusikkapelle, Graz 1979

Auer M.: Anton Bruckner, Gesammelte Briefe, Neue Folge, Regensburg 1924

Auer M.: Anton Bruckner. Sein Leben und Werk, Wien-Brünn 1934

Auer M.: Anton Bruckner, der katholische Mensch und Künstler, Oberösterreichische Nachrichten 19.06.1946

Blume F.: Anton Bruckner, in: Die Musik in Geschichte und Gegenwart, Kassel 1952

Decsey E.: Anton Bruckner, Versuch eines Lebens, Berlin 1920

Decsey E.: Anekdoten um Anton Bruckner, in: Österr. Musikzeitschr. 1, 312, 1946

Doernberg E.: Anton Bruckner, Leben und Werk, München 1963

Eckstein F.: Erinnerungen an Anton Bruckner, Wien 1924

Fellerer K. G.: Bruckners Persönlichkeit, Bruckner-Studien, Wien 1964

Fischer G.: Zur faktoriellen Struktur der Handschrift, Zeitschrift f. experim. und angewandte Psychologie 9, 254, 1964

Fischer H. C.: Anton Bruckner. Sein Leben, Salzburg 1974

Floros C.: Brahms und Bruckner, Wiesbaden 1980

Göllerich A. u. Auer M.: Anton Bruckner (4 Bde) Regensburg 1922 – 36

Grasberger F.: Anton Bruckner zwischen Wagnis und Sicherheit. Aspekte einer Bildrevision, Bruckner Symposion 1977, Linz 1978

Gräflinger F.: Anton Bruckner, Bausteine zu seiner Lebensgeschichte, München 1911

Gräflinger F.: Anton Bruckner. Leben und Schaffen, Berlin 1927

Grebe K.: Anton Bruckner, Reinbek bei Hamburg 1972

Gruber J.: Meine Erinnerungen an Dr. Anton Bruckner, Einsiedeln 1929

Grüninger F.: Anton Bruckner. Der metaphyische Kern seiner Persönlichkeit und seiner Werke, Augsburg 1949

Halm A.: Die Symphonie Anton Bruckners, München 1923

Hanslick E.: Aus dem Tagebuch eines Musikkritikers, Berlin 1892

Hruby K.: Meine Erinnerungen an Anton Bruckner, Wien 1901

Kantner. L: Die Frömmigkeit Anton Bruckners, in: Anton Bruckner. Dokumente & Studien. Hrsg. Franz Grasberger, Graz 1980

Kellner A.: Musikgeschichte des Stiftes Kremsmünster, Kassel und Basel 1956

Kerner D.: Krankheiten großer Musiker, Bd. 2, Stuttgart-New York 1969

Kinast E.: Anton Bruckner. Das Psychogramm des Künstlers, Deut. Psychol. 4, 345, 1926

Kinast E.: Immanuel Kant. Anton Bruckner. Das Psychogramm des Philosophen und des Künstlers, Hall 1926

Kluger J.: Schlichte Erinnerungen an Anton Bruckner, in: Jahrbuch des Stiftes Klosterneuburg III

Kosch F.: Der Beter Anton Bruckner, Bruckner Studien Wien 1964, S. 67

Kretzenbacher L.: Anton Bruckner und die Lichterkrebse, in: Leopold Schmidt, Wunder über Wunder. Gesammelte Studien zur Volkszählung, Wien 1974

Kroyer Th.: Die authentische Bruckner Biographie, Zeitschrift f. Musik 99, 864f, 1932

Kurth E.: Bruckner (2 Bde.), Berlin 1925

Lach R.: Die Bruckner-Akten des Wiener Universitäts-Archives, Wien 1926

Lang O.: Anton Bruckner. Wesen und Bedeutung, München 1943

Machabey A.: La vie et l'oeuvre d'Anton Bruckner, Paris 1945

Maier E.: Anton Bruckners Arbeitswelt, in: Anton Bruckner. Dokumente & Studien, S.161. Graz 1980

Nowak L.: Anton Bruckner. Musik und Leben, Wien 1964

Orel A.: Anton Bruckner: Das Werk, der Künstler, die Zeit, Wien und Leipzig 1925

Oberleithner M. v.: Meine Erinnerungen an Anton Bruckner, Regensburg 1933

Paumgartner B.: Brahms stand am Seitenaltar. Erinnerungen an Anton Bruckner, Salzburger Nachrichten 13.10. 1956

Quadrupani P.K.J.: Anweisung für fromme Seelen zur Aufklärung über ihre Zweifel und zur Beruhigung in ihrer Bangigkeit, Frankfurt 1842

Ringel E.: Psychogramm für Anton Bruckner, Bruckner Symposion 1977, Linz 1978

Schalk F.: Anton Bruckner. Betrachtungen und Erinnerungen, in: Die Musik 24, 881, 1932

Schenk E.: Um Bruckners Persönlichkeit, in: Musikerziehung 5, 3, 1951/52
Schöny H.: Bruckner – Ikonographie, Linz und Wien 1968
Schönzeler H. H.: Bruckner, Wien 1974
Schwanzara E.: Anton Bruckners Urahnen – niederösterreichische Bauern, Bruckner-Blätter 5/2, 13, 1933
Stradal A.: Erinnerungen aus Bruckners letzter Zeit, in: Zeitschrift für Musik 24, 881, 1932
Veith J. E.: Christus gestern, heute, ewig. Gebet- und Erbauungsbuch für Gebildete, Wien 1876
Wagner M.: Bruckner in Wien, in: Anton Bruckner. Dokumente & Studien, hrsg. v. Franz Grasberger, Graz 1980
Walton D.: Bruckner, London 1975
Wehle G. F.: Anton Bruckner im Spiegel seiner Zeitgenossen, Garmisch-Partenkirchen 1964
Wessely O.: Anton Bruckner als Briefschreiber, in: Bruckner Symposion 1983, Linz 1985, S. 89
Wolff W.: Anton Bruckner, Genie und Einfalt. Zürich 1980
Zamazal F.: Die letztwilligen Verfügungen Anton Bruckners, in: Bruckner Jahrbuch 1982/83, S. 95

Namenregister

Bildnachweis

Archiv der Hochschule für Musik „Franz Liszt“, Weimar
Archiv des Erika Klopp Verlags, Berlin
Bildarchiv der Österreichischen Nationalbibliothek
Bildarchiv der Stiftung Preussischer Kulturbesitz, Berlin
Bodleian Library, Oxford
Deutsches Medizinhistorisches Museum, Ingolstadt
Droste Verlag, Düsseldorf
Emil Fink Verlag, Stuttgart
Gesellschaft der Musikfreunde, Wien
Goethe-Museum, Düsseldorf
Historisches Museum der Stadt Wien
Institut für Geschichte der Medizin, Düsseldorf
Institut für Geschichte der Medizin der Universität Wien
Nationalgalerie, Staatliche Museen Preussischer Kulturbesitz, Berlin
Sächsische Landesbibliothek, Abteilung Deutsche Fotothek, Dresden
Stadtarchiv, Bonn
Wolfgang Stapp Verlag, Berlin
Theatermuseum, München

Skizze im Krankenblatt Johannes Brahms' freundlicherweise von den Nachkommen Dr. Joseph Breuers zur Verfügung gestellt (Original im Besitz der Familie Breuer, Wien)

Die Bilder zum Bildteil Bruckner sind dem Film „Das Leben Anton Bruckners“ von Hans Conrad Fischer entnommen, erhältlich auf VHS-Videocassette Nr. 230.359, Hänssler Video, Postfach 1220, D-7303 Neuhausen / Stuttgart.

BÜCHER DER EDITION WIEN BEI J&V

DER WIENER MUSIKVEREIN

Aus Anlaß des 175-Jahr-Jubiläums hat die Edition Wien in Zusammenarbeit mit der Gesellschaft der Musikfreunde einen luxuriösen Photoband von Erich Lessing herausgebracht, in dem sowohl das Haus am Karlsplatz wie auch die Geschichte der Gesellschaft dargestellt wird.

ISBN 3-85058-006-7

MOZARTS SPUREN IN WIEN

Helmut Kretschmer gibt Einblick in Mozarts bewegtes Leben, in seine Arbeit und seinen Freundeskreis, sodaß ein farbiges Bild seiner wichtigsten Schaffensperiode entsteht.

ISBN 3-85058-032-6

ISAAK MOSCHELES

Isaak Ignaz Moscheles, Pianist, Dirigent und Komponist, wurde 1794 in Prag geboren. Er lebte in Paris, London und Leipzig, wo er 1870 starb. Tagebuchaufzeichnungen eines Zeitzeugen von Beethoven, Liszt und Chopin liegen diesem Buch zugrunde.

ISBN 3-85058-022-9

DIE WIENER MUSIKERGEDENKSTÄTTEN

Musikhistorisch interessierten Lesern soll mit dieser Publikation ein Überblick über alle auf Wiener Gebiet vorhandenen Geburts-, Wohn- und Sterbehäuser, Wirkungs- und Grabstätten, Denkmäler und Museen gegeben werden, die mit bedeutenden Musikern verbunden sind.

ISBN 3-85058-021-0